インドネシアの地域保健活動と「開発の時代」

カンポンの女性に関するフィールドワーク

齊藤綾美 著

御茶の水書房

謝　辞

　本書は文部科学省による平成 13 年度アジア諸国等派遣留学プログラム（2001 ～2003 年）、平成 16 年度科学研究費補助金基盤（A）(1)（「『ポスト占領体制』期地域住民組織の比較・歴史社会学的研究」、東北大学・大学院文学研究科教授吉原直樹研究代表）、東北大学 21 世紀 COE プログラム・社会階層と不平等研究教育拠点特別研究奨励費（2005 年度）、平成 19 ～ 20 年度科学研究費補助金（日本学術振興会特別研究員研究奨励費）、第 5 回東北大学男女共同参画奨励賞（通称沢柳賞）研究部門の研究奨励金（2007 年度）によって可能となった研究・調査活動をもとにしている。

　一連の現地調査の間、研究調整機関となったインドネシア科学院（Lembaga Ilmu Pengetahuan Indonesia）、受け入れ機関となったインドネシア大学日本研究センター（Center for Japanese Studies, University of Indonesia）、インドネシア大学グローバル市民社会研究所（Center for Global Civil Society Studies, Faculty of Social and Political Sciences, University of Indonesia）、インドネシア大学東アジア協力研究所（Center for East Asian Cooperation Studies, Faculty of Social and Political Sciences, University of Indonesia）、インドネシア大学社会政治学部国際関係学科（Department of International Relations, Faculty of Social and Political Sciences, University of Indonesia）、さらに受け入れ研究者である Gumilar R. Somantri 氏、Makmur Keliat 氏、Hariyadi Wirawan 氏には大変お世話になった。また、インドネシア大学社会政治学科社会学部学生（当時）であった Sakti Yuhda 氏と Harry Budiman 氏、Reza Anggara 氏、Muhamad Azhar 氏にはアシスタントとして一部調査の支援をしていただいた。そして、チキニ町、クウィタン町、チブブール町のカデルをはじめとする住民の方々にも大変お世話になった。ここに記して感謝します。

インドネシアの地域保健活動と「開発の時代」

カンポンの女性に関するフィールドワーク

目　次

目　次

謝辞 …………………………………………………………………………… i
目次 …………………………………………………………………………… iii
主要インドネシア語 ………………………………………………………… xi

序　章 ………………………………………………………………………… 3

第1章　インドネシアにおける「開発の時代」と地域社会
　　　　——「開発体制」研究の問題点——

　第1節　はじめに …………………………………………………………13
　第2節　「開発の時代」……………………………………………………14
　第3節　「動員」概念の多様性
　　　　——政治的「動員」と「開発」への「動員」——………………17
　第4節　地域の欠落 ………………………………………………………19
　第5節　相互作用の場としての地域社会 ………………………………22
　第6節　むすび ……………………………………………………………26

第2章　ポスヤンドゥの制度的布置
　　　　——開発のなかのポスヤンドゥ——

　第1節　地方行政機構の構築と「官製組織」の設置……………………31
　　　1. 地方行政機構の構築　31
　　　2. LSD／LKMDの設置　35
　　　3. PKKの設置　36
　第2節　保健行政機構の組織的変遷………………………………………38
　第3節　ポスヤンドゥの成立——家族計画プログラムへの統合——…44
　　　1. 国家プログラムとしての家族計画　44
　　　2. ジャカルタの家族計画　49

第3章　調査地の概況とポスヤンドゥの基本的機能・構造

第1節　地域の概況……………………………………………………………61
1. 町　61
2. 保健・福祉　67
3. 調査地区　72

第2節　ポスヤンドゥの機能と構造…………………………………………73
1. 設置時期と契機　73
2. サービス内容と活動　76
3. 参加者　78
4. 活動資源　101

第4章　地域社会からみた「開発の時代」
　　　　──チキニ町における地域保健活動の展開──

第1節　はじめに……………………………………………………………115
第2節　「上から」のポスヤンドゥ設置 ………………………………116
第3節　カデルのモチベーションと属性…………………………………120
1. 属性　120
2. モチベーション　126
3. カデルのイニシアチブ　131

第4節　ポスヤンドゥ組織化の底流と変化………………………………136
1. 親族ネットワーク　136
2. 近年のポスヤンドゥ　139

第5節　むすび………………………………………………………………140

第5章　通貨危機とカデルの機能──クウィタン町の事例──

第1節　はじめに……………………………………………………………145
第2節　ソーシャル・セーフティネット・プログラム…………………147
1. 廉価米販売プログラムと保険証プログラムの制度的布置　147
2. 地域社会におけるプログラム実施要領　148

第 3 節　危機前―危機後のカデルの活動……………………………………… 150
第 4 節　カデルの属性とモチベーション……………………………………… 156
 1.　ポスヤンドゥの設置　156
 2.　設置時のカデルのモチベーション　159
第 5 節　衰退地域におけるポスヤンドゥおよびカデルの機能……………… 165
 1.　A 地区と B 地区の地域活動　165
 2.　女性活動とデータ収集　168
第 6 節　むすび…………………………………………………………………… 171

第 6 章　郊外カンポンにおけるポスヤンドゥ活動
――チブブール町の場合――

第 1 節　活発化するポスヤンドゥ……………………………………………… 175
 1.　はじめに　175
 2.　活発化するポスヤンドゥ　177
第 2 節　カデルの属性…………………………………………………………… 179
 1.　カデル全体　179
 2.　中心メンバー　183
第 3 節　カデル就任とモチベーション………………………………………… 191
 1.　チブブール町におけるポスヤンドゥおよび家族計画の定着　191
 2.　カデルの募集経路とモチベーション　193
 3.　地域活動とポスヤンドゥの機能　198
第 4 節　むすび―― RT／RW の組織化――………………………………… 200

第 7 章　「実践コミュニティ」としてのポスヤンドゥ活動

第 1 節　はじめに………………………………………………………………… 209
第 2 節　「官製組織」の位相…………………………………………………… 210
 1.　「開発の時代」と「官製組織」　210
 2.　RT／RW、PKK、ポスヤンドゥ　212
第 3 節　ポスヤンドゥの起源とリクルート構造……………………………… 213
 1.　ポスヤンドゥの起源　213

2. リクルート構造　214
　第4節　ポスヤンドゥ長の引退……………………………………………217
　第5節　インナーシティ・カンポンのリーダーシップ…………………220
　第6節　「実践コミュニティ」としてのポスヤンドゥ…………………224
　　　1. ポスヤンドゥ・コンテスト　224
　　　2. ポスヤンドゥのリーダーシップ構造──決定方法──　226
　第7節　むすび……………………………………………………………232

第8章　カデルとカンポンの日常

　第1節　はじめに…………………………………………………………239
　第2節　カデルの参加動機──活動という〈場〉──…………………241
　第3節　カンポンの女性の暮らし………………………………………245
　　　1. ポスヤンドゥ長と活動参加の背景　245
　　　2. カンポンの女性と育児　250
　　　3. カンポンの女性と就業　251
　　　4. カンポンの男性　256
　第4節　むすび──保健活動と住民のネットワーク──………………257

第9章　サービスの受け手

　第1節　はじめに…………………………………………………………259
　第2節　「受け手」の属性とその眼差し…………………………………261
　　　1. 「受け手」の属性　261
　　　2. ポスヤンドゥ活動に対する「受け手」の眼差し　264
　第3節　「受け手」とカンポンの階層性…………………………………265
　　　1. 階層性区分の指標　265
　　　2. 職業と収入にみる階層性　267
　第4節　むすび……………………………………………………………276

終章　ポスヤンドゥの可能性と限界

　第1節　議論をふり返って………………………………………………281

第2節	「実践コミュニティ」としてのポスヤンドゥ活動	283
第3節	ポスヤンドゥの「動員」性	284
第4節	その後のC地区——ポスヤンドゥ長の解任——	286
第5節	むすび	289

補論　カンポンの地域活動——アリサン——

第1節	なぜアリサンなのか	293
第2節	地域と活動の現況	296
	1. 地域の概況　296	
	2. RTアリサンの現況　297	
第3節	国家空間への統合	302
第4節	場所への「埋め込み」と地域コミュニティ	303

資料 ……… 313

資料1	ポスヤンドゥ活性化に関する一般手引	313
資料2	前繁栄プラス世帯のための特別操作米実施手引	320
資料3	ジャカルタ首都特別区内各RWにおける保健ポストの設置に関するジャカルタ首都特別区知事決定書第Ib.3/1/12/1967号	326
資料4	安定的かつ統合的に地域保健・家族計画・栄養活動の効率と成果を向上させることに関する保健大臣・国家家族計画調整庁長官命令	328
資料5	統合サービス・ポストの実施に関する内務大臣・保健大臣・国家家族計画調整庁共同命令	330
資料6	家族計画・保健統合における住民参加の場としてのポスヤンドゥの設置・育成・発展に関するジャカルタ首都特別区知事決定1987年第553号	333
資料7	インドネシアの家族福祉育成運動——ポスヤンドゥについての要約	336
資料8	ジャカルタ首都特別区PKKルクン・ワルガ（RW）グループ、PKKルクン・トゥタンガ（RT）グループ、ダサウィスマ・グループの運	

　　　　　営に関する手引 ………………………………………………… 338
資料 9　クウィタン町ポスヤンドゥの地域保健センターに対する推薦状… 347
資料 10　チキニ町プサカ X の活動 …………………………………… 348
資料 11　チキニ町プサカ X の 2002 年 10・11・12 月報告書 …………… 349
資料 12　家族データ登録台帳の項目……………………………………… 351
資料 13　2000 年度のチキニ町の PKK 会計報告 ……………………… 354
図資−1.　統合保健サービス・ポスト──5 つの机システム ………… 357
表資−1.　チキニ町のあるポスヤンドゥの活動状況と参加カデル数および来客
　　　　　数（1991−2002 年）………………………………………… 358
表資−2.　2005 年 C 地区ポスヤンドゥの会計報告……………………… 360
表資−3.　チブブール町の「貧困世帯」の家長の年齢（2002 年）………… 361
表資−4.　チブブール町の「貧困世帯」の家長の学歴（2002 年）………… 361
表資−5.　チブブール町の「貧困世帯」の家長の職業（2002 年）………… 361
表資−6.　チキニ町ポスヤンドゥに参加する 5 歳未満児の父親の職業 …… 362
表資−7.　クウィタン町の貧困世帯の家長の職業（2001 年）…………… 362

あとがき …………………………………………………………………… 363
参考文献 …………………………………………………………………… 367
索　引 ……………………………………………………………………… 395

主要インドネシア語

arisan：アリサン。一種の頼母子講

BKKBN（*Badan Koordinasi Keluarga Berencana Nasional*）：国家家族計画調整庁。本書中では家族計画庁と略称する

dasawisma（ダサウィスマ）：RT の下位に位置づけられる世帯単位。10 から 20 戸単位で構成される

desa：村

Dinas Kesehan：（州政府管轄の）州保健局

DKI（*Daerah Khusus Ibukota*）Jakarta：ジャカルタ首都特別区

GBHN（*Garis-garis Besar Haluan Negara*）：国家政策大綱

gotong royong（ゴトン・ロヨン）：相互扶助

kader：カデル。ポスヤンドゥ活動のボランティア。ただし PKK や家族計画のボランティアもカデルと呼ばれる

kabupaten：県

kampung：カンポン。ムラ、貧困者が居住する住宅地、田舎などの意味で用いられる

Kandep（*Kantor Departemen*）：中央省庁管轄の市・県レベル出先機関

Kanwil（*Kantor Wilayah*）：中央省庁管轄の州レベル出先機関

kecamatan：郡

kelurahan：町

KMS（*Kartu Menuju Sehat*）：ポスヤンドゥ参加者の個人カード

kotamadya：市

LSD（*Lembaga Sosial Desa*）：村落社会委員会

LKMD（*Lembaga Ketahanan Masyarakat Desa*）：村落開発委員会[1]

LKPMDK（*Lembaga Kerja Pembangunan Masyarakat Desa Khusus*）：特別村落社会開発活動機構。ジャカルタ首都特別区における LSD

MCK（*Mandi Cuci Kakus*）：トイレ・浴室・水道の複合施設。共同便所

pamongpraja：中央行政機構。中央官僚

pengajian（プンガジアン）：イスラム学習会

PKB（*Penyuluh Keluarga Berencana*）：家族計画指導員

PKBI（*Perkumpulan Keluarga Berencana Indonesia*）：インドネシア家族計画協会。一NGO

PKK：日本の婦人会に相当する組織。家族教育福祉（*Pendidikan Kesejahteraan Keluarga*）プログラムから家族福祉育成（*Pembinaan Kesejahteraan Keluarga*）プログラム、さらに家族福祉エンパワーメント（*Pemberdayaan dan Kesejahteraan Keluarga*）プログラムと名称変更した

PKMD（*Pembangunan Kesehatan Masyarakat Desa*）：村落社会保健開発

PLKB（*Petugas Lapangan Keluarga Berencana*）：家族計画フィールド・ワーカー。BKKBN職員でもある

posyandu：ポスヤンドゥ。*Pos Pelayanan Terpadu*（統合サービス・ポスト（普及所））の略称

PPKB（*Pembantu Pembina Keluarga Berencana*）：家族計画普及補助員。家族計画カデル。ボランティアである

PPKB Desa（*Pembantu Pembina Keluarga Berencana Desa*）：村落家族計画普及補助員。PPKBの一種でありボランティアである。村落家族計画カデル

Puskesmas（*Pusat Kesehatan Masyarakat*）：地域保健センター

RT（*rukun tetangga*）：RWの下位に位置づけられる近隣住民単位。隣組

RW（*rukun warga*）：町（*kelurahan*）の下位に位置づけられる地域住民組織。町内会

Sudin Kesehatan（*Suku Dinas Kesehatan*）：（州政府管轄の）市・県保健部

UPGK（*Upaya Peninkatan Gizi Keluarga*）：家族栄養改善プログラム

wedana：ウェダナ。区長。現在の（ジャカルタ）市長に相当

《注》
1）島上宗子（2001）によれば逐語訳は「村落社会維持強化機構」であるが、機構の性格上「村落開発委員会」と訳す方が適切であろう。本書では島上を踏襲する。

インドネシアの地域保健活動と「開発の時代」
―― カンポンの女性に関するフィールドワーク ――

序　章

　本書はインドネシアの地域保健活動の一つとして知られるポスヤンドゥ（posyandu）[1]の担い手であるカデル（kader、ボランティア）に着目しつつ[2]、先行研究では軽視されがちであった地域社会の視座から、「開発の時代」とその後を再構成しようとするものである。ポスト・スハルト期におけるポスヤンドゥの布置構成を手がかりとして、ポスヤンドゥの成立、展開、維持を可能にした地域社会の諸条件についてカデル（ボランティア）の視点から遡及的にたどる。その作業を通じて「開発の時代」−ポスト「開発の時代」を通底する、ジャカルタのカンポン（kampung）[3]におけるカデルと地域社会にとっての地域住民組織と地域住民活動の意義について考察する[4]。後述するように、図らずも、筆者が聞き取りを行ったカデルの全員が女性であった。カデルに着目した本書は、結果としてカンポンの女性に焦点をあてたものとなったことから、副題をカンポンの女性に関するフィールドワークとした。
　スハルト大統領の「新秩序」体制下のインドネシアは、リー首相下のシンガポール、マハティール首相下のマレーシア等、1950年代末から1990年代初頭の他の東南アジア諸国と並んで、「開発主義」を標榜する体制として位置づけられてきた〔岩崎1994b；加納2003；佐藤（百）2002；白石1992；末廣1992, 1998a, 1998b, 1998c, 2002〕。「開発主義」とは、「工業化の推進を軸に、個人や家族や地域社会ではなく、国家や民族などの利害を最優先させ、そのために物的人的資源の集中的動員と管理を図ろうとするイデオロギー」〔末廣1998a：2〕であり、そこでは、冷戦体制を前提とした国家による危機管理体制、キャッチアップ型工業化と国家による管理、「成長イデオロギー」の浸透と国民的共有がはかられた〔末廣1992, 1998a, 1998b, 1998c, 2002〕[5]。末廣は、こうした「開発主義」を指向する政治経済体制が成立した時代を「開発の時代」と位置づけている。したがって、インドネシアの場合、「開発」を強力に推進したスハルトが実質的に政権を掌握

していた 1966 年から 1998 年を、「開発の時代」とみなすことができよう。インドネシアの文脈における「開発の時代」とは、スハルト大統領のリーダーシップのもと、「『開発』という単一の国策目標に向けて政府が国民を強力に組織し動員した時代」［加納 2003：352］であり、そのバックボーンとして、「軍部の行政・政治への大幅関与を背景に、中央政府を牛耳る少数の支配者に権力を集中する仕組み」［加納 2003：352］が構築されたという。

　1965 年、9.30 事件を鎮圧し、翌年 3 月にスカルノからの大統領権限委譲を受けて政権を掌握したスハルトは、政治的・経済的「『安定』と『開発』を国策の課題とし、課題達成の実績によってみずからを正統化する体制」、「開発至上主義に基づく権威主義体制」である「新秩序」体制の建設に取り組んだ［佐藤（百）2002：65；白石 1992：8, 56］。スハルトは早くも 1969 年に、スハルト政権下最初の第一次五ヵ年国家開発計画を実施している。住民をコントロールし、かつ開発計画を地域レベルで実施するために政府が構築・利用したのが「官製組織」であるといわれる。とりわけ 1970 年代以降、「ゴトン・ロヨン」（相互扶助）の「伝統」を強調し、「官製組織」への住民参加を通じて、政府は住民を開発・統治機構のなかに組み込んできた［椚沢 2004］。

　本書で取り扱うポスヤンドゥは、まさにそうしたスハルト体制の制度的な完成期である 1985 年に設置された地域保健活動の一つであり、先行研究においては「上からの」強制によって設置・維持された組織とみなされてきた［Achmad 1999；佐藤（百）2002：66］。ポスヤンドゥの設置目的は、家族計画サービスと母子を対象とした予防接種等の保健サービスを、住民により身近な場所で提供することによって、乳幼児死亡率と出生率を低下させることにある。ポスヤンドゥは、住民参加方式を採り入れたことによって短期間に全国に普及し、一定の成功を収めたと評価される。その反面、ポスヤンドゥは、「新秩序」体制下の、保健部門における開発政策の一プログラムとして位置づけられてもいる。それは、ポスヤンドゥが政府のプログラムの一つであったことや、ポスヤンドゥの担い手であるカデルの供給母体とされる PKK（家族福祉育成）活動が[6]、「官製組織」でありかつ「動員」の媒体として機能してきた、という認識に根ざしている［Achmad 1999；倉沢 1998］。先行研究の多くは、ポスヤンドゥや PKK 等の「官製組織」を通じて行われる地域活動を、住民の自発性に拠るものではなく、「動員」

や強制による活動として捉えている。たとえば、倉沢は、ポスヤンドゥのカデルを含め、社会的な仕事に「動員される」女性たちにとって、社会的な活動は、「お上からの断りがたい命令であって、これは決して『ボランティア活動』とは言いがたいもの」であり「キンローホーシ」であると分析している［倉沢1998：131］[7]。

しかしながら、ここで筆者が注目したいのが、体制に大きく規定されながらも、なおも残されている、人びとの能動性の余地であり、地域社会内部の構造と社会関係である。ポスヤンドゥ設置から20年以上が経ち、スハルト大統領が死去した今日、一部の地域では衰退の傾向をみせながらも、ポスヤンドゥはなおも実施されている。スハルト政権崩壊後、PKK活動に対する政府からの支援が滞り、PKK活動が全般に停滞したという。その一方で、PKK活動の一環として実施されてきたアリサン（頼母子講）、やイスラム学習会（プンガジアン）などはスハルト期以前から自発的に行われてきた経緯をもち、今なお維持されている[8]。また、一部で衰退が報じられながらも、多くの地域ではポスヤンドゥ活動が毎月実施されている。

スハルト期の地域住民活動に関する先行研究は、「動員」や強制の側面を強調してきたが、その最大の理由は、それらが、政治構造および体制に関する研究の枠組みを使って、地域社会や地域活動を分析することにあるようにみえる。スハルト期には、任意の組織化が許されず、「官製組織」の枠組みのなかでのみ地域活動・組織化が認められてきた［白石 1992］。この意味では、スハルト体制における「官製組織」は、枠組みとしては「動員」型の組織である。さらに、先行研究は、政府文書や、地域住民に対する、活動の概要、フォーマルな設置の契機等に関する聞き取りを主に利用してきた。これらの資料は、「動員」や強制の側面を強調するうえで効果的である。明らかに住民の包摂を意図している政府の文書の端々には「動員」の意図が散見される。また、「官製組織」の設置は基本的には政府の指示に基づいており、この点も「動員」や強制という解釈を支持する。これらの資料のみに依拠した研究は、地域社会の個性や、地域社会の構造を掴みとることができない。

もっとも、地域社会の構造および関係性を視野に収めた研究が行われてこなかったわけではない。1970年代のヨグヤカルタのRT／RW[9]における地域活動を

分析した J. Sullivan［1992］や、同じく、1970年代のヨグヤカルタの PKK 活動と女性の社会関係を研究した N. Sullivan［1994］、ジャカルタの都市カンポンのネットワークを研究した Jellinek［1991］、同じく、ジャカルタの都市カンポン、マンガライを中心に女性露天商と売春婦を研究した Murray［1991=1994］などのモノグラフは、地域内の構造にまで踏み込んでいる。とはいえこれらの研究は「開発」と地域社会という課題を明示的に扱うものではない。

　筆者の強調点は、支配構造・政府の包摂の構造が存在しなかったということにはなく、先行研究が支配構造・行政構造への包摂を強調するあまり、地域社会やそこに住む住民を等閑視してきたことに対する批判である。従来のインドネシアの地域社会研究において、住民の生活の具体性、住民の意思・創意・対立といった、生活の息吹は、体制による支配と従属という図式に還元され、一面的な地域社会像に一元化される傾向がみられた。本書で指摘するように、ナショナルな統治・統合の構造の枠組み内にありながらも、地域社会内部の具体的特殊的な文脈に規定されつつ、ポスヤンドゥへの参加は住民の裁量に委ねられていた。実際のところ、支配構造・行政構造に包摂されながらも、開発プログラムに対する対応・発現形態は、地域社会の個性に応じて異なっている。ポスヤンドゥをとっても、いったん実施されたものの定着しないままに消滅する地域もあれば、形骸化したまま実施される地域や、活発に組織される地域も存在する。場合によってはポスヤンドゥが地域住民の選択や主体性の契機を胚胎することもある。地域社会は、中央集権的官僚支配・行政支配の構造に組み込まれながらも、同時に生活構造に規定されつつ、社会関係を切りむすぶ具体的な場を構成している。

　こうした、主体の視点に関する論点は、1975年に、高橋明善によって提起されており、地域社会学の立場に立脚しながらインドネシアの地域社会を分析しようとする筆者にとって示唆に富む［高橋1975］。高橋は、有賀喜左衛門と鈴木栄太郎に遡り、構造に着目するあまり、戦後日本の農村社会学が捨象してきた要素である、生活研究や〈主体なるもの〉に焦点をあてる。物質的生活過程によって制約される「生活過程における人間の活動の実践を通して、具体的な個々の生活、社会関係、集団が形成され、生活過程と生活―社会関係、集団がときには共同体の社会的経済的基盤の上に、また、生活上、経済上の特質の故にあらわれてくる地域のルーズな結合の上に、また行政による領域区分の基礎の上に、生活、社会

関係、集団の諸機能——とりわけ政治的機能の結びつきを契機として統一されて社会構造を形成する」［高橋 1975：87］。高橋の論考は、1970 年代の農村社会学の文脈において著されており、その特殊性・時代性が考慮されねばならないことはいうまでもない。しかしながら、高橋の提示した分析視角は、地域社会学に継承されうる論点を含んでいる。

ムラ的な要素を残すといわれる都市カンポンにおいて、地域社会学的分析視角の適用は強ち見当違いなものとはいえない。都市カンポンは「都市のムラ」とも呼ばれ、濃密な人間関係、相互関係がとり結ばれてきた。Jellinek は、1970 年代、中央ジャカルタ市のクボン・カチャンで調査を行い、カンポンの人びとの間に、ネットワークが蓄積されてきたことを示している[10]。地方都市ではあるものの、1970 年代のヨグヤカルタの都市カンポンにおいて調査を行った Sullivan 夫妻も、地域社会内部に密度の濃い人間関係が存在することを指摘している［J. Sullivan 1992；N. Sullivan 1994］。

以上の問題意識から、本書では先行研究において等閑視されてきたポスヤンドゥの実態を、地域社会そして PKK との関係性のなかに具体的に跡づける。さらに、ポスヤンドゥの担い手であるカデルの属性について、詳細に分析し、ポスヤンドゥの成立と維持を可能にした、カデルの地域社会における布置および関係性を明らかにする。それは、ポスヤンドゥ、ひいては「開発の時代」とポスト「開発の時代」における地域社会の姿にせまるものとなろう。一面的な地域社会像を脱し、「もうひとつの」像を描き出すことが、本書の意図するところである。

本書の最大の問いは、批判を受けながらもポスヤンドゥが今日まで維持されている理由とその背景は何かというものである。それは以下三つの問いに換言できる。第一に、個々の地域社会でそもそもポスヤンドゥがどのように設置され、維持されてきたのか、第二に、批判を受けているにもかかわらず、ボランティアはなぜ活動に参加するのか、第三に、第二の問いにも関わるが、個々の地域社会においてポスヤンドゥがどのような機能を果たし、インパクトを与えているのかである。

以上の諸点について吟味するのに、まさに現在が時宜を得ているように思われる。というのは、第一に、スハルト政権の崩壊は、スハルト期（「開発の時代」）の総括を可能にしているからである。「開発の時代」にも存在していたものの、

「当時の政府が政治的に封じ込めていたために表面化しなかったか、研究の中で捨象されてしまった」諸要素に光をあて、ポスト・スハルト期の現在から、「開発の時代」を遡及的に捉えようとする視座が提案されている［末廣 2002：3］。第二に、「新秩序」時代、「開発の時代」に、住民を「動員」する各種のプログラムは 1970 年代半ばから 1980 年代半ばを中心に導入されたといわれるが、当時、それらのプログラムに携わった住民が、今日高齢化しており、そのうちの少なからずが引退したり、死去したりしはじめているからである。聞き取りに基づく「開発の時代」の生活世界からの再考は、当事者が存命中の現在しかできない作業である。ポスヤンドゥについても、すでに設立当初のカデルの多くが引退し、一部が鬼籍に入っている。

　筆者はジャカルタ首都特別区中央ジャカルタ市チキニ（Cikini）町[11]、同市クウィタン（Kwitang）町、およびジャカルタ首都特別区東ジャカルタ市チラチャス郡チブブール（Cibubur）町において、2002 年 6 月-2003 年 9 月、2004 年 3 月、2004 年 8 月-9 月、2006 年 2 月-3 月、2007 年 8-9 月に実態調査を行った[12]。チキニ町とクウィタン町は、インナーシティ・エリアとしての、チブブール町は郊外地区としての特性をもつ。地域の概況の詳細については第 3 章およびそれ以降の各章に譲るが、一言だけ説明をしておけば A 地区および B 地区はともにインナーシティの衰退地域であるものの、B 地区においては、通貨危機後にカデルに対するニーズが高まるという興味深い現象がみられる。C 地区は、比較的近年に開発された郊外都市カンポンであり、インナーシティ・エリアとはポスヤンドゥの組織化の状況・様態も異なる。

　調査票を用いたインタビュー調査は、3 町のうちポスヤンドゥが存在する全地区（RW）の（1）ポスヤンドゥ長もしくはポスヤンドゥ長代理、（2）カデルを対象とした。なかでも（3）チキニ町 A 地区、クウィタン町 B 地区、チブブール町 C 地区のポスヤンドゥ長およびカデルを対象としてより詳細な聞き取りを実施した。またチブブール町 C 地区ではカデルのみならず、一部カデルの夫（12 人）、2 箇所の RT のポスヤンドゥ・サービスの「受け手」（30 人）、1 箇所の RT の女性を対象とする RT アリサンの参加者（44 人）に対しても聞き取りを行った。

　チキニ町は 5 箇所の、クウィタン町は 9 箇所の、チブブール町は 14 箇所の RW から構成され、それぞれにポスヤンドゥが 8 箇所、9 箇所、13 箇所設置され

ている。したがって、ポスヤンドゥ長あるいはその代理に対する聞き取りは、それぞれ 8 人、9 人、13 人を対象とした（1）。2002-3 年の調査当初はチキニ町には 34 人、クウィタン町には 41 人、チブブール町には 236 人のカデルが登録されており、筆者はそのうち、それぞれ 31 人（全体の 91.2％）、35 人（同 85.4％）、165 人（同 69.9％）に対して、基本的な属性に関する聞き取りを行った（2）。カデルに対するより詳細な調査では、同一の様式の調査票に基づくインタビュー調査を、A 地区のカデル全員（12 人）、B 地区のカデル全員（5 人）、C 地区の 1 人を除くカデル（27 人。ただし、一部 13 人）に対して行った。

インタビュー調査の他、ポスヤンドゥに関連する、地域保健センター、国家家族計画調整庁、町役場（クルラハン）、RW、PKK 関係者も聞き取りの対象となった。この他、インドネシア国立図書館、ジャカルタ首都特別区役所、ジャカルタ首都特別区公文書館、国際戦略問題研究所（Center for Strategic and International Studies）、保健省、国家家族計画調整庁、コンパス（Kompas）本社等で関連資料の収集を行った。

まず、先行研究における「開発体制」および、RT／RW、PKK、ポスヤンドゥといった「官製組織」の位置づけを提示するために、「開発体制」と「官製組織」に関する先行研究の成果と問題を整理する（第 1 章）。つづいて、先行研究を踏まえ、ポスヤンドゥとの連関が最も強いとされる PKK との関連において、ポスヤンドゥの制度的布置について説明する。ポスヤンドゥ設置に関連する、保健行政機構と「官製組織」の制度化について整理した後で、地方行政機構、保健行政機構構造、「官製組織」である PKK と LKMD の設置の経緯を明らかにする（第 2 章）。第 3 章で調査地とポスヤンドゥの概況説明をした後に、事例にそくして上述の問題にアプローチする。第 4 章から第 6 章では、インナーシティ・エリア（A 地区、B 地区）と郊外地区（C 地区）のポスヤンドゥを事例として、ポスヤンドゥ設置が「上から」の強制という説明に還元できない点について地域・カデルの文脈にそくして解明する。まず第 4 章から第 5 章においてはインナーシティ・エリアであるチキニ町とクウィタン町を事例として、ポスヤンドゥの展開過程を遡及的にたどる。特に第 5 章では、通貨危機後にカデルが担った機能に着目する。第 6 章から第 9 章および補論では郊外カンポンである C 地区を中心的に取り上げる。6 章ではポスヤンドゥを通じた、C 地区の住民の組織化の特性につ

いて明らかにする。つづく第7章ではC地区のポスヤンドゥの組織特性について論じながら、「実践コミュニティ」としてのポスヤンドゥについて論を展開する。第8章ではポスヤンドゥ長に着目しながら、カンポンにおける女性の日常を描出することから、カデルの活動への参加動機に迫っていきたい。「地域社会からみた」と冒頭で述べたのだが、実は本書は基本的にポスヤンドゥ活動のボランティアに焦点をあてている。とはいえ、サービスの「受け手」も地域社会にいるポスヤンドゥの重要な参加者である。そこで第9章ではポスヤンドゥ活動のサービスの「受け手」である5歳未満児の母親たちにも目配りをし、カデルが地域社会の特権的な階層であるか否かについて検討する。最後に、補論としてRTレベルで実施される女性のアリサン（頼母子講）についても触れる。ポスヤンドゥと同様に、RTレベルで実施されるアリサンもカンポンの多くの女性たちが参加する住民活動である。補論はポスヤンドゥとRTレベルのアリサンの比較を意図したものである。

《注》
1）正式名称、統合サービスポスト（*pos pelayanan terpadu*）の略称である。ポスヤンドゥが、大統領決定によって国家政策として採用されたのは1985年のことである（大統領決定第23号）。厳密には、ポスヤンドゥとは保健サービスを提供する臨時の会場をさす。しかしながら、インドネシアにおいては実際のところ、そうした会場で行われる活動そのもの、また組織そのものも含めてポスヤンドゥと呼ばれており、以下でもそれを踏襲する。
2）PKK活動の手引では、活動を担う「ボランティア」とされる［Tim Penggerak PKK DKI Jakarta n.d.］。
3）カンポンとは、しばしばスラムと同一視されるが、マレー語でムラのことであり、ジャカルタの人びとの間では、大衆の居住地といった意味合いをもつ言葉として流通している。また、田舎というニュアンスももつ［布野1991：3］。
4）ただし、それはスハルトの時代を現在からみた像であるという限界をもつ。
5）「開発体制」についての岩崎［1994a, 1995b］の定義、「開発独裁」に関する藤原［1992］の定義も参照されたい。
6）いわゆる婦人会である。本書ではRTレベルのPKK組織はPKK（RT）、RWレベルのそれはPKK（RW）、RT／RW両レベルのPKK組織はPKK（RT／RW）と表記する。

7）ジャカルタの地域社会の夜警活動に関する小林和夫［2004］の論考も同様の立場にたつ。
8）島上によれば、ジャワ農村で、スハルト退陣後も官製グループの定例会合、アリサンや貯蓄貸付活動が実施されているという。島上は、それらの活動を「生活の様々な需要——金銭的需要、娯楽、近隣の人との親睦、情報交換等——を満たすために利用可能な手段として住民が選択していた活動」とみている［島上 2001：548］。
9）町内会的な地域住民組織である。RT および RW の両組織をあらわす場合には RT／RW と表記する。ただし、Sullivan が調査を行った当時のヨグヤカルタでは、RW は RK と呼ばれていた。
10）しかし、大規模な開発計画と住民の立ち退き、集合住宅の建設によって、これまで築き上げられてきた住民のネットワークが破壊されたという［Jellinek 1991］。
11）原語ではクルラハン（*kelurahan*）である。クルラハンは、自治権をもった自治体ではなく、あくまでも末端の行政機構であるが、便宜上「町」と訳出した。
12）2004 年 8 月 –9 月のカデルに対する聞き取りにあたっては、インドネシア大学社会政治学部社会学科の学生（当時）である Sakti Yuhda 氏と Harry Budiman 氏の、2006 年 2 月 –3 月の「受け手」に対する聞き取りにあたっては、同学科の学生（当時）である Reza Anggara 氏と Muhamad Azhar 氏の協力を得た。

第 1 章

インドネシアにおける「開発の時代」と地域社会
―――「開発体制」研究の問題点―――

第 1 節　はじめに

　本章では、スハルト期およびポスト・スハルト期のインドネシア「開発」研究において、地域社会を強調する必要性と意義について論じる。インドネシアの「開発体制」研究の批判的吟味を通じて、スハルト期の「開発」研究において、一方では国家と国民を強調し、他方では地域社会を軽視する傾向が支配的であったことを確認するとともにその問題点を明らかにする。

　「開発体制」研究は、第二次大戦後、東アジアおよび東南アジアに出現した権威主義的な体制をもつ国家の、一定程度の経済的成長の達成、および開発と成長の連関を解明することを目的として、1980年代に登場した政治・経済学的研究である。インドネシア研究においても、「開発体制」分析は大きな影響力をもってきた。

　しかしながら、そこで語られる開発プログラムへの「国民動員」や「国民」の開発への参加の論理は、必ずしも明確ではない。そこで、本章では、主に末廣昭、岩崎育夫、白石隆らの、「開発体制」論・「開発政治」論から、彼らの「動員」の説明手法とその問題点について検討する。「開発体制」分析が、国家―国民関係や政治的「動員」の媒体としての住民組織化を強調する一方で、地域社会の文脈や両義性を軽視している点を本章は指摘する。まず、「開発体制」研究による「開発の時代」について検討した後で、そこで「動員」と参加の論理が十分に説明されていないことを論じる。そのさい、「開発の時代」の研究に、「地域」の視点が著しく欠けていたことがその一因であることを指摘する。こうした限界を乗り越える方法として、町内会研究や近年の「開発の人類学」の、「開発の時代」

研究への適用の必要性と意義について述べる。

第2節 「開発の時代」

　第二次大戦後、経済学とエリアスタディスは、それぞれの立場から新興国に関心を寄せ、なかでも比較政治学が東南アジア研究の一つの主流をなしてきた。第二次世界大戦後の旧植民地領の独立と新興国の台頭は、大国の新興国に対する政治的経済的関心を呼ぶと同時に、様々な学問領野の可能性を拓いた。一方で、新興国の経済的発展に対する関心の高まりは、経済学の一分野としての開発経済学を生み出した［絵所1997：1；速水1995：4］。他方で、冷戦体制を背景に、新興国の政治的側面に大国の関心が寄せられた。新興諸国に対する米国の関心は、関連する学問領域、すなわち、比較政治学を中核とするエリアスタディスとして結実した［Philpott 2000：46-47］。東南アジア諸国に関しても事情は同じで、とりわけインドネシアに対する米国の政治的関心の高まりは比較政治学を発展させた［Anderson 1982；Philpott 2000：48］[1]。

　しかしながら、1980年代以降、東南アジア研究において、政治学と経済学の歩みより、すなわち、一方の政治体制分析を取り込もうとする経済学と[2]、他方の、経済・成長に関する分析を取り込む比較政治学との歩みよりがみられることになる[3]。1980年代以降、ラテンアメリカ諸国の挫折とは対照的に、東アジア諸国・東南アジア諸国が急激な経済成長を遂げたことから、両地域の「開発」と政治の連関が関心を呼んだからである[4]。1980年代末頃から、東南アジア諸国の「権威主義的開発体制」や「開発独裁」を[5]、経済発展と絡めて見直そうとする機運が高まった［末廣1994：225］。日本の研究者、なかでも経済学者と比較政治学者の間では、政治体制の検討を踏まえた、アジアの工業化を捉えようとする枠組みが登場した。それが、「開発独裁論」や「開発体制」、「開発主義」の分析である［末廣1994：213］[6]。

　各概念の定義は研究者によって幾分異なっているものの、基本的には、東南アジア諸国の「開発体制」とは、国民統合のためのスローガンあるいはイデオロギーとして経済開発と経済成長を掲げる一方で、成長・開発の成果として得られる果実を提示することによって国民から正統性の承認を獲得し、それをまさに自ら

の安定化メカニズムとする体制である。体制の安定化と「開発」の遂行の手段として、国民の抑圧と集中的な資源管理が行われた、という点で研究者の見解が一致する。

　たとえば、末廣昭は、「開発主義のイデオロギーが[7]、①国家による投資資金の集中的管理と運営、②人的資源（労働力）の配分と労使関係への介入、③国民各層の間での『成長の共有』を実現するための社会的政策の遂行の三つを行い、かつこれら三つの政策を実現するために、法律や制度・組織の整備を目的意識的に行う場合」に「開発体制（developmental regime）」が成立すると捉える［末廣 1998b：19][8]。

　また、岩崎育夫は[9]、東アジア、東南アジアに出現した「開発主義」を、「権力者が国家や社会の価値目標、あるいは政治イデオロギーとして掲げ、開発資源を上から体系化することを絶対化する考え」として、「開発体制」を、「開発主義を正統原理にして、成長達成を目的にした政策を採用し、かつ政治経済諸制度を（程度の違いこそあれ）合目的的に体系化した体制」［岩崎 1998：117］であり、「経済開発を正統性に掲げる権威主義的体制」［岩崎 1997：15］であると定義している[10]。具体的には、ASEAN 諸国のうち、インドネシアのスハルト政権、シンガポールのリーおよびゴー政権、マレーシアのマハティール政権、タイのサリットおよびタノーム政権、フィリピンのマルコス政権を、岩崎は「開発体制」と位置づけた［岩崎 1994b：9-10, 1998］。

　岩崎とは強調点が異なるものの、白石隆は、インドネシアの「新秩序」体制を、「『安定』と『開発』を国策の課題とし、この課題達成の実績によって自らを正当化する体制」［白石 1994：232］と位置づける。それは、一方では、軍および官僚エリートによる「官僚国家」再建と「開発」をイデオロギーに掲げた国民統合が行われ、他方では、政府の開発の「実績・その正統性への翻訳・これによる体制安定化の論理に基づいて、上からの国家建設を試みる」、権威主義的国家建設の路線をとる体制である［白石 1987：28-32］。

　これらの「開発体制」研究の眼目は、1960 年代以降の東アジアおよび東南アジア諸国に出現した、一定程度の経済成長の成功と抑圧的な体制の結合の分析にある。そこで、これらの研究においては、当然のことながら、国家体制が研究の全面で強調される。実際に、政権が権力の主たる行使者であったこと、さらに、

1980年代から1990年代のインドネシア研究では、これらの学問領域が支配的であったことから、インドネシア研究者の間では、国家による支配と統制という側面が強調されてきた。

「開発体制」下においては、開発（経済成長）が強調される一方で、開発と民主主義が両立不可能な関係にあり、前者が後者に優先されると考えられてきた［岩崎1997：15］。したがって、1980年代以降の東南アジア諸国で漸進的に起こった、「開発体制」政権の交代によって、「開発体制の時代」＝「開発の時代」から民主主義へ移行するのではないか、という期待が高まった[11]。1998年5月のインドネシアにおけるスハルト退陣も、「抑圧」の時代から民主化の時代へというロジックで語られることが少なくない。それはまた、国家（軍・テクノクラート）という限定されたアクターから、それ以外の様々なアクターが存在する、多元主義的な政治観への変化を示している。つまり、スハルト政権下で抑圧されていた様々な主体、たとえば、政党、宗教団体、学生運動、労働団体、知識人、地方、NGO等々の活躍する時代の到来、という認識である。実際に、インドネシア研究者の間では、近年、これらの諸アクターに対する学問的関心がいちじるしく高まっている。逆にいえば、それは、「開発の時代」には全てが抑圧されており、ポスト「開発の時代」において、国家以外の主体が登場した、という認識である。

その一方で、こうした時代認識、「開発の時代」の研究に対する反省が、「開発の時代」の研究者である末廣自らによって提出されている［末廣2002：3］。それは、多様なアクターは、体制によって抑圧されてきただけでなく、研究者によって見過ごされてきたのではないかという論点である。そこで、末廣は、そうした学問状況を踏まえたうえで、「開発の時代」の「遡及的研究」を提起する。インドネシアに限定すれば、それは、ポスト・スハルト期の現在、ようやく展望が明らかになりはじめた、「開発の時代」の分析である。本研究も大きくは、「開発の時代」の遡及的研究の試みとして位置づけることができる。

筆者がここで注目したいのが、地域社会と住民（大衆）の動向である。スハルト時代、政党、宗教団体、学生運動、労働団体、知識人、地方、NGO、マスメディア等々の活動は、基本的には大幅に制限されてきた。その一方で、地域住民は、「官製組織」を通じて「動員」され、体制に包摂されてきたといわれており、住

民の自発性や参加の動機についてはほとんど関心が寄せられてこなかった。

第3節 「動員」概念の多様性——政治的「動員」と「開発」への「動員」——

　スハルト政権下の「大衆」の動向について、「開発体制」に関する先行研究は、概して、大衆（住民）が「国民」として「動員」されたことを強調してきた。たとえば、倉沢愛子は、1996-97年のヨグヤカルタで、「官製」の女性組織であるPKKの活動に関するフィールドワークを行っている。日本軍政下のジャワで行われた「勤労奉仕」やフジンカイとの類比において、倉沢は、スハルト政権下のPKK活動への参加を、国家による「動員」、「お上からの断りがたい命令」、「戦時期の『キンローホーシ』の概念に近いもの」と評価している［倉沢1998：121-122］。後述するように、その程度については措くとしても、日本軍政の影響は多少なりともその後のインドネシアに及んでおり、フジンカイと、PKK活動との組織的な類似性を指摘すること自体は誤りではない。

　ところで、先行研究が、スハルト下のインドネシアの大衆／「国民」の「動員」、とりわけ「官製組織」を通じた「動員」という場合、何を指し示しているのだろうか。実は、日本軍政下のジャワ研究において、倉沢自らが指摘しているように、そもそも「動員」という言葉自体多様な意味をもつ、曖昧な概念である。倉沢によれば、軍政期の政策としての「動員」は、「国家および国民全体に対する総動員」であり、具体的には、(1) 物資・資源の集荷・移動、(2) 人的資源の兵役・労働・活動への参加、(3) 心理的・政治的イデオロギー「動員」を含むものだった。日本軍政下、隣組、青年団、警防団、防衛義勇軍、ジャワ奉公会等々の官製組織が、大衆／国民の統制・「動員」手段として組織され、こうした組織への参加を通じた大衆の統制と「動員」が図られた［倉沢1992：22］。

　翻って、「開発体制」研究におけるスハルト体制下の大衆の「動員」とは、何を意味するのだろうか。第一に、それは、「国民」の政治活動への「動員」／非「動員」を指す。9.30事件の鎮圧を機に、スハルトは、統治機構の軍による支配体制を確立し［Crouch 1978：241-254］、かつ、軍に対する自らの統率権を掌握することによって、政権の座につくと同時に、体制の安定を図った。スハルト政権によって「官僚国家」が構築されるとともに、行政機構、とりわけ内務省官僚

の上級ポストがほぼ軍人によって独占される等、数千の将校が行政機構に出向し、官僚国家のバックボーンを構成した［白石1987：35］。並行して、スハルトは、「領域管理」を任務とする陸軍地域軍管区の機構を構築し、人民の活動を監視する体制を築いた［Crouch 1978：222；白石1997：148］[12)]。

　他方で、軍人による緊急措置的な体制掌握を、国民に承認された、正当な政権として内外にアピールするために、1971年、スハルトは、総選挙の実施を決定する。政権の支持基盤として、まず、政治的に組織化されたのが、職能集団であり、翼賛組織でもある、ゴルカル（Golkar）である。「革命以来行政機構に浸透した政党勢力の排除」を目的として、公務員共済組合が編成され、とりわけ、公務員と官僚をゴルカルに参加させた。両者は「新秩序」体制の強固な支持基盤となった［白石1987：35；Crouch 1978：267］。

　公務員のみならず、大衆も政治的に「動員」された。かつて、共産党活動と連動していた住民の組織化（農民、漁民、労働者、青年、婦人）とそれにともなう大衆動員を招かぬよう、「開発体制は、軍・政権党・官僚制を再編することにより対抗的大衆組織を形成した。『国家』の側に立った農民、漁民、労働者、青年、婦人の大衆動員組織を『再編』し、それらを軍・政権党・官僚制の地方組織と連動性を持たせて、国家組織・監視網を社会の末端まで浸透させる」［山本（信）1999：129-130］ことで、国家による社会統制の制度化と、政治社会の安定化を図った［末廣1992：288］。ただし、こうした政治的「動員」は、あくまでも選挙時に限られ、通常は「動員解除」の状態が維持されたという［山本（信）1999：131］。

　以上でみた、「動員」とは、あくまでも政治的「動員」／非「動員」、選挙時の票の「動員」である。それは、「開発体制」の正当性基盤形成と政権の安定化を説明するものではある。しかしながら、こうした選挙時の政治的「動員」と通常の「動員解除」といった状態は、必ずしも、国民（大衆／住民）の開発への参加、具体的な個々の開発プログラムへの積極的参加・「動員」を説明するものではない。では、「開発への参加」、あるいは開発プログラムへの「動員」は、先行研究においてどのように論じられているのだろうか。

　管見の限り、政治的「動員」ほどに、開発への大衆の「動員」メカニズムに関する説明が十分行われているようにはみえない。先行研究における「開発」と

「動員」の関連の説明の大枠は、上からの国民統合のイデオロギーとして「開発」が提示され、それを国民が受容し、政権の正当化がはかられたということである。すなわち、20世紀前半から第二次世界大戦後に及ぶ植民地からの独立期に途上国に波及した政治的ナショナリズム（「下からの国民主義」あるいは「抵抗のナショナリズム」）、Andersonのいう「想像の共同体」に代わって、第二次大戦後に成立した「開発体制」において、「『開発』それも成長イデオロギーと結びついた開発概念が、国民を動員するさいの重要な手段になった」という（「上からの国民主義」あるいは「統合のナショナリズム」）［末廣1998b：19, 41, 1998c：40-41, 46-47］。道路、電力、灌漑などの「生活インフラの整備や教育機会の拡充、工業や農業の開発が、目にみえる形での国民の生活向上を実現する限り」において、「国民」はこうした開発を受容し、政権の正当性を受容するのである［末廣1994：223］。そこでは、開発の「受容」と政権の承認という、「国民」の受動的な態度が説明されるのみである。

同様の論点、すなわち、途上国の経済開発や「開発体制」あるいは「開発独裁」の議論において、「開発主義」の国民間の定着の問題が、長らく軽視されてきたテーマであったことを、末廣自身が指摘している［末廣1998b：38］。「開発体制」が、共産主義の脅威や経済力の増強をスローガンとして掲げる一方で、政治的抑圧機構を拡大強化したことで安定的な国家体制が持続したことはそれ自体重要なテーマである。にもかかわらず、そうした体制分析のみでは、国民が開発に駆り立てられたことや、成長イデオロギーの国民的共有は、必ずしも説明されない［末廣1998b：38］。

第4節　地域の欠落

他方で、スハルト期の「動員」の媒体として、様々な「官製組織」の機能が指摘されている。とりわけ、全国に普及したRT／RWと、女性組織であるPKKがそれである。体制分析を強調する先行研究は、RT／RWやPKK等の「官製組織」を、行政機構の道具として機能し、「国民」を包摂することに貢献してきたことを強調してきた。確かに、政府文書などを参照すれば、体制が「官製組織」を体制に取り込もうとしてきた意図は明白である。しかも、RT／RWやPKKは日本

軍政期のトナリグミやフジンカイに起源をもち、後の政権がこれらの大衆組織を用いた日本軍政の統制と「動員」の統治手法を模した、ともいわれている。こうした、軍政期との連続性自体が、すでにRT／RW、PKKにネガティブな連想を植えつけている。

　スハルト政権は、あからさまな暴力を利用し、様々な場面で「国民」を統治・統制しようと試みた。本書はこの点に異論をさしはさむものではない。むしろ、ここで指摘したいのが、先行のインドネシアの「開発」研究における、過度の、地域の文脈や住民の軽視である。いわば、先行研究の多くにおいては、スハルト体制下の開発の受容は、国家対「国民」の関係のなかで、しかも、国家から「国民」への眼差しを強調して説明されてきた。実際のところ、国家の開発プログラムは必ずしも直接個人に差し向けられたのではなく、地域社会を経由して個人レベルにいたっている。また、開発プログラムは、個人のみならず、地域全体を利害関係の図式に組み込んできた。住民は一人一人の「国民」として国家と対峙するとは限らず、一面では、地域社会を介して国家と対峙している。にもかかわらず、先行の「開発」研究は、地域の文脈をいちじるしく軽視しているか、RT／RWの体制の任務遂行機関としての側面を強調している。既述の倉沢も、「開発体制」下のプログラムへの参加を、「ひとつの目標を築き上げるために国民は個を捨てて国家と一丸となって邁進する」点で、日本軍政下のジャワと共通する、と分析している［倉沢1998：121］。

　ここで想起すべきは、一連の日本の町内会研究の蓄積である。RT／RWがトナリグミに、PKKがフジンカイに起源をもつことを上で指摘した。ここで、その連続性・非連続性の詳細について立ち入る余地はない。インドネシアのRT／RW等に関する先行研究から指摘できるのは、RT／RWとPKKが、町内会と同様に二重の機能を果たしているということである。すなわち、程度の差は措くとしても、RT／RWとPKKは、町内会と同様に、行政の末端機関として行政事務に協力する一方で、行政の事務とは無関係な地域活動を組織してもいるのである[13]。

　ところが、インドネシアの「開発」政策実施の分析においては、自治や地域社会の組織としての側面は軽視され、統治機構の末端として補足的に記述される傾向が強かった[14]。既述の白石や倉沢に代表される立場は、日本の町内会研究における町内会批判の立場に類似している。というのは、白石や倉沢は、RT／RWを

歴史貫通的に捉え、日本占領下で導入されたトナリグミというRT／RW制度の起源と機能の連続性に注目しているようにみえるからである。ただし、白石や倉沢の研究は、倉沢の2001年の著書を除いて、スハルト政権崩壊後の地域社会をRT／RWに内在的に分析したものではない。

　白石や倉沢の歴史貫通的な視点を引き継いだ小林は、基本的には白石がいうように、「動員」のエージェントであるRT／RWという立場を継承しながらも、彼らの分析が具体的・実証的でないと批判し、RT／RWが住民をどのように統制・「動員」したのかについて、事例に依拠して検証した［小林2004］。換言すれば、RT／RWが、国家権力を媒介し、それを人びとに浸透させる機能を果たす姿を小林は描き出そうと試みるのである。しかしながら、小林が事例としてとりあげる選挙時の非日常的な夜警活動は、小林の主張を論証するための事例として、必ずしも適切ではないようにみえる。というのは、小林は、人びとの日常的な生活における、ゴトン・ロヨン（相互扶助）ではなく、あくまでも「祝祭」的な意味をもつ、選挙という「行事」への参加という非日常的な「動員」を事例にゴトン・ロヨンと住民「動員」とを結びつけようとしているからである[15]。しかも、50日間あまりにわたる活動期間に一箇所のRTで36人が参加したというが、その住民とは誰なのか、彼らが何故活動に参加するのか、といった説明が抜け落ちており、内在的な研究としては不十分なものにとどまっている。明らかに選挙時の国家的「行事」である夜警活動への住民の参加を、宮崎のいう「助け、助けられ、助けさせられ」が示唆する、住民の住民に対する支援としてのゴトン・ロヨンと同一視することは果たして妥当であるのだろうか。小林が取り上げる夜警活動は、住民ではなくむしろ直接的に国家を「助け」る活動であり、RT／RWを媒介とする活動としての体裁をとっていても、実質的には地域社会や住民の相互扶助が介在する余地はほとんど残されていないのではないだろうか。小林の論考における「ゴトン・ロヨン」が、まさに国家に対する直接的な「ゴトン・ロヨン」であるという意味では、イデオロギーとしての「ゴトン・ロヨン」分析の事例として適切であるといえよう。しかし、それが住民の住民に対するゴトン・ロヨンではないという意味で、地域住民活動に対する小林の批判は決定的なものではない。

　むしろ、ゴトン・ロヨンや住民参加に対する、より痛烈な批判は、アリサンやPKK、ポスヤンドゥのような住民が定期的かつ日常的に行う活動を扱ったPerkasa

とHendytio［2003］によって展開されている。Perkasaらはジャカルタでの事例（チキニ町とククサン町）での聞き取りをもとに、アリサンやPKK、ポスヤンドゥやクルジャバクティ（地域社会の奉仕活動）が、地域社会レベルで組織されることによって、その内部に権力関係や社会統制の可能性が胚胎され、結果として体制を擁護することに結びつくという、ゴトン・ロヨンと参加の両義性を指摘している［Perkasa and Hendytio 2003］。とはいえ、Perkasaらの分析は、事例研究としては不徹底で、論稿中においてインフォーマントの語りが断片的に提示されるものの、そのインフォーマントが地域社会のどの立場にある人物であるのか、背景がほとんど明らかにされていない。

これらのほかにも、国家と地域社会を焦点にはしていないものの、RT／RWやPKKについて扱った実証的な研究が、地域活動の多様性・多義性を示してきた。それらの優れたモノグラフは、地域社会の小宇宙を丹念に描き出している。しかしながら、それらは、「開発プログラム」や「開発の時代」の生活世界からの照射という課題に、自覚的・意識的に取り組むものではない[16]。つまり、これまでのインドネシアの「開発の時代」の研究において、国家体制そのものの分析があまりにも強調されたために、一方では、地域社会に対する関心が国家に対するそれよりも弱く、他方では、住民あるいは「国民」の、政策に対する解釈や受容／非受容といった様々な対応が、あまり自覚的には扱われてこなかったのである。また、地域社会を媒介とした国家権力の浸透について、近年実証的な研究が行われているものの、それらの試みは不徹底なものにとどまっているのである。

第5節　相互作用の場としての地域社会

ところで、人類学や社会学の立場から「開発」にアプローチする新たな研究が、近年行われはじめており、こうした研究が、インドネシアの「開発」研究に新たな視角を提供してくれる。これらのアプローチが対象とする「開発」と、スハルト政権下の「開発」とは必ずしも同一視できないものの、分析手法について考える場合に示唆的である。

足立は、1980年代以降に発展した、人類学的な、三つの特徴的な「開発」研究アプローチを挙げている。それらは、「開発人類学」、「開発の人類学」、「開発

言説研究」である。第一の「開発人類学」とは、具体的な開発援助・開発実務に直接利用しうる知識の体系であり、ミクロな分析と相互作用を強調する。第二の「開発の人類学」は、開発計画を「象徴体系」とみなし、そうした象徴操作を含めた組織化の過程を分析しようとする。第三の「開発言説研究」は、「開発」をめぐる言説自体を扱う［足立 1995：125-136］。この整理にあてはめるならば、「開発体制」研究は、国家レベルでの「開発」のイデオロギー的操作に焦点をあてているという点で、第二の「開発の人類学」に近い立場をとってきたといえよう。

　筆者がここで注目したいのが、第一の「開発人類学」に近い立場をとる、開発社会学者——とりわけ農村開発に関心を寄せる——である、N・Long である。もっとも、ここでの筆者の関心は、開発への実務的関与にではなく、Long のアプローチの方法である。解釈学、エスノメソドロジー、Giddens の構造化理論等々の影響を受けた Long は、近代化論やマルクス主義的な開発理論に対するオルタナティブとして、「開発」の場における開発者と地域（住民）の相互浸透を強調したアプローチを提唱している。つまり、「開発」を、地域社会外部の地域社会への一方的な浸透といった図式に還元せずに、地域社会内部と外部の相互作用としてみなすとともに、「開発」の局面でみられる、個々人の創造性、戦略的対応に視線を向けるのである。さらに Long は、開発を一連のプロセスと捉え、開発プログラムの実施による地域社会の様々なアクターの関係性の変化を強調する［Long 1977, 2001；Long and Long 1992］。

　Long と同様に、「開発」あるいは社会変動を研究対象とする前川も、単線的、単純な近代化論に疑問を抱いている。特定の地域社会の社会変動を分析するさい、前川は、地域社会と「外部」の相互作用、また、社会変動のキーパーソンとなるエージェントの主体的な戦略の結果としての、変動を強調する［前川 1994］。

　「開発」あるいは「社会変動」を、個人と「外部」の相互作用であるとみなす点で、Long と前川の分析は示唆的である。「開発」あるいは開発にともなう社会変動を、個々人が必ずしも単に受動的に受容するのではないことを、それは明らかにしてくれるからである。とはいえ、いずれも、「開発」の含意がスハルト政権下の開発プログラムとは、幾分異なっているうえに、「開発」や社会変動における、国家と地域の関係に焦点をあてるものではない。Long や前川の論考にお

いて、開発が必ずしも国家との関係におけるものに限定されていないために、国家あるいは体制は、個人と相互作用を起こす、複数の要素の一つにすぎないのである。

これに対して、スハルト政権下の「開発」における、国家と地域の関係を、より自覚的に主題化したのが鏡味である。鏡味は、スハルト政権下のバリにおける文化政策を事例として、政策遂行のなかにバリの人びとがアイデンティティ構築をはかる様相を見出し、国家とバリとのせめぎあいについて分析を行っている。開発（政策）遂行を分析しながら、鏡味は、国家と個人の間に、バリ（州レベル）という地域を媒介させている［鏡味 2000］。

以上を踏まえて、本書において筆者は、スハルト政権下の「開発」プログラムを、あえて、国家との一つの「相互作用」の場、そして「実践コミュニティ」が形成される契機として捉え、そのさい見出しうる、国家と個人の間に存在し個人を結びつける「地域」を、鏡味よりさらにミクロな地域社会であるRT／RWレベルで分析することを試みる。

ところで、周知のように、スハルト政権下の「開発プログラム」は、様々な領域に及ぶプログラムをカバーしている。上述の国家と住民の相互作用、あるいは、住民の主体性を強調しようとする立場をとる場合、どのようなプログラムが事例としてとりあげるうえで効果的であろうか。それは、住民の生活と密接に関わり、かつ住民のニーズが高いプログラムであろう。

その一つとして、筆者は地域保健プログラム（ポスヤンドゥ）に注目する。1970-1980年代のインドネシアにおいて、乳幼児死亡率や罹病率の高さは、政府のみならず、住民にとっても深刻な問題であった[17]。インドネシアでは1970年代に、RT／RWレベルでの地域保健活動がはじまり、1985年にポスヤンドゥとして結実する。ポスヤンドゥは政策としての起源をもつこと等から、「動員」であるといわれてきた［Achmad 1999］。しかし、4章以下で論じるようにフィールドワークの結果は、それらが、必ずしも政策や「動員」の側面に還元しきれないことを示している。

個々人は確かに時代やその時の政策といった環境のなかに置かれており、この意味で様々な制約を受けている。しかしそうした制約のなかにありながらも、個々人は状況に応じて個人がもつ利害や価値観などの基準にしたがって「選択」

をし、行動している。ポスヤンドゥは政府のプログラムではあるが、必ずしも「上から」の強制のみによってその定着と存続を説明することはできない。地域社会に暮らす人びと（本書では特にボランティア）は、地域住民との関係性のなかで、活動の設置、そして担い手になることに何らかの意味を見出してきた。そしてまた、そうした活動が契機となり、住民の新たな出会い、交流、コンフリクト、葛藤、利害関係などを誘発し、個々人そして、地域社会に働きかけていく。いわば個々人は、これらの活動への「参加」を通じて、新たな役割や価値観、意味を見出し、場合によっては従来とは異なる関係性を形成していく（「実践コミュニティ」）。「実践コミュニティ」への参加を通じて、個々人は地域社会のなかで新たな役割や人間関係を見出し、地域社会を変容させる一アクターとなっていく（第7章）。そして限界はもつものの、住民間の関係を変容させたり、行政に働きかけたりするなど、相互作用をもたらしている。

　もっとも、ポスヤンドゥは「実践コミュニティ」の一つにすぎない。地域社会は無数の「実践コミュニティ」の集積として存在している。また、数々の「実践コミュニティ」が存在するなかにあって、ある個人は当然、複数の「実践コミュニティ」に属しうる。そしてその個人の利害関心や価値観、選択の基準は、参加する「実践コミュニティ」における個人の役割や関係性に応じて異なりうる。

　以上のことは、スハルト期の地域保健活動すべてが「動員」や強制ではない、ということを示す証拠とならない。しかし、少なくとも、必ずしも全ての地域保健活動が「動員」や強制ではなく、自発的に組織化された活動も存在する、ということを示すものである。スハルト期にあっても、地域社会や個人によって開発プログラムに対する対応は、異なっていたのである。

　先行研究は、スハルト体制の開発政策の全面的な浸透、全体性を強調してきた。そうした研究は、開発批判として、それはそれとして必要であるとしても、その一方で、国家と住民とを媒介する地域社会、および、「参加」する住民の、体制や政策に対する異なった対応や多様性を描くことも必要なのではないだろうか。そのさい、地域社会の設定は、鏡味のように州レベルとしても可能だろうし、筆者が行おうとする地域社会レベルでも可能だろう。

　ハビビ政権樹立以降、インドネシアでは地方分権化と権限の分散化が進められており、研究者の分権化に対する関心の高まりは、同時に「地方」に対する研究

関心を高めている。その一方で、首都ジャカルタの研究対象としての重要性も、地方との対比において、一層高まっている。また、ジャカルタのカンポンは、地理的にはジャカルタにありながらも、決して「中央」政府と同一視できない。この意味でも、首都ジャカルタのカンポンの研究は一層必要とされている。

第6節　むすび

　本章では、「開発体制」に関する先行研究を踏まえて、インドネシアにおける「開発の時代」と地域社会の問題について論じてきた。「開発体制」研究は、東アジア・東南アジア諸国の国家が主導する「開発」プログラムの一定程度の成功を、政治体制と経済成長の結合として、分析しようという試みである。そこでは、体制による「国民動員」が強調され、政治的な「国民動員」が説明される反面、「開発」プログラムへの参加としての「国民動員」のメカニズムは十分明らかにされてはこなかった。

　「開発体制」研究は、「開発体制」下における、国家と「国民」の関係、とりわけ、国家の圧倒的な権力・圧力の優越を強調してきた。しかしながら、実際には、「国民」（住民）は、国家に直接対峙するのではなく、地域を介して存在している。体制分析は、国家を過度に強調し、地域内部の関係性や、アイデンティティの存在を見過ごしてきた。また、国家の言説・制度分析を強調するあまり、地域の多様性、すなわち地域社会の対応に様々なバリエーションがあることを、見逃している。

　そこで筆者は、国家と住民の相互作用を指摘する町内会研究や、「開発」をめぐる相互作用の結果としての社会変動を描こうとする人類学的な「開発」研究の成果を介在させることによって、それらの「開発の時代」再考のための適用可能性を示唆し、これらの視点を利用した、「開発の時代」の照射を提唱した。筆者は「開発体制」分析のもつ、体制批判としての側面を評価している。本書における筆者の意図は、体制批判への批判、スハルト体制の賛美にはない。そうではなく、「動員」概念の曖昧さと、置き去りにされてきた「地域」の文脈を取り上げようとするものである。この意味で、今日のインドネシアは、「地方分権化の時代」であると同時に、地域社会の分析が新たに求められる「地域の時代」でもあ

る。

《注》

1）Philpott によれば、東南アジア政治学の主要なテーマは、(1) 体制および国家構造、(2) 経済変化の結果によってもたらされる、体制および国家構造の緊張、変換、(3)「文化的」政治分析、(4) 権威主義の持続性と民主化の可能性の探求である［Philpott 2000：146］。

2）末廣は、東南アジア経済論、とりわけ東南アジアの工業化論の立場から、かつて「もっぱら政治によって語られた『東南アジア』」が、1990年代前半には「経済によってのみ語られつつある」という現状認識をもち、経済政治体制等との関連、東南アジア地域の戦後の歴史的展開等との関係から東南アジア諸国の政治経済政策の展開過程を捉えなおそうとしている［末廣 1992：276］。

3）たとえば、Feith や藤原帰一、岩崎育夫等である。

4）比較政治学の立場から、アジアやラテンアメリカ諸国の体制に対する関心は、すでに存在していた。1980年代前半に、恒川はアジア諸国の政治体制を、ラテンアメリカ諸国の官僚的権威主義体制や軍事政権と比較している。恒川によれば、権威主義体制熱がアジア研究者に「飛び火」して、「開発独裁論」が登場し［恒川 1983：67］、1990年代以降、「開発主義」や「開発体制」分析を用いた研究が行われたという［末廣 1994：216］。

5）末廣によれば、高橋進が日本で最初に「開発独裁」を政治分析に適用し、東南アジア諸国研究においては、東南アジア地域の開発政策と政治体制の関係にいち早く注目した鈴木祐司が、この概念を使用しているという［末廣 1994：209-210］。

6）但し、欧米諸国では、「開発独裁」よりも権威主義体制とか官僚主義的権威主義体制（bureaucratic authoritarianism）の方が、政治概念として定着している［末廣 1993：216］。この他、「権威主義的開発体制」という術語も用いられているが、その定義は「開発体制」のそれとほぼ同じである［渡辺 1995：9］。なお、開発に必要な物的・人的資源の動員は、「一部の官僚テクノクラートがその中枢を占める中央集権的な行政制度の裁量によって行われ、開発に関する意思決定への国民大衆の広範な参加は、さしあたりは排除される」［渡辺 1995：14］。

7）「開発主義」とは「個人や家族あるいは地域社会ではなく、国家や民族の利害を最優先させ、国の特定目標、具体的には工業化を通じた経済成長による国力の強化を実現するために」、「開発」をスローガンとして、「物的人的資源の集中的動員と管理を行う方法」［末廣 2002：6-7］であり、イデオロギーであるという［末廣 1998a：2, 1998b：18］。

8）末廣によれば、東・東南アジア諸国のなかで、こうした「開発体制」が最も典型的に構築されたのが、韓国、シンガポール、マレーシアであり、次いで、台湾やタイであった［末廣 1998b：20］。
9）新古典派的な開発経済学と比較政治学的な政治体制分析のアプローチを統合し、「ASEAN 諸国の経済発展と政治体制の相互関連性と、それが生んだ問題を理解」［岩崎 1994b：7］することを目的として、岩崎らは、1990 年代に、経済発展と政治体制をともに扱う研究である「政治経済学アプローチ」を提唱した［岩崎 1994b：7］。
10）岩崎によれば、ASEAN 諸国における「開発体制」は、以下四つの基本的要素を満たす体制であるという。第一に「開発至上主義の論理で、具体的にはある政権が実施する制度や政策の正当性が経済開発に置かれていること」、第二に、「経済開発政策遂行のために中央集権的な行政システムが確立され、官僚テクノクラートが権限を与えられて合理性と効率性を原理とする行政を行っていること」、第三に、「政治体制が実質的に権威主義体制で、経済開発を名目に政府批判勢力に対する様々な抑圧が行われていること」、第四に、「権力集団が軍もしくは政党にあり、統治形態が形式的には『議会制民主主義』の形をとっていること」である［岩崎 1994b：8］。同じ論考で岩崎は、ASEAN 諸国の「開発体制モデル」の特徴として、(1)「政治・社会分野、経済分野、行政分野が一体化した国家システムであること」、(2)「権力中核集団を軍もしくは政党が占め、官僚がそれを補佐し、形式的な議会制民主主義の統治形態をとるものであること」、(3)「外資導入政策が形成の主要な誘引となり、国家主導型開発であること」、(4)「開発体制下における持続的な経済成長で権力基盤が強化され、長期安定的な体制となっていること」を列挙している［岩崎 1994b：36］。これらは、四つの基本的要素にほぼ対応している。
11）この点については、たとえば、岩崎［1994b：40］を参照。
12）このネットワークはジャワで最も発達し、州―市／県―郡レベルにまで浸透した［Crouch 1978：222］。
13）RT／RW と町内会の比較研究自体はすでに数多く行われている。たとえば、Dwianto［2001］、小林［2001］、Sullivan［1992］、吉原［2000, 2006］などが論考を展開している。
14）断片的ではあるものの、インドネシアの「開発」プログラムと地域社会の相互作用について分析したものとして、Soemardjan and Breazeale［1993＝2000］、van Ufford［1987］を参照。
15）小林によれば、日常の夜警は地域外の警備員を雇用しているという。

16) 他方で、Jellinek［1991］、Murray［1991＝1994］、J・Sullivan［1992］、等々の、人類学・社会学者らによるモノグラフは、こうした側面にまで入り込んでおり、これらのモノグラフのなかで断片的には開発プログラムは取り扱われている。
17) 筆者は2002年からジャカルタ首都特別区の幾つかの町（クルラハン）で聞き取り調査を行ってきたが、そのさい、健康問題に自覚的な住民が少なからずみられた。

第2章

ポスヤンドゥの制度的布置
―― 開発のなかのポスヤンドゥ ――

第1節　地方行政機構の構築と「官製組織」の設置

1. 地方行政機構の構築

　第1章で概観したように、先行研究においてポスヤンドゥはPKKと同等の「官製組織」の一つとして位置づけられてきた。PKKとポスヤンドゥの関係に関する詳述は措くとして[1]、本章では、後述する意味においてポスヤンドゥが一面ではスハルト体制の成果として設置されたことについて論じる。もっとも、前章で強調したように、本書全体の筆者の強調点は、ポスヤンドゥのプログラム性にはない。しかしながら、他方で、先行研究がポスヤンドゥの制度的側面に対して行ってきた指摘もまた無視できるものではない。そこで以下では、スハルト体制初期（1966年以降）から1980年代半ばにかけて行政機構の整備が一定の完成をみ[2]、そうした背景のもとポスヤンドゥが設置される様を、「官製組織」、保健行政機構構築の経過をたどることによって素描する。また、「プログラム性」と行政機構の完成という観点から、ポスヤンドゥが提供するサービスのうち、とりわけプログラム性が指摘される家族計画を取り上げる。第1節では1980年代半ばまでの地方行政機構と「官製組織」の制度化について、第2節では保健行政機構の制度化について、第3節では家族計画プログラムからポスヤンドゥへの展開の要点について概説し、ポスヤンドゥ設置の制度的諸条件および布置構成を解明する。

　ポスヤンドゥは1985年の大統領決定を受けて公式に設置されたが、これは、佐藤が区分するスハルトの統治体制の完成期（1985年）に重なる［佐藤（百）

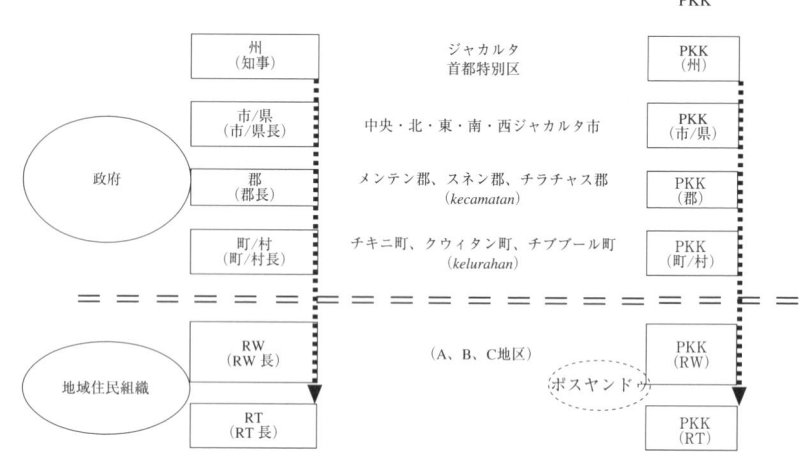

図 2-1　ジャカルタ首都特別区の行政機構とポスヤンドゥの位置づけ

[図：政府側（州〈知事〉／市・県〈市/県長〉／郡〈郡長〉／町・村〈町/村長〉）と地域住民組織（RW〈RW長〉／RT〈RT長〉）、中央にジャカルタ首都特別区の行政区分（中央・北・東・南・西ジャカルタ市、メンテン郡・スネン郡・チラチャス郡（kecamatan）、チキニ町・クウィタン町・チブブール町（kelurahan）、A・B・C地区、ポスヤンドゥ）、右側にPKK（州／市・県／郡／町・村／RW／RT）を配置]

出所：筆者作成

2002：66]。このことは、1985年の公式の設置令公布後5年間という短期間に、ポスヤンドゥが全国24万箇所以上に普及した一つの理由である[3]。たとえば、今日のジャカルタ首都特別区の場合、ポスヤンドゥは、RWもしくは数箇所のRTを範域として設置されている（図2-1）[4]。後述するように、ポスヤンドゥ設置の働きかけ、指導・育成は、直接的にはRT／RW、間接的には郡・町村役場、郡レベルの家族計画庁事務所から派遣される家族計画フィールド・ワーカー（PLKB／PKB）[5]と郡・町村レベルの地域保健センターを介して行われてきた。これらのことは、1985年当時、すでに、町村レベルまでの地方行政機構と、郡レベルまでの保健および家族計画行政機構が確立していたのみならず、行政の「補完」組織としてのRT／RWもしくは同等の組織が全国に存在し、しかもそれらが機能していたことを示唆している。

　ナショナル・レベルでは、町村レベルの行政機構の町（クルラハン）／村（デサ）としての統一化・標準化が図られるのは、「村落行政法」およびそれにつづく関連法律・命令が公布される1970年代末のことである［島上2003：165-173][6]。まず、1974年の「地方行政法」（法律第5号）によって、第一級自治体（州／特別区）、第二級自治体（県／市）と地方機関としての郡が設置された［新谷 2001：11-12；UU 1974］。つづいて、1979年の「村落行政法」（法律第5号）

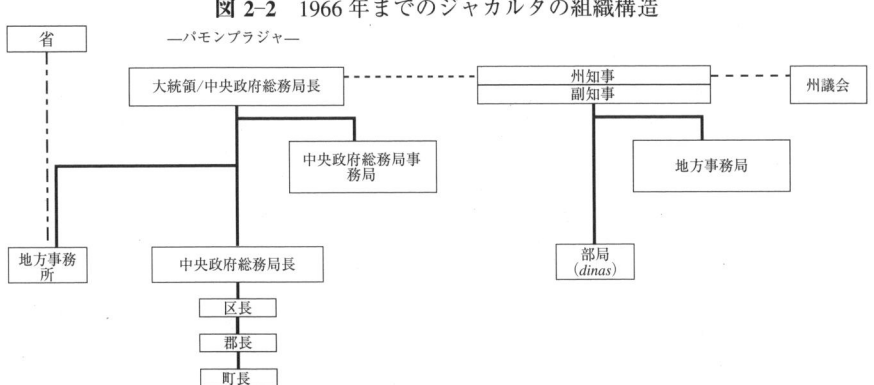

図 2-2　1966 年までのジャカルタの組織構造

出所：Wirosardjono［1977：14］より筆者作成
―――― 命令関係
―・― 機能的関係
‥‥‥ 諮問関係

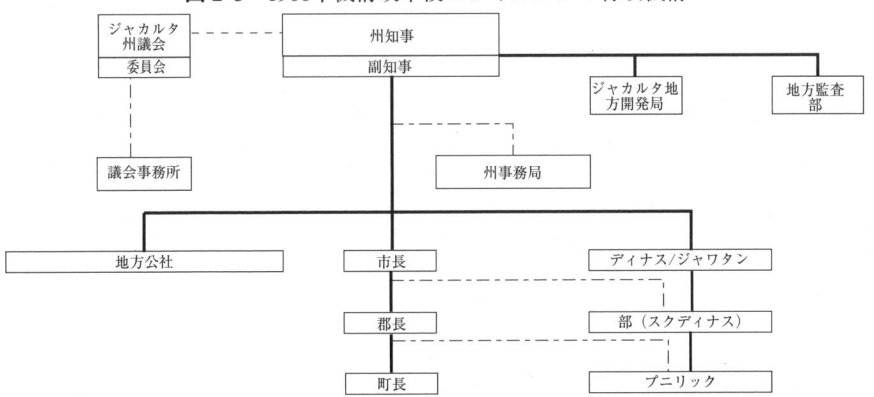

図 2-3　1966年機構改革後のジャカルタの行政機構

出所：Wirosardjono［1977：15］より筆者作成
―――― 命令関係
― ― ― 職員関係
―――― 機能的関係
‐ ‐ ‐ 諮問関係

により、町村が地方行政機構の末端単位として規定された。「村落行政法」は画一的な官僚的村落行政機構を全国の町村レベルに浸透させたという意味で、それ以前に制定された村落に関する法律とはその影響力において大きく異なっている［島上 2003：168-172］。さらに、町村レベルの下位の地域住民組織として、1983年内務大臣規定第 7 号によって、RT／RW あるいは同等の組織が全国に設置され、行政の「補完」機能を担うことになった。

　もっとも、地方行政機構の構築時期には地域差があり、本書が焦点をあてるジャカルタ首都特別区では全国に先行して上述の行政機構が浸透していた。ジャカルタ首都特別区においては、ヒエラルヒカルな地方行政機構（州―市―郡―町）は、ジャカルタの地位が「首都特別地域（DCI）ジャカルタ」に変更された 1960 年にすでに確立していた[7]。さらに、Ali Sadikin がジャカルタ首都特別区知事就任（1966 年 4 月 23 日）直後にジャカルタの行政機構改革を行っている［Wirosardjono 1977：12］。当時、地方レベルでは、パモンプラジャ（*pamongpraja*）と呼ばれる中央政府機構系統と地方行政機構系統が、相互の調整がはかられないままに並存する二重構造が、ジャカルタ首都特別区以外の州でもみられた（図 2-2）。したがって、中央省庁とその地方事務所のみならず、区長[8]―郡長―町長といった地方行政機構の要職が中央行政機構（パモンプラジャ）の管轄下に置かれていたために、州レベルにおける総合的な政策策定・実施が阻害されてきた。この障害を取り除くために、ジャカルタでは、1966 年、市長―郡長―町長に対する統括権が州知事に委譲された（図 2-3）［Wirosardjono 1977：12-13］。

　行政の「補完」機関である RT／RW の設置も、ジャカルタでは全国に先行し、1966 年[9]に設置令が公布されている［GDKI 1966b；小林 2001][10]。RT／RW に関する 1966 年ジャカルタ首都特別区知事決定は、1980 年に改正（1980 年知事決定第 156 号）され、この 1980 年の知事決定をほぼ踏襲する形で、「内務大臣規定 1983 年第 7 号」によって、インドネシア全土に RT／RW が設置される運びとなった［小林 2001：59；吉原 2000：124］。以上のことから、ジャカルタにおいては 1960 年代後半までに、全国的には 1980 年代前半までに、町村および RT／RW（あるいは同等の組織）が整備され、1985 年のポスヤンドゥ設置に結びついたことが分かる。

2. LSD／LKMD の設置

インドネシアの「官製組織」について論じた先行研究の多くが、住民を「開発体制」に組み込もうとする中央政府の動きが、1970年代に顕在化しはじめたことを指摘している［Schulte 1987］。なかでも、内務省主導で、「官製組織」であるLSD（村落社会機構）と PKK を村落開発の両輪として規定する体制が、1970年代初頭以降構築されていった。

ナショナル・レベルでの LSD の設置は、1972年の内務大臣令第5号に遡る［Mendagri 1972a］。しかしながら、そもそも LSD は、中部ジャワ州の一部の地域でローカルな活動として展開されていたという。Schulte によれば、1946年、政府の官吏──彼は後に社会省の事務局長に就任する──が、「自己開発」の着想を得、「社会的指導」（*Bimbingan Sosial*）と命名し[11]、後に、この概念を引き継いだ別の官吏が LSD を考案したという。当時の地元県知事──後の1956年、彼は州知事に昇進する──の許可を得、1952年に LSD の発想が実行に移された［Schulte 1987：48-52］。県内各地に LSD 活動が普及し、孤児や寡婦、障害者のケアといった社会事業のみならず、経済的な活動も行われるようになった［Schulte 1987：51］。一方では、先述の県知事の州知事への昇進や、LSD の発案者である官吏の社会省事務局長への昇進を、他方では1960年代初頭のインドネシアの経済的停滞を理由として、LSD は国家8ヵ年計画に組み込まれた。その後、1970年代初頭に LSD の管轄権は社会省から内務省に移され[12]、それと同時に LSD は村落開発の諮問機関としてより積極的な位置づけを得た。LSD 設置に関する内務大臣令が1972年5月に公布され［Mendagri 1972a］、同年10月までに町村ごとに LSD を設置するよう指示が出ている［Mendagri 1972b][13]。内務大臣令を受け、ジャカルタ首都特別区でも LSD が設置された。ただしジャカルタでは、LSD ではなく LKPMDK（特別村落社会開発活動機構、*Lembaga Kerja Pembangunan Masyarakat Desa Khusus*）の設置が決定された［Mendagri 1972a］。内務大臣文書を受け、LSD の組織機構に関する手引が公布された[14]。

LSD は体制が「開発」という目的のために利用する組織として制度化された。たとえば、ジャカルタ首都特別区では、1972年11月に、LKPMDK（／LSD）を利用し、「大衆の指導」を目的とした、町レベルでのパイロット・プロジェクト

が考案されている［GDKI 1972］。その目的は、(1) イデオロギー／政治指向の集団から開発指向へと社会大衆心理を転換させ、(2) 社会大衆の熱望を効果的に、政治以外の活動に振り向け、(3) 開発活動における具体的・積極的な社会大衆の参加を促すことにあった［GDKI 1972］[15]。1980 年、LSD は LKMD と改称され、開発組織として精緻化される［Keppres 1980］。LKMD には、町村長に対して村落開発に関する助言を行うことが当初から期待されたが、1981 年内務大臣令第 4 号により、その機能が強化された［Schulte 1987：60］。つづいて、1984 年、LKMD の組織の詳細が規定され、10 部門（宗教、パンチャシラ[16]、公安、教育、生活環境、経済開発・協同組合、保健・人口・家族計画、若者・スポーツ・芸能、社会福祉、PKK）から構成される機構へと LKMD は改編された［Mendagri 1984a］[17]。LKMD は、村（／町）当局を支援するため、「話し合い（musyawarah）の原則に則り、開発を総合的に実施」し、「政府活動および地域社会の自立的なゴトン・ロヨン（相互扶助）をつうじて住民参加のイニシアチブを「動員」・強化することによって、統合的な開発を実施」する機関であるとされた［Keppres 1980］。こうして、1980 年代半ばまでに LSD／LKMD を通じ、住民参加を促す村落開発機構が「上から」構築されていった。

3．PKK の設置

LSD と同様に PKK も、1950 年代の中部ジャワ州の一村落でパイロット・プログラムとしてはじめられた活動が[18]、後に内務省管轄下のプログラムとして全国に導入されたものである。1967 年、中部ジャワ州のプログラムとして採用され、さらに、大統領によってその成功を認められた PKK は、1972 年の内務大臣公式電によって全国にその設置を指示されることになった［吉原 2000：201］[19]。LSD と同様に PKK も、1970 年代初頭に内務省のプログラムとして吸収された。PKK は当初、教育文化省のプログラムであったが、1972 年の名称変更と同時に、LSD を管轄する内務省の管轄下に入っている［吉原 2000：198-201］。さらに、1973 年の段階で、PKK は LSD 機構の一部門として規定されるようになる［Mendagri 1973］。

1970 年代末、LSD と PKK はより強力に「開発体制」に取り込まれていく。1979 年の内務大臣文書には次のように記されている。

第 2 章　ポスヤンドゥの制度的布置　37

　……LSD と PKK は、村落開発における地域社会の熱望・参加・活動・役割を組み込む調整機関として機能する。したがって、村落開発活動および任務を有する全大臣が、各セクターの任務に応じて LSD と PKK を活用することが望ましい。……ゆえに、住民活動および住民参加を含む村落開発は LSD を利用し、女性の参加を含む開発活動は PKK の経路を動員の調整機関として利用するべきである［Mendagri 1979a］。

　さらに、1979 年、内務大臣文書によって、PKK の主要 10 プログラムが規定され、PKK の活動指針が定められたのにつづいて［Mendagri 1979b］、1980 年、内務大臣令第 10 号により、州、県／市、郡、村各レベルの地方行政機関長の妻を長とする、PKK 促進チームが設置された［Mendagri 1980a；吉原 2000：202］[20]。1982 年、内務大臣決定第 4 号により、内務大臣の妻を長とする中央レベルの PKK 促進チームが結成され、以後、中央 PKK 促進チームが全国の PKK 運動を指導することとなった［PKK Tim Penggerak DKI Jakarta 1994：15］。最終的に、1984 年の内務大臣決定によって、PKK の原則、目的、対象、組織構成が規定され［Mendagri 1984b］、これをもって、PKK のヒエラルヒカルな制度化は、一定の完成をみたといえる[21]。こうして、1985 年に公布されるポスヤンドゥ設置に関する大統領決定第 23 号までに、ヒエラルヒカルな行政機構と、PKK と LKMD を中心とした「動員」の体制が全国的に準備された。

　ちなみに、女性の開発への参加は[22]、第二次五ヵ年開発計画[23] に向けて策定された 1973 年の国家政策大綱（GBHN）以来強調されてきた［Wagemann 2000：308-309］[24]。同年の国家政策大綱では、「小さく、繁栄した、幸福な家族というノルムを通じ、家族福祉向上のための産児制限の住民の受容を促すために、教育、訓練、調査」が必要であることを、1978 年の国家政策大綱では、全ての部門における女性の参加を、1983 年の国家政策大綱では、PKK 活動を通じた女性の参加を強調した［Tim Penggerak PKK Propinsi DKI Jakarta 2001：1-2；Wagemann 2000：309］[25]。

第2節　保健行政機構の組織的変遷

　次に、保健行政機構の組織化過程について手短に整理しよう。まず、ポスヤンドゥの前身である統合UPGK（家族栄養改善）活動が組織された1980年代初頭の保健行政機構について検討してみると、この時期、ポスヤンドゥ設置にさいして重要な役割を果たす保健機関がすでに設置されていたことが分かる（図2-4）[Depkes 1982a]。中央レベル（保健省）の下位に、州レベルに保健省の出先機関であるカンウィル（Kanwil, Kantor Wilayah）と州保健局（Dinas Kesehatan）が、市／県レベルに保健省の出先機関であるカンデップ（Kandep, Kantor Departemen）と市／県保健部（Sudin Kesehatan, Suku Dinas Kesehatan）が、郡／町村レベルに地域保健センターが配置されている。

　1960年代末の段階では、これらの機構は完全には構築されていない。たとえばジャカルタの場合、1967年には州保健局（Dinas Kesehatan）が設置されているし[26]、すでに、市レベルに保健部（Suku Dinas Kesehatan）を、郡レベルに職員（Penilik）をそれぞれ配置している［GDKI 1968］（図2-5）。その一方で、この段階では、ポスヤンドゥの設置・運営に決定的な役割を果たすことになる地域保健センターは設置されていない。全国的な地域保健センターの普及は、第二次五ヵ年計画（1974-）を待たなければならなかった。さらに、1968年の段階では、家族計画庁がいまだ設置されておらず、家族計画部門が保健行政機構内部に位置づけられていた（図2-5）。

　第一次五ヵ年開発計画（1969-）実施中に[27]地域保健センターが設置されはじめ[28]、第二次五ヵ年開発計画（1974-）実施中に、二つの大統領令（1974年第5号および1975年第7号）によって、地域保健センターを含めた保健インフラの改修および建設が指示された［Depkes 1980：18］。全国およびジャカルタ首都特別区の地域保健センターと保健インフラの整備については表2-1、表2-2に示すとおりである。いずれも、町／村レベルの地域保健センターが1970年代後半以降に急増したことを示している[29]。ジャカルタを例外として、保健局と国の出先機関の設置が規定され、保健行政機構が全国的に構築されたのは1970年代末のことである。1974年に中央省庁の出先機関であるカンウィル／カンデップの

第2章 ポスヤンドゥの制度的布置　39

図 2-4　1980 年代初頭の保健行政機構

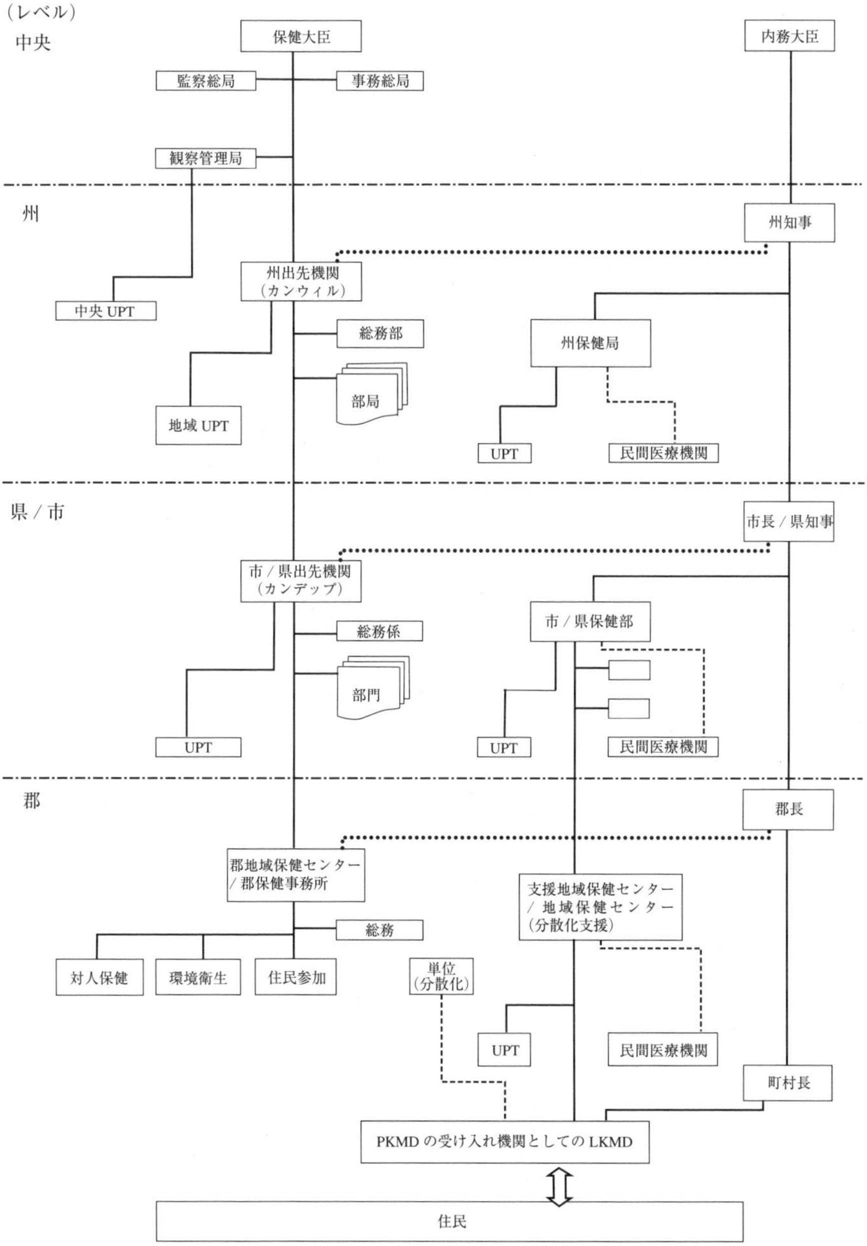

（レベル）
中央

- 保健大臣
  - 監察総局
  - 事務総局
  - 観察管理局

州
- 州出先機関（カンウィル）
  - 中央 UPT
  - 地域 UPT
  - 総務部
  - 部局
- 州保健局
  - UPT
  - 民間医療機関
- 州知事

県/市
- 市/県出先機関（カンデップ）
  - 総務係
  - 部門
  - UPT
- 市/県保健部
  - UPT
  - 民間医療機関
- 市長/県知事

郡
- 郡地域保健センター／郡保健事務所
  - 対人保健
  - 環境衛生
  - 住民参加
  - 総務
  - 単位（分散化）
    - UPT
- 支援地域保健センター／地域保健センター（分散化支援）
  - 民間医療機関
- 郡長
- 町村長

PKMD の受け入れ機関としての LKMD

住民

出所：Depkes［1982a：添付 3］より筆者作成
　　UPT とは技術的実施ユニット（*Unit Pelaksana Tehnis*）をさす。

図 2-5 1968 年機構改革後のジャカルタ保健局の組織構造

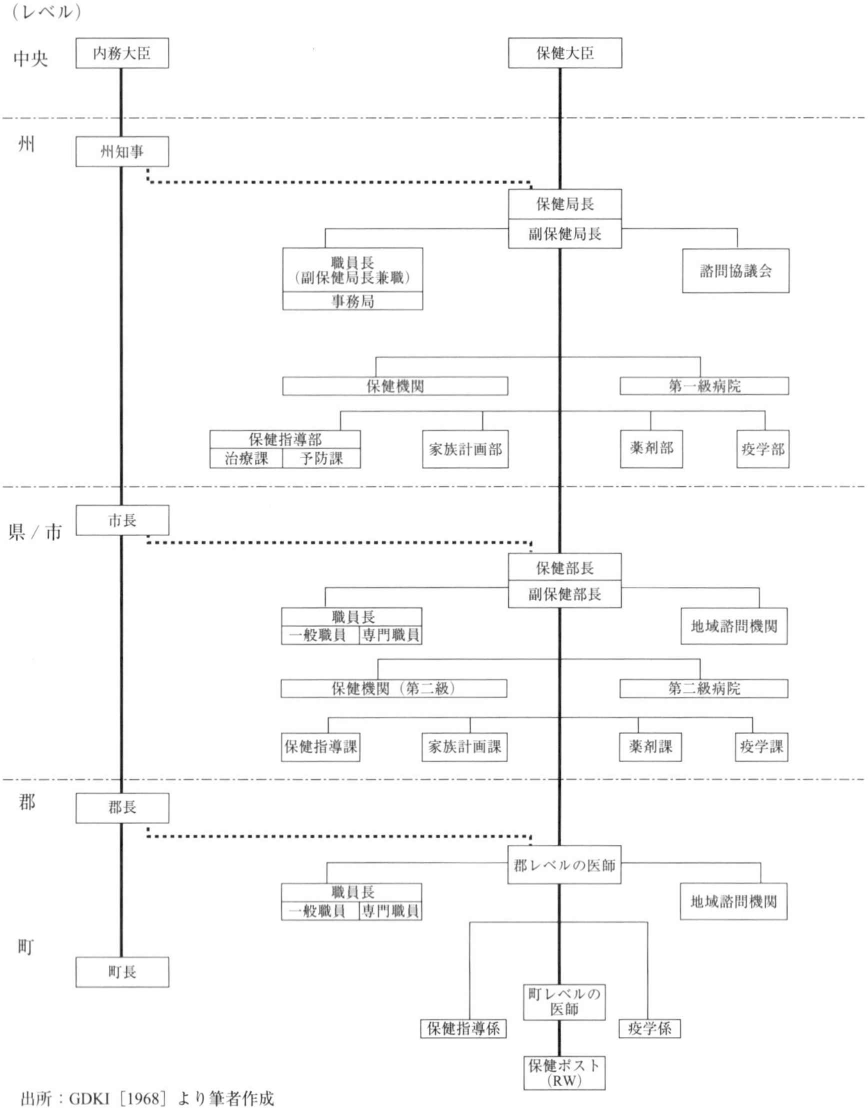

(レベル)

中央: 内務大臣 / 保健大臣

州: 州知事 — 保健局長・副保健局長 — 諮問協議会
- 職員長（副保健局長兼職）／事務局
- 保健機関
  - 保健指導部（治療課／予防課）
  - 家族計画部
- 第一級病院
  - 薬剤部
  - 疫学部

県/市: 市長 — 保健部長・副保健部長 — 地域諮問機関
- 職員長（一般職員／専門職員）
- 保健機関（第二級）
  - 保健指導課
  - 家族計画課
- 第二級病院
  - 薬剤課
  - 疫学課

郡: 郡長 — 郡レベルの医師 — 地域諮問機関
- 職員長（一般職員／専門職員）

町: 町長
- 町レベルの医師
  - 保健指導係
  - 疫学係
- 保健ポスト（RW）

出所：GDKI［1968］より筆者作成

第2章　ポスヤンドゥの制度的布置　41

図 2-6　1977年のジャカルタにおける保健行政機構

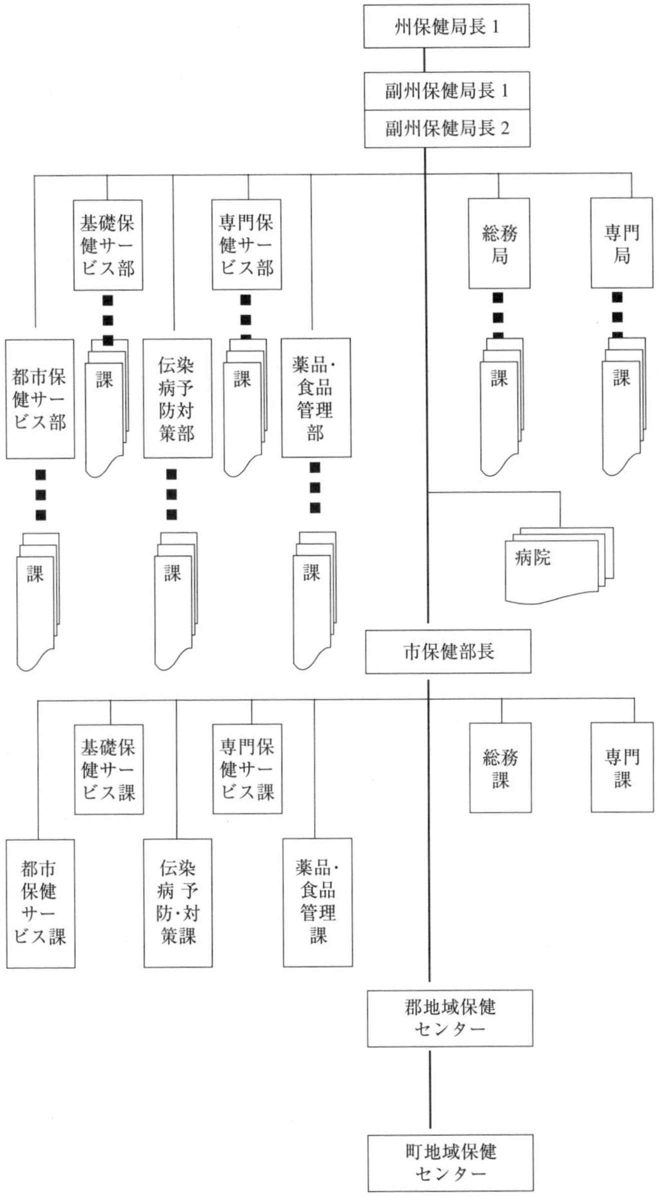

```
                           州保健局長 1
                              │
                         副州保健局長 1
                         副州保健局長 2
        ┌──────┬───────┼──────────┬──────┐
     基礎保健   専門保健              総務局    専門局
     サービス部  サービス部             │       │
        ┊       ┊                   課       課
   ┌────┼────┐  ┊   ┌──┐
  都市保健 課  伝染病  課  薬品・
  サービス部   予防     食品
              対策部    管理部
    ┊         ┊         ┊
    課        課        課
                                   病院
                              │
                         市保健部長
        ┌──────┬───────┼──────────┬──────┐
     基礎保健   専門保健              総務課   専門課
     サービス課  サービス課
   ┌────┼────┐
  都市保健  伝染病  薬品・
  サービス課 予防・  食品
          対策課   管理課
                              │
                         郡地域保健
                          センター
                              │
                         町地域保健
                          センター
```

出所：GDKI［1977］より筆者作成

表 2-1　インドネシアにおける保健インフラの増加

年	一般病院	病床（一般病院）	家族計画クリニック	地域保健センター（郡）	地域保健センター（町村）	地域保健センター（巡回）	ポスヤンドゥ
1969	—	—	—	1,058	—	—	—
1970	824	—	—	1,637	—	—	—
1971	715	69,042	1,465	2,020	—	—	—
1972	716	69,163	1,861	2,175	—	—	—
1973	—	—	2,137	2,175	—	—	—
1974	—	—	2,235	2,343	—	—	—
1975	1,117	67,087	2,482	3,179	—	—	—
1976	1,138	82,945	2,645	3,443	—	—	—
1977	—	—	2,620	3,893	—	—	—
1978	1,168	94,831	3,783	4,053	—	—	—
1979	1,181	96,540	4,134	—	6,632	—	—
1980	1,208	98,543	5,118	4,553	7,342	—	—
1981	—	—	5,609	4,753	8,342	—	—
1982	—	—	—	4,953	10,342	—	—
1983	1,244	103,412	6,586	5,021	12,342	—	—
1984	1,321	108,511	7,064	5,353	13,636	—	—
1985	1,367	110,426	7,509	5,453	15,136	—	25,000
1986	1,408	111,456	8,073	5,553	16,636	—	67,986
1987	1,408	111,300	8,464	5,639	17,302	—	185,660
1988	1,456	114,318	8,878	5,590	12,894	—	213,617
1989	1,500	116,847	9,388	5,563	13,415	—	226,162
1990	950*	109,387*	9,685	5,656	15,437	—	244,382
1991	982	111,160	11,327	5,976	15,944	—	251,815
1992	971	112,779	12,094	6,224	18,264	5,623	242,255
1993	994	114,474	12,739	6,954	19,977	6,024	233,061
1994	1,039	116,847	13,155	6,984	20,460	6,382	251,459
1995	1,062	118,306	14,318	7,105	20,672	6,514	244,470
1996	1,074	120,083	16,204	7,177	21,071	6,849	244,107
1997	1,090	121,998	16,681	7,243	21,115	6,605	242,881
1998	1,112	123,168	19,354	7,181	21,503**	6,310**	246,122
1999	1,111	123,398	16,939**	7,195	21,417**	6,440**	248,354
2000	—	—	17,182**	—	—	—	202,354

出所：各年版インドネシア統計、Depkes［2002］および吉原・Dwianto［1999］より筆者作成
　―：データ無し
　＊大幅な減少の理由は不明
　＊＊東ティモールを除く

表 2-2 ジャカルタの保健インフラの増加

年	病院	病床(病院)	産科病院	母子福祉診療所	家族計画クリニック	助産師	地域保健センター(郡)	地域保健センター(町)	地域保健センター(巡回)	ポスヤンドゥ	カデル
1968	38	5,345	94	133	51	686	—	—	—	—	—
1969	38	5,377	110	121	62	791	27	—	—	—	—
1970	38	5,629	112	137	100	877	27	16	—	—	—
1971	39	6,178	127	146	134	962	27	16	—	—	—
1972	27	6,362	135	132	156	1,038	27	24	—	—	—
1973	27	6,583	140	137	163	1,204	27	69	—	—	—
1974	38	6,952	155	132	174	1,247	27	128	—	—	—
1975	40	7,253	163	155	173	1,388	28	146	—	—	—
1976	40	7,380	171	198	184	1,434	30	215	—	—	—
1977	41	7,627	171	238	199	1,497	30	217	—	—	—
1978	43	8,072	179	277	210	1,546	30	237	—	—	—
1979	45	8,840	179	293	210	—	30	238	—	—	—
1980	46	8,871	186	335	265	1,700	30	246	—	—	—
1981	44	9,137	196	336	228	1,755	30	261	—	—	—
1982	45	9,356	196	336	287	1,948	30	291	—	—	—
1983	45	10,836	196	342	336	1,946	30	290	—	—	—
1984	47	10,813	359	336	376	1,948	30	290	—	—	—
1985	52	11,195	210	336	394	1,946	30	242	—	—	—
1986	58	11,876	215	382	429	1,043	30	258	—	—	—
1987	64	12,128	215	460	428	1,996	30	266	28	2,888	20,066
1988	65	12,263	217	512	483	1,996	29	272	30	4,825	24,621
1989	69	12,622	224	523	492	2,001	29	275	31	5,436	32,935
1990	75	13,243	243	647	513	2,042	43	268	42	5,500	27,866
1991	86	14,127	256	830	513	831	43	270	43	4,799	28,087
1992	89	14,583	266	844	513	843	43	271	43	4,200	22,319
1993	93	14,694	203	852	590	1,417	43	272	43	4,799	28,087
1994	99	14,855	205	660	670	1,469	43	272	60	4,930	25,002
1995	99	15,011	215	798	708	1,889	43	278	60	3,880	22,235
1996	98	14,976	212	731	647	1,821	43	280	61	3,776	24,226
1997	99	15,277	216	654	618	1,481	43	280	83	3,764	24,225
1998	100	15,687	220	709	699	999	43	285	79	3,678	24,225
1999	101	15,655	230	693	687	1,982	43	286	79	3,608	23,819
2000	102	15,557	210	693	573	1,379	43	288	60	3,673	24,160

出所：各年版 Jakarta dalam Anaka より筆者作成
—：データ無し

設置が、1977年に局（*Dinas*）の設置が定められている[30]。州レベルの出先機関、カンウィルについては、1974年の大統領決定第44号と第45号により、局（*Dinas*）については1975年の法律第5号（「地方行政法」）第49条により設置が決定され、その後、1977年の内務大臣決定第363号および関連大臣や州知事等の文書によって詳細が定められた。さらに、1975年の保健大臣決定に基づくカンウィル機構の組織整備が不十分であったことへの反省から［Menkes 1980：Lampiran］、1979年、州レベルの出先機関（*Kanwil*）と市・県レベルの出先機関（*Kandep*）のより精緻な組織化について保健大臣が定めた［Menkes 1979］。翌1980年には、カンウィルとカンデップの機構改革実施の手引が公布された［Menkes 1980］[31]。保健局・部については、1980年には内務大臣令第2号により、第一級自治体（州／特別区）および第二級自治体（県／市）に保健局（*Dinas*）を設置するための実施の手引が公布された［Mendagri1980a］[32]。

第3節　ポスヤンドゥの成立——家族計画プログラムへの統合——

1. 国家プログラムとしての家族計画

ポスヤンドゥに直接結びつく統合UPGK（家族栄養改善）プログラムは[33]、1970年代末に開始された。遡れば、ジャカルタ首都特別区の場合、RWレベルで、初期治療、啓蒙活動等のサービスを提供する保健ポストの設置が、1967年のジャカルタ特別区知事令によって指示されている［GDKI 1967b］。とはいえ、ポスヤンドゥの普及に関連する最も重要なプログラムは、家族計画プログラムである。以下では、家族計画プログラムの展開について、ジャカルタ首都特別区の事例を踏まえながら概述する。

一つのNGOであるPKBI（*Perkumpulan Keluarga Berencana Indonesia*、インドネシア家族計画協会）の働きかけを受け[34]、1960年代末にインドネシア政府は家族計画プログラムの実施に向けて動きはじめる[35]。1968年、家族計画活動を調整する準政府機関の設置を社会福祉大臣に命ずる大統領令第26号が公布されると、社会福祉大臣は、家族計画機構設立準備を目的とするワーキング・チーム結成に関する大臣決定（第35/Kpts/Kesra/X/1968号）を公布した。1968年、社会福祉大

臣決定（第 36/Kpts/Kesra/X/1968 号）を受け、国家家族計画機構（LKBN, *Lembaga Keluarga Berencana Nasional*）が設置された［BKKBN 1986：40-41, 1990：20-21］[36)]。

1970年、大統領決定第8号を受け、国家家族計画機構は、国家家族計画調整庁（National Family Planning Coordination Board、BKKBN。以下家族計画庁と略称する）に改組された［BKKBN 1986：1；Keppres 1970］。もっとも、同決定は中央レベルの組織機構を規定したにすぎない。同決定によって家族計画が即座に実施されたのは、人口密度が高く戦略上優先された、ジャワ―バリ地域（ジャカルタ首都特別区、西ジャワ州、中部ジャワ州、ヨグヤカルタ特別区、東ジャワ州、バリ州）である。これらの地域には、同庁の州事務所が設置され、県／市事務所も次第に整備されていった［BKKBN 1990：26］。なお、第二次五ヵ年計画（1974-）において、ジャワ―バリ以外の地域に家族計画のカバレッジが拡大された[37)]［BKKBN 1990：32］。

さらに、1972年大統領決定第33号によって、家族計画庁の機構が改組され、同庁は省の機構をとらない政府機構として位置づけられた［BKKBN 1986：1, 1990：20］[38)]。同決定は、第一級自治体（州／特別区）と第二級自治体（県／市）の長が家族計画実施の責任を負うことと［BKKBN 1990：32；Keppres 1972：第I章・第VI章］、地方事務所の設置についても指示した［BKKBN 1990：80］。

住民の家族計画に対するアクセス拡大をはかるための第一段階として、1970年、コミュニティ・アプローチが採用され、PKBIによって家族計画フィールド・ワーカー（PLKB）が登用された［BKKBN 1986：75］[39)]。家族計画フィールド・ワーカーは、「地域住民が家族計画を受容し、実施するよう動機づける」のみならず、活動内容と家族計画プログラムに対する人びとの反応を監督者に報告し、家族計画受容者を勧誘し、維持した［BKKBN 1986：75］[40)]。同様の目的で、第一次五ヵ年開発計画終了前に、ジャワ―バリ地域では、村レベルの避妊具供給所（家族計画ポスト）の設置が住民の手によって行われることになった。当初、家族計画ポストの活動は情報提供、動機づけ、避妊具の供給と再供給、家族計画受容者数の記録にとどまっていた。しかしながら、後に、家族計画ポストとその支部は[41)]、統合的なプログラム、家族計画、栄養プログラム、協同組合、家内工業、農業、家畜飼育等の諸プログラムを実施する場として位置づけられる

[BKKBN 1986：54-55]。

　さらに、1975年、村落家族計画カデル（PPKBD, *Pembantu Pembina Keluarga Berencana Desa*, 村落家族計画普及補助員）と呼ばれるボランティアが導入された。このボランティアの任務は、家族計画受容者の支援と維持を目的として、避妊具供給および家族計画の概念普及に努めることにある。1977年には、村落家族計画カデルが、ジャワ―バリ以外の地域においても採用されている［BKKBN 1986：72；1990：36］。導入以来、家族計画カデルと家族計画受容者グループが急激に増加した。1974／75年度には、家族計画カデルは1万1837人、受容者グループは2200箇所であったが、1978／1979年度には、3万4780人のカデルと5万5285グループへ、1983／1984年度末には、5万7440人のカデルと12万6751グループへと増加した［BKKBN 1986：156，1990：36］。

　1979年9月、統合家族栄養改善（UPGK）プログラムに関する会議がUNICEF、保健省、農業省、宗教省、家族計画庁代表者を交えて開催された［u. k. 1979］。その後、1981年に保健大臣と家族計画庁長官との共同命令によって、地域保健・家族計画・栄養活動統合に向けて、中央―地方の両レベルにおいて、保健行政職員（保健省、カンウィルおよびカンデップ職員、地域保健センター職員等）と家族計画庁職員とが協力する旨が指示される［Menkes dan KBKKBN 1981］。さらに、1983年、保健大臣と家族計画庁長官は、人口・家族計画プログラムを一層強力に実施するとともに、保健省と家族計画庁間の協力関係の強化を命じた［Menkes dan KBKKBN 1983］。1984年、保健大臣は、(1)家族計画と保健活動の統合、とりわけ家族計画、母子保健、栄養、予防接種、下痢症対策の五つのプログラムの統合、という考え方を強固なものとするための行動を中央・地方（州、県／市、郡、町／村）レベルで起こすこと、また、(2)五つのサービスの統合を実現するために、行政機構の各レベルにおいて、地方政府と家族計画庁が協力すること等を、保健省地方事務所（カンウィルおよびカンデップ）長に命じている［Menkes 1984b］。

　1985年、内務大臣・保健大臣・家族計画庁長官の共同命令が、第一級自治体首長および第二級自治体長（県長／市長）、第一級および第二級自治体の保健省出先機関、第一級および第二級自治体レベルの家族計画庁事務所長に対して公布された。ここにポスヤンドゥの設置が公式に命じられることとなる。

1. 「小さく、幸福な、繁栄した家族のノルム」（NKKBNS[42]、*Norma Keluarga Kecil Bahagia dan Sejahtera*）実現に関連した乳児死亡率および出生率低下の取り組みにおいて、LKMD の枠組みのなかに PKK を巻き込み、ポスヤンドゥを実施するために、部門間の協力を強化する。
2. 5歳未満児の体重測定所、予防接種ポスト、ORT ポスト[43]、家族計画サービス・ポストの機能を強化し、PKMD（*Pembangunan Kesehatan Masyarakat Desa*, 村落社会保健開発）〈プログラム〉や[44]、P2GMPK（*Peningkatan Peranan Generasi Muda dalam Pembangunan Kesehatan*, 保健開発における青年の役割強化）〈プログラム〉[45]、P2WKSS（*Peninkatan Peranan Waninta menuju Keluarga Sehat Sejahtera*, 健康で幸福な家族のための女性の役割強化）〈プログラム〉[46]、BKB（*Bina Keluarga Balita*, 5歳未満児家族育成）〈プログラム〉[47]、および DKIPKM（*Daerah Kerja Intensif Penyuluhan Kesehatan Masyarakat*, 地域保健教育強化地区）〈プログラム〉をポスヤンドゥに転換させる過程で住民参加を推進することによって、住民参加の成長をはかる。
3. 開発カデルの役割強化を優先させることによって、LKMD と PKK の機能を強化する［Mendagri, Menkes dan KBKKBN 1985. ただし、〈　〉内は筆者による補足］。

　以上の共同命令を要約すれば、家族計画プログラムの目標実現をめざし、LKMD と PKK の既存の住民組織の枠組みのなかで住民参加をはかりながら、家族計画等の各種の母子地域保健プログラムを統合することによって、ポスヤンドゥを実施せよということになる。
　家族計画カデルとしてリクルートされたのは主に女性であったが、上述のように、体制は PKK 等の組織を通じて女性を参加に導こうとしてきた。実際、第三次五ヵ年計画のなかでは女性が家族計画において果たす役割の重要性が認識されたし、同計画実施初期には、家族計画庁と女性の役割大臣が協力をはかりつつ女性を家族計画に「動員」する点で合意している。さらに、P2WKSS プログラム（前述）やその他の保健・栄養プログラムも家族計画プログラムに統合された［BKKBN 1986：78］[48]。さらに、第四次五ヵ年計画では PKK に地域保健活動への参加が期待されている。こうして、女性と保健プログラムが結びつけられ、女性

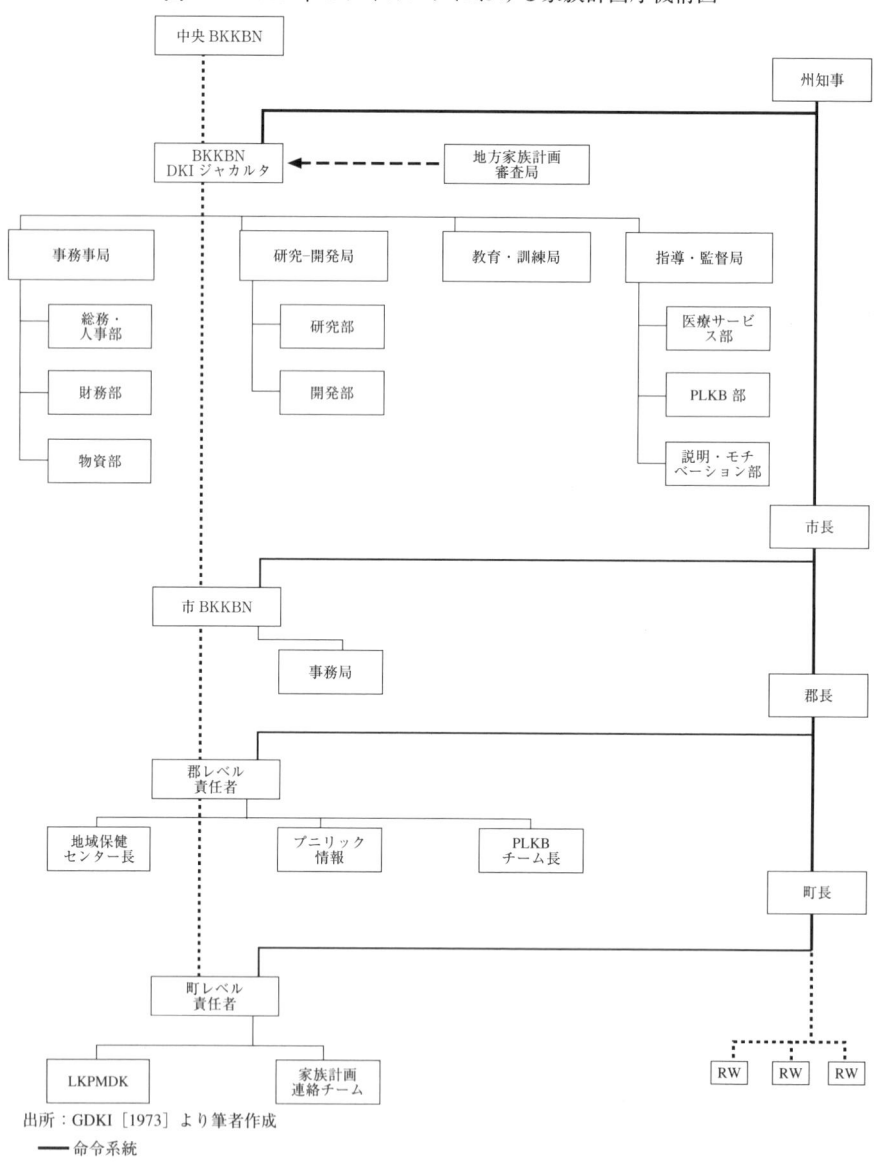

図 2-7　1973 年のジャカルタにおける家族計画庁機構図

```
                                中央BKKBN                              州知事
                                    │                                   │
                                    │                                   │
                              BKKBN          ←---  地方家族計画          │
                              DKIジャカルタ         審査局                │
                                    │                                   │
        ┌───────────┬───────────┼───────────┬───────────┐              │
     事務事局      研究-開発局   教育・訓練局   指導・監督局                │
        │             │                         │                      │
     ┌─総務・      ┌─研究部                   ┌─医療サービ                │
     │ 人事部      │                         │ ス部                     │
     │             │                         │                         │
     ├─財務部      └─開発部                   ├─PLKB部                   │
     │                                       │                         │
     └─物資部                                 └─説明・モチ                │
                                               ベーション部              │
                                                                        │
                                                                      市長
                                                                        │
                 市BKKBN  ─────────────────────────────────────────────  │
                    │                                                   
                 事務局                                                  
                    │                                                 郡長
                 郡レベル ─────────────────────────────────────────────   │
                 責任者                                                  
        ┌───────────┼───────────┐                                       
     地域保健     プニリック    PLKB                                      
     センター長    情報         チーム長                                   
                                                                      町長
                 町レベル ─────────────────────────────────────────────   │
                 責任者                                                  │
                    │                                         ┌────┼────┐
              ┌─────┴─────┐                                   RW   RW   RW
           LKPMDK    家族計画
                    連絡チーム
```

出所：GDKI [1973] より筆者作成
　━━ 命令系統
　┄┄ 機能的関係
　── 職員関係
　－－ 諮問関係

の「動員」組織としてPKKの機能が強調されることになるのである。

2. ジャカルタの家族計画

ジャカルタ首都特別区では、1973年、知事決定によって州内の家族計画庁の組織構造が規定された［GDKI 1973］。その組織図は、図2-7に示すとおりである。すでに、家族計画フィールド・ワーカー（PLKB）が郡レベルに配置されていることが分かる。住民に家族計画の受容を促す直接の窓口となったのが、家族計画フィールド・ワーカー、郡レベルの地域保健センター、町レベルの家族計画連絡チームであった。

表2-3 ジャカルタ首都特別区における保健ポストの数

市＼年	1984	1985	1986
中央ジャカルタ市	147	98	362
北ジャカルタ市	77	67	109
西ジャカルタ市	69	41	267
南ジャカルタ市	100	98	172
東ジャカルタ市	155	251	208
計	548	555	1118

出所：PKK DKI Jakarta［1987：28］より筆者作成

1974年10月、ジャカルタ首都特別区知事は、遅くとも同年11月までに、町レベルのLKPMDK（／LSD）における家族計画部門の設置を指示する命令書を公布した［GDKI 1974］。同命令は、地域から選出されたカデルが、政府と協力して、家族計画に対する住民の意識向上、新規受容者の増加、家族計画継続の指導を行うことが必要であると説いている[49]。モデル・ケースとして、ジャカルタの160町を選出し、町ごとに3人の家族計画部門責任者を置くことを定めた。その責任者は、LKPMDK（／LSD）、PKW[50]、PK3A[51]や住民代表の役職者から選出されることが望ましいとされている。

地方行政機関の長には家族計画を普及する責任が負わされた。1972年大統領決定第33号では、第二級自治体（県／市）までの長の家族計画に対する責任が示されたが、じつは、そうした責任は郡・町レベルの長も負っている。それを示す一つの例が、家族計画プログラム実施に対する報酬である。たとえば、1976／1977年度のジャカルタ首都特別区地方財源（APBD）から毎月、郡長に5000ルピア、町長に3000ルピアの支払いをすることを決定している［GDKI 1976a, 1978］。

1976年には家族計画を住民生活のなかで組織化し、家族計画実施における家族の役割を向上させ、家族計画受容者を指導する目的で、家族計画カデルがRW

表 2-4　国家予算に占める保健

項目 年度	部門別経常国家予算										部門別開発予算			
	保健		人口および 家族計画*1		社会福祉（女 性・子供・青 年の役割)*2		総額				保健		人口および 家族計画*1	
	千ルピア	%	千ルピア	%	千ルピア	%	千ルピア				千ルピア	%	千ルピア	%
1974/75	9,089,105	0.9%	*	—	*	—	961,600,000				12,195,000	2.5%	3,500,000	0.7%
1975/76	15,137,097	1.0%	669,097	0.05%	2,606,454	0.2%	1,466,300,000				26,402,000	2.5%	5,576,000	0.5%
1976/77	12,512,206	0.8%	528,770	0.03%	3,513,178	0.2%	1,600,300,000				34,008,000	2.8%	6,646,000	0.5%
1977/78	15,301,021	0.7%	549,058	0.03%	4,525,149	0.2%	2,079,400,000				44,062,000	3.1%	8,600,000	0.6%
1978/79	18,667,128	0.8%	690,939	0.03%	5,169,271	0.2%	2,371,600,000				47,342,000	2.9%	11,000,000	0.7%
1980/81	34,793,007	0.6%	4,821,960	0.09%	9,201,141	0.2%	5,529,200,000				102,455,000	2.9%	26,000,000	0.7%
1981/82	50,314,013	0.7%	6,714,475	0.09%	12,681,561	0.2%	7,501,100,000				138,850,000	2.9%	36,400,000	0.8%
1982/83	—	—	—	—	—	—	—				—	—	—	—
1983/84	—	—	—	—	—	—	—				—	—	—	—
1984/85	63,493,503	0.6%	16,459,740	0.16%	15,122,448	0.1%	10,101,100,000				177,803,000	2.9%	55,000,000	0.9%
1985/86	—	—	—	—	—	—	—				—	—	—	—
1986/87	87,775,336	0.7%	33,804,410	0.26%	19,530,476	0.1%	13,125,600,000				132,500,000	2.8%	58,000,000	1.2%
1987/88	87,514,910	0.6%	34,868,338	0.23%	19,218,290	0.1%	15,026,500,000				108,461,200	3.2%	50,000,000	1.5%
1988/89	—	—	—	—	—	—	—				—	—	—	—
1989/90	103,735,294	0.4%	48,387,204	0.21%	21,982,308	0.1%	23,445,000,000				171,870,000	4.8%	99,500,000	2.8%
1990/91	123,585,382	0.5%	60,794,920	0.23%	26,022,226	0.1%	26,648,100,000				359,062,300	4.6%	139,188,300	1.8%
1991/92	145,653,863	0.5%	69,238,346	0.23%	33,264,608	0.1%	30,557,800,000				502,944,000	4.5%	173,983,600	1.6%
1992/93	164,863,967	0.5%	92,521,539	0.28%	40,827,354	0.1%	33,196,600,000				647,473,400	4.7%	213,424,600	1.5%
1993/94	190,997,694	0.5%	112,918,204	0.30%	46,914,349	0.1%	37,094,900,000				747,577,100	4.6%	238,974,000	1.5%
1994/95	236,617,772	0.6%	165,498,275	0.39%	66,398,008	0.2%	42,350,800,000				736,968,000	4.2%	244,761,000	1.4%
1995/96	279,645,818	0.8%	193,068,906	0.41%	78,636,059	0.2%	47,240,700,000				774,231,000	4.1%	252,500,000	1.3%
1996/97	408,235,881	0.7%	227,011,020	0.40%	102,255,201	0.2%	56,113,700,000				921,995,000	4.2%	277,925,000	1.3%
1997/98	478,063,639	0.8%	315,870,504	0.51%	104,704,868	0.2%	62,158,800,000				1,131,562,000	4.4%	634,840,000	2.5%
1998/99	567,780,000	0.6%	331,654,091	0.36%	137,509,102	0.1%	92,384,000,000				987,090,000	4.5%	298,304,000	1.3%

出所：各年版 *Nota Keuangan* より筆者作成
　1973年度以前については、形式の違いにより記載しない
　1979/80年度のデータは無い
*：該当項目なし
*1：1974/75-1978/79年度は家族計画準部門、1980/81-1993/94年度は人口および家族計画準部門、
*2：1974/75-1978/79年度は社会福祉準部門、1980/81年度以降は社会福祉準部門と女性の役割準部門の
*3：1974/75-1978/79年度は社会福祉準部門、1980/81-1993/94年度は社会福祉準部門および女性の役割
　—：データ無

第 2 章 ポスヤンドゥの制度的布置　51

および家族計画関連予算の割合

ン・プロジェクト)			部門別開発予算（プロジェクト）					
社会福祉（女性・子供・青年の投割)*3		総額	保健		人口および家族計画*1		社会福祉（女性・子供・青年の投割)*3	総額
千ルピア	%	千ルピア	千ルピア	%	千ルピア	%	千ルピア	%	千ルピア
1,210,000	0.2%	490,900,000	3,744,000	3.0%	2,704,000	2.2%	*	—	124,800,000
1,885,000	0.2%	1,050,000,000	4,160,000	1.9%	2,704,000	1.2%	*	—	218,400,000
3,493,000	0.3%	1,213,100,000	3,452,800	0.5%	2,496,000	0.4%	*	—	707,200,000
6,135,000	0.4%	1,440,400,000	12,211,700	1.7%	624,000	0.1%	*	—	727,500,000
7,190,000	0.4%	1,643,547,000	15,788,500	1.9%	5,911,400	0.7%	*	—	811,200,000
31,950,000	0.9%	3,591,300,000	21,754,000	1.5%	13,625,000	0.9%	781,000	0.1%	1,436,400,000
42,380,000	0.9%	4,838,100,000	24,806,500	1.6%	15,095,400	1.0%	946,500	0.1%	1,561,100,000
—	—	—	—	—	—	—	—	—	—
53,234,000	0.9%	6,087,800,000	75,497,000	1.7%	41,961,000	1.0%	4,503,000	0.1%	4,371,500,000
—	—	—	—	—	—	—	—	—	—
33,300,000	0.7%	4,788,300,000	49,400,000	1.4%	58,000,000	1.7%	1,700,000	0.0%	3,507,700,000
11,616,700	0.3%	3,337,700,000	13,600,000	0.3%	24,000,000	0.5%	0	0	4,418,900,000
19,280,000	0.5%	3,603,700,000	77,900,000	0.8%	59,800,000	0.6%	5,700,000	0.1%	9,526,200,000
32,038,700	0.4%	7,820,800,000	14,820,000	0.2%	44,430,000	0.5%	2,200,000	0.0%	8,404,200,000
49,190,700	0.4%	11,163,700,000	16,100,000	0.2%	37,900,000	0.4%	2,400,000	0.0%	8,834,000,000
63,968,000	0.5%	13,813,000,000	8,231,500	0.1%	20,487,100	0.2%	1,400,500	0.0%	9,099,000,000
75,282,600	0.5%	16,100,900,000	14,800,000	0.2%	8,700,000	0.1%	1,800,000	0.0%	9,126,300,000
79,625,000	0.5%	17,386,300,000	209,360,000	2.1%	45,460,000	0.5%	5,080,000	0.1%	10,012,000,000
85,961,800	0.5%	19,024,500,000	173,982,000	1.5%	47,849,000	0.4%	17,674,000	0.2%	11,759,000,000
168,490,000	0.8%	22,089,100,000	170,888,000	1.4%	50,130,000	0.4%	103,567,000	0.8%	12,413,600,000
396,052,000	1.5%	25,901,900,000	373,364,000	2.9%	56,101,000	0.4%	196,238,000	1.5%	13,026,000,000
405,973,000	1.8%	22,103,900,000	545,788,000	2.9%	226,884,000	1.2%	225,385,000	1.2%	19,004,000,000

1994/95 年度以降は人口および繁栄世帯部門
和
準部門の和、1994/95 年度以降は社会福祉準部門と女性・子供・青年の役割準部門の和

を単位として配置されることが知事令によって定められた［GDKI 1976b］。家族計画カデルとの調整をはかるのは町長と LKPMDK（／LSD）の家族計画部門の責任者である[52]。家族計画カデルは、自発的に活動し、地域の家族計画の実施状況に関するデータ収集を行い、関係機関に報告するとともに、地域の家族計画普及に努め、地域保健センター等から委託されている避妊具を供給する［BKKBN DKI Jakarta 1977；GDKI 1976b：Lampiran］[53]。

以上、1980年代初頭にかけて家族計画プログラムとその他の保健プログラムとの統合がはかられたことを示してきたが、ジャカルタにおいても、同様の動きがみられた。1970年代末には、各種の地域保健プログラムが実施されていた。たとえば、体重測定ポスト（*Pos Penimbangan*）、5歳未満児の会（*Karang Balita*=KABA）[54]、PKMD を含め、1979／1980年度にはジャカルタ首都特別区内に205箇所、1982年7月現在で1014箇所の保健ポスト（*Pos Kesehatan*）が存在したという［Kanwil Dep Kes／Dinas Kesehatan DKI Jakarta 1984：42］。1980年の知事令第431号は、人口・家族計画とその他のプログラムの統合を指導し、発展させることを指示した。

その他のプログラムとは、母子保健、人口教育、栄養／5歳未満児の会、基礎知識教室（KPD）、学習グループ、若者の協同組合、社会的住民指導プログラム、都市貧困者収入増加活動、女性・若者の役割拡大プログラムなどである［GDKI 1980］。また、1984年には、ジャカルタ首都特別区で、当時の知事の妻であったS・Soeprapto 氏を長とした、BKB（5歳未満児育成家族、*Bina Keluarga Balita*）プロジェクトが実施され、PKK を通じて、5歳未満児と家族の栄養・健康状態の改善を目指す活動が行われた［GDKI 1984c］。これらの活動を行う保健ポストは、1984年には548箇所、1985年には555箇所、1986年には1118箇所に増加していった（表2-3）［PKK DKI Jakarta 1987：28］[55]。最終的に、ジャカルタ首都特別区において、ポスヤンドゥ設置は、1987年の知事決定によって指示されている［GDKI 1987］。

以上検討してきたように、1970年代以降、スハルト政権は、内務省の管轄する地方行政機構の枠組みのなかで、LSD／LKMD と PKK を柱として住民を組織化し、村落開発へと人びとを統合しようと試みてきた。ポスヤンドゥは、少なくとも政策上は両組織を利用し、しかもスハルトが整備した各種の行政組織を前提

として設置された組織である。この意味で、ポスヤンドゥは国家の開発プログラムに統合されており、まさに「開発の時代」の成果でもある[56]。

《注》
1）PKKの制度化の経緯については、倉沢［1998］、PKK Tim Penggerak DKI Jakarta［1994］、吉原［2000］などに詳しい。これに対して本章のねらいは、組織・機構の制度化を詳述することにではなく、あくまでもそれらとポスヤンドゥの制度的連関に着目し、ポスヤンドゥ設置の制度的背景を探ることにある。
2）1965年の9.30事件（G30S／PKI）の鎮圧を期に、スハルトはスカルノ元大統領から大統領権限の「委譲」を受け、「開発の時代」を築きあげた。
3）ポスヤンドゥは1985年に正式に国家プログラムとして設置され、1990年までにその数は全国24万箇所以上に急増した［吉原・Dwianto 1999：57］。
4）現在のインドネシアの地方行政機構構造をかいつまんで説明するならば、上から下へと、州（*propinsi*）／特別区―県（*kabupaten*）／市（*kotamadya*）―郡（*kecamatan*）―町（*kelurahan*）／村（*desa*）が配置されており、その下に政府の「補完」機関として住民組織であるRW（*rukun warga*）―RT（*rukun tetangga*）が置かれている。図2-1も参照のこと。
5）PLKBは家族計画フィールド・ワーカー（*Petugas Lapangan Keluarga Berencana*）の、PKBは家族計画指導員（*Penyuluh Keluarga Berencana*）の略称である。
6）1979年の「村落行法」によって、内政実施権をもつ村（*desa*）ともたない町（*kelurahan*）の設置が定められた［島上 2003：171-172］。
7）1960年8月12日付知事決定によって、ジャカルタの行政系統は、5市22郡235町に整備された［瀬川 1999：59］。なお、1961年の大統領決定で、ジャカルタは「大ジャカルタ首都特別州（*Propinsi Daerah Chusus Ibukota Jakarta Raya*）」に昇格した［瀬川 1999：59］。さらに1966年8月12日付の知事決定第Ib.3/Ⅰ/Ⅰ/66号によって、ジャカルタ首都特別区は5市28郡224町に整備された［GDKI 1966a；木村 1999b：346］。ただし、その後、今日にいたるまでに、ジャカルタの郡・町の境界線は数回の変更を経てきた。たとえば、すでに、1967年には、中央ジャカルタ市、西ジャカルタ市、南ジャカルタ市での変更が決定されている［GDKI 1967c］。
8）ウェダナ（*wedana*）であり、今日の市長に相当する。
9）ちなみに、このとき、RT／RWには五つの部門（治安・秩序部門、住民福祉部門、開発部門、経済部門、情報部門）が設置され、住民福祉部門の一つの活動として、住民保健活動が位置づけられた［GDKI 1966b］。
10）ただし、RT／RWは、1944年、日本軍政下で設置され、1947年に廃止された

「隣組」と「字常会」に起源をもつといわれる。小林［2001］、倉沢［1992］、吉原［2000］等を参照のこと。
11) Schulte［1987］によれば、このアイディアは「タマン・シスワ」運動に基づくという。タマン・シスワについては土屋［1982］を参照のこと。
12) それは、(1) 社会省大臣と内務省大臣との権力闘争、(2) 当初 LSD の普及を支援してきた中部ジャワ州知事の引退、(3)「新秩序」体制が、村落レベルでの開発の実施に LSD を利用しようと目論んだこと、に起因するという［Schulte 1987：55-56］。
13) ちなみに LSD の設置にさいしても、UNICEF からの資金協力を得ている［Mendagri 1972b］。
14) 手引によれば、LSD は、長、第一副長、第二副長、書記、会計等の幹部と、三つの部門、すなわち、社会部門（人間性、教育、保健、家族計画）、経済部門（インフラストラクチャー、備品、生産と消費）、文化・精神部門（慣習、宗教等）から構成される［Mendagri n.d.］。
15) なお、そのさいの活動として、政策の周知徹底、PKK、民主化、ゴトン・ロヨン、宗教が挙げられた。
16) インドネシアの建国 5 原則である。
17) LKMD の第 7 部門に保健・人口と家族計画が、第 10 部門に PKK が位置づけられた。
18) 1957 年、PKK（*Pendidikan Kesejahteraan Keluarga*, 家族福祉教育）プログラムが、中部ジャワのある村落で実施されたという。ただし、PKK のルーツは、1950 年代に実施された、教育文化省の社会教育プログラムの一つであるといもいわれている［吉原 2000：198］。
19) そのさい、名称も、家族福祉教育（PKK, *Pendidikan Kesejahteraan Keluarga*）プログラムから、家族福祉育成（PKK, *Pembinaan Kesejahteraan Keluarga*）プログラムへと変更された［倉沢 1998：106；吉原 2002：200］。PKK は今日、家族福祉エンパワーメント（*Pemberdayaan dan Kesejahteraan Keluarga*）プログラムに改称されている［Tim Penggerak PKK Propinsi DKI Jakarta 2001］。
20)「促進チーム」とはインドネシア語で *Tim Penggerak* のことである。なお吉原［2000］は「動員チーム」、倉沢［1998］は「活動チーム」としている。「動員」というと本書では誤解を招く恐れがあるため、「促進」とした。
21) 女性の役割大臣が 1983 年に設置されたことも、こうした女性活用の動きと符節を合わせている。なお、ジャカルタ首都特別区では、LKMD も PKK も、1984 年の特別区知事決定によって、町、RW レベルにいたるまでの組織構造が規定され

た。LKMD については 6 月 19 日付知事決定第 2766 号によって、組織構造、運営についての指示がされている［GDKI 1984a］。PKK については、8 月 23 日付知事決定第 3195 号によって、PKK の組織構造、運営等々が具体的に示された［GDKI 1984b］。とりわけ PKK の組織構成については、州レベルでの PKK 促進チームの役職のみならず、市・郡・町・RW レベルの役職にいたるまで、組織図を用いた詳細な説明が行われている［吉原 2000：204, 206-207］。

22) インドネシアの女性組織として最も知られる組織の一つが PKK であるが、1970 年代に発展した女性組織は他にもある。とりわけ、既存の組織を利用し、軍人や公務員の妻の間で組織化が進んだ。たとえば、KORPRI（*Korps Pegawai Republik Indonesia*：Indonesian Civil Servant's Corps）が 1971 年に設立された［Buchori and Soenarto 2000：139］。また、公務員の妻の組織として、ダルマ・ワニタ（*Dharma Wanita*）が 1974 年に設立されている［Suryochondro 2000：235］。これらは夫の職業上の地位のヒエラルヒカルな構造を反映した、「職能集団」である。もっとも、これらの女性組織のうちの幾つかは、戦前に起源をもつ。たとえば、KOWANI（*Kongres Wanita Indonesia,* インドネシア女性会議）の前身であるインドネシア女性会議（*Kongres Perempoean Indonesia*）は 1935 年に設置されている。しかしながら、1970 年代は、女性組織が「官製組織」として組織化された点で傑出している［Suryochondro 2000：228-235］。

23) レプリタ（五ヵ年開発計画）は、*Rencana Pembangunan Lima Tahun* の通称である。スハルト体制下、六つのレプリタ、すなわち、第一次五ヵ年開発計画（1969／70-1973／74）、第二次（1974／75-1978／79）、第三次（1979／80-1983／84）、第四次（1984／85-1988／89）、第五次（1989／90-1993／94）および第六次五ヵ年開発計画（1994／95-1998／99）が策定された。

24) インドネシアにおける女性の役割強調は、国際的な開発政策の変化に連動している。インドネシアでの女性重視の背景にあったのは、1975 年の「国際婦人年」の宣言と、「国連婦人の 10 年」の提唱など、国際的な女性の役割に対する注目である［恩田 2001：230］。

25) とりわけ、ポスヤンドゥ設置直前に策定された第四次五ヵ年開国家発計画においては、PKK に地域保健活動が期待された［Repelita Ⅳ b 1984：23-82］。

26) ディナス（*dinas*）とは名称は異なるものの、これ以前から州レベルの保健行政を担当する部局（*Djawatan Kesetahan*）がジャカルタには存在していた。1967 年、同部局の名称が、他のいくつかの局とともに、ジャワタン（*Djawatan*）からディナス（*Dinas*）へと変更されている［GDKI 1967a］。とはいえ、森林局などの局では、これ以前にディナスという名称が使われていた［GDKI 1967a］。

27) 第一次五ヵ年計画において、一部の母子福祉診療所（BKIA, *Balai Kesejahteraan Ibu dan Anak*）とポリ・クリニックが、地域保健センターに統合された［Sciortino 1999：124］。母子の健康状態を改善しようとする試みは、第一次五ヵ年計画以前のインドネシアで、すでに取り組まれていた。1952年に、WHOとUNICEFの支援を受け、各地に、母子福祉診療所が設置されはじめた。母子福祉診療所の助産師と医療スタッフが、母子のための各種サービスを提供することによって、周産期から出産後の母親を支援してきた。さらに、母子福祉診療所は、母親教育プログラム、予防接種、初期治療をも提供していた［Sciortino 1999：123］。
28) 地域保健センターは、(1) 治療、(2) 予防と保健教育、(3) 環境衛生の三つの業務を担う機関として位置づけられた［Repelita Ⅰ 1968b：54］。
29) なお、第三次五ヵ年計画（1979-）にいたるまでの保健行政の大まかな展開は、次のように整理されよう。第一次五ヵ年計画（1969-）策定当時、他の分野同様、保健行政分野にも問題が山積していた。貧弱な保健施設、保健職員と医薬品の不足、劣悪な健康・衛生・栄養状態等々である。これらの問題のなかで、優先されたのが、保健インフラの改良であった。第二次五ヵ年計画（1974-）で、ようやく、開発によってもたらされたジャワーバリ地域とその他の地域との格差および貧困者が考慮されるようになり、第三次五ヵ年計画（1979-）では、それが一層意識されている［Repelita Ⅱ b 1974b：239；Repelita Ⅲ b 1979：90, 92］。保健部門での開発が他の部門に遅れをとった主な理由の一つは次のとおりである。第一次五ヵ年計画において、保健部門が含まれていたものの、第一次五ヵ年計画期に利用できた財源が限られていたために、保健、宗教、教育、社会福祉のような社会部門は強調されなかったからである。第二次五ヵ年計画において、漸く社会部門に関心が寄せられた［ハディ 1990；Depkes 1980：18］。ゆえに、実質的に保健部門での「開発」がはじまったのは第二次五ヵ年計画においてであった。
30) カンウィルには、州レベルにおける保健省の出先機関として、保健省と、州内の保健局や民間病院や保健関連の機構との仲介・調整者としての機能を果たすことが期待されていた。カンデップは、市・県レベルの中核機関として、カンウィルと、市・県内の医療機関との媒介役を期待されている［Menkes 1980］。ただし、実際には期待されたとおりの機能を果たさなかったといわれている［岡本 2001：9］。
31) 保健省自体も、1974年の大統領決定第44号および45号を受け［Keppres 1974a, 1974b］、1975年に省の機構改革を行っている（1975年保健大臣決定第125/Men. Kes/ Ⅳ /Kab/BU/75号）。さらに1984年にも保健省行政機構の改革が実施された［Menkes 1984a］。ちなみに、1986年にはカンウィルが、「主要都市に位置し、カバ

一人口の大きい」A 型と、その他の B 型とに類別されることとなった［国際協力事業団 1998：21］。ジャカルタ首都特別区は、他 5 州とともに A 型に分類された。その後、A 型のカンウィル数は増加した。

32）なお、ジャカルタ首都特別区では、1977 年に、1968 年以来はじめての州保健局の機構改革が行われた［GDKI 1977］（図 2-6）。その後、ジャカルタ首都特別区の保健局（*Dinas*）は、1977 年、1984 年、1998 年、2001 年に主要な機構改編を経て、現在にいたっている。

33）初期の UPGK プログラムは、世界銀行から資金協力を得て 1972 年に開始されている［Depkes 1995：102］。UPGK のルーツとなる活動は 1954 年、中部ジャワ州ではじめられたプログラムや、同時期に北スマトラ州で行われた、住民の栄養改善プログラムであるという。コミュニティ・アプローチを用いたプログラムには、カデルの教育、料理の実演、その他の栄養プロジェクトが含まれていた［Sajogyo 1975：114］。1963 年、UNICEF、FAO および WHO から技術的支援を得、世界各地で実施された ANP（Applied Nutrition Program、栄養応用プログラム）の一環として、インドネシアでも栄養改善プログラムがはじまった。FAO と WHO の定義によれば、ANP プログラムとは、「統合的包括的な教育活動であり、その目的は地域の食糧生産・消費・分配を村落——とりわけ母子——に有利になるよう改善する」ことにある。プログラムでは、「政府と各機関の調整、および地域社会自らの積極的な参加という指導が与えられる」［Sajogyo 1975：75］。1969 年には、プログラムのカバレッジは中部ジャワ、ヨグヤカルタ、南スマトラ、西ヌサ・トゥンガラの 4 州であったが［Sajogyo 1975：41］、1972 年までには北スマトラ、西ジャワ、東ジャワ、バリの 4 州にも及んだ。第三次五ヵ年計画終了時には、27 州の 3 万 1000 町村に普及した［Judd 1987：2；Repelita Ⅳ b：23-4］。

34）英語名は IPPA（Indonesian Planned Parenthood Association）である。この NGO は、1957 年に設立された。

35）1967 年に開催された PKBI の委員会において、各支部の代表は「一般的に、人びとが家族計画の概念を受け入れている」と報告した。これを受けた PKBI は、早急に家族計画を政府プログラムとして位置づけるよう、政府に働きかけた。

36）家族計画の理解をはかるために、そのイスラム教指導者が長に就任した［BKKBN 1990：23］。

37）アチェ州、北スマトラ州、西スマトラ州、南スマトラ州、ランプン州、西カリマンタン州、南カリマンタン州、北スラウェシ州、南スラウェシ州、西ヌサ・トゥンガラ州である。

38）なお、1978 年の大統領決定第 38 号および、1983 年の大統領決定第 64 号によっ

て改組されている［BKKBN 1986：1］。
39) 家族計画フィールド・ワーカーは、当初は無給のスタッフだったが、1975年以降、公務員としての身分が保証された［BKKBN 1986：76］。
40) 家族計画フィールド・ワーカーの人数は年々増加している。第一次五ヵ年計画では、5592人のフィールド・ワーカーが、第三次五ヵ年計画の終了時には1万2160人に増加した。また、同時期、家族計画指導員は1113人から3406人に増加した［BKKBN 1986：76］。
41) 家族計画ポストは、1974／75年度の1万1937箇所から、1983／84年度には5万4000箇所に増加した［BKKBN 1986：55］。
42) この概念は、第二次五ヵ年計画において、家族計画のノルムとして導入された［BKKBN 1995：26］。
43) ORTは経口保水塩療法（Oral Rehydration Salt Therapy）に用いられる経口保水塩の通称である。インドネシア語の通称はオラリットである。
44) 1977年に実施に向けた会議がジャカルタで開催され、1978年にインドネシア全土で実施された［Depkes 1995：103］。PKMDは以下八つのサービスから構成される。すなわち、(1) 健康問題を予防するための住民教育、(2) 風土病予防と対策、(3) 拡大予防接種プログラム、(4) 母子保健と家族計画、(5) 薬剤ポストや保健ポストを通じた基本的薬品の供給、(6) 栄養と食糧生産、(7) 一般的な病気・怪我の治療、(8) 安全な水の供給と環境衛生である［Achmad 1999：75］。場合によっては、村レベルの医療保険や、地域保健サービス・ボランティア（カデル）の訓練、所得獲得活動なども含まれた。なお、PKMDの前身として、1971年に中部ジャワ州、ソロ、バンジャール・ヌガラで一NGOであるYAKKUMによって実施された地域保健プログラムの存在が指摘されている［Haliman and Williams 1983：1449］。また、1973年には、バンジャール・ヌガラでの活動にヒントを得、カランガニャールで、ダナ・セハットと呼ばれる地域医療保険プログラムが実施された。
45) ただし、同命令にはP2GMPKプログラムおよび、DKIPKMプログラムの詳細については、記されていない。
46) このプログラムは、1978年国民協議会令第4号および1979年大統領令第7号に基づくもので、PKKを通じた開発に密接に関連している［Aman 1986：iv-viii, 1-7］。
47) 5歳未満児家族育成プログラムの目的は、5歳未満児（バリタ）の母親に、子どもの育て方・世話の仕方に関する知識と技術を提供することにある。これらの知識と技術によって、比較的小さい頃から子どもが母親から、教育と世話を受けることが可能になると期待されている［BKKBN 1995：61］。5歳未満児家族育成プ

ログラムの概念は、家族計画を子どもの保健サービスに結びつけることを目的に、第三次五ヵ年計画時に導入された［BKKBN 1995：60-61］。
48) 1981年、保健大臣・BKKBN長官の共同命令（06/Menkes/Ins/1981-22/Hk-010/1981号および264/Men Kes/Ins/ Ⅵ /1983-26/HK.011号）によって、基礎的保健サービスと家族計画サービスの統合の実施が決定された［Muis, Wirawanni, and Rochadi 1990：1］。
49) この目的のため、同命令は、カデルの任務に関して混乱を招かぬよう、カデルを、LKPMDKとの関連のなかで、社会福祉部門に位置づけようとしている［GDKI 1974］。
50) PKKの前身である（*Panti Keterampiran Wanita*, 女性技能機構）活動である。ジャカルタ首都特別区で筆者が聞き取りを行った住民の記憶によれば、PKKのような政府からの支援はなく、住民の技能向上を目的としたグループであった。たとえば、中央ジャカルタ市、クウィタン町では、料理法、裁縫、花嫁・花婿の化粧法、美容などについて学習するためのグループが、1973年頃に組織されたという。
51) PK3Aとは、家族・子ども福祉育成（*Pembinaan Kesejahteraan Keluarga dan Anak*）プログラムの略で、社会省関連のプログラムだとされる［PKK Tim Pemggerak DKI Jakarta 1994：48］が、詳細については不明である。
52) 1977年に示された家族計画カデルの技術的手引書では、家族計画カデルの資格条件として、(1)当該地域出身者であること、(2)家族計画プログラムを支持し、かつすでに家族計画プログラムに参加していること、(3)任務遂行能力があり、かつ責任を負うこと、(4)訓練・講習会・再訓練に参加する準備があり、(5)当該地域に居住しつづける意志があるか、他地域へ転出する見込みの低い、しかも住民がアクセスしやすい人物であること、(6)最低限、小学校を卒業していることが望ましいとされた。家族計画カデルの候補者として、保健ポストのメンバー、PKW（女性技能向上）グループなどのRWレベルの女性組織のメンバー、住民代表、医療関係者あるいはドゥクン（伝統的産婆）のような伝統的な医療補助者などが例示されている。
53) ちなみに、家族計画カデルには報酬が与えられており、その額は1979／80年度には、一人、月あたり4000ルピアであった［GDKI 1979b］。ただし、クウィタン町やチブブール町のカデルに対して筆者が行った聞き取りによれば、当時の家族計画カデルが実際に受け取っていた金額は、必ずしも同額ではない。
54) 5歳未満児の会では、栄養グループと同様、講義や栄養に関するパフォーマンスといった形式での指導、家族計画に関する展示、環境教育などの活動が実施された［Kanwil Dep Kes /Dinas Kesehatan DKI Jakarta 1984：42］。第三次五ヵ年計画中に、

490箇所（RW）の栄養グループ／5歳未満児の会が指導を受けた［Kanwil Dep Kes /Dinas Kesehatan DKI Jakarta 1984：52］。

55) あくまでもPKKによって実施される保健ポスト数であり、PKKの枠外で行われる保健ポスト数をも網羅する上述の保健局のデータ（1982年）と矛盾するわけではない。

56) ちなみに保健および家族計画プログラム関連の国家予算は表2-4に示すとおりである。

第 3 章

調査地の概況とポスヤンドゥの基本的機能・構造[1]

第 1 節　地域の概況

1. 町

　ポスヤンドゥ活動の地域社会における意義について踏み込んだ議論を行う前段階として、本章では対象地区（A・B・C 地区）とそれぞれが属する町の概況について解説するとともに（第 1 節）、各町で実施されるポスヤンドゥの基本的な機能・構造について概述する（第 2 節）[2]。本書で中心的に取り上げるのは、ジャカルタ首都特別区内の、それぞれが異なる町に所属する 3 箇所の RW である。3 箇所の RW とはすなわち、2 箇所のインナーシティ RW（中央ジャカルタ市メンテン郡チキニ町 A 地区、同市スネン郡クウィタン町 B 地区）と、1 箇所の郊外 RW（東ジャカルタ市チラチャス郡チブブール町 C 地区）である（図 3-1）。A 地区ではスハルト期に就任したボランティアが全体の 8 割以上（12 人中 10 人）を占めている。この意味で A 地区は「開発の時代」におけるポスヤンドゥ活動を跡づけるうえで適切な地域である。C 地区と B 地区は、「開発の時代」の活動というよりも、ポスト「開発の時代」におけるポスヤンドゥ活動の実態から、「開発の時代」とポスト「開発の時代」のポスヤンドゥを照射するための事例である。B 地区では、通貨危機後にボランティアが担った役割と限界について、C 地区では、新規流入者が多い地域社会においてポスヤンドゥ活動が果たす役割と機能について検討する。A 地区と B 地区はインナーシティであり、後述するように貧困な住民が多く、地域活動は比較的停滞している。C 地区は近年人びとが急激に流入している郊外の地域社会である。これらの RW はそれぞれが異なる特

図 3-1 調査地の地図

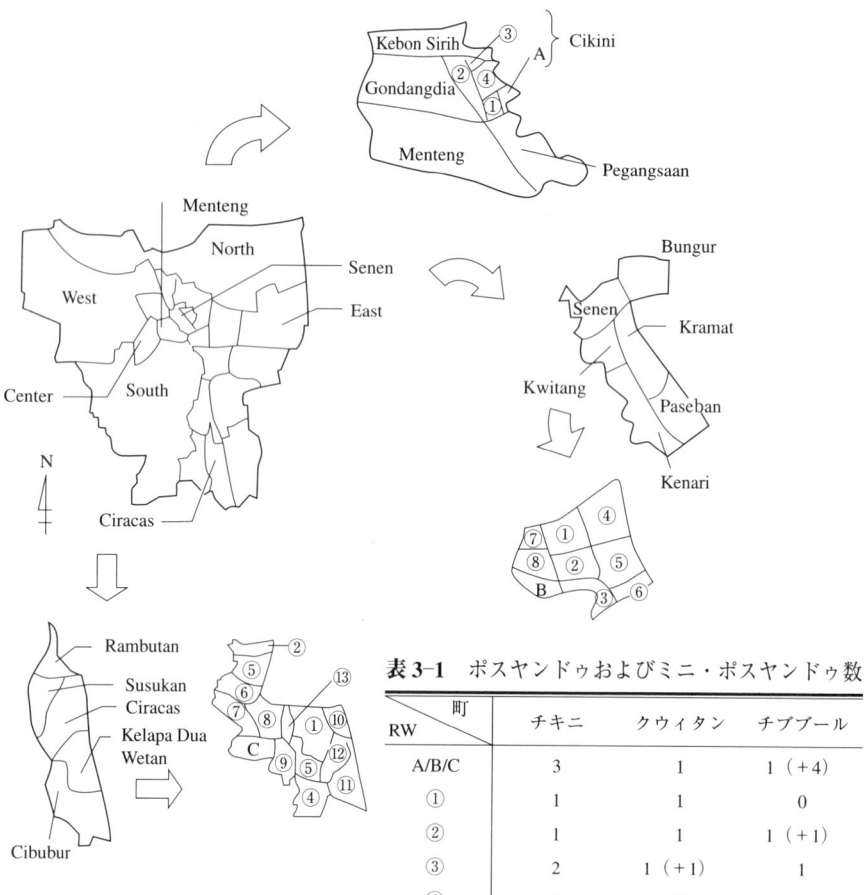

表 3-1 ポスヤンドゥおよびミニ・ポスヤンドゥ数

町 RW	チキニ	クウィタン	チブブール
A/B/C	3	1	1（+4）
①	1	1	0
②	1	1	1（+1）
③	2	1（+1）	1
④	1	1	1
⑤	−	1	1
⑥	−	1	1（+2）
⑦	−	1	1
⑧	−	1	1
⑨	−	−	1（+3）
⑩	−	−	1
⑪	−	−	1
⑫	−	−	1
⑬	−	−	1
合計	8（+0）	9（+1）	13（+10）

出所：ポスヤンドゥ代表者に対する聞き取りより筆者作成
ポスヤンドゥ（＋ミニ・ポスヤンドゥ）数（2003 年現在）
ポスヤンドゥ数は、郡レベルの地域保健センターのデータに同じ

徴をもつものの、雑多な人びとから構成される都市住民の住宅地であるという意味において、いずれも都市カンポンとみなすことができる。それぞれの町は5箇所（チキニ町）、9箇所（クウィタン町）、14箇所（チブブール町）のRWから構成され、それぞれにおいて8箇所、9箇所、13箇所のポスヤンドゥ活動と、0箇所、1箇所、10箇所のミニ・ポスヤンドゥ活動が実施されている（表3-1。2003年4月現在)[3]。

表3-2 ジャカルタ首都特別区における市別人口構成比の推移

市 年	中央	北	西	南	東
1970	28.6	13.1	17.6	25.3	17.3
1974	26.3	13.1	18.5	23.8	18.3
1979	23.1	13.6	18.9	24.1	21.3
1984	19.1	14.1	20.4	23.9	22.6
1989	16.6	15.0	19.4	25.2	23.8
1994	14.9	15.0	19.6	25.1	25.5
2000	10.5	17.2	22.8	21.4	28.1

出所：山本［2001：170］およびBPS［2000］より筆者作成

20世紀、全国から流入する人びとを吸収する都市としてジャカルタは急激に肥大化したが、具体的な人口動向は地区によって大きく異なる。ジャカルタが未曾有の人口増加に見舞われたのは独立後である。しかしながら、1980年代後半以降、周辺地域を取り込んだジャカルタ首都圏（＝ジャボデタベック、*Jabodetabek*）の形成が急速に進み、人口流入地域がジャカルタ首都特別区内から、ジャカルタ首都圏全体へと拡大することによって、近年のジャカルタ首都特別区は、人口流入州から人口流出州へと姿を変えている（瀬川 1999：70；山本（郁）1999：167-168)[4]。なかでも、1970年にはジャカルタ首都特別区五市のなかで最大の人口（ジャカルタ首都特別区人口全体の28.6％）を擁していた中央ジャカルタ市の停滞はいちじるしく、2000年には人口シェア10.5％とジャカルタ首都特別区「最小」の市に縮小した（表3-2）。それは、官庁街、ビジネス街、商業地区の背後に広がっていた都市カンポンが、開発の波によってビジネス街やコンドミニアム地区に変わったこと、居住環境の悪化を嫌う住民がジャカルタ周辺部や郊外の新興住宅地に流出し、都心部が空洞化したことを反映している［山本（郁）1999：169］。都心部の開発が進む一方で、開発やジェントリフィケーションから取り残された地域社会の衰退という課題が立ち現れた。本書が取り上げるチキニ町とクウィタン町は、まさにこうした衰退傾向がみられるインナーシティである。両地域では人口減少や地域活動の停滞、人口の高齢化が進展している[5]。

表3-3　3町の年齢別人口構成

町 年齢	チキニ		クウィタン		チブブール	
	人	(%)	人	(%)	人	(%)
0-4	830	10.1	3,418	21.1	8,002	13.5
5-9	497	6.1	1,462	9.0	3,509	5.9
10-14	600	7.3	1,410	8.7	5,539	9.4
15-19	686	8.4	1,495	9.2	6,308	10.7
20-24	505	6.2	1,454	9.0	4,960	8.4
25-29	497	6.1	1,227	7.6	4,500	7.6
30-34	508	6.2	986	6.1	4,063	6.9
35-39	506	6.2	962	5.9	3,467	5.9
40-44	514	6.3	950	5.9	3,011	5.1
45-49	510	6.2	769	4.7	2,937	5.0
50-54	559	6.8	797	4.9	2,880	4.9
55-59	553	6.8	552	3.4	3,231	5.5
60-64	531	6.5	352	2.2	1,947	3.3
65-69	405	4.9	275	1.7	1,780	3.0
70-74	381	4.7	98	0.6	1,727	2.9
75-	101	1.2	23	0.1	1,283	2.2
計	8,183*	100.0	16,230	100.0	59,144*	100.0

出所：Kelurahan Cibubur［2002a：5］、Kelurahan Cikini［2002：2］、Kelurahan Kwitang［2002：3］より筆者作成
2002年現在
*元データの人数の和と合計とが異なるため、再度合計した

　チキニ町は、ジャカルタ中心部、ムルデカ広場から南東方向約1キロに位置する、典型的なインナーシティ・カンポンである。聞き取りによれば、チキニ町のカンポンは、もともとアラブ人の私領地であったという。中央ジャカルタ市の都心カンポンの一つであるチキニ町の歴史は、独立後の中央ジャカルタ市の変化に符節を合わせる。独立以降、地域外からの流入人口を吸収することによって、チキニ町は、急激に密集化した。全5箇所のRWのうち4箇所が人口密集カンポンを、残る1箇所（①地区）がメンテン地区（高級住宅街）のような大区画の住宅地を形成していた。しかし、1980-1990年代に、2箇所のRWで起こった急激な人口流出によって、チキニ町は大きく衰退した。1箇所のRW（④地区）では、

1990 年代半ばに再開発計画が持ち上がり、その後のクリアランスによって住民の大半が流出し住宅が取り壊された直後に、通貨危機の到来によって再開発計画が頓挫した。残された空き地にスクォッターが流入し、半恒久的住宅を建てて居住するようになった。同地区に設置された病院の寮の生活者を除いて、正規住民として登録を受け、実際にこの RW で生活を営むのは 8 世帯にとどまる。もう 1 箇所の RW（②地区）でも、1980 年代以降、密集したカンポンがホテルやマンション、オフィスなどに置き換わる、ジェントリフィケーションが起こっている。残る 2 箇所の RW（A 地区および③地区）では、1980 年代以降も、密集したカンポンの様相を維持している。A 地区は、そうした衰退地域に残る密集カンポンの一つである。

　クウィタン町でも、チキニ町と同様、とりわけ独立後に過密化が進んだという。クウィタン町はスネン市場やガンビル駅に近く、前述のチキニ町に近接するものの、際立ったジェントリフィケーションは起こっておらず、過密のまま人口が安定している[6]。とはいえ、住民の生活状況からは明らかに地域の衰退傾向が読み取れる。とりわけ、チリウン川に面する 4 箇所の RW は、過密で衛生状態が悪く、貧困世帯も多い。

　以上のことから、チキニ町と同様にクウィタン町も、インナーシティの典型例として位置づけることができる。ちなみにチキニ町もクウィタン町も、1994 年の知事令によって、開発優先地区として指定された経緯をもつ、ジャカルタ首都特別区のなかでも比較的貧困な地域である[7]。

　中央ジャカルタ市とは対照的に、東ジャカルタ市は、1970 年代にはジャカルタ首都特別区の人口全体の 17.3％ と、ジャカルタ 5 市のうち 2 番目に少ない人口を擁していた。しかしながら、ジャカルタ各地やジャワを中心とする流入者数の増加によって、同市はジャカルタ最大の人口（28.1％）を擁する市に成長した（2000 年）。チブブール町は、ジャカルタ首都特別区（北）とボゴール（西ジャワ州、南）を結ぶ 2 本の幹線道路、すなわち西のラヤ・ボゴール通りと東のジャゴラウィ高速道路との間に位置し、町の南の境界線が西ジャワ州に接し、まさに、ジャカルタ首都特別区の南への人口拡大地域の前線の一端を構成する。1970 年代、ジャカルタと西ジャワを南北に結ぶラヤ・ボゴール通りのジャカルタ首都特別区／西ジャワ州境界周辺が工業用地として開発され、さらに 1980 年から 1990

表 3-4　3町の概況

事項＼地区	町数	RW数	RT数	面積(ha)	世帯数(世帯)	人口の推移（人） 1990	1995	2000	2000年の人口密度（人/km²）	人口増加率(2000/1990)	性比	ポスヤンドゥ数（箇所）
メンテン郡	5	38	429	653	25,408	117,393	114,764	111,850	17,128.6	0.95	100.5	43
チキニ町	—	5	66	82.09	2,056	14,305	12,728	11,604*	14,135.7	0.81	90.5	8
スネン郡	6	47	532	422	27,417	130,315	126,868	124,143	29,417.80	0.95	106.2	48
クウィタン町	—	9	88	46.7	4,897	17,638	17,683	17,411	37,282.70	0.99	97.9	9
チラチャス郡	6	49	560	1,608	47,604	122,372	147,587	191,698	11,921.50	1.57	106.4	81
チブブール町	—	14	147	451	13,857	29,410	37,233	57,214	12,686.00	1.95	105.6	13

出所：Kantor Statistik Jakarta Pusat［1991］、Kantor Statistik Kotamadya Jakarta Pusal［1996］、BPS Kotamadya Jakarta Pusat［2001］、Kantor Statistik Wilayah Jakarta Timur［1991、1996］、Kelurahan Cikini［2003］、BPS Kotamadya Jakarta Timur［2000、2001］、およびチラチャス郡、メンテン郡、チキニ郡各地域保健センター職員に対する聞き取り（2003年5月19日）より筆者作成
1990年および1995年以外のチラチャス郡およびチブブール町のデータについては、Kotamadya Jakarta Timur［2000］に拠った。Kotamadya Jakarta Timur［2001］に町レベルのデータが記載されていないからである
＊：チキニ町役場の2002年の資料（8183人）とは大幅に異なる

年代には、その工業用地の南部も工業用地として開発された［佐藤1999：128-129］。とりわけ1970年代に開発された工業用地はチブブール町の近隣の町にある。工場立地と、ジャカルタの中心部から周辺部への人口移動という二つの要因によって、チブブール町および周辺地域の景観は、農村から都市的なそれへと変貌しつつある。チブブール町は、ジャカルタ首都特別区内にありながらもインナーシティとは対照的な変化をみせている（表3-4）。

郊外地域のチブブール町は、1970年代以降に急激な人口増加を経験した。2002年4月現在、チラチャス郡と呼ばれている地区は、1970年代初頭、現在のチパユン郡とパサール・ボ郡はともに一つの郡、パサール・ボ郡を構成していた[8]。Koentjaraningratによれば、1970年代初頭の東ジャカルタ市の半分が農村地域であったというし［Koentjaraningrat 1984：379］、筆者がチブブール町で行った聞き取りにおいても、同町は人口の少ない農業地域であったという。しかしながら、1970年代・1980年代以降、周辺の町と同様に、同町はジャカルタのベッド・タウンとして、ジャカルタ各地から流入する人口を受け入れ、急激な人口増加を経験した。1970年には8038人、1043世帯、4RW、26RTから構成されていたチブブール町は［Koentjaraningrat 1984：384][9]、2000年現在、人口5万7214人、1万3857世帯、14RW、147RTを擁する町へと拡大している（表3-4）。1970年代のチブブール町では農業従事者が人口の大半を占めたというが、今日では、農

表3-5 3町の就業者の職業別人口比

町 職業	チキニ 人	(%)	クウィタン 人	(%)	チブブール 人	(%)
農業	*	—	0	0	601	3.1
商売	318	4.8	810	22.1	1,812	9.5
自営業	*	—	1,587	43.3	402	2.1
労働者/日雇い	2,441	37.2	619	16.9	820	4.3
公務員	316	4.8	*	—	5,852	30.7
軍人	69	1.1	61	1.7	3,322	17.4
警察官	*	—	*	—	95	0.5
年金受給者	199	3.0	262	7.2	1,937	10.1
（うち元公務員）	*	—	*	—	(1,487)	(7.8)
（うち元軍人）	*	—	*	—	(425)	(2.2)
（うち警察官）	*	—	*	—	(25)	(0.1)
漁業	0	0	0	0	*	—
その他	3,221	49.1	325	8.9	4,249	22.3
合計	6,564**	100.0	3,664	100.0	19,090	100.0

出所：Kelurahan Cibubur [2001：6]、Kelurahan Cikini [2002：2]、Kelurahan Kwitanq [2002：3] より筆者作成
2002年現在。ただし、チブブールのみ2001年
＊：カテゴリー無し
＊＊：元データでは8167となっている。ただし、同じ文献内の地域内の人口が8082人となっており、就業者が総人口を上回る理由については不明

業従事者も農地も全体のごくわずかな部分を構成するにすぎない。むしろ、ラヤ・ボゴール通り沿いに立地する工場やジャカルタ各地に通勤する公務員や会社員、および雑業層の住宅地へとその性質を変化させた。また、チジャントゥンや南パシールグヌンなど、町周辺には国軍や警察の関連施設が多く配置されているため、町内に居住する軍人も多い（表3-5）。ちなみに、14箇所のRWのうち2箇所が国軍関係者の住宅団地である[10]。

2. 保健・福祉

つづいて、調査地域の保健・衛生のインフラの設置状況および貧困状態について概観する。3町における保健・医療機関および共同トイレ（MCK）数と「繁栄

表 3-6 RW 内の医療機関数

町	RW	地域保健センター	病院、ポリ・クリニック、開業医、助産師	歯科医	薬局	巡回地域保健センター/診療所(非常設)	家族計画ポスト(非常設)	MCK建物	保険証プログラムの実施	廉価米プログラムの実施
チキニ	A	0	1	0	1	1	0	9	v	v
	①	0	8	1	1	0	0	0	―	v
	②	0	0	0	0	0	0	0	―	v
	③	0	0	0	0	0	1	6	v	v
	④	0	1	0	0	1	0	1	―	―
クウィタン	B	0	1	0	0	1	0	2	v	v
	①	1	2	1	1	0	0	1	v	v
	②	0	0	0	0	0	0	1	v	v
	③	0	3	0	1	0	0	6	v	v
	④	0	3	0	1	0	0	2	v	v
	⑤	0	1	1	0	1	0	4	v	v
	⑥	0	4	0	1	0	0	1	v	v
	⑦	0	2	0	0	0	0	2	v	v
	⑧	0	2	0	0	0	0	3	v	v
チブブール	C	0	4	0	0	1 (pd)	0	0	v	v
	①	0	UK	UK	UK	0	0	0	―	―
	②	0	2	0	1	0	0	0	v	v
	③	0	0	0	0	0	0	0	v	v
	④	0	2	0	0	1 (pd)	0	0	v	v
	⑤	1	1	1	1	1	0	0	v	v
	⑥	0	3	0	0	0	0	0	v	v
	⑦	0	1	0	0	1 (pd)	0	0	v	v
	⑧	1	2	0	0	0	0	0	v	v
	⑨	0	4	0	0	0	0	0	v	v
	⑩	0	1	0	0	0	0	0	v	v
	⑪	0	0	0	0	1 (pd)	0	0	―	―
	⑫	0	0	0	0	1 (pd)	0	0	―	―
	⑬	0	1	0	0	0	0	0	v	v

出所:聞き取りより筆者作成
2003 年 1 月現在
v:有、―:無
(pd):ポスヤンドゥ会場で提供

家族・世帯（keluarga sejahtera）」の割合がここでの主たる検討事項である[11]。これらは、地域の生活環境・貧困状態（共同トイレ数、「繁栄世帯」割合）を、したがって、ポスヤンドゥ設置の必要性を理解する助けとなる。第一に、地域の保健・医療機関数については、表3-6に示されるとおりである。まず、地域保健センターである。他2町では町内に町レベルの地域保健センターが設置されているが[12]、チキニ町には設置されていない[13]。このことが、後述するように地域保健センターとポスヤンドゥ関係者とのコミュニケーション不足をもたらす一因となっている。

　MCKを除いて何の保健・医療機関も設置されていない5地区（チキニ町②地区、クウィタン町②地区、チブブール町③地区、⑪地区、⑫地区）および不明の1地区（チブブール町①地区）[14]を除く、各RWでは何らかの医療・保健サービス（ポスヤンドゥを除く）が提供されるよう取り計らわれている。常設の医療機関が存在しない地域においても、常設ではないものの何らかのかたちで臨時の医療サービスの提供が行われている。たとえば、チキニ町③地区では、家族計画サービスを提供する家族計画ポストがRWの集会所で毎週水曜に開催され、住民に対して避妊具が提供されている[15]。同町④地区とA地区においても、定期的に巡回地域保健センターが設置されている[16]。④地区ではある大学の支援で月2回の[17]、A地区では郡地域保健センターの支援で週2回の保健活動が実施されている。また、クウィタン町のB地区と⑤地区でも、NGOの支援によって週1回の保健活動が実施されている[18]。チブブール町では他2町のように巡回地域保健センターが設置されていないが、5箇所で、ポスヤンドゥ開催時に、住民が初期治療や薬の処方を受けることができる。チブブール町の地域保健センター職員によれば、地域保健センターから比較的遠方に位置するRWにおける医療サービスへのアクセス改善を目的として、こうした活動は実施されているという。このことから、地域内における保健医療サービスへのアクセスの点から、チブブール町においてポスヤンドゥに対する必要性は相対的に高いということができよう。

　第二に、総合衛生施設であるMCKが、チキニ町およびクウィタン町各地に設置されていることから、両地区が衛生上、相対的に劣悪地域であるということができる（表3-6、表3-7）。MCKとは、ジャカルタの人口密集カンポンでしばしばみられる、トイレ・水道・水浴施設を備えた総合施設である。ジャカルタの人

表3-7　3地区の保健問題

町	RW	ポスヤンドゥ番号	1.予防接種しない子どもが多い	2.栄養状態の悪い子どもが多い	3.栄養状態の悪い妊婦が多い	4.川が汚い(ゴミ投棄含め)	5.ごみ収集が遅れる	6.医療施設が遠い	7.住民は栄養・健康・衛生について理解していない	8.理解していても経済的に栄養のある食事や薬を買えない人々がいる	9.ドラッグの問題が多い	10.小さい家に大勢で住んでいる	11.トイレが各戸にない(MCK利用)	12.衛生的な飲み水の確保が難しい	13.PMTやJPSを受けるとゲンシを感じる(住民)
チキニ	A	A-1	2	4	2	1	2	4	4	1	2	2	2	4	4
		A-2	2	4	5	1	2	5	5	2	4	2	2	5	5
		A-3	4	4	5	2	2	5	5	2	2	1	2	4	5
	①	N1	2	2	6	2	4	5	5	2	4	5	5	5	5
	②	N2	5	4	5	5	5	2	5	2	5	2	5	5	5
	③	N3-1	5	4	5	1	2	5	1	2	2	1	1	5	5
		N3-2	5	4	6	5	2	5	2	1	2	1	1	5	5
	④	N4	2	1	4	1	5	2	1	1	1	1	2	2	5
クウィタン	B	B	4	4	5	1	1	5	4	1	1	1	1	5	5
	①	K1	5	2	5	4	4	5	5	1	5	4	2	4	5
	②	K2	5	4	5	3	5	5	5	2	4	5	4	5	5
	③	K3-1	5	4	5	1	1	5	5	2	3	2	1	5	5
	④	K4	5	4	5	5	5	5	5	4	2	2	2	5	2
	⑤	K5	5	4	4	1	5	5	2	2	4	2	2	4	5
	⑥	K6	5	5	5	1	5	5	5	1	5	5	5	5	5
	⑦	K7	2	2	5	1	5	5	2	1	4	1	1	5	5
	⑧	K8	5	2	5	1	1	5	5	2	2	1	2	5	5
チブブール	C	C-1	5	1	4	4	5	5	4	2	4	4	5	5	5
	②	R2-1	5	4	5	4	5	4	5	2	2	2	5	5	5
	③	R3	5	5	5	5	1	3	5	4	4	3	5	5	5
	④	R4	5	2	5	5	5	5	5	4	5	5	5	5	5
	⑤	R5	5	4	5	2	2	5	4	6	2	5	2	5	5
	⑥	R6-1	5	1	5	2	2	2	2	3	1	5	5	5	5
	⑦	R7	5	2	2	1	5	4	5	2	3	3	5	5	5
	⑧	R8	5	4	5	5	5	5	5	3	5	5	5	5	5
	⑨	R9-1	5	2	5	4	5	5	4	2	2	2	5	5	5
	⑩	R10	4	1	3	4	5	2	3	1	5	2	5	5	5
	⑪	R11	5	5	5	5	5	4	5	5	5	5	5	5	3
	⑫	R12	5	3	5	5	5	4	5	4	3	3	5	5	5
	⑬	R13	5	2	5	2	5	5	5	3	2	1	5	5	5

出所：ポスヤンドゥ代表者に対する聞き取りより筆者作成

1：非常にあてはまる　2：少しあてはまる　3：どちらともいえない　4：あまりあてはまらない　5：全くあてはまらない　6：分からない

ゲンシとは、福祉サービスなどの受給者になることで、恥を感じることである

PMTとは補助食を、JPSとはソーシャル・セーフティ・ネット・プログラムを指す

表 3-8　調査地域における前繁栄プラス世帯の割合

	(a) データを収集した世帯数	(b)「前繁栄プラス」世帯数	貧困世帯の割合 b/a×100（％）
チキニ町	1,837	396	21.6
（メンテン郡）	15,205	2,802	18.4
クウィタン町	2,849	762	26.7
（スネン郡）	17,919	3,148	17.6
チブブール町	7,646	758	9.9
（チラチャス郡）	30,316	3,432	11.3

出所：BKKBN メンテン郡、BKKBN スネン郡、BKKBN チラチャス郡事務所の内部資料より筆者作成
(a) の数は必ずしも実際の世帯数とは一致しない
いずれも 2002 年のデータ

口密集カンポンでは、いまだにトイレや浴室、水道設備を欠く住宅が少なくない。この意味で、MCK は、地域の生活環境の劣悪さを示すものであり、チキニ町とクウィタン町が劣悪地域であるといえる。チキニ町では 5 地区（RW）中 3 地区に、クウィタン町では全 9 地区に MCK が設置されている。

　第三に、家族計画庁による世帯の繁栄レベルに関するデータが、地域の貧困状況をあらわす一つの指標となる。標準化された 21 の質問を用いた、毎年実施される全世帯調査をもとに［Rahadjo 2002：4］、世帯は五つのカテゴリーに分類される。最も貧困とされるのが、衣食住のような基本的ニーズをも満たすことのできない「前繁栄世帯」である［Rahadjo 2002：4］[19]。2000 年の段階で、インドネシアの 4802 万世帯のうち、1091 万世帯（22.7％）が、「前繁栄世帯」に分類された。ちなみに、実際には、「前繁栄世帯」と経済的要因に起因する「繁栄第一世帯」が、「前繁栄プラス世帯」と呼ばれ（*keluarga pra-sejahtera plus*）、1998 年以降、「貧困世帯」として支援を受けた。

　表 3-8 は、3 町における「前繁栄プラス」世帯数を示している。この指標によれば、3 町のなかで、全世帯中 26.7％（2002 年）を貧困世帯が占めるクウィタン町において「貧困世帯」の割合が最も高いといえる（チキニ町：21.6％、チブブール町：9.9％）。同指標は、通貨危機後、1998 年に実施された、ソーシャル・セーフティ・ネット・プログラムの一つである、廉価米販売プログラムと保険証プ

ログラムの対象となる貧困世帯の認定にも利用されてきた（詳しくは第5章を参照）[20]。廉価米販売プログラムは、特別市場操作（OPK, *Operasi Pasar Khusus*）の一部を構成するもので、「貧困世帯」に、キロ当たり1000ルピアの廉価米を月あたり20キロ購入する権利が与えられる［Booth 2000：156］[21]。他方の保険証プログラムは、保健部門におけるソーシャル・セーフティ・ネット・プログラムの一つである。保険証の発行を受けた世帯が、指定された医療機関で無料の診療および治療が受けられる施策である。2003年現在、ジャカルタ首都特別区では9万世帯以上が保険証の発行を受けている[22]。

3町のうち、クウィタン町のみで、全地区（RW）に廉価米プログラムと保険証プログラムサービスの対象者が存在している。チキニ町では1箇所のRWにおいて両プログラムが実施されていない。また、2地区（RW）では、廉価米プログラムのみが実施されている。チブブール町の3地区（RW）では、全世帯が前繁栄世帯との認定を受けておらず、両プログラムが実施されていない。以上の資料はいずれも、チキニ町とクウィタン町が、チブブール町に比べて貧困地域であることを示している。

3. 調査地区

最後に、A地区、B地区およびC地区の概況を説明しておこう。A地区は7haと狭いながらも、21箇所のRTに729世帯、3504人（2002年1月現在）が居住する、チキニ町最大の人口をかかえた密集したカンポンであり、コミュニティ活動もチキニ町のなかでは比較的維持されているといわれている。いまだに親類が近隣に住む、ブタウィ（Betawi）[23]・コミュニティの様相がA地区では残されている。RW長によれば、地区内に外国人は居住しないが、1箇所のRTが相対的に裕福な中国系住民によって占められている。また、地区の大部分が密集カンポンであるが、現金収入を求める住民が自宅を学生や単身者向けの寮に改築する動きが近年少しずつ増えているという。

B地区では、12箇所のRTから成る約4haの地域に608世帯、2298人が居住する（2002年7月現在）［Akademi Keperawatan RSPAD Gatot Subroto 2002］。域内に外国人は居住していない。5世帯の中国系世帯を除いて、ほぼ全員がムスリムである。RW長によれば、ジャカルタ生まれの住民が人口全体の3から4割程度を占

めるほか、ジャカルタを除くジャワ島からの流入者が多いのが特徴であるという。B地区はもともと人口過密だったが、独立後に一段と地域の過密化が進んだ（2001年現在、人口密度5万7450人／km^2）。現在は、地域全体に小さな住宅が密集して建てられ、ほとんどオープン・スペースが存在しないほどである。しかも、住宅一戸あたりの敷地面積が非常に狭いために、手洗いや、水道の設備のない住宅が少なくなく、地区内の3箇所にMCKがある。オープン・スペースの不足から、RW事務所と一部のMCKは、チリウン川に突き出すかたちで設置されている。

　加えて、地域を縦横にはしる路地は、人が一人やっと通れるだけの幅しかない。路地に面する住宅の屋根によって路地は覆われ、一日中陽がささない。したがって、概して多くの家々は換気が悪く一日中日光があたらない。このため、地域では肺結核などの感染症が、子どもを中心としてみられる。さらに、B地区では若者による薬物の乱用事件もしばしば起こっており、大量服用による住民死亡のケースも報じられている。

　C地区は、15箇所のRTから構成されるRWである。45haの地域内には、1317世帯、5367人が居住している（2002年8月現在）。RW長（2003年6月現在）によれば、地区内に居住する中国系住民はほとんどいない。インドネシア人の配偶者をもつ外国人3人（英・独・韓）と、単身の韓国人1人が、地域内に居住している。C地区の人口が急増したのは、1980年代および1990年代のことであるという。現在のC地区ではC地区生まれの住民よりも、外部からの来住者層が多くなっている。

第2節　ポスヤンドゥの機能と構造

1. 設置時期と契機

　第2節では、3町それぞれのポスヤンドゥの設置時期と設置の契機、活動内容、参加者、活動資源について論じ、ポスヤンドゥの組織および活動の概況を示したい。地区のカデルとポスヤンドゥの特性は4章以下で詳細に検討するため、本章では概観するにとどめる。

表3-9 3町のポスヤンドゥおよびミニ・ポスヤンドゥの基礎資料

町	RW	ポスヤンドゥ番号	設立年*	参加者の種類** (1.5歳未満児、2.妊婦、3.家族計画受容者、4.高齢者、5.患者)	登録5歳未満児数	平均参加5歳未満児数	カデル人数	地域・活動の特徴	活動場所(1.RW事務所、2.カデル宅、3.RW長宅、4.住民宅、5.その他)	開始時刻	終了時刻	断食月の活動の有無(-=無)
チキニ	A	A-1	1983	1,2,(3)	53	35(30-40)	3		4	10:00	12:00	—
		A-2	1985	1	55	35(30-40)	5	A-1から分離	2	10:00	12:00	—
		A-3	1988	1	70	35(30-40)	4	A-2から分離	2(=RT長宅)	10:00	12:00	—
	①	N1	2000	1	29	25	5	町外の参加者含む	2	8:30	10:30	有
	②	N2	1975頃	1,2	39	27.5(25-30)	5	1980年代以降、人口減	2,4	7:30	10:30	—
	③	N3-1	UK(1980頃)	1,2	50	27.5(25-30)	4		1	10:00	12:00	—
		N3-2	1987頃	1,(2)	76	52.5(50-55)	4	N3-1から分離	3	10:00	12:00	—
	④	N4	2002	1,2	50	27.5(25-30)	4	立ち退き(1990年代半ば)→開発失敗→失われたRW→スクォッター流入	5(元町役場)	9:30	11:00	—
	小計	—	—	—	422	240	34	—	—	—	—	—
クウィタン		B	1983	1,2	108	70	5		1	9:00	12:00	—
	①	K	UK	1,2	45	30	4		5(路地)	10:00	12:00	—
	②	K2	1985	1,2,4	47	42	5		2=3	10:00	12:30	—
		K3-1	UK	1,(2)	120	90	5		2	10:00	11:30	—
	④	K3-2	1989頃	1				K3-1から分離	2	10:00	11:30	—
		K4	1980年代	1,2	45	20	4		1	11:00	12:30	—
	⑤	K5	UK	1,2	78	60	4		1	9:00	10:30	—
	⑥	K6	1983	1,2	60	53	6		5(路地、2の前)	9:30	11:00	—
	⑦	K7	UK	1,2	86	60	2		1	9:00	12:00	—
	⑧	K8	1985	1,2	120	80	6		1	9:00	11:00	—
	小計	—	—	—	709	505	41	—	—	—	—	—
チブブール	C	C-1	UK	1,2,3	350	75(50-100)	28		1	9:00	12:00	—
		C-2	1999頃	1	(40)	40	—	不定期で開催(人手不足)	2(=RT長宅)	9:30	10:30	—
		C-3	1998頃	1	(13)	13	—		2(=RT長宅)	10:00	12:00	—
		C-4	2002頃	1	(26)	26	—		2	16:00	17:00	—
		C-5	2001以前	1	(40)	40	—		2(=RT長宅)	9:30	10:30	—
	②	R2-1	UK	1,(2)	334	110(100-120)	23	④からの分離RW	1	9:00	12:00	—
		R2-2	1999頃	1	(98)	(25-30)	—		2	9:30	12:00	—
	③	R3	UK	1,2,(3)	205	80	11	⑧からの分離RW	2=3	9:00	11:00	—
	④	R4	1994	1,(3),5	100	80	10	⑧からの分離RW(1994年?)	2	9:00	12:00	—
	⑤	R5	UK	1,2,3	222	125(120-130)	44		1	9:00	12:00	—
	⑥	R6-1	1983頃	1,2,(3)			30		1	9:30	11:30	—
		R6-2	2001頃	1	794	400	—		2,3	9:30	11:30	—
		R6-3	2001頃	1			—		2	9:30	11:30	—
	⑦	R7	UK	1,2,(3),5	430	130(110-150)	—	カデルの一部が参加	1	9:00	12:00	—
	⑧	R8	1979頃	1,2	170	65(60-70)	14		1	10:00	12:00	—
	⑨	R9-1	1981-2頃	1,(2,3)		T:290	17		3	9:00	12:00	—
		R9-2	2000頃	1,(2)	478	(70-80)	—		2(=RT長宅)	9:00	12:00	—
		R9-3	2000頃	1,(2)		(37-38)	—		2(=RT長宅)	9:00	12:00	—
		R9-4	2000頃	1,(2)		(37-38)	—		RT長宅	9:00	12:00	—
	⑩	R10	1982-83	1,(2,3)	160	90(80-100)	10		1	9:00	12:00	—
	⑪	R11	(1990に再結成)	1,2,(3),5	96	35(30-40)	18	軍人団地	1	10:00	12:30	—
	⑫	R12	UK	1,2,(3),5	163	90	10	軍人団地	1	9:00	12:00	—
	⑬	R13	UK	1,2	144	100	14		1	9:00	12:00	—
	小計	—	—	—	3,646	1,789	236	—	—	—	—	—

出所：聞き取りより筆者作成
　＊：ポスヤンドゥ設置に結びつく、体重測定活動の開始年
　＊＊：括弧内は実質的にはほぼ参加者なし
　Tとは、RW内の合計人数
　？：カデルの記憶が曖昧であるもの

確認できる限りにおいて、調査地の最古のポスヤンドゥ（あるいは関連する母子保健活動）は、1970年代半ばに設置された。いずれの町においても、ポスヤンドゥが全国的に設置される1985年以前に、何らかの体重測定活動がはじまっている。これに対して、ミニ・ポスヤンドゥのほとんどが、通貨危機以後に設置されている。

ポスヤンドゥの設置時期は、大きく（A）1990年代前半までと、（B）その後——とりわけ2000年以降——（2箇所）とに類別される。具体的な設置年は不詳であるものもあるが、いずれの地域においても、ポスヤンドゥの多くが、（A）に分類される（表3-9）。（A）はさらに、（A-α）RWで新規に設置されたポスヤンドゥと、（A-β）既存のポスヤンドゥから分離したポスヤンドゥとに類別できる。（A-α）は、1990年代前半までに、それまでRW内で体重測定など子ども向けの地域保健活動が全く実施されていなかった地区で、はじめて活動が組織され、設置されたポスヤンドゥである。第4章から第6章において検討するポスヤンドゥの多くが、まさにこうした、（A-α）型である。（A-β）は、（1）子どもの増加を理由として、RW内に先行して存在する（A-α）型のポスヤンドゥの参加者の一部を吸収するかたちで設置されるか（A-2、A-3、N3-2）[24]、（2）RWの分割にともなって、ポスヤンドゥの分割・設置が行われたものである（チブブール町R2-1、R2-2、R3、R4）[25]。

これに対して、（B）は、わずか2箇所、いずれもチキニ町のみで確認される。いずれにおいても、設置のイニシアチブをとったのは、地域保健センターや町役場職員ではなく、ポスヤンドゥ長やRW関係者のような地域住民であったという。チキニ町①地区では、2000年になってはじめてポスヤンドゥが設置されている（詳細については第4章を参照）。

今日、調査地のポスヤンドゥ／ミニ・ポスヤンドゥでは、基本的に毎月1回、活動が実施されている[26]。ただし、断食月には、ほとんどのポスヤンドゥが活動を休止している[27]。活動日程は、地域保健センターとポスヤンドゥとの調整によって決定される。というのは、ポスヤンドゥは地域保健センター職員の参加を必要とするが、職員数に限りがある地域保健センターでは、同じ日に2箇所以上のRW（ポスヤンドゥ）に職員を同時に派遣することを避けているからである。チキニ町とクウィタン町のポスヤンドゥのスケジュールは固定している。たとえば、

図 3-2 チキニ町のポスヤンドゥのスケジュール

週＼曜日	月	火	水	木	金
第1週					
第2週					
第3週			A		
第4週	②	④		③	①

出所：聞き取りより筆者作成
　実際にはこの図と一致しない場合もある。たとえば、A地区では、第3水曜日ではなく、第3回目の水曜日である。

図 3-3 クウィタン町のポスヤンドゥのスケジュール

週＼曜日	月	火	水	木	金
第1週					
第2週		⑦		④	B
第3週	⑤	⑧	③	②	①/⑥
第4週					

出所：聞き取りより筆者作成
　実際にはこの図と一致しない場合もある。たとえば、B地区では、第2金曜日ではなく、第2回目の金曜日である。

毎月第四火曜日に、チキニ町④地区でポスヤンドゥが実施されている（図3-2、図3-3）。他方、チブブール町の場合、日程はゆるやかに決まっているだけで、具体的な調整は毎月、ポスヤンドゥ代表者と地域保健センター職員の話し合いを通じて行われる[28]。

2．サービス内容と活動

　体重測定、補助食、ビタミンA剤、貧血剤、ORT（経口保水塩）、予防接種などのサービスが、ほぼいずれのポスヤンドゥ／ミニ・ポスヤンドゥにおいても提供されているのに対して、家族計画サービスは一般的ではない（表3-10）。まず、体重測定は、全てのポスヤンドゥ／ミニ・ポスヤンドゥで実施されている。ビタミンA剤と補助食もほぼ全てで提供されている。その他の薬品、たとえば、貧血剤やORT、予防接種も比較的多くのポスヤンドゥ／ミニ・ポスヤンドゥで提供されている。これに対して、家族計画サービス、妊婦検診、初期治療（診察）は、チブブール町のごく一部のポスヤンドゥで提供されているにすぎない。聞き取りによれば、チキニ町とクウィタン町では、1990年代までポスヤンドゥでの家族計画サービスの利用が可能であったという。しかし、「自立的な家族計画」が家族計画庁のスローガンとなった後、状況が一転する。「自立」が強調され、地域保健センターにおいても家族計画サービスの利用者負担を求め、それが一定の程度大衆に浸透したため、ポスヤンドゥにおける啓蒙活動の必要性が低下したという。チキニ町とクウィタン町では、

第 3 章 調査地の概況とポスヤンドゥの基本的機能・構造

表 3-10 ポスヤンドゥの活動

町	RW	ポスヤンドゥ番号	体重測定	ビタミンA	補助食	貧血剤	ORT	予防接種	経口避妊薬	コンドーム	診察	アリサン	カデルの会食
チキニ	A ①	A-1	v	v	v	v	v	v	—	—	—	—
		A-2	v	v	v	v	v	—	—	—	—	—
		A-3	v	v	v	—	—	—	—	—	—	—
	②	N1	v	v	v	—	—	v	—	—	—	—
		N2	v	v	v	v	v	v	—	—	—	—
	③	N3-1	v	v	v	UK	v	v	—	—	—	—
		N3-2	v	v	v	v	—	—	—	—	—	—
	④	N4	v	v	v	v	v	v	—	—	—	—
クウィタン	B ①	B	v	v	v	v	v	v	—	—	—	—
	②	K	v	v	v	v	v	—	—	—	—	—
		K2	v	v	v	v	v	—	—	—	—	—
	③	K3-1	v	v	v	v	v	v	—	—	—	—
		K3-2	v	v	v	v	v	—	—	—	—	—
	④	K4	v	v	v	v	v	—	—	—	—	—
	⑤	K5	v	v	v	v	v	v	—	—	—	—
	⑥	K6	v	v	v	v	v	—	—	—	—	—
	⑦	K7	v	v	v	v	v	—	—	—	—	—
	⑧	K8	v	v	v	v	v	—	—	—	—	—
チブブール	C	C-1	v	v	v	v	v	v	v	—	(v)**	—	v
		C-2	v	—	—	—	—	—	—	—	—	—
		C-3	v	NA	—	—	—	—	—	—	—	—
		C-4	v	NA	—	NA	NA	—	—	—	—	—
		C-5	v	NA	—	NA	NA	—	—	—	—	—
	②	R2-1	v	v	v	v	v	—	—	—	—	v
		R2-2	v	v	v	NA	NA	—	—	—	—	△
	③	R3	v	v	v	v	v	v	v	—	—	—
	④	R4	v	v	v	—	—	v	v	—	v*	—	v
	⑤	R5	v	v	v	v	v	v	v	v	—	—
	⑥	R6-1	v	v	v	v	v	—	—	—	—	—
		R6-2	v	v	v	v	v	—	—	—	—	—
		R6-3	v	v	v	v	v	—	—	—	—	—
	⑦	R7	v	v	v	v	v	v	v	—	v*	—	v
	⑧	R8	v	v	v	v	v	v	v	—	—	—	v
	⑨	R9-1	v	v	v	v	v	—	—	—	—	—	v
		R9-2	v	v	v	v	v	—	NA	—	—	—	—
		R9-3	v	v	v	v	v	—	NA	—	—	—	—
		R9-4	v	v	v	v	v	—	NA	—	—	—	—
	⑩	R10	v	v	v	v	v	v	v	—	—	—	v
	⑪	R11	v	v	v	v	v	v	v	v	v	—
	⑫	R12	v	v	v	v	v	v	—	—	v*	—	v
	⑬	R13	v	v	v	v	v	v	—	—	—	—	v

出所：聞き取りより筆者作成
v：毎月サービスを提供（ビタミンAは年2回のみ），—：活動無し，△：時々実施
*：妊婦検診なし　**：治療無し

ポスヤンドゥで家族計画サービスが提供されなくなった。チブブール町においても「自立的な家族計画」が一般に浸透し、多くのポスヤンドゥではわずかに経口避妊薬とコンドームを準備しているだけである。妊婦検診については、2箇所のポスヤンドゥで実施されるにすぎない。多くのポスヤンドゥ会場では、診察用のベッドを調達できず、しかも派遣される医療スタッフが限られるため、妊婦検診を実施できるポスヤンドゥが限定される。また、実際、ポスヤンドゥで妊婦検診を受けようとする妊婦は少ない。診察は4箇所のポスヤンドゥで実施されている[29]。

その他の活動として、1地区では、ポスヤンドゥ内でのアリサン（頼母子講）活動が実施されている。圧倒的多数のポスヤンドゥでアリサンが組織されていない理由は、ポスヤンドゥにカデルとして参加する女性の多くはPKK（RW）が組織するアリサンに参加しており、ポスヤンドゥ単独で実施する必要性が低いからである[30]。最後に、チブブール町のポスヤンドゥ活動の特徴として、活動後のカデルの昼食会が習慣化していることが指摘できる。

3. 参加者

（1）様々な参加者

ポスヤンドゥは、基本的には、5歳未満児（*balita*）とその母親（とりわけ妊婦）、家族計画を必要とする女性を対象としてきたといわれている［Köllmann and van Veggel 1996；吉原・Dwianto 1999］。しかしながら、調査対象地域では、家族計画利用者がほとんどみられず、その代わり、初期治療を必要とする住民や、高齢者が参加している（表3-9）[31]。第一に、いずれのポスヤンドゥ／ミニ・ポスヤンドゥにおいても、5歳未満児が登録され、活動に参加しているが、その人数はポスヤンドゥ／ミニ・ポスヤンドゥによってまちまちである[32]。第二に、妊婦、家族計画受容者の参加がみられないポスヤンドゥが少なくない。もちろん、子どもの付き添いとして母親がポスヤンドゥ会場を訪れるものの、家族計画サービスや医療サービスを利用する母親は少数である[33]。その主要な理由の一つが、調査地において、「自立的な家族計画」（*KB manridi*）[34]——すなわち、女性が家族計画の必要性を自ら認識し、各々が自費で避妊具を調達し、家族計画をそれぞれに実施すること——がほぼ浸透しているからである[35]。第三に、チブブール町に

限り、初期治療を求める軽症の患者がポスヤンドゥに参加している。前述のように、チブブール町は比較的面積の広い町であるため、地域保健センターにアクセスしにくい場所では、ポスヤンドゥが一種の巡回地域保健センターとしての機能を担っているからである。第四に、クウィタン町の1地区（RW）では高齢者が参加している（②地区）。ポスヤンドゥに参加する高齢者には、5歳未満児と同様に、体重測定と補助食サービスが提供される[36]。これは、近年、高齢者のポスヤンドゥ参加が行政によって呼びかけられたからだという。ただし、こうした呼びかけは2003年にクウィタン町とチキニ町ではじまったばかりであり、いまだ充分に浸透していないという。

利用者以外の参加者として、(1) 医療スタッフ、(2) 町役場職員、(3) RW関係者、(4) カデルがあげられる。第一に、医療スタッフが地域保健センターからポスヤンドゥに派遣されている（表3-11）。いずれの場合も医師の参加は稀で、通常は看護師や助産師、栄養職員等である[37]。さらに、チラチャス郡（チブブール町を管轄）の地域保健センターは、町レベルの地域保健センターとは別に、定期的に歯科医をポスヤンドゥに派遣し、5歳未満児の歯科検診を行っていた[38]。聞き取りによれば、1980年代-1990年代初頭には、地域保健センターのみならず、家族計画庁もポスヤンドゥに郡レベルの職員（PLKB／PKB）や助産師等を派遣してきたが、近年、彼らの参加はほとんどみられないという。それは、先述のように、家族計画の「成功」を反映している。カデルによれば、今日、PLKB／PKBはポスヤンドゥに参加しないか、参加したとしても、その頻度はかつてに比べて格段に低下しているという[39]。

第二に、町長夫妻とその他の役場職員が、ポスヤンドゥを視察する場合がある。町長夫人が住民との交流を積極的に求める町では、町長夫人が、しばしばポスヤンドゥを視察している。クウィタン町やチブブール町では、町長夫人の視察が年に何度か行われている。しかしながら、ビタミンAの投与月（年2回）やポリオ・ワクチンの投与キャンペーン（年2回）、コンテスト、特別な来客の視察などの場合を除いて、町長やその他の職員が視察に来ることはほとんどない[40]。

第三に、RWメンバー（役職者）は、ポスヤンドゥそのものには基本的には参加しない。ポスヤンドゥ長がRW長を兼職する事例（2事例）と、ポスヤンドゥ長の夫がRW長である事例を除いて、RW長はポスヤンドゥに参加しない。代わ

表 3-11　ポスヤンドゥの参加者

町	RW	ポスヤンドゥ番号	医師	看護師/助産師	栄養担当職員	歯科医	看護学校学生	PLKB/PKB	町長	町長夫人	町役場職員	RW長	RW長の妻	PKK(RW)長
チキニ	A	A-1	○	◎	○	×	x	△	△	×	△	○	◎(カデル)	×
		A-2	×	×	×	×	×	×	×	△	×	×	×	×
		A-3	×	×	×	×	×	×	×	×	×	×	×	×
	①	N1	×	○	○	×	×	△	△	×	△	×	×	×
	②	N2	×	◎	○	×	×	△	△	×	△	×	×	×
	③	N3-1	△	◎	○	×	○	○	△	×	△	×	×	○(カデル)
		N3-2	×	×	×	×	×	×	×	×	×	×	×	×
	④	N4	×	◎	○	△	△	△	△	×	△	×	○(カデル)*	○(カデル)*
クウィタン	B	B	×	◎	×	×	△	△	△	×	△	×	△	○(RW長夫人)
	①	K	△	○	△	×	△	△	△	×	△	×	×	×
	②	K2	×	◎	×	×	△	○	△	×	△	◎(カデル)	—	◎(カデル)
	③	K3-1	×	◎	×	×	△	△	△	×	△	×	×	×
		K3-2	×	○	△	×	×	△	△	×	△	×	×	×
	④	K4	×	△	×	×	×	×	△	×	△	×	×	◎(カデル)
	⑤	K5	×	◎	×	×	×	△	△	×	△	×	×	×
	⑥	K6	×	◎	×	×	×	○	△	×	△	◎(カデル)	—	NA
	⑦	K7	×	◎	×	×	△	△	△	×	△	×	○(カデル)	○(RW長夫人)
	⑧	K8	×	◎	×	×	×	△	△	×	△	×	◎(カデル)	◎(RW長夫人)
チブプール	C	C-1	△	◎	△	△	○	△	△	×	△	△	◎(カデル)	◎(RW長夫人)
		C-2	×	×	×	×	×	×	×	×	×	×	×	×
		C-3	×	×	×	×	×	×	×	×	×	×	×	×
		C-4	×	×	×	×	×	×	×	×	×	×	×	×
		C-5	×	×	×	×	×	×	×	×	×	×	×	×
	②	R2-1	×	◎	△	△	△	○	△	×	○	×	×	×
		R2-2	×	×	×	×	×	×	×	×	×	×	×	×
	③	R3	NA	◎	△	×	△	NA	△	△	×	×	◎(カデル)	○(RW長夫人)
	④	R4	△	◎	○	△	△	○	△	×	△	×	×	○(カデル)
	⑤	R5	△	◎	△	△	△	△	△	×	△	×	◎(カデル)	◎(RW長夫人)
	⑥	R6-1	△	◎	△	△	△	△	△	×	△	×	◎(カデル)	◎(RW長夫人)
		R6-2	△	◎	△	×	×	△	×	×	△	×	◎(カデル)	◎(RW長夫人)
		R6-3	×	◎	×	×	×	△	×	×	△	×	○(カデル)	◎(RW長夫人)
	⑦	R7	△	◎	△	×	△	△	NA	×	△	×	×	×
	⑧	R8	△	◎	△	△	△	△	△	×	△	×	◎(カデル)	◎(RW長夫人)
	⑨	R9-1	△	◎	△	×	△	△	△	×	△	×	○(会場提供)	○(会場提供)
		R9-2	×	×	×	×	×	×	×	×	×	×	×	×
		R9-3	×	×	×	×	×	×	×	×	×	×	×	×
		R9-4	×	×	×	×	×	×	×	×	×	×	×	×
	⑩	R10	△	◎	△	○	△	△	×	×	○	×	◎(カデル)	◎(RW長夫人)
	⑪	R11	△	◎	△	○	×	△	△	NA	△	×	×	×
	⑫	R12	△	◎	△	△	×	△	△	△	△	×	×	×
	⑬	R13	△	◎	△	△	×	△	△	△	△	×	×	×

出所：聞き取りより筆者作成
参加頻度　◎：毎回、○：時々、△：稀、×：無
*：PKK(RW)組織は実態としては成立していない（住民減少のため）

りに、ポスヤンドゥによっては、RW長の妻 (*Ibu RW*) や PKK (RW) 長が活動に参加している。活動に毎回参加する RW 長の妻や PKK (RW) 長は、カデルとして登録されている。

「その他の参加者」に関連して、LKMD について付言しておこう。第 2 章で指摘したように、LKMD は、ポスヤンドゥの設置において重要な役割を果たすことを期待されていた。また Köllmann らも、LKMD にポスヤンドゥの組織化と助言

提供の役割を果たすことが期待されていることを指摘している［Köllmann and van Veggel 1996：98, 103-104］。しかしながら、筆者が観察した地域では、今日、LKMDはポスヤンドゥには関与していない[41]。第一の理由として、LKMDがクルラハン（町）委員会（*Dewan Kelurahan*）[42]に実質的に取って代わられたことがあげられる。しかしながら、クルラハン委員会がポスヤンドゥ活動に助言を与えるケースも、調査地ではみられなかった[43]。Köllmannらはポスヤンドゥの運営が実質的にはカデルに全面的に委ねられていることを指摘しているが、筆者の調査地においてもほぼ同様の現象がみられる［Köllmann and van Veggel 1996：104］。

（2）カデル

　ポスヤンドゥを実際に開催・運営するのが、カデルである。多くの場合、ポスヤンドゥには、長、書記（あるいは副長）、会計といった役職の全てあるいは一部が設置され（表3-12）、家族計画カデルもポスヤンドゥのカデルとして活動している。しかしながら、聞き取りによれば、一部のポスヤンドゥでは、書記や会計という役職は名目のみで、実際の資金運用や記録等々の仕事は長がほぼ全面的に行っている地区が少なくないという[44]。家族計画カデルも、ポスヤンドゥの主要な担い手となっている。30箇所のポスヤンドゥのうち、29箇所で、家族計画カデルがポスヤンドゥに参加していた[45]。登録児の人数と同様に、カデルの人数もまたポスヤンドゥによってまちまちである。最大の特徴は、中央ジャカルタ市の2町に比べ、チブブール町の1箇所のポスヤンドゥあたりのカデルの人数（平均）が際立って多いことである（チキニ町4.3人、クウィタン町4.6人、チブブール町18.2人）。なお、実際のカデルの仕事の分担は表3-13に示すとおりである。

　チキニ町には34人、クウィタン町には41人、チブブール町には236人のカデルがおり、そのうち、それぞれ31人（91.2％）、35人（85.4％）、165人（69.9％）に対して、筆者はカデルの基本的な属性に関する聞き取りを行った。カデルの中心となるのが、40歳代から50歳代の、既婚の、中学校あるいは高校卒の、「主婦」の女性であった（表3-14、表3-16、表3-17、表3-21）[46]。

　カデルの属性は明らかに地域特性を反映している。インナーシティであるチキニ町およびクウィタン町のカデルの多くが、現住町出身者であり、したがって現

表 3-12　カデルの役職

町	RW	ポスヤンドゥ番号	長	副長	書記	会計	家族計画カデル	コーディネーター	部門
チキニ	A	A-1	v	—	—	v	v(長)	—	—
		A-2	v	—	v	v	—	—	—
		A-3	v	—	v	v	—	—	—
	①	N1	v	—	—	—	—	—	—
	②	N2	v	—	v	v	v	—	—
	③	N3-1	v	v	—	—	v(長)	—	—
		N3-2	v	—	v	v	v(長)	—	—
	④	N4	v	—	—	—	v(長)	—	—
クウィタン	B	B	v	—	v	v	v(長)	—	—
	①	K1	v	—	v	v	v(会計)	—	—
	②	K2	v	—	v	v	v	—	—
	③	K3-1	v	—	v	v	v(長)	—	—
		K3-2	—	—	—	—	—	—	—
	④	K4	v	—	v	v	v	—	—
	⑤	K5	v	—	v	v	v(長)	—	—
	⑥	K6	v	—	v	v	v(長)	—	—
	⑦	K7	v	—	(v)	(v)	v(長)	—	—
	⑧	K8	v	—	v	v	v	—	—
チブプール	C	C-1	v	—	v	v	v	—	—
		C-2	—	—	—	—	—	v(RT長の妻)	—
		C-3	—	—	—	—	—	v(RT長の妻)	—
		C-4	—	—	—	—	—	v(RT長の妻)	—
		C-5	—	—	—	—	—	v(町長の妻)	—
	②	R2-1	v	—	v	v	v	—	—
		R2-2	—	—	v	—	—	v	—
	③	R3	v	v	—	—	v	—	—
	④	R4	v	—	v	v	v	—	—
	⑤	R5	v	—	v	v	v	—	—
	⑥	R6-1	v	—	v	v	v	v(RT長の妻)	—
		R6-2	—	—	—	—	—	v(長)	—
		R6-3	—	—	—	—	—	v	—
	⑦	R7	v	—	v	v	NA	—	—
	⑧	R8	v	v	—	v	v(副長)	—	—
	⑨	R9-1	v	—	v	v	v	—	—
		R9-2	—	—	—	—	v	v	—
		R9-3	—	—	—	—	—	v	—
		R9-4	—	—	—	—	—	v	—
	⑩	R10	v	—	v	v	v	—	—
	⑪	R11	v	—	v	v	v	—	v
	⑫	R12	v	v	—	—	v(副長)	—	—
	⑬	R13	v	—	v	v	v	—	—

出所：聞き取りより筆者作成
v：有、—：無

第 3 章　調査地の概況とポスヤンドゥの基本的機能・構造　83

表 3-13　カデル・ポスヤンドゥ長の選出法と仕事の分担

事項		ポスヤンドゥ番号	ポスヤンドゥ長選出	カデル選出	レポート作成	レポート提出	台帳記入者	登録カード記入者	調理者	特別の補助食を取りにいく人物	配る人物（地域での場合）	活動日の連絡
町	RW	ポスヤンドゥ番号	1.本人の意思、2.元ポスヤンドゥ長の推薦、3.RW長（妻）の推薦、4.PKK(RW)長の推薦、5.町長の推薦、6.他のカデルの推薦、7.地域保健センター、8.住民、9.その他、10.選挙、11.話し合い	1.本人の意思、2.ポスヤンドゥ長の推薦、3.RW長の推薦、4.PKK(RW)長の推薦、5.町長の推薦、6.住民の合議、7.RT長(妻)の推薦、8.選挙(投票)、9.上記以外のカデル	1.長、2.書記(副長)、3.会計、4.全カデル、5.1-4以外の、特定のカデル(毎回)、6.地域保健センター職員、7.家族計画カデル、8.カデルのローテーション、9.RTのローテーション、10.その他、11.補助食の支援は無い							1.長、2.書記、3.会計、4.全カデル、5.PKK(RW)のアリサン、6.RWの拡声器、7.住民がカデルに尋ねる、8.無し、9.RT長の妻、10.RTのアリサン
チキニ	A ①	A-1	1,7,8	1,2	3	1	1	1,3	1	1=7	1=7	7
		A-2	1,2	1,2	NA	1	1	1,3	8	1	5	4
		A-3	6	1,2,9	1	1	1,6	1	(1),4	1	5	4
	②	N1	1	1,2	1	1	—	4	8	11	—	4
		N2	1	1,2	1	1,6	1	4	1,2,3	1	5	4
	③	N3-1	1,2	1,2,3	5	1	1	4	5	1=7	1=7	4
		N3-2	1,2	1,2	1	1	1,6	4	4	1=7	1=7	4
	④	N4	1,3	1,2	5	1	1,6	1,5	1	1	1	1
クウィタン	B	B	1,2	1,2	1	1	1	4	8	1=7	1=7	9
	①	K	NA	1,2	NA	NA	NA	1	2	3=7	5	4
	②	K2	1,8	1,2	1	2	1	4	2	2=7	5	4
	③	K3-1	1,2	1,2	1	1	1	1	1	1	1	4
		K3-2										
	④	K4	1,(2),3	5(町)	1	1	1	1	1,3	1	5	4,5,イスラム学習会
	⑤	K5	1,2	1,4,6	1	1	1	1	1	1	1,5	4,5
	⑥	K6	1,2,3	1,2?	1	1	1,2	1,2	8	11	—	4
	⑦	K7	1,2	1,2	1	1	1	2	4	1=7	1=7	4
	⑧	K8	1,11	6	2	1,2	2	1,2,7	8	2	2,5	4,5
チブプール	C	C-1			2	1,2	NA	5	9			4,5
		C-2			—	—	—	—	—			
		C-3	1,6,8 (RT長夫妻)	1,4 (RW長の妻)	—	—	—	—	—	1	1	
		C-4			—	—	—	—	—			
		C-5			—	—	—	—	—			
	②	R2-1	1,8	2	NA	NA	2	4	9	1	1,5	5,6
		R2-2										
	③	R3	1,3,8	8	2	2	2	5	9	1,7	1,7	10
	④	R4	1,3,4,8	1,2	2	2	2	5	3	2	2	4,5
	⑤	R5	1,9(RT)	NA	1	1	1	4,2	8,9	1	1	5,9
	⑥	R6-1	UK	1,7	2	1,RW長の妻	2	4	9	1,RW長の妻、コーディネーター	1,RW長の妻、コーディネーター	4,5,6
		R6-2										
		R6-3										
	⑦	R7	1,2,8	1,6	1	1	2	4	9	1	1	5,9
	⑧	R8	1,10	1,7	2=7	2=7	4	8	1,2=7	1,2=7	4,5,10	
	⑨	R9-1	1,2	1,2,6	2	2,7	1	4	5	2,7,5,PKK(RW)書記	2,7,5,PKK(RW)書記	5
		R9-2										
		R9-3										
		R9-4										
	⑩	R10	1,6?	1,7	1	7	1	5	9	1	1	5,9
	⑪	R11	1,8,9 (軍保健当局)	1,2	NA	2,7	4	4	9	11	—	4,5,6
	⑫	R12	1,6	1,2	2=7	2=7	4	5	9	5,7	5,7	5,10
	⑬	R13	1,4	1,2	1	1,7	NA	5	5	1	1	5,PKK(RT)カデル

出所：聞き取りより筆者作成

表 3-14　カデルの年齢

年齢＼町	チキニ 人（%）	クウィタン 人（%）	チブブール 人（%）
20代	3（9.7）	2（5.7）	8（4.8）
30代	4（12.9）	7（20.0）	43（26.1）
40代	7（22.8）	10（28.6）	74（44.8）
50代	15（48.4）	12（34.3）	37（22.4）
60歳以上	2（6.5）	4（11.4）	3（1.8）
計	31（100.0）	35（100.0）	165（100.0）

出所：聞き取りより筆者作成
2003年12月末現在

表 3-15　カデルの出生地

出生地＼町	チキニ 人（%）	クウィタン 人（%）	チブブール 人（%）
現住町	17（54.8）	23（65.7）	16（9.7）
現住町を除く現住市	3（9.7）	4（11.4）	20（12.1）
現住市を除くジャカルタ特別区	1（3.2）	0（0.0）	26（15.8）
ジャカルタ特別区を除くジャワ島	10（32.3）	5（14.3）	95（57.6）
スマトラ島	0（0.0）	3（8.6）	7（4.2）
スラウェシ島	0（0.0）	0（0.0）	0（0.0）
カリマンタン島	0（0.0）	0（0.0）	1（0.0）
計	31（100.0）	35（100.0）	165（100.0）

出所：聞き取りより筆者作成
2003年12月末現在

住 RW の居住年数も長い。さらに、両町のカデルの多くが 11 年以上のカデル歴をもつベテランである。インナーシティの 2 町のカデルの場合、5 割以上が現住町出身であり、カデルあるいは夫のいずれかが現住町出身のカデルは 7 割以上を占めている（表 3-15、表 3-19）。これに対して、郊外地区であるチブブール町のカデルの場合、9 割以上が現住町以外の出身者であり、カデルと夫の双方が現住町以外の出身者であるカデルは、全体の 4 分の 3 以上であった。このことは、当然、チキニ町とチブブール町のカデルの、現住 RW 居住歴の長さという結果に

表 3-16　カデルの婚姻上の地位

地位＼町	チキニ 人（%）	クウィタン 人（%）	チブブール 人（%）
既婚者	28（90.0）	26（74.0）	157（95.0）
死別	3（10.0）	5（14.0）	6（4.0）
未婚	0（0.0）	2（6.0）	0（0.0）
離別	0（0.0）	2（6.0）	2（6.0）
計	31（100.0）	35（100.0）	165（100.0）

出所：聞き取りより筆者作成
2003年12月末現在

表 3-17　カデルの最終学歴

学歴＼町	チキニ 人（%）	クウィタン 人（%）	チブブール 人（%）
小学校卒	10（32.3）	5（14.3）	23（13.9）
中学校卒	11（35.5）	7（20.0）	44（26.7）
高校卒	10（32.3）	21（60.0）	81（49.1）
専門学校・短大・大学卒	0（0.0）	1（2.9）	9（5.5）
NA	0（0.0）	1（2.9）	8（4.8）
計	31（100.0）	35（100.0）	165（100.0）

出所：聞き取りより筆者作成
2003年12月末現在

結びつく。両町のカデルの現住RW居住歴は、チブブール町のカデルのそれに比べて長い（表3-18）。また、チキニ町およびクウィタン町のカデルは、カデル歴が11年以上のものが6割以上である（表3-20）[47]。他方、ポスヤンドゥ長は、カデル全般に比べてよりカデル歴の長い高齢の女性であるという特徴をもつ。まず、クウィタン町を除いて、ポスヤンドゥ長の年齢は概してカデル全般より高齢である（表3-22）。このことを反映して、とりわけ、チキニ町のポスヤンドゥ長の4分の3が41年以上の現住RW居住者でもある（表3-26）。さらに、全地区で、カデル全般に比べて、ポスヤンドゥ長のカデル歴が長いことが分かる

表 3-18　カデルの現住 RW 居住歴

年 \ 町	チキニ 人 (%)	クウィタン 人 (%)	チブプール 人 (%)
5 年以下	4 (12.9)	0 (0.0)	10 (6.1)
6-10 年	0 (0.0)	1 (2.9)	16 (9.7)
11-15 年	1 (3.2)	0 (0.0)	2 (13.3)
16-20 年	2 (6.5)	2 (5.7)	34 (20.6)
21-25 年	0 (0.0)	0 (0.0)	41 (24.8)
26-30 年	2 (6.5)	5 (14.3)	23 (13.9)
31-35 年	1 (3.2)	0 (0.0)	10 (6.1)
36-40 年	4 (12.9)	6 (17.1)	4 (2.4)
41 年以上	15 (48.4)	21 (60.0)	5 (3.0)
UK	0 (0.0)	0 (0.0)	0 (0.0)
地域外居住	2 (6.5)	0 (0.0)	0 (0.0)
計	31 (100.0)	35 (100.0)	145 (100.0)

出所：聞き取りより筆者作成
2003 年 12 月末現在

表 3-19　カデル夫妻の出身地

学歴 \ 町	チキニ 人 (%)	クウィタン 人 (%)	チブプール 人 (%)
夫婦ともに現住町出身	11 (35.5)	8 (25.8)	7 (4.3)
夫婦のいずれかが現住町出身	12 (38.7)	18 (58.1)	27 (16.6)
その他	8 (25.8)	5 (16.1)	129 (79.1)
計	31 (100.0)	31* (100.0)	163* (100.0)

出所：聞き取りより筆者作成
*未婚者は除外

(表 3-28)。

　その他の属性については、町ごとに多少異なった傾向をもつが、より高い最終学歴をもつ人物がポスヤンドゥ長に選出されるという傾向が 2 町でみられる（チキニ町およびチブプール町）[48]。これに対して、本人が地元出身者であるか否か、あるいは夫かカデルのいずれかが地元出身者であるか否かは、チキニ町を除いて[49]、ポスヤンドゥ長の資質としてそれほど重要ではないようである。もちろん、

表3-20 カデルのカデル歴

年 \ 町	チキニ 人 (%)	チキニ* 人 (%)	クウィタン 人 (%)	チブプール 人 (%)
5年以下	10 (32.3)	4 (16.0)	10 (28.6)	73 (44.2)
6-10年	0 (0.0)	0 (0.0)	2 (5.7)	30 (18.2)
11-15年	5 (16.1)	5 (20.0)	9 (25.7)	25 (15.2)
16-20年	10 (32.3)	10 (40.4)	4 (11.4)	29 (17.6)
21年以上	5 (16.1)	5 (20.0)	10 (28.6)	8 (4.8)
UK	1 (3.2)	1 (4.0)	0 (0.0)	0 (0.0)
計	31 (100.0)	25 (100.0)	35 (100.0)	165 (100.0)

出所：聞き取りより筆者作成
2003年12月末現在
*2000年以降の新設ポスヤンドゥのカデル6名を除く

表3-21 カデルの職業

職業 \ 町	チキニ 人 (%)	クウィタン 人 (%)	チブプール 人 (%)
主婦	25 (80.6)	26 (74.3)	154 (93.3)
教師	0 (0.0)	0 (0.0)	2 (1.8)
公務員	0 (0.0)	1 (2.9)	1 (0.6)
民間企業従業員	0 (0.0)	0 (0.0)	1 (0.6)
美容師（被雇用者）	0 (0.0)	0 (0.0)	1 (0.6)
自営業（ワルテル）	0 (0.0)	0 (0.0)	1 (0.6)
ワルン	0 (0.0)	2 (5.7)	1 (0.6)
ケータリング	1 (3.2)	2 (5.7)	1 (0.6)
洋裁師	1 (3.2)	0 (0.0)	1 (0.6)
物売り	4 (12.9)	4 (11.4)	1 (0.6)
洗濯労働者	0 (0.0)	1 (0.6)	1 (0.6)
計	31 (100.0)	36 (100.0)	165 (100.0)

出所：聞き取りより筆者作成

表3-22　ポスヤンドゥ長の年齢

年齢＼町	チキニ 人（%）	クウィタン 人（%）	チブブール 人（%）
20代	1（12.5）	2（22.2）	0（ 0.0）
30代	0（ 0.0）	0（ 0.0）	1（ 7.7）
40代	1（12.5）	3（33.3）	5（38.5）
50代	4（50.0）	3（33.3）	7（53.8）
60歳以上	2（25.0）	1（11.1）	0（ 0.0）
計	8（100.0）	9（100.0）	13（100.0）

出所：聞き取りより筆者作成
2003年12月末現在

表3-23　ポスヤンドゥ長の出生地

出生地＼町	チキニ 人（%）	クウィタン 人（%）	チブブール 人（%）
現住町	5（62.5）	4（44.4）	0（ 0.0）
現住町を除く現住市	1（12.5）	3（33.3）	0（ 0.0）
現住市を除くジャカルタ特別区	1（12.5）	0（ 0.0）	3（23.1）
ジャカルタ特別区を除くジャワ島	1（12.5）	2（22.2）	9（69.2）
スマトラ島	0（ 0.0）	0（ 0.0）	1（ 7.7）
スラウェシ島	0（ 0.0）	0（ 0.0）	0（ 0.0）
カリマンタン島	0（ 0.0）	0（ 0.0）	0（ 0.0）
計	8（100.0）	9（100.0）	13（100.0）

出所：聞き取りより筆者作成
2003年12月末現在

　クウィタン町ではカデルの地元出身者が多く、ポスヤンドゥ長の地元出身者割合がカデルのそれと同様の高さであるものの、その割合がポスヤンドゥ長において特に高いという傾向はみられない。逆に、流入者のカデルが多いチブブール町においては、地元出身であるか否かはポスヤンドゥ長の資質にはあまり関係がないようにみえる。チブブール町のカデルの多くが現住町外出身者であったが、ポスヤンドゥ長のなかには、現住町および現住市の出身者が1人もいない。チブブール町のポスヤンドゥ長の7割弱が「ジャカルタ特別区を除くジャワ島」出身者で

表3-24　ポスヤンドゥ長の婚姻上の地位

地位＼町	チキニ 人（%）	クウィタン 人（%）	チブブール 人（%）
既婚者	5　（62.5）	7　（78.0）	13　(100.0)
死別	3　（37.5）	2　（22.0）	0　（0.0）
未婚	0　（0.0）	0　（0.0）	0　（0.0）
離別	0　（0.0）	0　（0.0）	0　（0.0）
計	8　(100.0)	9　(100.0)	13　(100.0)

出所：聞き取りより筆者作成
2003年12月末現在

表3-25　ポスヤンドゥ長の最終学歴

学歴＼町	チキニ 人（%）	クウィタン 人（%）	チブブール 人（%）
小学校卒	1　（12.5）	0　（0.0）	0　（0.0）
中学校卒	1　（12.5）	4　（44.4）	2　（15.4）
高校卒	5　（62.5）	5　（55.6）	8　（61.5）
専門学校・短大・大学卒	1　（12.5）	0　（0.0）	3　（23.1）
NA	0　（0.0）	0　（0.0）	0　（0.0）
計	8　(100.0)	9　(100.0)	13　(100.0)

出所：聞き取りより筆者作成
2003年12月末現在

ある。さらに、夫の出生地を考慮しても、夫かカデルのいずれかが現住町出身者であるポスヤンドゥ長は、チブブール町では、わずか1人であった（表3-23、表3-27）。

　さらに、ポスヤンドゥ長の属性をより具体的に示したのが、表3-30、表3-31、表3-32である。インナーシティの2町において、ポスヤンドゥ長の役職兼職数が多いことが分かる。町レベルのPKKの組織図も、このことを示すものである。図3-4、図3-5、図3-6は、2002年および2003年の3町における、PKK組織図を示したものである。チキニ町とクウィタン町においては、カデルの多くが、

表 3-26　ポスヤンドゥ長の現住 RW 居住歴

年＼町	チキニ 人（%）	クウィタン 人（%）	チブブール 人（%）
5 年以下	1（12.5）	0（ 0.0）	0（ 0.0）
6-10 年	0（ 0.0）	1（11.0）	1（ 8.0）
11-15 年	0（ 0.0）	0（ 0.0）	2（15.0）
16-20 年	0（ 0.0）	1（11.0）	2（15.0）
21-25 年	0（ 0.0）	0（ 0.0）	4（31.0）
26-30 年	0（ 0.0）	1（11.0）	3（23.0）
31-35 年	0（ 0.0）	0（ 0.0）	0（ 0.0）
36-40 年	1（12.5）	1（11.0）	0（ 0.0）
41 年以上	6（75.0）	5（56.0）	0（ 0.0）
UK	0（ 0.0）	0（ 0.0）	1（ 8.0）
計	8（100.0）	9（100.0）	13（100.0）

出所：聞き取りより筆者作成
2003 年 12 月末現在

表 3-27　ポスヤンドゥ長夫妻の出身地

学歴＼町	チキニ 人（%）	クウィタン 人（%）	チブブール 人（%）
夫婦ともに現住町出身	3（38.0）	1（11.0）	0（ 0.0）
夫婦のいずれかが現住町出身	4（50.0）	5（56.0）	1（ 8.0）
その他	1（13.0）	3（33.0）	12（92.0）
計	8（100.0）	9（100.0）	13（100.0）

出所：聞き取りより筆者作成

町レベルの PKK の重要なメンバーであるといえよう。これは、両町における PKK（町レベル）の人的資源の不足と、ポスヤンドゥ活動の傑出性を示唆するものである[50]。

表 3-28 ポスヤンドゥ長のカデル歴

年＼町	チキニ 人 (%)	チキニ* 人 (%)	クウィタン 人 (%)	チブプール 人 (%)
5年以下	2 (25.0)	0 (0.0)	1 (11.0)	4 (30.8)
6-10年	0 (0.0)	0 (0.0)	0 (0.0)	1 (7.7)
11-15年	0 (0.0)	0 (0.0)	3 (33.0)	3 (23.1)
16-20年	5 (63.0)	5 (83.3)	3 (33.0)	4 (30.8)
21年以上	1 (13.0)	1 (16.7)	2 (22.0)	0 (0.0)
UK	0 (0.0)	0 (0.0)	0 (0.0)	1 (7.7)
計	8 (100.0)	6 (100.0)	9 (100.0)	13 (100.0)

出所：聞き取りより筆者作成
*2000年以降の新設ポスヤンドゥのポスヤンドゥ長2名を除く

表 3-29 ポスヤンドゥ長の職業

職業＼町	チキニ 人 (%)	クウィタン 人 (%)	チブプール 人 (%)
主婦	7 (87.5)	6 (66.7)	8 (61.5)
教師	0 (0.0)	0 (0.0)	1 (7.7)
公務員	0 (0.0)	0 (0.0)	1 (7.7)
民間企集従業員	0 (0.0)	0 (0.0)	0 (0.0)
美容師（被雇用者）	0 (0.0)	0 (0.0)	0 (0.0)
自営業（ワルテル）	0 (0.0)	0 (0.0)	0 (0.0)
ワルン	0 (0.0)	2 (22.2)	1 (7.7)
ケータリング	1 (12.5)	1 (11.1)	0 (0.0)
洋裁師	0 (0.0)	0 (0.0)	1 (7.7)
物売り	0 (0.0)	0 (0.0)	1 (7.7)
洗濯労働者	0 (0.0)	0 (0.0)	0 (0.0)
計	8 (100.0)	9 (100.0)	13 (100.0)

出所：聞き取りより筆者作成

表 3-30　チキニ町のポス

事項番号	カデル：a、夫：b	出生年	出生地	宗教	学歴	現住RW居住歴	結婚年	職業[元]	婚姻	カデル就任年（ポスヤンドゥ長就任年）	同居人数（含カデル）
A-1	a	1936	西ジャワ州(Kuningan)	イスラム	専門学校	1960–	1960	主婦	既婚	1983	6
	b	1935	チキニ		高校	1936–		停年[国営企業従業員]	既婚	(1983)	
A-2	a	1955	チキニ	イスラム	小学校	1955–	1978	主婦	既婚	1985	6
	b	1949	チキニ		高校	1948–		民間企業（従業員）	既婚	(1994)	
A-3	a	1943	中央ジャカルタ市	イスラム	高校	1967–	1967	主婦	死別	1987	5
	b	1939	南ジャカルタ市		大学	UK		死去[弁護士]	(死去)	(1987)	
N1	a	1951	チキニ	プロテスタント	高校	1951–	1973	主婦	既婚	2000	4
	b	1948	チキニ		高校	1948–		自営業（旅行会社）	既婚	(2000)	
N2	a	1944	チキニ	イスラム	高校	1944–	1975	主婦	死別	1979	4
	b	1935	スマトラ(Aceh)		大学	1975–		死去[軍人]	(死去)	(1979)	
N3-1	a	1944	チキニ	イスラム	高校	1944–	1962	主婦	既婚	1985	5
	b	1940	チキニ		高校	1940–		停年[ホテル従業員]	既婚	(1988)	
N3-2	a	1953	チキニ	イスラム	中学校	1953–	1972	ケータリング	死別	1987	3
	b	1948	西ジャワ州		中学校	1956–		死去[民間企業]	(死去)	(1987)	
N4	a	1975	北ジャカルタ市	イスラム	高校	1998–	1998	主婦	既婚	2002	4
	b	1960	チキニ		高校	1960–		自営業（商売）	既婚	(2002)	

出所：聞き取りより筆者作成
　　＊その他に、RWレベルの活動として、巡回地域保健センターのボランティア（1981–）、高齢者向配食サービ
　　＊＊その他に、高齢者向配食サービス・グループの書記（1997–）
　　＊＊＊町外で、女性組織のジャカルタ事務所でボランティア活動
　　＊＊＊＊イスラム学習会のアリサン会計（1993–）
　　＊＊＊＊＊ポスヤンドゥ長を除く

ヤンドゥ長の基本的属性

構成員(カデルからみた場合、ただしカデルを除く)	家族計画カデル(RW)歴	RT 内の役職歴	RW レベルの役職歴*****	町レベルの役職歴
夫、娘、娘の夫、孫×2	○ 1987-	—	PKK (RW) 会計 (2003)、副PKK (RW) 長 2001-2002、他* RW 長 (2002-)、RW 書記 (1990-2002)、他**	第4ワーキング・グループ長：1987- LKMD メンバー（過去）
夫、娘×2、息子×2	—	—	—	第4ワーキング・グループ・メンバー：？- —
息子×2、娘×2	—	以前 RT 長	PKK (RW) 長：1989-2003、PKK (RW) 書記 1987-1993 RW 役職（？-1992）	副 PKK 長 1987-
夫、息子、娘	—	RT 長：1990-2003	RW 事務所管理者、他、調整役 副 RW 長：1901-、RW 事務所管理者	町長夫人補佐：？- —
息子、孫×2	(1985-90)	RT 長兼 PKK (RT) 長：1970年代-1985	—	第2ワーキング・グループ・メンバー：？-***
夫、息子、息子の妻、孫	○	RT 長：1988-2000、PKK (RT) 長：1990- —	PKK (RW) 長：1990-	第5ワーキング・グループ長（？-）、アリサン PKK 会計 (1993-)、他****
娘、孫	○ 1987-	—	宗教、家族計画部門：1980年代-	副 PKK 長：？-
夫、息子×2	— —	RT 長：2001- RT 長：1987-2001	PKK (RW) 長：2001- RW 長：2001-	—

スのボランティア（1982-）に参加

表 3-31 クウィタン町のポ

事項番号	カデル：a, 夫：b	出生年	出生地	宗教	学歴	現住RW居住歴	結婚年	職業[元]	婚姻	カデル就任年（ポスヤンドゥ長就任年）	同居人数（含カデル）
B	a	1944	西ジャワ州(Garut)	イスラム	高校	1964	1964	ワルン	死別	1983	3
	b	1938	南ジャカルタ市		高校	1953-2001		[運転手]	(死去)	(1989)	
K1	a	1957	クウィタン	イスラム	中学校	1957	NA	主婦	死別	1970年代末？	9
	b	1954	クウィタン		高校	1957-1993		運転手	(死去)	—	
K2	a	1956	中央ジャカルタ市	イスラム	高校	1961	1974	主婦	既婚	1985	10
	b	1952	中央ジャカルタ市		専門学校	1974		自営業	既婚	(1985)	
K3-1	a*	1975	クウィタン	イスラム	中学校	1975	1989	主婦	既婚	1988	4
	b	1967	中央ジャカルタ市		中学校	1989		自営業(商売)	既婚	(2001)	
K4	a	1950	クウィタン	イスラム	中学校	1950	1967	主婦	既婚	1980年頃	3
	b	1941	スマトラ(Padang)		専門学校	1963		自営業(商売)	既婚	1980年頃	
K5	a	1962	中央ジャカルタ市	イスラム	高校	1983	1983	ケータリング	既婚	1990	5
	b	1960	クウィタン		高校	1960		民間企業従業員	既婚	(1990)	
K6	a	1940	中部ジャワ州	イスラム	高校	1960	1960	主婦	既婚	1983	9
	b	1928	中部ジャワ州		専門学校	1955		無職[国営企業職員]	既婚	(1983)	
K7	a	1975	中央ジャカルタ市	イスラム	中学校	1994	1993	主婦	既婚	2000	4
	b	1965	クウィタン		高校	1953		民間企業職員(輸入業)	既婚	2001	
K8	a	1953	クウィタン	イスラム	高校	1953	1970	主婦	既婚	1990	4
	b	1949	ヨグヤカルタ		高校	1968		民間企業[軍人]	既婚	(1990)	

出所：聞き取りより筆者作成
*ポスヤンドゥ長であった母親が再婚し、地区外に生活の場を移したため、ポスヤンドゥ長代理
**実質的な活動がない

スヤンドゥ長の基本的属性

構成員(カデルからみた場合、ただしカデルを除く)	家族計画カデル(RW)歴	RT内の役職歴	RWレベルの役職歴	町レベルの役職歴
息子×2	1989- —	— —	— —	第2ワーキング・グループ長 —
母、弟、弟の妻、弟の子供×2、妹、妹の夫、妹の子供	— —	— —	— —	— —
夫、娘×2、息子、弟、妹、妹の夫、妹の子供×2	— —	— RT長：?-現	RW長：2002- —	第2ワーキング・グループ長 —
夫、息子×2	2001- —	RT長代理2001- —	— —	— —
夫、息子	— —	— —	— RW書記：1980年代から10年	— —
夫、義母、娘、息子	1990- —	RT書記：1999- —	— —	第5ワーキング・グループ会計 —
夫、娘×3、孫×4	1983- —	RT長：1997- —	— —	— —
夫、息子、義母	2001- —	— —	PKK（RW）書記：2000-** —	— —
夫、息子×2	— —	PKK（RT）長：1988-93 RT長：1988-93	PKK（RW）長：1993- RW長：1993-	— —

表 3-32 チブブール町のポ

番号	カデル：a,夫：b	出生年	出生地	宗教	学歴	現住 RW 居住歴	結婚年	職業 [元]	婚姻	カデル就任年 (ポスヤンドゥ長就任年)	同居人数 (含カデル)
C	a	1959	中央ジャカルタ市	イスラム	中学校	1987	1977	仕立て	既婚	1990	5
	b	1950	中部ジャワ州		高校	1987		民間企業職員	既婚	(2001)	
R2-1	a	1959	中部ジャワ州 (Banjanegara)	イスラム	高校	1990 年代	1975	ワルン	既婚	1990 年頃	4
	b	1943	中部ジャワ州		高校	1980–1990 年代		停年［軍人］	既婚	(1995)	
R3	a	1955	ヨグヤカルタ	イスラム	高校	1980	1983	公務員	既婚	2002	6
	b	1953	ヨグヤカルタ		高校	1978		公務員	既婚	(2002)	
R4	a	1955	西ジャワ州 (Cilamaya)	イスラム	大学	1979	1975	高校教師	既婚	1982	7
	b	1955	北スマトラ州 (Medan)		大学	1979		高校教師	既婚	(1994)	
R5	a	1949	東ジャワ州	イスラム	中学校	1975	1968	商売（ジャムー）	既婚	1983	2
	b	1937	東ジャワ州		高校	1975		停年	既婚	(1987)	
R6	a	1951	中部ジャワ州 (Purworajo)	イスラム	高校	1975	1977	主婦	既婚	1988	3
	b	1950	チブブール		中学校	1950		停年	既婚	(1998)	
R7	a	1965	北スマトラ州	イスラム	専門学校	1961	1985	主婦	既婚	2000	5
	b	1961	北スマトラ州		高校	1961		軍人	既婚	(2000)	
R8	a	1949	ヨグヤカルタ	イスラム	高校	1994	1984	主婦	既婚	1994	4
	b	1957	ヨグヤカルタ		高校	1994		民間企業職員	既婚	(2001)	
R9-1	a	1944	ヨグヤカルタ	プロテスタント	高校	1980	1969	停年［助産師］	既婚	1984	3
	b	1939	ヨグヤカルタ		専門学校	1980		停年	既婚	(1993)	
R10	a	1952	東ジャワ州	イスラム	高校	1975	1975	主婦	既婚	1990 年頃	4
	b	1927	北スマトラ州 (Medan)		高校	1970 年代		停年	既婚	(2002)	
R11	a	1947	西ジャワ州 (Bandung)	イスラム	専門学校	1988	1966	主婦	既婚	1990	3
	b	1937	東ジャワ州 (Surabaya)		大学	1988		医者［軍医］	既婚	(1990)	
R12 **	a	1945	中央ジャカルタ市	イスラム	高校	1983	1965	主婦	既婚	1985	4
	b	1940	南スマトラ州 (Palembang)		高校	1983		停年［軍人］	既婚	(2003)	
R13 ***	a	1962	西ジャカルタ市 (Roximas)	イスラム	高校	1992	1985	主婦	既婚	1999	6
	b	1957	バンテン州		専門学校	1992		国営企業職員	既婚	(2002)	

出所：聞き取りより筆者作成
　　*その他に、コベラシ長：1984-、PKK（RW）長：1998-
　　**R12 は、本来のポスヤンドゥ長が活動に参加しなくなったため、実質的な長を務めている
　　***R13 は、本来のポスヤンドゥ長が病気のため、実質的な長を務めている

第3章　調査地の概況とポスヤンドゥの基本的機能・構造　97

スヤンドゥ長の基本的属性

構成員（カデルからみた場合、ただしカデルを除く）	家族計画カデル（RW）歴	RT内の役職歴	RWレベルの役職歴	町レベルの役職歴
夫、息子、娘×2	— —	— —	— 町委員会委員：2001	— —
息子×2、娘	— —	RT長：1990年代- —	— —	第4ワーキングチーム・メンバー —
夫、息子、娘、義理の妹、ハウスメイド	— —	PKK（RT）長：1990年代 RT長：1990年代	PKK（RW）長：1995- RW書記：1991-94RW長：1995-	— —
夫、息子×3、娘×2	— —	RT長：1990年代-2002 —	PKK（RW）書記1982—98、他*- —	— —
夫	— —	PKK（RT）長：1982-98 RT長：1982-98	— —	— —
夫、息子	— —	PKK（RT）長：1987-93 RT長 1987-93	— —	— —
夫、娘、息子×2	2001- —	PKK（RT）長：1987-93 RT長：1987-93	— 副RW長：2001-2	— —
夫、息子、娘	— —	— RT書記：1999-	— —	— —
夫、息子	— —	RT会計：?-1996、共同組合役員：96-	PKK（RW）長：1984-93 —	— —
夫、息子、娘	— —	— —	PKK（RW）会計：年代不明 —	— —
夫、息子	— —	イスラム学習会RT長：1988- —	PKK（RW）書記：1990- —	— —
夫、娘、娘の夫	1983- —	PKK（RT）長：1983- RT長：1990年代に9年	— —	— —
夫、母、息子×2、娘	— —	PKK（RT）長：1995-99 RT長：1995-99	PKK（RW）書記：1999- 副RW長：1999-	— —

図 3-4　チキニ町の PKK 組織図

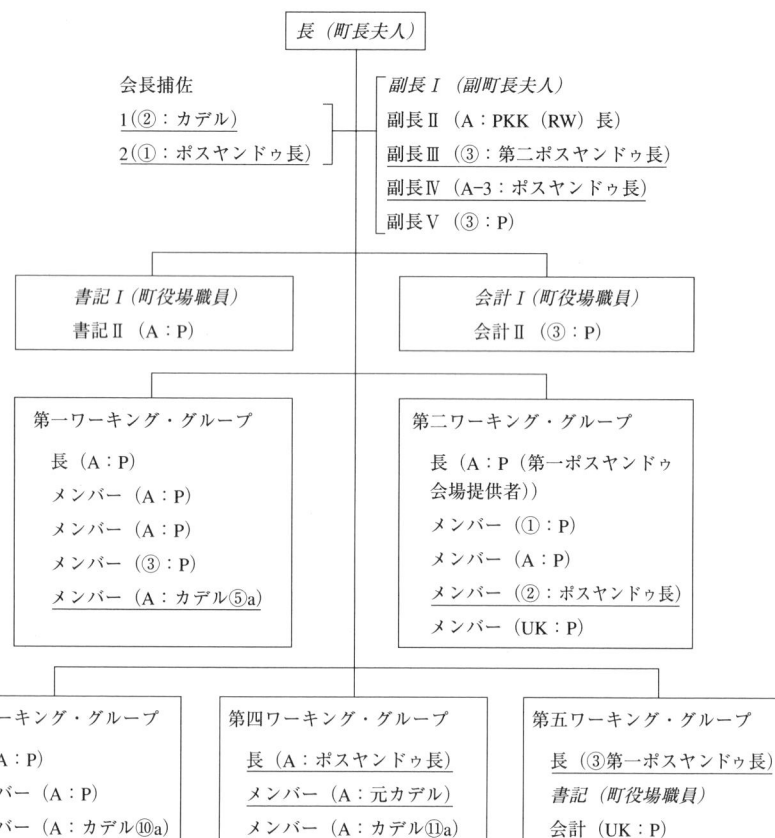

```
                    長（町長夫人）

会長捕佐                  副長Ⅰ（副町長夫人）
 1（②：カデル）           副長Ⅱ（A：PKK（RW）長）
 2（①：ポスヤンドゥ長）   副長Ⅲ（③：第二ポスヤンドゥ長）
                          副長Ⅳ（A-3：ポスヤンドゥ長）
                          副長Ⅴ（③：P）

   書記Ⅰ（町役場職員）        会計Ⅰ（町役場職員）
   書記Ⅱ（A：P）              会計Ⅱ（③：P）
```

第一ワーキング・グループ
　長（A：P）
　メンバー（A：P）
　メンバー（A：P）
　メンバー（③：P）
　メンバー（A：カデル⑤a）

第二ワーキング・グループ
　長（A：P（第一ポスヤンドゥ会場提供者））
　メンバー（①：P）
　メンバー（A：P）
　メンバー（②：ポスヤンドゥ長）
　メンバー（UK：P）

第三ワーキング・グループ
　長（A：P）
　メンバー（A：P）
　メンバー（A：カデル⑩a）
　メンバー（①：カデル）
　メンバー（③：カデル）

第四ワーキング・グループ
　長（A：ポスヤンドゥ長）
　メンバー（A：元カデル）
　メンバー（A：カデル⑪a）
　メンバー（A：カデル⑦a）
　メンバー（A：ポスヤンドゥ長④a）

第五ワーキング・グループ
　長（③第一ポスヤンドゥ長）
　書記（町役場職員）
　会計（UK：P）
　メンバー（③：カデル）
　メンバー（A：カデル⑥a）
　メンバー（A：P）
　メンバー（A：P）
　メンバー（A：元カデル）

出所：聞き取りより筆者作成
2002 年および 2003 年度のチキニ町における PKK 構造
凡例：PKK での役職（居住 RW：カデルであるか否か）
斜体は、町民以外の者。下線を引いてあるのがカデル。P とあるのは、カデルでない町民
第一ワーキング・グループ：パンチャシラ、ゴトン・ロヨン
第二ワーキング・グループ：教育、協同組合
第三ワーキング・グループ：食糧、被服、家事
第四ワーキング・グループ：保健、生活環境、健全な計画
第五ワーキング・グループ：PPKP（マイクロ・クレジット・プログラム）
UK：居住 RW が不明である

図 3-5 クウィタン町の PKK 組織図

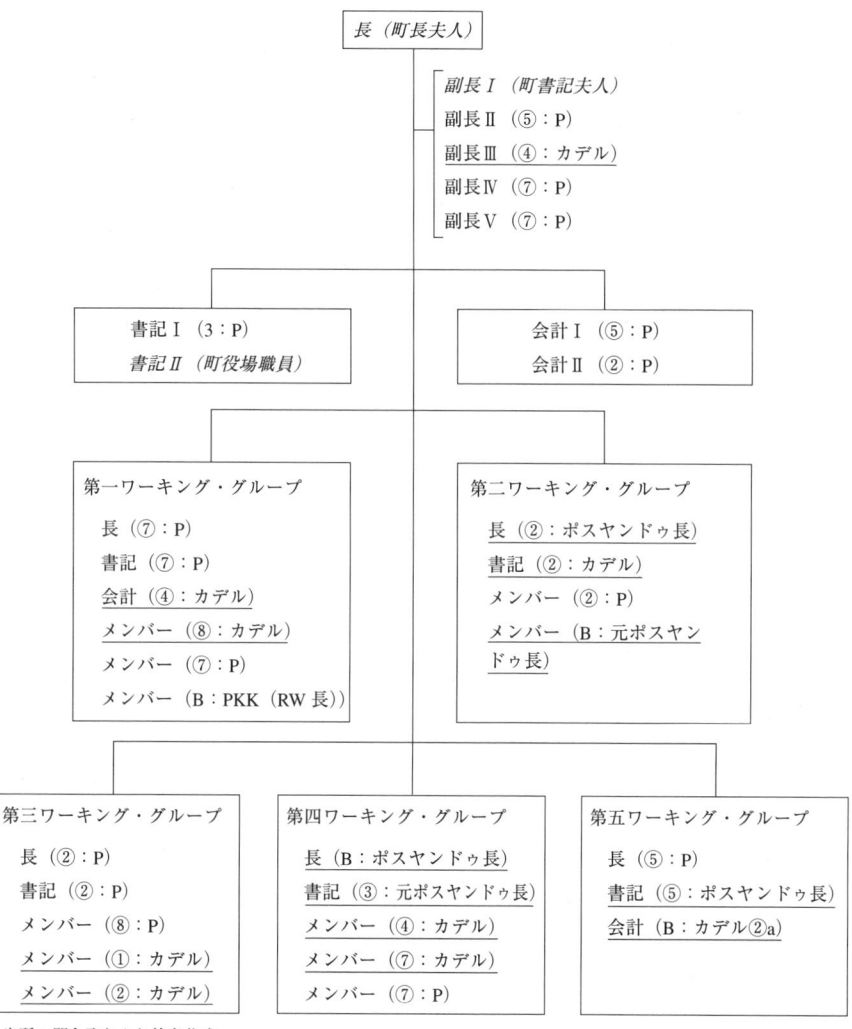

```
長（町長夫人）
    ├─ 副長Ⅰ（町書記夫人）
    ├─ 副長Ⅱ（⑤：P）
    ├─ 副長Ⅲ（④：カデル）
    ├─ 副長Ⅳ（⑦：P）
    └─ 副長Ⅴ（⑦：P）
```

- 書記Ⅰ（3：P）
- 書記Ⅱ（町役場職員）

- 会計Ⅰ（⑤：P）
- 会計Ⅱ（②：P）

第一ワーキング・グループ
- 長（⑦：P）
- 書記（⑦：P）
- 会計（④：カデル）
- メンバー（⑧：カデル）
- メンバー（⑦：P）
- メンバー（B：PKK（RW長））

第二ワーキング・グループ
- 長（②：ポスヤンドゥ長）
- 書記（②：カデル）
- メンバー（②：P）
- メンバー（B：元ポスヤンドゥ長）

第三ワーキング・グループ
- 長（②：P）
- 書記（②：P）
- メンバー（⑧：P）
- メンバー（①：カデル）
- メンバー（②：カデル）

第四ワーキング・グループ
- 長（B：ポスヤンドゥ長）
- 書記（③：元ポスヤンドゥ長）
- メンバー（④：カデル）
- メンバー（⑦：カデル）
- メンバー（⑦：P）

第五ワーキング・グループ
- 長（⑤：P）
- 書記（⑤：ポスヤンドゥ長）
- 会計（B：カデル②a）

出所：聞き取りより筆者作成
2002 年および 2003 年度のクウィタン町における PKK 構造
凡例：PKK での役職（居住 RW：カデルであるか否か）
斜体は、町民以外の者。下線を引いてあるのがカデル。P とあるのは、カデルでない町民
第一ワーキング・グループ：パンチャシラ、ゴトン・ロヨン
第二ワーキング・グループ：教育、協同組合
第三ワーキング・グループ：食糧、被服、家事
第四ワーキング・グループ：保健、生活環境、健全な計画
第五ワーキング・グループ：PPKP（マイクロ・クレジット・プログラム）

図 3-6　チブブール町の PKK 組織図

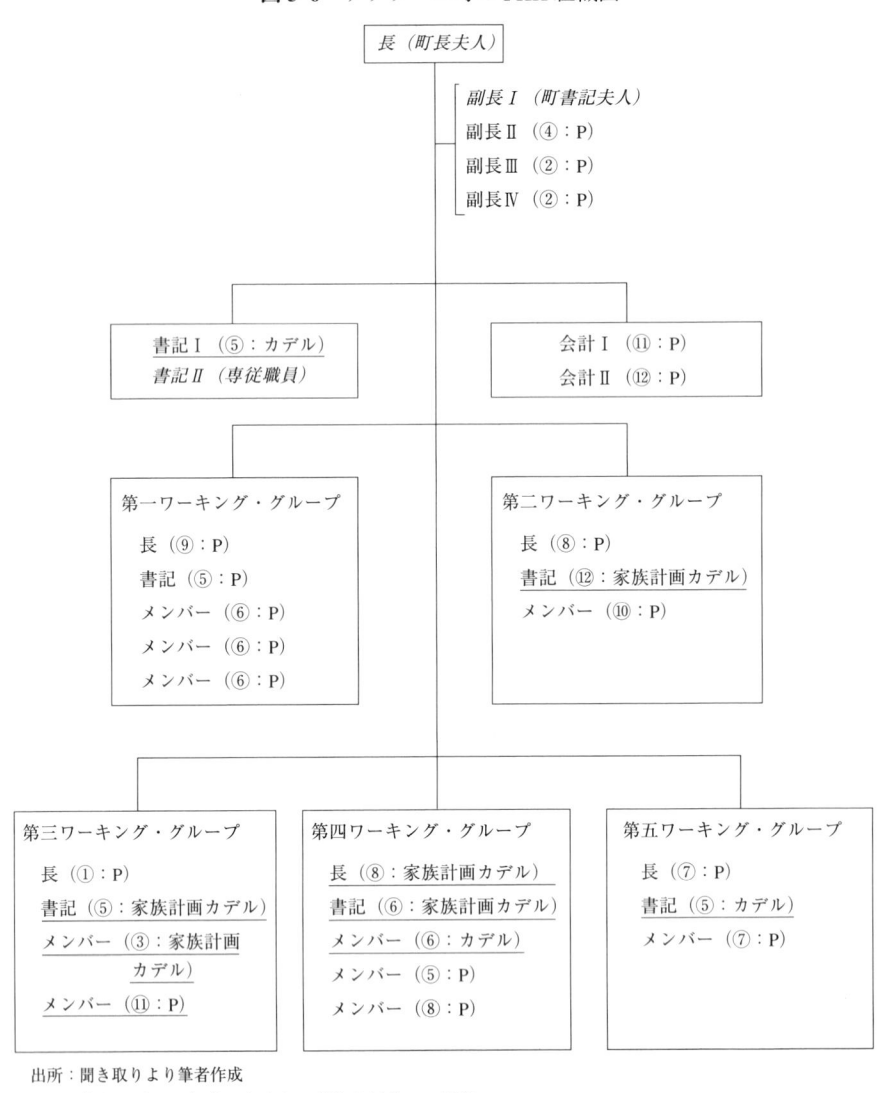

```
                    長（町長夫人）
                         │
                    副長Ⅰ（町書記夫人）
                    副長Ⅱ（④：P）
                    副長Ⅲ（②：P）
                    副長Ⅳ（②：P）
                         │
        ┌────────────────┴────────────────┐
   書記Ⅰ（⑤：カデル）              会計Ⅰ（⑪：P）
   書記Ⅱ（専従職員）                会計Ⅱ（⑫：P）

   第一ワーキング・グループ          第二ワーキング・グループ
     長（⑨：P）                       長（⑧：P）
     書記（⑤：P）                     書記（⑫：家族計画カデル）
     メンバー（⑥：P）                 メンバー（⑩：P）
     メンバー（⑥：P）
     メンバー（⑥：P）

   第三ワーキング・グループ    第四ワーキング・グループ    第五ワーキング・グループ
     長（①：P）                 長（⑧：家族計画カデル）     長（⑦：P）
     書記（⑤：家族計画カデル）   書記（⑥：家族計画カデル）   書記（⑤：カデル）
     メンバー（③：家族計画       メンバー（⑥：カデル）       メンバー（⑦：P）
              カデル）           メンバー（⑤：P）
     メンバー（⑪：P）           メンバー（⑧：P）
```

出所：聞き取りより筆者作成
2002 年および 2003 年度のチブブール町における PKK 構造
斜体は、町民以外の者。下線を引いてあるのがカデル。P とあるのは、カデルでない町民
凡例：PKK での役職（居住 RW：カデルであるか否か）
第一ワーキング・グループ：パンチャシラ、ゴトン・ロヨン
第二ワーキング・グループ：教育、協同組合
第三ワーキング・グループ：食糧、被服、家事
第四ワーキング・グループ：保健、生活環境、健全な計画
第五ワーキング・グループ：PPKP（マイクロ・クレジット・プログラム）

4. 活動資源

(1) 活動資金と物資

　最後に、ポスヤンドゥをめぐる資源・資金について整理しておこう。はじめに資金源について明らかにするが、ここでの検討対象は、2002年および2003年にポスヤンドゥが獲得した定期的な支援に限定する。したがって、不定期の支援については、資金源・支援内容を記述するにとどめる。また、調査地域では、町役場および地域保健センター等の政府からの支援が、RW単位で提供されていることから、ここではポスヤンドゥではなく、RWを単位とした[51]。

　基本的に、資金提供者は(1)政府、(2)地域社会(RT／RWを含む)、(3)その他である。第一に、政府として、町役場、地域保健センター、家族計画庁があげられる[52]。チキニ町ではRWあたり、毎月10万ルピアが、クウィタン町では、9万ルピアが、チブブール町では5万ルピアが町役場から提供されている(表3-33)[53]。チブブール町については受給開始時期が不明であるが、チキニ町およびクウィタン町のポスヤンドゥは、2002年にはじめて、町役場から活動資金を定期的に受けることになったという。

　地域保健センターについては、チキニ町を除く2町が支援をしている。クウィタン町では、ポスヤンドゥ活動を実施する全てのRW(ポスヤンドゥ)に対して、3万ルピアが年2回(年間6万ルピア、よって月あたり5000ルピア)提供されていた。ただし、活動資金の流用を回避するために、現金ではなく緑豆と椰子砂糖が現物で提供されている[54]。チブブール町では、RWあたり3万3000ルピアが年9回提供された(2003年現在)。チキニ町については、筆者が地域保健センターを訪問したさい(2003年4月現在)、地域保健センターの予算配分が未定であり、かつ2002年の実績は0ルピアであったことから、ここでは支援なしとした[55]。なお、2002年および2003年に家族計画庁から資金協力を得ているポスヤンドゥは3町には存在しない[56]。

　第二の地域社会には、地域住民組織(RT／RW)、PKK(RT／RW)と参加者が含まれる。さしあたり、ここでは、RT／RWの活動費から捻出されるものをRT／RW、PKK(RW)のアリサンに由来するものをPKK(RW)の資金とする。他方の参加者とは、ポスヤンドゥに参加する5歳未満児の母親からの参加費、ある

表 3-33 ポスヤンドゥの資金源

町	RW	ポスヤンドゥ番号	政府 町役場	地域保健センター	家族計画庁	地域社会 RT/RW	PKK	参加者	その他
チキニ	A	A-1 A-2 A-3	100,000	0	0	0	15,000	17,500 16,000 17,500	0
	①	N1	100,000	0	0	0	0	無徴収	0
	②	N2	100,000	0	0	0	0	13,500	0
	③	N3-1 N3-2	100,000	0	0	30,000	0	9,500 15,000	0
	④	N4	100,000	0	0	0	0	4,000	0
	小計	ルピア (%)	500,000 (78.4)	0 (0.0)	0 (0.0)	30,000 (4.7)	15,000 (2.4)	93,000 (14.5)	0 (0.0)
クウィタン	B	B	90,000	5,000	0	0	0	12,000	0
	①	K1	90,000	5,000	0	0	0	15,000	0
	②	K2	90,000	5,000	0	0	30,000	無徴収	0
	③	K3-1 K3-2	90,000	5,000	0	0	0	NA	0
	④	K4	90,000	5,000	0	0	0	無徴収	0
	⑤	K5	90,000	5,000	0	0	0	無徴収	0
	⑥	K6	90,000	5,000	0	0	0	無徴収	0
	⑦	K7	90,000	5,000	0	0	0	NA	0
	⑧	K8	90,000	5,000	0	0	0	24,000	0
	小計	ルピア (%)	810,000 (86.5)	45,000 (4.8)	0 (0.0)	0 (0.0)	30,000 (3.2)	51,000 (5.4)	0 (0.0)
チブプール	C	C-1 C-2 C-3 C-4 C-5	50,000	24,800	0	0	62,500	無徴収	0
	②	R2-1 R2-2	50,000	24,800	0	0	60,000	20,000	0
	③	R3	50,000	24,800	0	60,000	0	7,500	0
	④	R4	50,000	24,800	0	60,000	0	無徴収	0
	⑤	R5	50,000	24,800	0	39,000	0	NA	0
	⑥	R6-1 R6-2 R6-3	50,000	24,800	0	0	60,000	50,000	0
	⑦	R7	50,000	24,800	0	27,500	0	NA	0
	⑧	R8	50,000	24,800	0	25,000	0	9,500	0
	⑨	R9-1 R9-2 R9-3 R9-4	50,000	24,800	0	140,000	0	無徴収	0
	⑩	R10	50,000	24,800	0	0	30,000	無徴収	0
	⑪	R11	50,000	24,800	0	40,000	0	17,500	50,000
	⑫	R12	50,000	24,800	0	56,000	0	25,000	0
	⑬	R13	50,000	24,800	0	0	45,000	20,000	0
	小計	ルピア (%)	450,000 (26.8)	322,400 (19.2)	0 (0.0)	477,500 (26.7)	257,500 (15.4)	149,500 (8.9)	50,000 (3.0)
計			1,760,000	362,400	0	477,500	302,500	293,500	50,000

出所:聞き取りより筆者作成

2002年および2003年現在(1ヵ月あたり)

実際には、クウィタン町では、地域保健センターからの支援は、月あたり3万ルピア、年2回、RWに対して提供されている。ここでは便宜上、年間受領額(6万)を12ヶ月で割った。ルピアの場合、100ルピア未満は四捨五入

チブプール町では地域保健センターからRWあたり年間3万3000ルピアが9回提供されており、年間受領額(29万7000ルピア)を12ヶ月で割った

いは寄付金である。RT／RWについては、チブブール町の8箇所のRWが活動資金を提供しているが、その他の町では1箇所（チキニ町③地区）のみが支援をしている。PKK（RW）からの支援は、2箇所のみ（A地区とクウィタン町②地区）である。概して、調査地の多くのRWでは、PKK（RW）アリサンの資金の一部がPKK（RW）の唯一の活動費となっているため、PKK（RW）の財政基盤は脆弱である。したがって、ポスヤンドゥに支援をするPKK（RW）の数はチキニ町、クウィタン町ではそれぞれ1箇所、チブブール町では5箇所にとどまっている。他方、半数以上のポスヤンドゥが参加者から何らかの参加費を収集している。チキニ町では、1箇所のRWを除いて、定額の参加費が収集されている。クウィタン町とチブブール町では、参加者の意向に応じた金額が、支払われている。

　第三に、その他の定期的な財源をもつのはチブブール町の1箇所のRWのみである。ただし、ポスヤンドゥ長の個人的なコネクションによって国軍保健部から支援を得ているこのRWは、きわめて例外的な事例である[57]。

　なお、町ごとに、ポスヤンドゥの月あたりの資金提供者別歳入割合を算出したところ、チキニ町とクウィタン町では政府（町役場および地域保健センター）からの支援の割合が7割以上を占めていることが明らかになった（チキニ町：78.4％、クウィタン町：91.3％）。もっとも、2001年までの両町のポスヤンドゥの資金源は、より地域社会に依存していたという。カデルによれば、当初、行政からの支援、たとえば、郡役場[58]と地域保健センター、家族計画庁のそれは不定期でかつ不十分な金額であり、むしろ、参加者やRW、PKK（RW）、PKK（RW）メンバー、カデル、裕福な住民、RW内の企業等からの寄付が恒常的な資金源であったという。しかし通貨危機勃発によって、地域社会からの寄付が大幅に減少したことから、カデルの努力によって、ポスヤンドゥが維持されてきた（チキニ町およびクウィタン町における聞き取りより）。近年、充分な金銭的支援を政府から得られるようになったために、チキニ町やクウィタン町では、RWやPKK（RW）からの支援、住民からの募金が打ち切られたという。ポスヤンドゥ長の多くが、「今日においてもポスヤンドゥの活動資金が限られている」というが、基本的には提供された資金でポスヤンドゥが運営されている。補助食を緑豆の粥などの安価なものに限定することによって、支出が調整されているため、さしあたり、費用不足が活動の障害になるような事態は起こっていない。

表 3-34　ポスヤンドゥの備品

町	RW	ポスヤンドゥ番号	体重計	体重計(幼児用)	体重計(乳児用)	鍋	皿・コップ等	SKDN(台帳)	KMS	制服	活動記録帳	出納帳	カデル出欠簿
チキニ	A	A-1	v	v	—	v	—	v	v	—	v	v	v
		A-2	—	v	—	v	—	v	v	—	v	v	v
		A-3	—	v	—	v	—	v	v	—	v	v	v
	①	N1	v	v	—	—	—	v	v	—	v	v	v
	②	N2	—	v	—	v	—	v	v	v	v	v	v
	③	N3-1	v	v	—	—	—	v	v	—	v	v	v
		N3-2	—	v	—	v	—	v	v	—	v	—	v
	④	N4	—	v	—	—	—	—	v	—	v	v	v
クウィタン	B	B	v	v	v	v	v	(v)	v	—	v	v	v
	①	K1	v	v	—	v	—	v	v	—	v	v	v
	②	K2	v	v	—	v	—	v	v	v	v	v	v
	③	K3-1	v	v	—	v	—	v	v	—	v	v	v
		K3-2	v	v	—	—	—	NA	v	v	NA	NA	NA
	④	K4	v	v	—	v	v	v	v	—	v	v	v
	⑤	K5	—	v	—	v	v	v	v	—	v	v	v
	⑥	K6	v	v	—	v	—	v	v	—	v	v	v
	⑦	K7	v	—	v	v	—	v	v	—	v	v	v
	⑧	K8	v	v	v	v	—	v	v	v	v	v	v
チブプール	C	C-1	v	v	v	v	v	—	v	v	v	v	v
		C-2	v	—	v	—	—	—	UK	UK	v	UK	UK
		C-3	—	v	—	—	—	—	UK	UK	UK	UK	UK
		C-4	v	—	—	—	—	—	UK	UK	UK	UK	UK
		C-5	v	—	—	—	—	—	UK	UK	UK	UK	UK
	②	R2-1	v	v	—	—	—	—	v	v	v	v	v
		R2-2	—	v	—	—	—	NA	v	v	v	NA	NA
	③	R3	v	v	—	v	v	—	v	—	v	v	v
	④	R4	v	v	v	v	—	—	v	v	v	v	v
	⑤	R5	v	v	v	v	—	—	v	v	v	v	v
		R6-1	v	v	v	—	—	—	v	v	v	v	v
	⑥	R6-2	借用(6-1)	v(同左)	v(同左)	NA	—	—	v	NA	NA	NA	v
		R6-3	借用(6-1)	v(同左)	v(同左)	NA	—	—	v	NA	NA	NA	v
	⑦	R7	v	v	—	—	—	v	v	—	v	v	v
	⑧	R8	v	v	—	—	—	—	v	UK	v	v	v
		R9-1	v	v	—	v	v	—	v	v	v	v	v
	⑨	R9-2	—	v	—	v	—	—	v	v	NA	NA	v
		R9-3	—	v	—	v	—	—	v	v	NA	NA	v
		R9-4	v	v	—	v	—	—	v	v	NA	NA	v
	⑩	R10	v	v	—	v	—	v	v	v	v	v	v
	⑪	R11	v	v	v	v	v	v	v	v	v	v	v
	⑫	R12	v	v	—	v	—	—	v	v	v	v	v
	⑬	R13	v	v	—	v	v	—	v	v	v	v	v

出所：聞き取りより筆者作成

v：有、—：無

*：1. 長、2. 書記/副長、3. 会計、4. 活動場所、5. RW 事務所、6. 1-3 以外のカデル、7. RW 長宅

来客リスト	予防接種受診者記録帳	登録簿	備品の保管場所*
v	v	v	1 = 7
v	—	—	1, 2 = 4, 3
v	v	v	1, 3 = 4
v	v	—	4 = 5
v	v	v	3
v	v	v	1, 2, 4 = 5
v	—	v	1, 7 = 4
v	v	v	1 = 7
v	v	v	1
v	—	v	2
v	v	v	1 = 7 = 4
v	v	v	1 = 4
NA	NA	NA	6
v	—	v	1
v	v	v	1, 5
v	v	v	1 = 4, 2
—	v	v	4 = 5
v	v	v	1
v	v	v	2, 4 = 5
—	—	v	6, 4
—	—	UK	6, 4
—	—	UK	6, 4
—	—	UK	6, 4
v	v	v	1
NA	—	NA	6
v	v	v	1 = 7 = 4
v	v	v	1 = 4
v	v	v	1, 4 = 5
v	v	v	1, 5, 7
v	v	v	6, 7, 4
v	v	v	5, 7, 6
v	v	v	1, 2, 3, 5
v	v	v	1, 2, 4 = 7
v	—	NA	1, 2, 4 = RT 長の妻宅
v	—	NA	1, 2, 4 = RT 長の妻宅
v	—	NA	1, 2, 4 = RT 長の妻宅
v	v	v	1, 7, 6 = 家族計画カデル
v	v	v	4 = 5
v	v	v	2, 4 = 5
v	v	v	1, 4 = 5

不定期の物質的支援として、少なからずのポスヤンドゥは、何らかの支援提供を経験している。それはたとえば、子どもの補助食（粉ミルク、大豆の粉等々）、記録カードや体重計のような備品、カデルの報奨（制服用の布地やTシャツ）である。カデルの記憶によれば、寄付者は、UNICEFや、ワールド・ヴィジョン（NGO）、インドネシア女性会議（KOWANI）、民間企業、教会などであったという[59]。地域保健センターも、重要な備品提供者である。体重計や医薬品、記録カードのみならず、皿やグラス、鍋なども提供された[60]。

また、特別の資金提供として、2003年はじめに、100万ルピアがジャカルタ首都特別区保健局から多くのポスヤンドゥに対して提供された[61]。その目的は、カデルおよびポスヤンドゥの福祉向上のための資本をカデルに提供することにあったという。カデルは、小事業の立ち上げと資金運用を促された[62]。

（2）利用者負担

今日、一部のポスヤンドゥの参加者に利用者負担が求められている。チキニ町では子ども1人あたりの負担額は、1回300ルピアから500ルピアである。他方、クウィタン町とチブブール町では金額が定められておらず、寄付は母親の自発性

に委ねられている。さらに、今日、少なからずのポスヤンドゥにおいて、母親は、記録カード（KMS）を購入している。原則として、KMS は無料で提供されるものである[63]。しかしながら、通貨危機後に地域保健センターの KMS の在庫が不足しはじめたために、場合によってはカデルがカードをコピーしたり、購入したりせざるをえなくなっている。このため、カデルは実費として KMS の費用を参加者から徴収している。また、一部のポスヤンドゥでは記録カードを自ら印刷しており、この費用が初回登録時に徴収されている。また、母親が KMS を紛失し、新しい KMS が必要な場合にも、費用が徴収されている。これは、母親に注意を促すためであるという。

予防接種についても、チキニ町を除いて個人負担になっている。ただし、負担は比較的低額に抑えられている。調査地では、BCG、はしか、ポリオ、B 型肝炎、三種混合のワクチンが 1 歳未満児に対して準備されている。クウィタン町では、1 回あたり 3000 ルピア、チブブール町では B 型肝炎（1 回あたり 2 万ルピア）を除いて 1 回あたり 4000 ルピアである[64]。予防接種の料金は、カデルでなく、地域保健センター職員が徴収する。

以上、調査地となった 3 町の概況とそこに存在するポスヤンドゥ活動の機能と構造の概観を記述してきた。インナーシティと郊外地区とでは地区の発展の経緯が異なっており、ポスヤンドゥの組織や活動もそれぞれ異なる特性をもっている。次章以下では、そうしたポスヤンドゥの組織構成について地域社会に内在的に検討する。

《注》

1）本章で使用したデータは、主に 2002 年から 2003 年 9 月までの期間に、3 町に存在する全 30 箇所のポスヤンドゥ代表者とカデルに対して、筆者が行った聞き取り調査を通じて収集したものである。

2）各地区のカデルの属性の詳細については、4 章以下で詳細に検討するため、本章では取り扱わない。

3）ミニ・ポスヤンドゥとは、一つの RW 内にすでに（中央）ポスヤンドゥが存在している地域において、かつ既存の（中央）ポスヤンドゥの支部（cabang）として位置づけられた、体重測定活動を行う活動・場所・組織である。ミニ・ポスヤンドゥには独立したポスヤンドゥ長が任命されていない。また、ミニ・ポスヤン

ドゥと（中央）ポスヤンドゥの間においては、カデルが厳密に区別されておらず、ミニ・ポスヤンドゥのカデルが、同時に（中央）ポスヤンドゥのカデルでもあるような組織構成をとる。

4）当初はジャボタベック（*Jabotabek*）と呼ばれていたが、1999年にデポックが行政市化した後でジャボデタベックの呼称に取って代わった。

5）とりわけ、チキニ町は他2町に比べて、人口の高齢化が進んでいる（表3-3）。

6）ちなみに、佐々木らによれば、クウィタン町の1982年の人口は1万7978人であった［佐々木他1987：514］。

7）開発優先地区プログラムの対象町は、最貧困村（／町）（IDT, *Inpres Desa Tertinggal*）と同時に指定され、指定地区には各種の開発資金が提供された。ちなみに、1994／95年度には、ジャカルタ首都特別区では、11町が最貧困村の指定を、25町が知事令による開発優先地区としての指定を受けたが［GDKI 1994］、このことも、チキニ町とクウィタン町が、ジャカルタ首都特別区のなかで比較的貧困な地域であることを示している。なお、最貧困村プログラムは、町村（デサ／クルラハン）レベルの貧困削減のための諸プログラムから構成される。最貧困村は、中央統計局の調査に基づき、国家開発計画大臣／バペナス長官と内務大臣によって決定される［Inpres 1993］。

8）1966年の段階では、パサール・ボ郡は28町（クルラハン）から構成されていた［GDKI 1966a］が、その後いくつかの郡に分割されている。なお、1970年の段階では、パサール・ボ郡は18の町から構成されていた［Koentjaraningrat 1984：384］。

9）Koentjaraningratによれば、4RT、26RWとある。RT数がRW数より少ないことは考えられないことから、これは明らかに誤植である。ここでは、両者の値が入れ替わっているものとみなし、訂正したデータを使用した［Koentjaraningrat 1984：384］。

10）軍人の住宅団地のRWにおいて、全世帯が現役軍人世帯あるいは退役軍人世帯であり、家族計画庁の指標に基づいた「貧困世帯」（第5章参照）が皆無であることを意味する。というのは、現役の軍人は給与所得が、退役軍人は年金収入があることを意味するからである。

11）「keluarga sejahtera」を厳密に訳せば繁栄家族である。しかし、日本語では家族より世帯の方が適切であると思われるために、繁栄世帯と訳出した。第3章、第5章および資料2でいう「繁栄世帯」とは *keluarga sejahtera*（＝prosperous family）をさす。

12）チブプール町では、町レベルのみならず郡レベルの地域保健センターが域内に設置されている。

13）ジャカルタ首都特別区において、平均的には、町に少なくとも1箇所の地域保健センターが設置されている。しかしながら、実際のところ、中央ジャカルタ市の常設の地域保健センター数（41箇所）は町数（43箇所）以下である。中央ジャカルタ市8郡のうち4郡で、地域保健センター数が、町数以下である（2003年現在）。ジャカルタ首都特別区とプラウ・スリブ諸島には、334箇所の地域保健センターが存在する（2003年9月現在）。334をジャカルタとプラウ・スリブの町数（365）で割ると1.26が得られる。しかしながら、実際には地域保健センターの分布は、地域社会の状況に応じて、一様ではない。とりわけ中央ジャカルタ市では、1町あたりの地域保健センターの数がジャカルタ首都特別区の5市のなかで最も少ない。もちろん、中央ジャカルタ市の町のいくつかが、人口流出を経験していることを考慮しなければならない。
14）両RWのポスヤンドゥ長に対して筆者が行った聞き取りによれば、さして不便を感じていないとのことであった。というのは、いずれの地区も町レベルあるいは郡レベルの地域保健センターに近い地区であるからである。
15）経口避妊薬およびホルモン注射が利用できる。③地区に家族計画ポストが開設されたのは、設置当時、③地区に医療機関が存在せず、かつ③地区がメンテン郡の地域保健センターから比較的遠い場所にあったからだという（N3-1地区ポスヤンドゥ長と郡レベル家族計画庁職員に対する聞き取りより）。
16）④地区の巡回地域保健センターのみが、スクォッターを対象としている。
17）RW長の妻（2003年2月）に対して行った聞き取りによる。
18）ただし、B地区の巡回地域保健センターは、2002年6月から2003年3月までの時期に、期限つきで設置された。
19）「繁栄第一レベル」は、社会的精神的ニーズ、すなわち、大人の読み書きや、子どもの教育、家族計画、医療面での支援を必要とする状態である。「繁栄第二レベル」は地域活動への参加、メディアのアクセス、公共交通へのアクセス等での支援を必要とする世帯である。「繁栄第三レベル」は、地域活動に積極的に参加する余裕がある世帯であり、「繁栄第三プラス・レベル」は、他の世帯を支援できる状態にある世帯である［Rahadjo 2002：4］。
20）2003年には、一部の地域で中央統計局（BPS）のデータが用いられはじめている。
21）本書の調査地である3町では、1998年に廉価米プログラムと保険証プログラムがはじまった。
22）ジャカルタ首都特別区保健局によれば、中央ジャカルタ市では1万9360世帯、北ジャカルタ市では2万2233世帯、西ジャカルタ市では2万2226世帯、南ジャ

カルタ市では6982世帯、東ジャカルタ市では1万9595世帯が保険証の発行を受けた。その総数は、9万396世帯である（2003年現在）。しかし前繁栄プラス世帯の全世帯に保険証が発行され、廉価米購入が許可されるわけではない。廉価米の総量には限度があるため、適宜調整されている。保険証については、前繁栄プラス世帯のうち、治療や医師の診断が必要な構成員がおり、実際に地域保健センターを訪問した世帯にのみ、保険証が発行される。

23）ブタウィという呼称はジャカルタのかつての名前であるバタヴィアに由来する。ブタウィ人とは、「もともと単一の民族ではなく、ジャワ各地、バリ、スラウェシ、さらにマルディカー〈山下によれば、「ポルトガル領アジアから解放され、流れてきたキリスト教徒」［山下 2000：318-319］〉、あるいはプラカナン・チャイニーズ［バタヴィア生まれの中国人］などバタヴィアで生活するようになった雑多な人びとが、18、19世紀をとおして、ブタウィ人になっていった」［山下 2000：319-321］（ただし〈　〉内は筆者の補足）。ブタウィ人はもともとジャカルタ各地にみられたが、独立後、ジャカルタが地方からの移民を吸収し、拡大するにつれて、彼らは少数化し、周辺へと追いやられていった［山下 2000：320-321］。

24）ミニ・ポスヤンドゥとしては、K3-2、C-2、C-3、C-4、C-5、R6-2、R6-3、R9-3、R9-4がこれに類別される。チキニ町およびクウィタン町では、（1）型のポスヤンドゥが1980年代後半に出現した。

25）ミニ・ポスヤンドゥについては、R2-2がこれに類別される。R2-2は、RTの分割と増加にともない、設置されている。（2）型は、チブブール町のみでみられる。チブブール町では、急激な人口流入によって、1980年代および1990年代にRT／RWの分割が起こったからである。

26）多くの場合会場として使用されるのはRWの集会場である。RW内に複数のポスヤンドゥ／ミニ・ポスヤンドゥが存在する場合、その他の場所、たとえば、RW長宅、カデル宅、RT長役などが利用される。概して、16時開催の1箇所を除き、午前中に2時間程度、開催されるケースが多い。頻度については、1ヶ月1回が通例であるが、C地区のミニ・ポスヤンドゥ1箇所のみが、人手不足のためにそれ以下の頻度での開催であるという。

27）チキニ町の1箇所のポスヤンドゥのみ（①地区）で、断食月中にも活動が実施されていた。ポスヤンドゥ長が、プロテスタント教徒であり、「断食月であることを忘れる」からだという（ポスヤンドゥ長に対する聞き取りより）。

28）他2町では、町レベルでの定期的なカデルの会合は実施されていない。カデルによれば、通貨危機前にはしばしば実施されていたが、近年ではより少なくなっているという。

29) なお、RW を単位とすれば、1 地区を除いて、体重測定、ビタミン A、補助食、予防接種が、全ての RW で提供されている。クウィタン町①地区では、予防接種が行われていない。というのは、①地区のポスヤンドゥが地域保健センターの向かいで実施されており、予防接種を必要とする子どもは、直接地域保健センターで受診できるからである。これに対して、家族計画サービスはチブブール町で利用できるのみであり、しかも、経口避妊薬とコンドームの双方が用意されるのは、同町の 3 箇所の RW にとどまる。また、RW によっては、貧血剤や ORT が準備されていない。地域保健センターからの医薬品や KMS の供給が滞ったため、充分な量を確保できなくなっている、というカデルの証言が 3 町全てにおいて聞かれた。この傾向は、通貨危機後に強まったという。とりわけチキニ町での不備が際立つ。

30) 各地区のポスヤンドゥ代表者に対する聞き取りより。なお、調査後に C-1 地区でアリサンが新たに組織されはじめたが、表 3-10 にはこれを含めない。

31) チキニ町およびクウィタン町では、2003 年に、高齢者をポスヤンドゥの参加者とするよう、ポスヤンドゥ長が地域保健センターから助言を受けたという。しかし、2003 年 6 月現在では、クウィタン町で、高齢者が実際にポスヤンドゥに参加していたのは 1 箇所にとどまっている。

32) ポスヤンドゥ／ミニ・ポスヤンドゥに登録された 5 歳未満児とは、ポスヤンドゥに参加した経験があり、かつ、測定結果を記録するカード（KMS, *Kartu Menuju Sehat*, 健康への道）を保持する、5 歳未満児である。地域社会の全ての 5 歳未満児がポスヤンドゥ／ミニ・ポスヤンドゥに参加するわけではないために、登録児の人数は、実際の地域の 5 歳未満児の人数より少ない場合がほとんどである。全ての登録者が、毎月、必ずポスヤンドゥ／ミニ・ポスヤンドゥを訪れるわけではない。ただし、ビタミン A の投与月（2 月および 8 月）、ポリオ・ワクチン投与などの特別キャンペーン時には、地域の 5 歳未満児の全員がほぼ参加する。

33) しかしながら、ポスヤンドゥは年に数回、出産可能な母親に対する破傷風等の予防接種を実施し、この時には、大勢の女性が予防接種を受ける。

34) この概念は 1980 年代末に導入された［Suyono 1990：11］。

35) 家族計画庁は、家族計画サービスの焦点を全ての妊娠可能な夫婦から、貧困な夫婦に移している。ジャカルタ首都特別区の家族計画庁は、貧困者が比較的多い地域社会に家族計画ポスト（*pos KB*）を設置し、避妊具を廉価で提供しはじめた。その一例が、チキニ町の③地区である。また、郡レベルで、年数回、家族計画キャンペーンが開催され、無料あるいは廉価な家族計画サービスが提供されている。

36) 3 町では、チブブール町⑥地区でのみ、ポスヤンドゥとは別に、高齢者向けの保健活動が、月 1 回実施されていた（2003 年 4 月現在）。活動日には、血圧測定、体

重測定等が実施されるという（⑥地区のポスヤンドゥ長に対する聞き取りより）。
37) ただし、チキニ町においては、地域保健センターからの職員がしばしば、カデルに無断で欠席するケースがみられた。その他の町では、医療スタッフはほぼ毎回ポスヤンドゥに参加している。
38) この他、チキニ町では、地域保健センター職員が時折、看護学校の実習生をポスヤンドゥに連れてきていた。
39) クウィタン町のカデルによれば、今日、彼らは、データ収集をカデルに依頼する場合、特別の家族計画の実施を伝達する場合などに参加するという。
40) クウィタン町では、郡長の妻も、しばしば、ポスヤンドゥを巡回していた。
41) もちろんPKKからの関与はあるが、それを除いての関与である。
42) 2001年4月、ジャカルタではクルラハン委員会が設置された。メンバーはRWから選出され（RW長兼任は不可）、町長の諮問機関的な役割を果たす［ドゥイアント・ヤンティ・吉原2004］。ちなみに委員は有給である。
43) クルラハン委員会がポスヤンドゥに関連する活動を行ったことが確認されたのは、3町のなかでクウィタン町のみである。2002年、クウィタン町が洪水の被害を受けたさい、住民が各方面から寄付を受けたが、そのさい、窓口の一つとなったのがクルラハン委員会であった。当時のクルラハン委員会長が、寄付金をRWごとに配分した。RWによっては配分した額を使い切らなかった地区もあり、クルラハン委員長は、残金のあるRWのポスヤンドゥに対し、支援として割り当てようと考え、ポスヤンドゥ長が必要とする備品、たとえば体重計などを与えた。洪水によって、ポスヤンドゥの道具類を保管していた、集会場や住民宅が被害を受け、備品が流されたり壊れたりしたからである。ただし、この例外的な事例を除いて、クルラハン委員会は、ポスヤンドゥに関与していない。
44) にもかかわらず役職を設置した理由として、クウィタン町には次のような事情があったという。通貨危機後、町がポスヤンドゥに活動資金を定期的に提供することになったが、その条件として、ポスヤンドゥ内部の構造を整備し、長、書記、会計を設置することが求められた。それまで長とその他のカデルという構成をとっていたポスヤンドゥでは、にわかに他の役職が設置されたという。
45) 残る1地区については、不明である。
46) ちなみに、聞き取りを行わなかったカデルも含め3町の全カデルが女性であった。
47) なお、チキニ町において2箇所のポスヤンドゥが2000年以降に設置されているが、これらのポスヤンドゥで活動するカデル6人を除外すれば、チキニ町とクウィタン町では全体の2割のカデルが21年以上のカデル歴をもっている。これに対

して、チブブール町のカデルのカデル歴は短く、4割以上が5年以下であった。

48) 両町ではカデル一般に比べて学歴の高い女性が長に就任している（表3-25）。また、一部のポスヤンドゥでは、看護師などの医療関係の職業に携わった女性が、ポスヤンドゥ長に就任している。チキニ町A-1とN4のポスヤンドゥ長は元看護師、チブブール町R9-1地区のポスヤンドゥ長は元助産師である。

49) チキニ町のポスヤンドゥ長の場合、1人を除き、本人あるいは夫がチキニ町出身者である。

50) ただし、両町において、PKK（町レベル）の一部の役職は形骸化しているという。

51) ポスヤンドゥに対する、政府の金銭的支援は、参加者数を考慮せず、あくまでもRWを単位としている。

52) ポスヤンドゥ長のなかには、郡や郡レベルのPKKから過去に、支援があったことを記憶している（チキニ町、クウィタン町の一部）者もいるが、それは不定期のもので、しかも通貨危機以前のものであるため、ここでは取り上げない。

53) ただし、実際には、数ヶ月分まとめて提供されている。たとえば、チブブール長では4ヶ月に1回20万ルピアが提供されるという。

54) 緑豆の粥（*bubur kacang hijau*）の主な材料である。

55) 栄養担当の職員によれば、管轄地域のポスヤンドゥ支援のための資金が下りてきているが、2002年にはチキニ町にはあえて配分しなかったという。チキニ町以外の地域のポスヤンドゥに優先順位を置いているという。

56) なお、町役場も地域保健センターも、資金供給の条件として、ポスヤンドゥに月例レポートの提出を求めているため、全ポスヤンドゥが、少なくとも町役場と地域保健センターの双方にレポートを提出している。このレポートのデータは、地域保健センターから、市の保健部、さらには州保健局へと送られる。ただし、2003年に保健局を訪問したところ、回収率をあげることを目的として、郡の地域保健センターからファクシミリを用いた保健局への直接のデータ送付が試みられていた。

57) ポスヤンドゥ長の夫は階位の高い軍医であり、ポスヤンドゥ長が軍当局に支援を要請する特別なコネクションをもっていた。ポスヤンドゥ長は、当局に活動資金の支援を申請し、申請が受理されたため、毎月5万ルピアが提供されている。隣の⑫地区も軍関係者の団地であるが、⑫地区のカデルは当局との有力なコネクションをもっておらず、したがって、支援金も提供されていない。⑪地区のポスヤンドゥは、「活発なポスヤンドゥ」として、各種の賞を受賞したことがあり、女性の役割大臣の訪問も受けたという。

58）ポスヤンドゥ長らによれば、2002年以前にも、稀に政府からの資金提供があったという。しかし、それは、町役場ではなく郡役場であった。
59）チキニ町③地区では、危機前には、地域内の銀行の支店が活動資金を提供したという。また、チブブール町のカデルは、町の近くに立地する牛乳会社が粉ミルクを寄付したことを記憶している。
60）支援の種類および時期は、各地域保健センターによって異なる。チキニ町のカデルによれば、ポスヤンドゥ設置当初、多くの物資が地域保健センターから提供されたが、今日では、それが減少しているという。なお、ポスヤンドゥの備品については表3-34を参照。
61）ジャカルタ首都特別区では、2448箇所のポスヤンドゥが（中央ジャカルタ市323箇所、北ジャカルタ市377箇所、西ジャカルタ市481箇所、南ジャカルタ市587箇所、東ジャカルタ市656箇所、プラウ・スリブ県24箇所）、それぞれ100万ルピアを受領した。チキニ町では、3箇所、クウィタン町では6箇所、チブブール町では13箇所のポスヤンドゥがこの支援金を受領している［Dinas Kesehatan Propinsi DKI Jakarta 2002］。
62）受領者決定および資金受領に先行して、事業提案書および主要なカデルの名簿が地域保健センターに提出された。事業の利益の一部をカデルに分配し、さらに一部をポスヤンドゥの運営費に当てることになっている。メンテン郡の資金の運用に関するカデルを集めた会議では、カデルは、資金を運用し、ポスヤンドゥ活動の自立をはかるよう促されたという。
63）KMSにはこのカードを販売してはならないと明記されている。
64）もっとも、費用が抑えられているものの、クウィタン町においては手持ちの金がないことを理由に、予防接種の接種をためらう母親がいまだにみられる。

第4章

地域社会からみた「開発の時代」
――チキニ町における地域保健活動の展開――

第1節　はじめに

　ポスヤンドゥ研究に関する争点および地域概況を踏まえ、第4章以下では、事例調査の成果をもとに、地域住民からみた「開発の時代」の再構成という論文全体を貫く主題に取り組む。ここでは、インナーシティ・エリアであるチキニ町のポスヤンドゥ活動を事例として、ポスヤンドゥが設置・維持されてきた背景について究明する。そのさい、活動の担い手であるカデルの、活動に対する主観的・主体的な認識・理解に接近し、地域住民からみた「開発の時代」を再構成する。また、そうしたカデルの認識の後景をなす、地域社会に対するカデルの意識を剔出する。

　本章では、中央ジャカルタ市メンテン郡チキニ町のうち、インナーシティ・カンポンの景観および地域活動が比較的維持されている1箇所のRWであるA地区を中心としながらも、同町の他のRWにも目配りをしつつ、ポスヤンドゥの設置と展開について整理する。チキニ町はインナー・エリアの地域社会であり、ポスヤンドゥ設置当初からのカデルが少なからず現役で活動をつづけている。これらのカデルの存在によってポスヤンドゥ活動の遡及的分析が可能になり、まさにそのことがチキニ町を事例としてとりあげる理由の一つとなった。一面で、近年のチキニ町では新規に数箇所のポスヤンドゥが設置されており、これらの動きもポスヤンドゥの布置構成を明らかにするうえで興味深い。

第2節 「上から」のポスヤンドゥ設置

　先行研究において、政府のイニシアチブによってポスヤンドゥが設置されてきたことが指摘されており［Köllmann and van Veggel 1996；倉沢 1998；吉原・Dwianto 1999］、まさにこのことが、ポスヤンドゥが「動員」による活動として批判される根拠の一つとなっている［Achmad 1999；倉沢 1998］。チキニ町においても、政府のイニシアチブによって少なからずのポスヤンドゥが設置されており、設置の発案者という点だけをみるならば、A地区のポスヤンドゥ（UPGK）[1]は、明らかに「上から」の設置である。調査当時（2003年3月現在）、A地区内の3箇所で、ポスヤンドゥ活動が実施されていた。3箇所のポスヤンドゥ（UPGK）は、1983年、1985年、1987年に、それぞれ1箇所ずつ設置されたものである。活動に参加する子どもの人数の増加が、A-2およびA-3ポスヤンドゥの設置理由となったという。図4-1は、A地区のカデルの変遷を示している。2003年3月現在、A地区には12人のカデルがいる[2]。図4-1から看取されるように、設立当初からのカデルの多くが継続的に活動に参加してきた。

　設置の発案者という点だけを考慮すれば、A地区のポスヤンドゥ（UPGK）は紛れもなく「上から」設置された。図4-2は、ポスヤンドゥ（UPGK）設置にさいしてどのような要請があったのか、カデル等に対する聞き取りをもとに作成したものである[3]。郡レベルの地域保健センターと郡レベルの家族計画庁職員が、町長夫妻を中心とした町役場とポスヤンドゥ長候補者に対して、ポスヤンドゥ設置の要請を直接している。さらに、RW内部においては、町からの要請を受けたRW長夫妻が、場合によってはRT長夫妻を経由してポスヤンドゥ長候補者とカデル候補者に、カデル就任を要請したという。

　家族計画庁職員および地域保健センター職員は公務員であり、いうまでもなく行政機構内部の職員である。また町長（ルラ）は、村（デサ）長と異なり、地域の住民の投票によって直接選出されたチキニ町の住民ではなく、市長によって任命される内務省官吏であり［木村 1999a：343］、任期の後には地域外へ転出してゆく外部者である。他方、RW長・RT長は、地域住民によって選出された地域住民である。少なくとも1980年代のジャカルタ首都特別区においては、RW

図 4-1　A 地区のカデルの変遷

番号	役職	カデル就任年と離任年	2003年4月時点の状況	離任理由
A-1 ポスヤンドゥ（1983年設置）				
①a	長	1983 →→→→→→→→→→→	カデル	
③a	-	1983 →→→→→→→→→→→	カデル	
1-a	-	1983 →→→→→ 2001?（離職）	-	仕事が忙しい
1-b*	-	1983 →→→→→ 2001（離職）	-	家が火災で焼失
1-c	-	1983 →→→→→ 2001?（離職）	-	仕事が忙しい
②a	書記	1999 →→→→→	カデル	
A-1 ポスヤンドゥ（1983年設置）				
2-a	元長	1985 →→ 1994?（離職）	-	他地域へ転出
2-b	-	1985 →→ ?（離職）	-	他地域へ転出
2-c	-	1985 →→ ?（離職）	-	死去
④a	長	1985 →→→→→→→→→	カデル	
⑤a	書記	1985 →→→→→→→→→	カデル	
⑥a	会計	1985 →→→→→→→→→	カデル	
⑦a	-	1985 →→→→→→→→→	カデル	
⑧a	-	1998 →→→→→	カデル	
A-3 ポスヤンドゥ（1987年設置）				
⑨a	長	1987 →→→→→→→→	カデル	
⑩a	書記	1987 →→→→→→→→	カデル	
⑪a	会計	1987 →→→→→→→→	カデル	
⑫a	-	1987 →→→→→→→→	カデル	
3-a	-	1987 →→→→→→ 2000（離職）	-	仕事が忙しい

出所：聞き取りより筆者作成
*1-b は A 地区での唯一の男性カデルである

長・RT 長は職務遂行に対する報酬を政府から得ておらず、この意味で、RW 長・RT 長は国家の官吏ではなく、地域住民である。ただし、RT／RW が一定の程度行政機構の補完機関として機能してきたことは否定できない。したがって、行政機構のヒエラルヒカルな構造を「上」から「下」へと経てポスヤンドゥ設置が地域社会へ布達された、とみることができる。

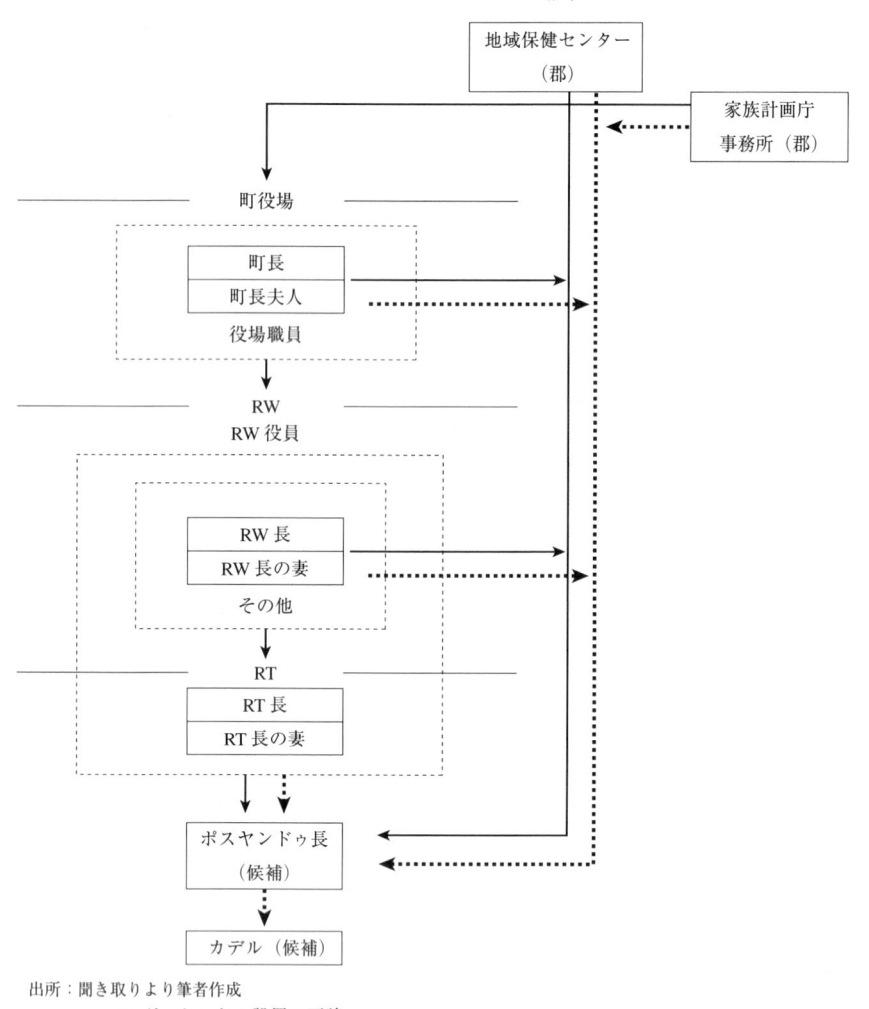

図 4-2 ポスヤンドゥの設置

```
                            地域保健センター
                               (郡)                    家族計画庁
                                                      事務所(郡)
        町役場
       ┌─────────────────┐
       │   町長          │
       │   町長夫人      │
       │   役場職員      │
       └─────────────────┘
              ↓
        RW
        RW 役員
       ┌─────────────────┐
       │   RW 長         │
       │   RW 長の妻     │
       │   その他        │
       └─────────────────┘
              ↓
        RT
       ┌─────────────────┐
       │   RT 長         │
       │   RT 長の妻     │
       └─────────────────┘
              ↓
       ┌─────────────┐
       │ ポスヤンドゥ長│
       │   (候補)    │
       └─────────────┘
              ↓
       ┌─────────────┐
       │ カデル (候補)│
       └─────────────┘
```

出所:聞き取りより筆者作成
　──────▶ ポスヤンドゥ設置の要請
　‥‥‥‥▶ カデル就任の要請

　これを、カデル・レベルで捉えたのが、図 4-3 である。カデルが、主に誰から実際に要請を受け、カデルとしてリクルートされたのかを図 4-3 は示している。現ポスヤンドゥ長 3 人のうち 2 人が、RW 幹部から、その他のカデルの多くが現・旧ポスヤンドゥ長から勧誘を受けている。したがって、A 地区ではポスヤンドゥの設置に RW が一定の役割を果たしたことが分かる。というのは、

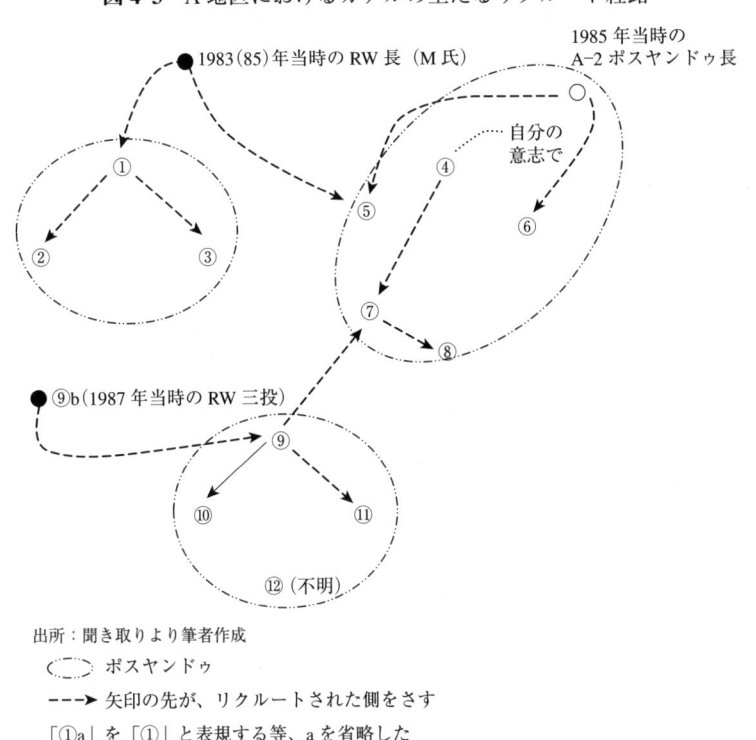

第4章　地域社会からみた「開発の時代」　119

図4-3　A地区におけるカデルの主たるリクルート経路

出所：聞き取りより筆者作成
　⊂ ⊃　ポスヤンドゥ
　--→　矢印の先が、リクルートされた側をさす
　「①a」を「①」と表現する等、aを省略した

　1980年代にRW長であったMが①aと⑤aに働きかけているし、同じくRWの幹部の1人であった⑨bが妻（⑨a）にポスヤンドゥへの参加を要請しているからである。さらに、⑤aの夫もポスヤンドゥ設置時にRWの幹部であった。加えて、図4-3には登場しないが、1983年にA-1ポスヤンドゥのカデルに就任し、引退まで自宅をポスヤンドゥの会場として開放してきた1-bも、当時RWの会計であったという（図4-1）。

　以上のポスヤンドゥ設置の手続と経緯をみる限りでは、設置のイニシアチブが郡・町当局、地域保健センターや家族計画庁などの関連機関にある。この意味ではA地区のポスヤンドゥが「上から」の要請によって設置された側面を否定しえない。ポスヤンドゥなどの開発プログラムの実施状況に関する先行研究においては、こうした「上」から「下」への要請経路および手続きについてしばしば論

じられてきた［倉沢 1998；Achmad 1999］。

しかしながら、フォーマルな設置の枠組みのみに焦点をあてるのも、また片手落ちである。従来のポスヤンドゥ研究において、カデルの属性、あるいはカデルの地域社会における布置についてはほとんど関心が寄せられてこなかった[4]。ポスヤンドゥの設置および定着を理解するうえで、活動に参加するカデルの一層の理解が不可欠である。したがって、以下では、これまでほとんど鑑みられてこなかったカデルの属性、あるいはカデルの地域社会における布置について吟味したい。カデルの属性、また就任にさいしてのモチベーションはどのようなものだったのだろうか。

第3節　カデルのモチベーションと属性

1. 属性

次にカデルの属性について示す。Wibisana によれば、中部ジャワ州の4県のカデルのマジョリティは次のようなプロフィールをもつという。小学校卒（42.0％）あるいは中学校卒（34.2％）程度の学歴をもつ、20歳以上40歳未満（77.6％）の、「主婦」（51.2％）の既婚女性（9割）である［吉原・Dwianto 1999：56］。

これに対して、チキニ町のカデル（34人中31人回答）の属性は、性別・既婚者・学歴の点では Wibisana の分析にほぼ一致する［吉原・Dwianto 1999：56］。全員が女性で、9割以上が既婚者であり（表3-16）、8割が「主婦」で（表3-21）、小学校卒（32.3％）・中学校卒（35.5％）の割合が多い（表3-17）。ただし、高校卒（32.3％）が比較的多いこと、年齢が比較的高齢であることに、チキニ町の特徴がある。チキニ町のカデルのマジョリティは、50代（48.4％）と40代（22.8％）である（表3-14）。さらに、A地区のカデルの多くも既婚の「主婦」あるいは、自宅で菓子・惣菜販売、洋裁業などのいわゆるインフォーマル・セクター従事者である（表3-21）。カデルの大半（10人）が50歳代を中心とする40代後半から60代であり、残る2人は30代半ばである。

こうした、性別、既婚歴、年齢、職業、学歴といった属性は、確かに「カデル

とは誰か」という問いに対する一つの回答である。しかしながら、これらの資料は、カデルの活動の背景となる社会関係や地域社会における文脈、カデルの参加理由についてほとんど何も説明しない。そこで、さらに、カデルの配偶者（＝夫）を含めた親族関係や出身、役職歴などを丹念に調べることが不可欠である。

表4−1は、A地区のカデルおよび配偶者（＝夫）の属性をみたものである。A地区のカデルの特徴は何よりも、A地区出身者かその妻といった地付層の多さにある。カデルの8割以上がA地区出身であるか、少なくとも両親のいずれか一方がチキニ出身である（12人中10人）。残る2人についても、夫あるいは少なくとも夫の両親のいずれか一方がチキニ出身である。さらに、表4−2が示すように、カデルあるいは夫の兄弟の少なからずがA地区に居住していることもこれを裏づけている。加えて、②aと③a[5]を除くカデル全員がA地区内に土地と住宅とを所有している。住宅については、10人中8人が遺産相続などによって両親あるいは親類から譲り受け、土地についても4人が両親から譲り受けている。残る6人のうち、5人が土地を両親から購入したと回答している。これらの諸点は、カデルの地付層としての特性を明らかにするものである。

カデルがいかなる半生を送ってきたのか、カデルの生活史と移動歴を示したのが、図4−4と表4−3である。上記のように、A地区のカデルは50代の「主婦」を中心とする地付層から構成される。ここでは、（1）A地区生まれの（あるいは幼少期にA地区に流入・定着した）40歳代後半から50歳代のカデル、（2）他地域生まれの60代のカデル、（3）A地区生まれの30代のカデルの、カデル就任までの生活史の特徴をそれぞれ抽出する。

（1）A地区生まれ、もしくはA地区に幼少期に流入し定着した、40代後半から50代のカデルは7人である（③a、④a、⑤a、⑥a、⑦a、⑩a、⑫a）。彼女たちの多くは、小学校か中学校を卒業後すぐに、あるいは洋裁師などを経験したのちに、結婚し「主婦」になるか、主婦業の合間に自宅でできる仕事を行っている。彼女たちの夫はチキニ出身者であるか結婚前にチキニに流入した住民である。カデルの夫の学歴と年齢は概してカデルに比べて高く、公務員や会社員など比較的安定した職業に就いている。

（2）A地区以外の地域出身の60代のカデルは①aと⑨aである。両者はA地区の40代から50代のカデル（1）に比べて高い教育を受け、出産前までのフォ

表4-1 A地区のカデル夫妻の属性

	番号	年齢(歳)	出生地	最終学歴	現在の職業	父親の職業	母親の職業	父親の出身地	母親の出身地
カデル	①a	67	西ジャワ州(Kuningan)	専門学校	主婦[看護師]	農業	農業	西ジャワ州(Kuningan)	西ジャワ州(Kuningan)
	②a	38	チキニ	高校	主婦	国営企業職員	主婦	チキニ	西ジャワ州(Kuningan)
	③a	52	西ジャワ州	小学校	主婦	会社員	主婦	西スマトラ州(Padang)	チキニ
	④a	48	チキニ	小学校	主婦[洋裁師]	商務省(公務員)	主婦	チキニ	チキニ
	⑤a	58	チキニ	小学校	主婦[洋裁師]	農業	病院の調理係	西ジャワ州(Bekasi)	西ジャワ州(Bekasi)
	⑥a	54	チキニ	中学校	主婦	公務員	主婦	チキニ	チキニ
	⑦a	55	ヨグヤカルタ	小学校	惣菜売り	運転手	主婦	アチェ州	チキニ
	⑧a	35	チキニ	高校	軽食売り	会社員	主婦	チキニ	ヨグヤカルタ
	⑨a	60	中央ジャカルタ市	高校	主婦[事務職]	運転手	主婦	中央ジャカルタ市	中央ジャカルタ市
	⑩a	52	チキニ	中学校	洋裁師	警察官	主婦	西ジャワ州(Bekasi)	チキニ
	⑪a	54	西ジャワ州(Sukabumi)	小学校	菓子売り	お茶の仲買人	主婦	西ジャワ州(Sukabumi)	西ジャワ州(Sukabumi)
	⑫a	53	チキニ	小学校	主婦[洋裁師]	商人	主婦	ジャカルタ(詳細不明)	西ジャワ州(Bojong gede)
カデルの夫	①b	68	チキニ	高校	停年[国営企業職員]	会社員	主婦	西スマトラ州(Padang)	チキニ
	②b	32	東ジャワ州	専門学校	民間(詳細不明)	―	―	―	―
	③b	53	西スマトラ州	中学	よろず屋	―	―	―	―
	④b	54	チキニ	高校	配送係	職員	主婦	チキニ	チキニ
	⑤b	64	チキニ	高校	停年[銀行員]	商人	主婦	西ジャワ州(Bogor)	バンテン州
	⑥b	56	チキニ	高校	自営業(印刷会社)	自営業	主婦	チキニ	チキニ
	⑦b	56	チキニ	高校	停年[バイク修理]	椅子職人	商人	チキニ	チキニ
	⑧b	43	バンカ・ブリトゥン州(Bangka)	高校	セメント会社社員	民間企業職員	主婦	バンカ・ブリトゥン州(Bangka)	バンカ・ブリトゥン州(Bangka)
	⑨b	(死亡)	中央ジャカルタ市	大学	[弁護士]	自営業(クリーニング店)	自営業(クリーニング店)	チキニ	チキニ
	⑩b	64	スラウェシ	高校	停年[公務員]	法務省(公務員)	主婦	スラウェシ	西ジャワ州(Bogor)
	⑪b	61	チキニ	高校	停年[保険会社]	保険会社社員	主婦	チキニ	チキニ
	⑫b	64	チキニ	大学	停年[公務員]	UK*	UK*	UK*	UK*

出所:聞き取りより、筆者作成
年齢は2003年12月末現在
両親の職業については、主要なもの
出身地については、チキニ(町)と、ジャカルタ(市)のみ、詳細にたずねた。また、地域名については、2004年現在のものを採用した
職業中の[ ]内はかつての職業
*:⑫bの両親の職業等については、両親が⑫bの幼少時に死去したため、不明

第4章 地域社会からみた「開発の時代」 123

表4-2 A地区のカデル夫妻の兄弟の居住地

出生地		番号	兄弟数	うち、男：女比	自分の位置	チキニ内	チキニを除く中央ジャカルタ市	中央ジャカルタ市を除くジャカルタ	西ジャワ州	バンテン州	スマトラ
カデル	チキニ	②a	4	2：2	2番目（長女）	0	0	0	4	0	0
		④a	11	5：6	4番目（三女）	8(2)	1	1	1	0	0
		⑤a	4	1：3	1番目（長女）	3	0	1	0	0	0
		⑥a	11	5：6	2番目（長女）	8(2)	1	1	1	0	0
		⑧a	6	4：2	1番目（長女）	6	0	0	0	0	0
		⑩a	9	5：4	4番目（三女）	4	0	1	4	0	0
		⑩aの異母兄弟	4	4：0	―	0	0	3	1	0	0
		⑫a**	6	4：2	2番目（次女）	3	0	1	2	0	0
	その他	①a	9	4：5	3番目（次女）	1	0	0	8(4)	0	0
		③a	7	3：4	7番目（四女）	1	1	3	2	0	0
		⑦a	6	1：5	3番目（次女）	3	0	2	1	0	0
		⑨a	6	2：4	6番目（四女）	2	0	2	2	0	0
		⑪a	7	1：6	7番目（六女）	1	0	0	6	0	0
カデルの夫	チキニ	①b	7	3：4	5番目（次男）	1	1	3	2	0	0
		④b	6	3：3	6番目（三男）	2	0	1	3	0	0
		⑤b	7	6：1	5番目（四男）	6(5)	1	0	0	0	0
		⑥b	7	5：2	7番目（五男）	4(2)	0	1	2	0	0
		⑦b	10	4：6	2番目（長男）	10(1)	0	0	0	0	0
		⑩b	6	4：2	1番目（長男）	3(1)	0	1	1	1	0
		⑪b	3	2：1	1番目（長男）	2(1)	1	0	0	0	0
		⑫b	1	1：0	1番目（長男）	1	0	0	0	0	0
	他	⑧b	8	4：4	8番目（四男）	1	0	0	0	0	7
		⑨b	4	3：1	2番目（長男）	3(3)	1	0	0	0	0

出所：聞き取りより筆者作成
　死亡している兄弟については、最終居住地
　②bと③bについては、データに不備があるため、割愛した
　*（　）内は死亡している兄弟数（内数）
　**11人兄弟だが、5人は、名をつける前に死亡した

124

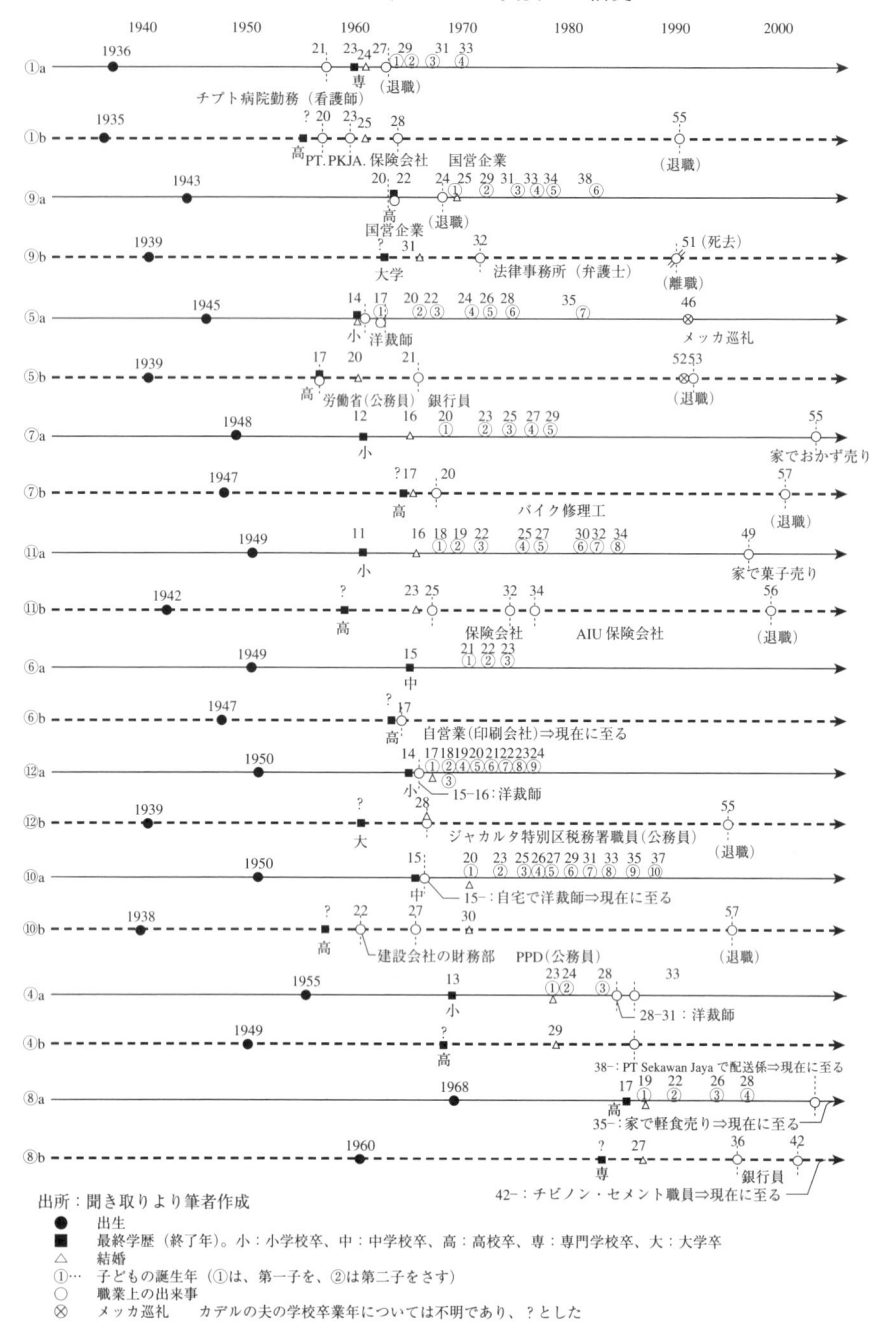

図 4-4 A 地区のカデル夫妻の生活史

出所：聞き取りより筆者作成
- ● 出生
- ■ 最終学歴（終了年）。小：小学校卒、中：中学校卒、高：高校卒、専：専門学校卒、大：大学卒
- △ 結婚
- ①… 子どもの誕生年（①は、第一子を、②は第二子をさす）
- ○ 職業上の出来事
- ⊗ メッカ巡礼　カデルの夫の学校卒業年については不明であり、？とした

第 4 章　地域社会からみた「開発の時代」　125

表 4-3　A 地区のカデル夫妻の移動歴

	番号	出生	移動歴	
カデル	①a	0(1936)：西ジャワ州（Kuningan）	21：中央ジャカルタ市 Salemba に移動、看護学校に通学	24：チキニ転入
	②a	0(1965)：チキニ	―	―
	③a	0(1951)：西ジャワ州	3 歳頃：家族とともにチキニ転入	51：火事で家屋焼失のため、東ジャカルタ市へ転出
	④a	0(1955)：チキニ	―	―
	⑤a	0(1945)：チキニ	―	―
	⑥a	0(1949)：チキニ	―	―
	⑦a	0(1948)：ヨグヤカルタ	5 ヶ月チキニ転入	―
	⑧a	0(1968)：チキニ	―	―
	⑨a	0(1943)：中央ジャカルタ市（Kebon Sirih）	17：立ち退きのため、家族とチキニに転入	―
	⑩a	0(1950)：チキニ	―	―
	⑪a	0(1949)：西ジャワ州（Sukabumi）	24：親類とともに、チキニ転入	―
	⑫a	0(1950)：チキニ	―	―
カデルの夫	①b	0(1935)：チキニ	48-56：北スマトラに単身赴任	―
	②b	0(1971)：東ジャワ州	（出生以降、28 歳以前の居住地は不明）	29：チキニ転入
	③b	0(1950)：西スマトラ州	27：チキニ転入（理由不明）	52：火事で家屋焼失のため、東ジャカルタ市へ転出
	④b	0(1949)：チキニ	NA	―
	⑤b	0(1939)：チキニ	―	―
	⑥b	0(1947)：チキニ	―	―
	⑦b	0(1947)：チキニ	―	―
	⑧b	0(1960)：バンカ・ブリトゥン州（Bangka）	21：チキニ転入	―
	⑨b	0(1939)：中央ジャカルタ市（Pegangsaan）	UK：家族とチキニに転入	―
	⑩b	0(1938)：チキニ	―	―
	⑪b	0(1942)：チキニ	―	―
	⑫b	0(1939)：東ジャカルタ市（Jatinegara）	24：親類とともに、チキニ転入	―

出所：聞き取りより筆者作成
　チキニから転出したことのないカデル夫妻については省略
　年齢（出生年）：居住地と居住理由

ーマル・セクターでの就業経験をもつ。しかし、いずれも20代前半に結婚し、夫の強い要望によって出産を機に退職し「主婦」となった。それぞれの夫の職業は国営企業職員と弁護士であり、生業経済従事者が多いカンポンのなかでは比較的安定した職業に就いていたといえる。①a、⑨aはいずれもポスヤンドゥ長としてのみならず、後述するようにA地区の地域活動のリーダーとして活躍してきた。

（3）A地区生まれの30代のカデルは、2人である（②aと⑧a）。人数が少ないために一般化することはできないが、いずれもA地区で生まれ、高校を卒業している。⑧aについては、高校卒業後に、就職をせず「主婦」となった。後述するように、両者はA地区のカデルである母親らの要請を受けてカデルに就任した。彼女たちはポスヤンドゥを「手伝っている」と認識しており、カデル養成のための講習会受講の経験もない。また、ポスヤンドゥ以外の地域活動にも参加していない。

概して、カデルの夫の多くがフォーマル・セクターの比較的安定した職業に就いている／いた。したがって、カデル自身は「主婦」であるか、自宅で主婦業の合間に可能なインフォーマル・セクターの就労に従事してきたことが、ポスヤンドゥ参加を支える一つの要素になったと考えられよう。

2. モチベーション

以上の検討を踏まえて、カデルの意識・モチベーションについて確認しておこう。カデルの就任理由、彼女たちが誰のために活動を行い、活動するさいの喜びと辛さを何に見出すか等々を尋ねたところ、表4-4のような回答を得た。そもそも、「ポスヤンドゥが地域にとって必要か」との問いには回答者全員（10人）が「必要」と回答している。「ポスヤンドゥを必要としているのは誰か」との問いには、全員が「5歳未満児」、2人が「母親」、1人が「RT／RW」と回答している（2択）。さらに、「ポスヤンドゥ活動を誰のために行うか」という質問に対して、半数以上のカデルが「5歳未満児」と回答している[6]。以上のことから、A地区のカデルが、ポスヤンドゥが地域の5歳未満児にとって必要であると認識し、5歳未満児のために活動を行ってきたことが分かる。

また、A地区におけるカデルの「就任理由」は、先行研究がしばしば指摘する

表 4-4　A 地区のカデルのモチベーション

番号	役割	講習の経験	カデル就任理由	誰のために活動するか 1	誰のために活動するか 2	カデルとしての喜び	カデルとしての辛さ
①a	長	有	社会奉仕をし、貧しい住民を援助できることが嬉しいから	住民	母親たち	自分を知る住民が増える	―
②a	書記（手伝い）	無	（カデルである母親に頼まれたので。他にカデルがいない）	不明	不明	不明	不明
③a	―	不明	（子どもが好きだから）	不明	不明	不明	不明
④a	長	有	当時、自分は何らかの活動を探していた。また、カデルに対する講習会で、健康にかんする知識を得ることができるから	5歳未満児	―	カデルのためのピクニックがある	―
⑤a	書記	有	当時のRW長に頼まれたので	RT/RW	―	カデルと集える	―
⑥a	会計	有	当時、家の中だけに活動が限られないように、自分は何らかの活動を探していた。自分の意志で	RT/RW	5歳未満児	RWの住民、母親とお喋りできる	活動に参加者が集まらない
⑦a	―	有	家族のため。自分がカデルとして奉仕しておけば、困ったことがあったときに、住民に助けてもらえる	5歳未満児	―	活動に参加する5歳未満児が大勢いる	活動に参加する5歳未満児がわずかしかいない
⑧a	(手伝い)	無	5歳未満児を助け、ポスヤンドゥ活動の実施をスムーズにするため	5歳未満児	―	カデルが呼ぶと、母親たちがすぐに集まる	活動に参加者が集まらない
⑨a	長	有	住民の役に立つことが嬉しいから	5歳未満児	高齢者	1-2年に1回、カデルのためのピクニックがある	地域保健センター等からの支援金が遅れて支給される
⑩a	書記	有	子どもに会えるのが嬉しいし、健康にかんする知識を得られるから	5歳未満児	―	友人のカデルと集えるし、活動後に一緒に食事できる	―
⑪a	会計	有	RTの住民とポスヤンドゥ長（⑨a）を助けるため	5歳未満児	高齢者	住民、母親たちと集える	活動の際に、母親たちが子どもを連れて来ない
⑫a	(手伝い)	無	活動（子供の体重測定）が好きだから	5歳未満児	―	母親たちとお喋りできる	―

出所：聞き取りより筆者作成

128

図 4-5　A 地区のカデル夫妻の役職歴

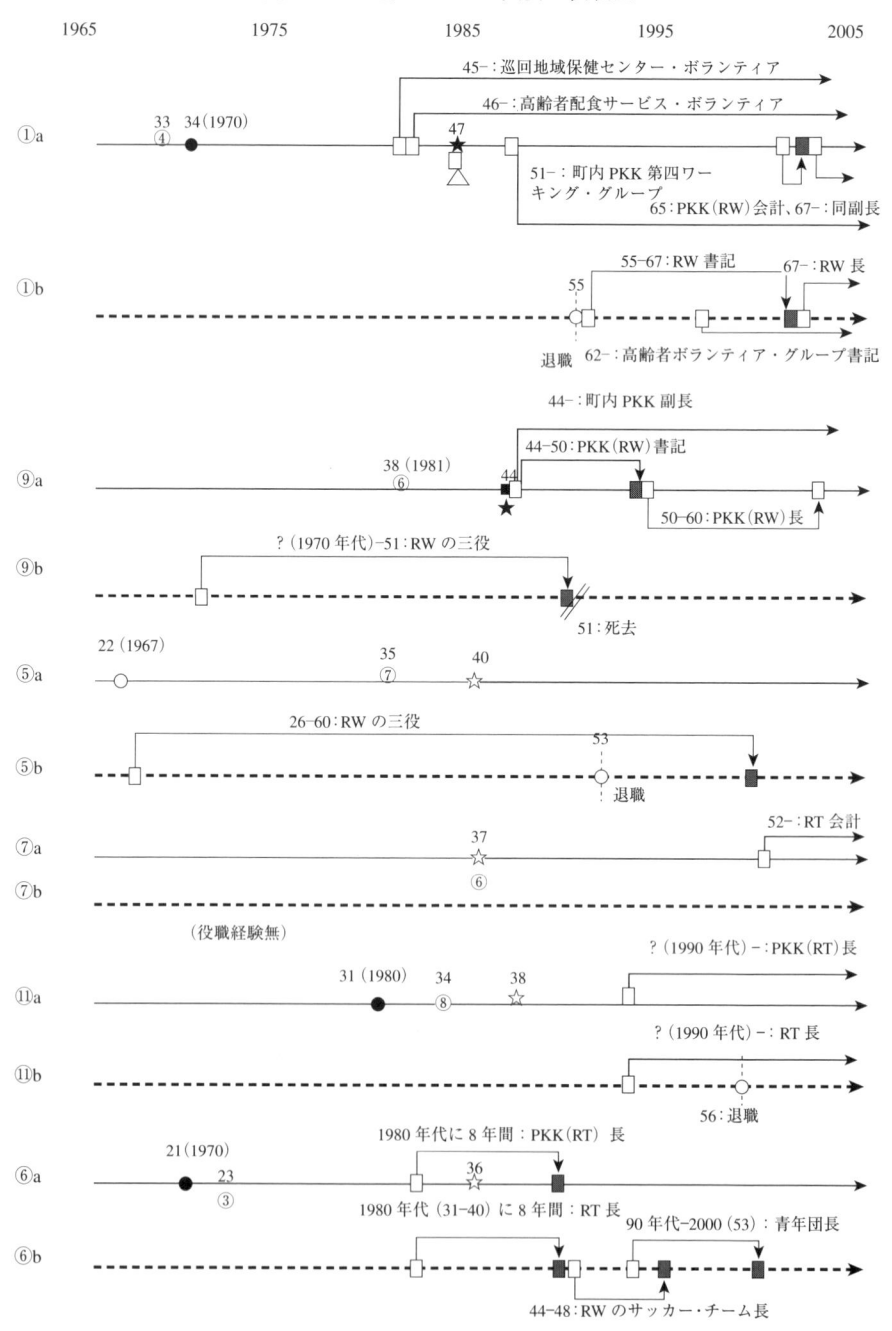

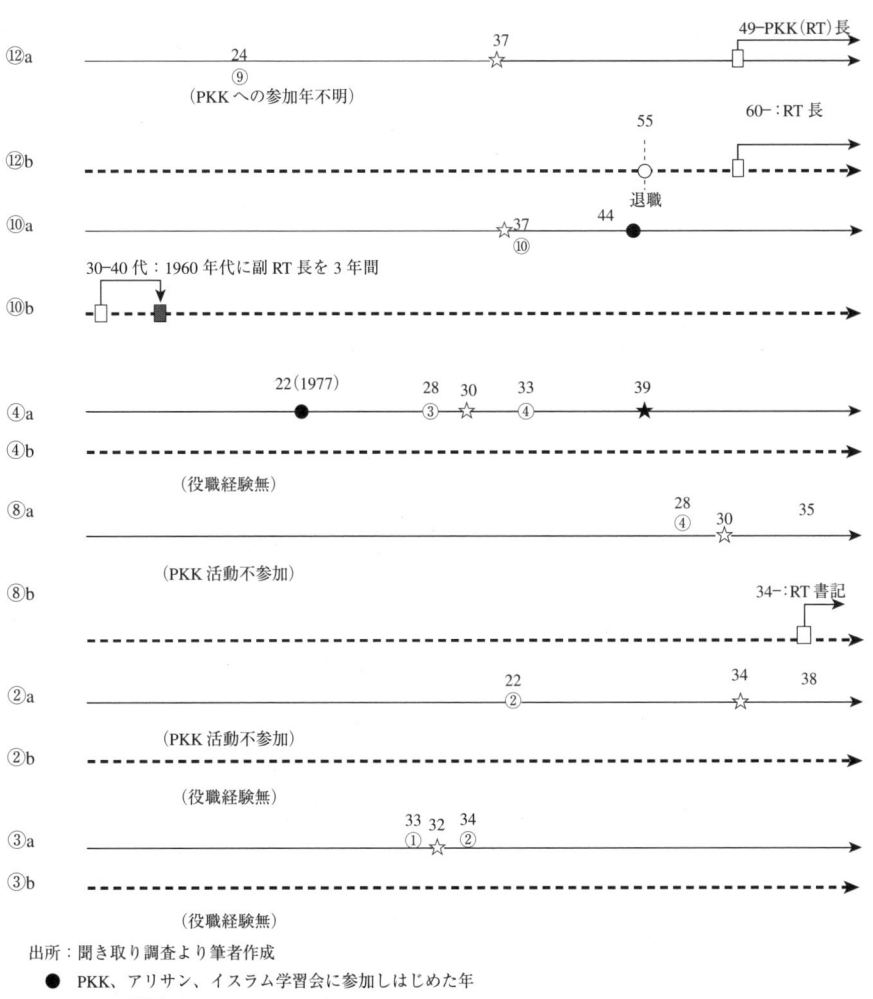

第 4 章　地域社会からみた「開発の時代」　129

⑫a ─────── 24 ──────────── ☆37 ──────────── □49-PKK(RT)長 →
　　　　　　　⑨
　　　　　　（PKKへの参加年不明）

⑫b ─ ─ ─ ─ ─ ─ ─ ─ ─ ─ ─ ─ ─ ○55 ─ ─ ─ ─ □60-：RT長 →
　　　　　　　　　　　　　　　　退職

⑩a ──────────────── ☆37　●44 ─────────────→
　　　　　　　　　　　　　　⑩

⑩b □30-40代：1960年代に副RT長を3年間
　　■ ─ →

④a ──────── ●22(1977) ── ③28 ☆30 ④33 ──── ★39 ──────→

④b ─ →
　　（役職経験無）

⑧a ──────────────────────── ④28 ☆30　35 ────→

⑧b （PKK活動不参加）
　　─ ─ ─ ─ ─ ─ ─ ─ ─ ─ ─ ─ ─ ─ ─ ─ ─ ─ □34-：RT書記 →

②a ──────────────── ②22 ──────── ☆34　38 ────→

②b （PKK活動不参加）
　　─ →
　　（役職経験無）

③a ──────────────── ①33 ☆32 ②34 ──────────→

③b ─ →
　　（役職経験無）

出所：聞き取り調査より筆者作成
● PKK、アリサン、イスラム学習会に参加しはじめた年
★ カデル長就任
☆ カデル就任
△ 家族計画カデル就任
□ 役職就任
■ 役職離任
①～⑩子どもの誕生年（①は第一子、②は第二子をさす）

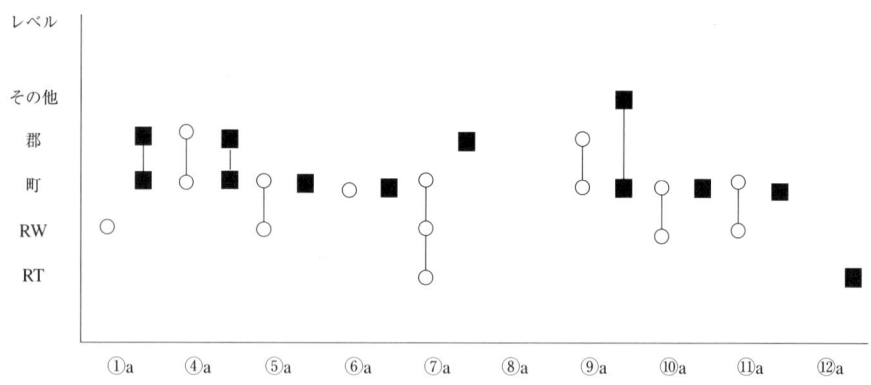

図 4-6　A 地区のカデルのアリサン、イスラム学習会への参加状況

出所：聞き取りより筆者作成
2004 年 8 月現在
②a と ③a については不明
○　アリサンに参加
■　イスラム学習会に参加

「RW 長からの依頼」よりもむしろ、その他の理由があげられた。すなわち、地域社会における関係（「カデルからの依頼」、「地域社会への貢献」、「地域での相互支援の関係（つきあい）」）や、自己実現（「子どもが好きであること」、活動への参加自体への志向や知識獲得）という回答を得た。カデルとしての喜びは、他のカデルや住民とのコミュニケーション、触れあいが主たるものである。これに対し、辛さとして、参加者が少なく張り合いがないことをあげる回答が多かった。

こうしてみると、カデルの就任動機は、地域社会の一員としての自覚、地域の付き合いの一環、あるいは自己実現にあるといえよう。このことに関連して、ここで、カデル夫妻の RT／RW の役職についても触れておく必要があるだろう。これは、本人が自覚していなくとも、RT／RW 役職者あるいはその妻が、その役職上の責任感・義務感からやむを得ずポスヤンドゥ活動に参加するようになった可能性について考慮するためである。

カデル就任と地域社会における役職就任の関連を明らかにすることを目的として、カデルと配偶者の地域社会における役職歴を示したのが図 4-5 である。傑出しているのが、①a 夫妻の役職数の多さである[7]。しかしながら、2003 年現在でこそ①b は RW 長であるが、妻がカデルに就任した 1983 年当時、①b の生活

第 4 章　地域社会からみた「開発の時代」　131

の中心は仕事にあり、地域内の役職には全く就いていなかったという。したがって、夫の RW における役職を理由として①aがカデルに就任した可能性はない。他のカデルについても、夫の RT／RW における役職がカデル就任に直接結びついたと考えられるケースは比較的少ない。その可能性があるのは、カデル就任当時夫が RW の幹部であった⑤aと⑨a、夫が RT の幹部であった⑥aの 3 人である。ただし、就任のモチベーションをみると、少なくとも⑥aは、活動を求めて自ら参加したと回答しており、役職による義務感によるものとはいえない。以上のことから、ポスヤンドゥ設置当初のA地区のカデルの就任は、多くの場合において夫の地域社会での役職というよりも、本人の地域活動への参加の実態、また活動する意志に大きく影響されるといえよう[8]。

　カデルのモチベーションを吟味した結果、カデル就任の契機が必ずしも「上」からの、すなわち直接的には町長夫妻や官吏を介した、間接的には RW 長夫妻を介した、行政の要請にはないことが分かる。設置要請は政府が行うものの、ポスヤンドゥの設置を受容し、参加を選びとってきたのは、地域社会という場、地域社会の人間関係を意識するカデルである。

3. カデルのイニシアチブ

　A地区と同じチキニ町内に存在する②地区は、カデルによる自発的なポスヤンドゥ設置としての好例である。②地区には 5 人のカデルがおり（2003 年 4 月現在）、全員が地区内で地域保健活動がはじまった当初からのカデルであるという。②地区においては、チキニ町で最も早い 1975 年頃に 5 歳未満児の体重測定活動が組織された。しかしながら、それは行政のイニシアチブではなく、住民の発案と協力によるものであるという。設置当時に活動長に就任し、現在も活動長を務める Mu は次のように回想している。

　　1975 年頃、②地区の元看護師であった Xa の発案で、②地区に「5 歳未満児の園」（*Taman Balita*）を設置することになった。地域の女性の私物の体重計で、②地区の 5 歳未満児の体重を測定し緑豆の粥を提供する活動を、カデルの手弁当ではじめた。活動の目的は地域の子どもの健康状態の改善である。当初、約 75 人の 5 歳未満児が登録され、活動に賛同する女性たち 7 人がカ

デルに就任した。2003 年 4 月現在活動長である Mu も、社会参加に積極的であり活動長に就任した。

　後に、「5 歳未満児の園」は町長の公認を受け、UPGK と呼ばれるようになった。これはだいたい 1970 年代末から 1980 年頃のことである。名称変更後に家族計画庁などから薬類や補助食用の資金が支給されるようになった[9]。この頃登録された 5 歳未満児は 400 人ほどおり、大規模な活動になっていた。もっとも、家族計画庁などから提供される資金は定期的な支援ではなく、むしろ、恒常的な資金源となったのは、RW 長の妻や地域の比較的裕福な女性、たとえば幼稚園の経営者、日本料理屋の経営者、マドゥラサ（イスラム学校）長などの寄付であった。

　1970 年代には密集したカンポンを形成していた②地区であったが、1980 年代から 1990 年代にかけて、多くの住民が土地を売却して域外に流出したために、もともと住宅地域であった②地区の多くが、オフィスやホテルを含む商業地区に変貌した。同時に②地区の住民も 5 歳未満児も減少した。1993 年頃、地域のある女性がポスヤンドゥの長に立候補したため、Mu は身をひいた。意欲のある女性にチャンスを与えようと考えたからである。しかし、新ポスヤンドゥ長は、活動を毎月開催することができず、1995 年頃にポスヤンドゥ活動は休止した。

　2000 年、Mu と地区に残る元カデルの計 5 人が、地区の子どものためにポスヤンドゥを再結成した。2004 年現在、5 人のカデルと 32 人の 5 歳未満児が活動に参加している。活動の再開は、行政の働きかけによるものというよりも、カデルたちの意志であった［②地区のポスヤンドゥ長に対する聞き取り］[10]。

　②地区の事例は、明らかに住民のイニシアチブによって活動が開始・再開されたことを示している。活動に対する行政の承認や支援はむしろ、活動開始後、後発のものである。また、活動が行政の要請だけで維持されたり、設置されたりするものではないことを②地区の事例は示している。

　チキニ町には、A 地区と②地区のほかに 3 箇所の地区（RW）があるが、①地区と④地区の地域保健活動の展開もそれぞれに興味深い。チキニ町のポスヤンド

ゥの設置時期は、大きく、(a) 1990年代前半まで (5箇所) と、(b) その後、とりわけ2000年以降 (3箇所) に類別される。正確な設置年が不詳のポスヤンドゥもあるが、A地区、③地区のポスヤンドゥは全て (a) に分類される。これに対して、(b) として、かつて設置されたものの一旦活動が途絶えたポスヤンドゥも含めて3箇所確認される。それは、かつて活動が実施されていたものの、リーダーの交代によって、あるいはクリアランスとそれに随伴する住民の流出によって活動が休止した②地区と④地区、従来地域保健活動が組織されなかったものの、2000年に地区ではじめてポスヤンドゥが組織化された①地区である。

①地区と④地区も、行政の設置要請に応じるかたちで住民がポスヤンドゥを設置したのではなく、ポスヤンドゥ長やRW関係者のような住民が、設置のイニシアチブをとり、行政に活動の許可を求めた事例である。①地区では、2000年になって地区内にはじめてポスヤンドゥが設置された。①地区のポスヤンドゥ長 (2002年現在) によれば、①地区はチキニ町内では比較的裕福な住民の居住地であり、従来は住民がポスヤンドゥのような地域保健サービスの必要性を感じていなかったのだという。また、チキニ町のなかでは比較的裕福な住民が居住することから、チキニ町の他のRW、たとえば、A地区や③地区、かつての②地区や④地区と比べて、①地区の住民活動は不活発であったという。

しかしながら、ある時、地域の小学生や中学生の一部が、本来接種すべき予防接種を受けないままに成長していることをポスヤンドゥ長が知り、ポスヤンドゥの必要性を認識したという。町長と地域保健センター関係者の合意を取りつけ、ポスヤンドゥ長がカデルを自らリクルートし、ポスヤンドゥを設置した。幸い、ポスヤンドゥ長Pは、夫がRWの書記でもあるうえに、自らも住民の委託を受けてRWの事務補佐を行っており、住民から信頼があったために設置申請は容易に承認された。予防接種を受けない子どもたちの存在に危機感を覚えたことだけでなく、P自身が子ども好きであったことが、ポスヤンドゥ設置の理由となったという。設置をアピールするために、活動初日にP夫妻の手弁当で、ミルクなどの補助食を準備したため、大勢の住民が5歳未満児を連れて会場を訪れた[11]。

先述のとおり、大規模なクリアランスが行われた④地区では、地区内に居住する住民は実質的には8世帯のみであるが、ポスヤンドゥの主たる参加者はこれらの住民ではない。開発途中で放棄された空き地に住み着いたスクオッターが主た

る対象者である。町役場で住民登録を行っていないスクオッターの貧しい生活をみた RW 長が、町長と関連諸機関の許可を得て、妻（元看護師）の助けを借りてポスヤンドゥを 2002 年に設置した[12]。RW 長によれば、当初数十人にすぎなかったスクオッターが次々に仲間や家族を呼び寄せ、調査当時ではその数が約 200 人に増加しているという。彼らの多くが屑拾いなどをして生計を立てている。スクオッターのなかには、家族計画に関する知識を欠いているために出産後間隔をあけずに再度妊娠する女性がおり、こうした女性のためにいずれピルなどを導入したい、とポスヤンドゥ長は考えている。ただし、スクオッターのなかには、ポスヤンドゥのような地域保健活動よりも NGO など、資源を無料で提供する活動を期待している者が多いという。そのため、設置当初はポスヤンドゥ参加者が 50 人ほどだったが、2003 年はじめには、参加者は 20 人以下に減少している。減少傾向は、ポスヤンドゥ活動の会費を徴収するようになってからいちじるしいという[13]。

　①地区と④地区の事例は、最近の現象ではあるものの、ポスヤンドゥが住民のイニシアチブによって、設置されたことを示している。両地区の場合、ポスヤンドゥ長や設置の発起人は RW 役職者やその妻である。しかしながら、それは、行政の「下請け」機関の RW 役職者としての義務の遂行というよりも、あくまでも地域の住民として、同じ地域に住む子どもたちの健康状態を改善したいとか、子どもの母親たちの力になりたい、とかいった願いを起点とするものである。むしろ、①地区や④地区の場合、町内の PKK 活動を促進する立場にある PKK 長（町長の妻）あるいは町長が、ポスヤンドゥ設置のために積極的に住民に働きかけることはなかったという。また、少なくとも 2003 年 4 月までの段階において、PKK 長（町レベル）が両地区のポスヤンドゥを視察することも設置以降皆無だった（ポスヤンドゥ長に対する聞き取り）。

　①地区、②地区、④地区とは異なり、A 地区の場合、ポスヤンドゥ設置の提案者は行政である。しかしながら、設置を受容し、今日まで実施してきたのは、地域住民、とりわけ、子どもの健康状態の改善を必要とみなす、カデルである。ポスヤンドゥの設置にさいして、各種の物資が提供された。それは、体重計、鍋やコップや皿などの備品、避妊具、ORT（経口保水塩）や貧血の薬などの医薬品であり、活動のさいに派遣される人材と予防接種サービス、そして、不定期の支援

であるものの、活動資金である。ポスヤンドゥの設置・維持にさいして、地域社会に自助努力が求められたものの、人手・物資・資金などの各種の資源が提供され、これを地域社会に取り込むことがポスヤンドゥのねらいとなっていたとみることができる。つまり、行政によって提示された外部資源を地域内にとり込み住民（子ども）を支援するために、比較的に時間的経済的余裕のある女性によってポスヤンドゥ活動が組織されたのである。

1980年代初頭のA地区の、保健施設へのアクセスの悪さを説明することが、ポスヤンドゥの設置理由を解明するもう一つの手がかりとなろう。現在A地区には、医院が1箇所開業しているものの、地区住民にとって利用可能な、常設の公立の地域保健センターは存在しない（2004年8月現在）。A地区に隣接する④地区に設置されているN病院は、中規模の病院であるものの、私立病院で治療費が高額であるために、A地区の一般の住民はほとんど利用しないという。住民の多くが、輪タクやバスに乗って5分ほどの所にある、隣の町（メンテン町）にある郡レベルの地域保健センターを利用している。

1980年代初頭、A地区住民の医療機関へのアクセスはより限られていたという。当時、郡の地域保健センターがより遠方（スマトラ通り）[14]に設置されていたからである。不便を解消するために、1982年に、住民（カデル1-b）の自宅を利用した臨時の巡回地域保健センターが[15]、A地区内に設置されることになった。巡回地域保健センターについても、設置の提案者は地域保健センターであったものの、設置を受け入れたのは地域住民であったという。会場を提供するだけでなく、受付等の業務を補助するボランティアも選出された。それは、地域内に資源を取り込み、住民の生活環境を改善しようとする、ポスヤンドゥ（UPGK）の設置と同一の動機によるものである。さらに、1983年、巡回地域保健センターのボランティア2人を含む5人で、巡回地域保健センターと同じ会場（＝カデル自宅）で、ポスヤンドゥが開催されることになった。巡回地域保健センターもポスヤンドゥも、より住民に身近な場所で保健サービスを提供することによって、コスト・時間・労力という点で住民の負担を軽減したという。

次のようなA地区の元カデル（1-b）の発言が、カデルとしての参加の動機を端的に表現している。1-bは、1983年以降、2001年まで18年間という比較的長期にわたってカデルとして活動してきた。その理由を尋ねたところ、チキニ生ま

れで、自分の父も、祖父もチキニ生まれであること、すなわち、プリブミ（地元生まれ）としての意識が、無償で地域の役職に就き、地域またそこに住む住民を守ろうとする自分のモチベーションとなった、と回答している。ちなみに 1-b は、RW の役員（会計係）や、RW で週 2 回開催される巡回地域保健センターの受付係、町レベルの開発の諮問機関 LKMD のメンバー（宗教部門代表）として 1980 年代から活動し、さらに、家族計画導入に対しても当初から積極的に導入に賛成する立場をとってきたという。とりわけ、家族計画に対しては、地域の宗教的指導者が「アッラーの教えに反する」と、家族計画サービスの導入に対して異議を唱えた。しかし、1-b は、自らが A 地区の宗教的指導者でありながら、家族計画と宗教的な教えが相反するものでないことを辛抱強く説き、地域での家族計画の普及に貢献した。これらの一連の活動の根底にあるのも、同様に、地元生まれとしての意識、住民の生活および健康を改善しようとする意識であるという。

第 4 節　ポスヤンドゥ組織化の底流と変化

1. 親族ネットワーク

　上述のように、A 地区のポスヤンドゥは、当初、モチベーションのある女性や、PKW／PKK や地域活動への参加者を中心として組織された。そうしたカデルには地域社会に対する眼差し・態度があることが確認された。ただし、カデルが抱く地域住民としての意識の根には、同じ地域社会＝場に住まう住民としての意識のほかに、もう一つ重要な要素を見出すことができる。それは血縁関係である。
　今日、A 地区 2 箇所のポスヤンドゥ（A-1 ポスヤンドゥ・A-2 ポスヤンドゥ）が親族ネットワークによって結合している（2003 年 4 月現在、図 4-7）。A-1 ポスヤンドゥは、1 組の、A-2 ポスヤンドゥは 2 組の親族によって組織されている。まず、A-1 ポスヤンドゥのカデルは（2003 年 4 月現在）、①a と、①a の義理の妹である③a、①a の長女である②a、の 3 人から構成される。さらに、A-2 ポスヤンドゥのメンバーは、2 組の親族から成り立っている。つまり、ポスヤンドゥ長④a とその姉である⑥a の組と、ポスヤンドゥの会場を提供している⑦a と、

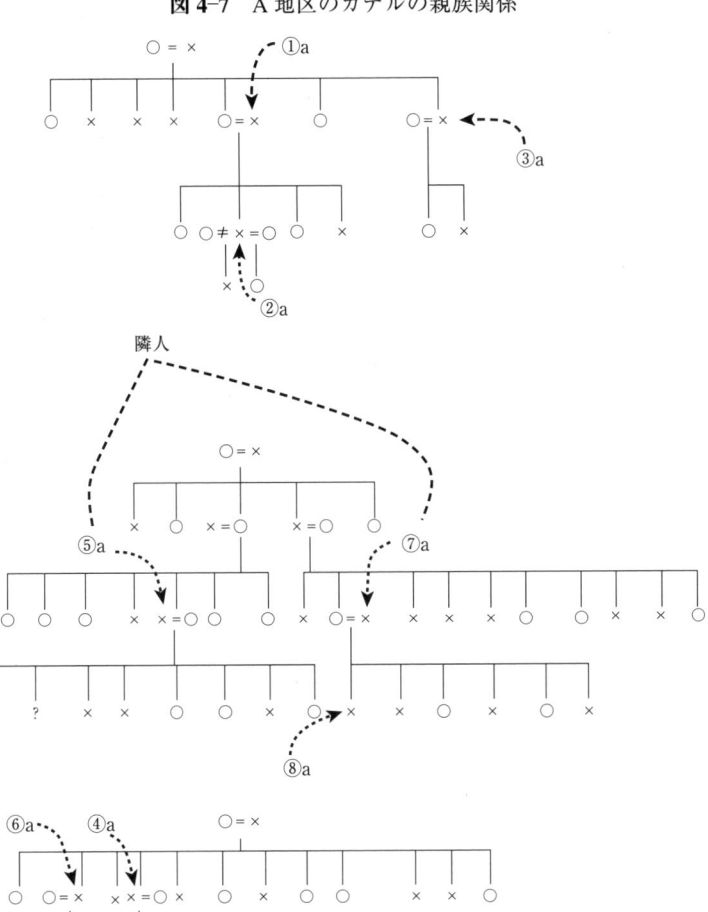

第 4 章　地域社会からみた「開発の時代」　137

図 4-7　A 地区のカデルの親族関係

出所：聞き取りより筆者作成
　→の先がカデル
　×：女性
　○：男性
　カデル本人とその親以外の婚姻関係は省略

その娘⑧a、⑦aの隣人で、⑦aの母方の伯父の子どもと結婚した⑤aの組とから成る。

　カデルの間に複数の親族関係が見出せることは、A 地区に重層的な親族関係が存在する点、すなわち、いわゆるインナーシティ・カンポンとしての様相が色濃く残されていることを意味している。A 地区では、学生向けの寮や他地域からの流入者が増えたとはいえ、いまだに親類が近隣に住んでおり、頻繁に行き来しているのである。もっとも、カデル間の親族関係を時系列的に検討するならば、もう一つの含意が見出される。すなわち、カデルのリクルートが近年、困難になってきており、カデルが、自らの親族に活動支援の要請をせざるをえないことである。当初、PKW／PKK の参加者を中心に、モチベーションのある住民をメンバーとして、ポスヤンドゥが組織されてきた。ポスヤンドゥ設置当初において、カデルのリクルートは子どもに頼るものではなかった。しかしながら、A−1 ポスヤンドゥにおいては、危機前後にカデルの大半が引退したために、①aの親族に頼らざるをえなくなったという。③aも、本来は、カデルというよりも、時々活動を手伝うような状況であったが、とりわけ人手が不足した後に、ポスヤンドゥに積極的に参加するようになったという。しかも、その③aも、2001 年 9 月の火事で自宅を焼失し（①aの夫の生家である）、資金的に余裕のなかった③a一家は、A 地区外、東ジャカルタ市に転出している。とはいえ、新規カデルの補充が困難なこともあり、③aはポスヤンドゥを手伝うために、通って活動に参加している。A−2 ポスヤンドゥについても、転出・死亡を理由としたカデル引退の埋め合わせとして、⑦aの娘である⑧aが活動を手伝うようになり、現在の構成をとるようになった。

　筆者がカデルに「新規カデルのリクルートは容易か」と尋ねたところ、全員[16]が「困難である」と回答している。カデルによれば、住民をカデルとして勧誘しようとすると、住民からは、「家事が忙しい」、「子どもが小さい」、「夫の理解が得られない」、「仕事が忙しい」、「会場が遠い」などを理由とした否定的な返事が返ってくるという。現在のところポスヤンドゥは毎月運営されており、カデル不足を理由として活動に支障が出るまでにはいたっていない。しかしながら、設立当初からのカデルの多くがいまだ現役であり、カデルが高齢化していることを鑑みれば、メンバーの固定化とリクルートの困難は、将来的なポスヤンドゥの存続

の問題を示している。つまり、意図的ではないにせよ、設置後15年以上経つA地区のポスヤンドゥ・カデルのリクルートの経路が、PKW／PKKの活動者等から、特定の親族ネットワークへと狭まっているのである。ここに、A地区のポスヤンドゥの変容＝衰退の一端を見出すことができる。

2. 近年のポスヤンドゥ

　ポスヤンドゥの全般的な衰退は、A地区のみでみられる現象ではない。たとえば、全国的には1990年代前半を、ジャカルタにおいては1990年をピークに、ポスヤンドゥの数が減少している（表2-1、表2-2）。1990年代前半の減少の理由として、様々な要因が考えられよう。たとえば、政府の要請によってポスヤンドゥが設置された地域で活動が根づかなかったことが考えられる。しかし、もう一つ、ポスヤンドゥ活動の一定程度の成功を指摘することができる。家族計画の成功は、家族計画プログラムの普及を目的としてポスヤンドゥ（UPGK）の設置・育成を積極的に支援・推進してきた家族計画庁の、支援縮小という結果をもたらした。それはすなわち、スハルト体制後期、1980年代後半に提唱された「自立的な家族計画」への方針転換である。したがって、ポスヤンドゥに対する家族計画庁からの物的（避妊具）・金銭的（活動資金および家族計画カデルに対する報酬）支援が全般的に途絶えがちになった。人的側面をみても、家族計画庁職員がポスヤンドゥ活動に参加しなくなった。さらに、地域によっては、ポスヤンドゥから家族計画サービスのメニューがなくなった。

　第二に、通貨危機およびそれに随伴する社会的危機がポスヤンドゥの運営に大きな影を落とした。通貨危機後のA地区では、ポスヤンドゥに対する外部からの物的・金銭的・人的支援が途絶えるか、滞るようになった。ポスヤンドゥ活動は、薬剤や台帳などの供給を地域保健センターに依存している場合が多い。通貨危機後のA地区では、地域保健センターからの物的支援の供給が滞り、活動に必要な基本的医薬品や記録カードの慢性的な不足を招いている。さらに、職員の派遣も順調ではなくなっている。メンテン郡の地域保健センター職員には、毎回ポスヤンドゥに参加する責任があるものの、活動に遅刻して来るばかりか、前日にカデルが電話連絡をしたのにもかかわらず、参加しないケースが少なからずあるという。また、地域保健センターが開催する、カデルを対象とした講習会の数

も大幅に減ったという（①aによる）。

こうして、少なくとも物資面では、家族計画庁および地域保健センターの資源に大きく依存して設置されたポスヤンドゥが、1990年代初頭から停滞し、1998年の「危機」によって大きな影響を受けた。ただし、ポスヤンドゥの衰退を察知した内務省が、1999年にポスヤンドゥ活性化の方針を打ち出し［Mendagri 2001：2］、あらためて、金銭的支援が提供されることになった。チキニ町でも2001年以降、町役場を通じて活動資金が毎月支給されるようになった（資料1参照）。

第三に、ポスヤンドゥのカデルの潜在的な供給源であったPKK活動の、通貨危機後の停滞である。A地区でのRWレベルのPKK活動は、通貨危機前後に往時の活況を失いはじめたという[17]。現PKK（RW）長（2003年-）と元PKK（RW）長（1993-2003年）のいずれもが、A地区内のPKK活動が停滞していることを認めている。2003年現在のA地区の、RWレベルでの定期的なPKK活動は、アリサン（頼母子講、*arisan*）とイスラム学習会、ポスヤンドゥに限定される。町レベルでのPKK活動も、1980年代から1990年代前半までは各種の講習会、技能コンテスト等が行われ、女性たちはそれなりに楽しみながら活動に参加していたという。これに対して、通貨危機後、講習会はほとんど開催されなくなり、コンテストの数・種目ともに大幅に減ったという[18]。こうした状況は、カデルの潜在的な供給源の縮小を意味している。

第5節　むすび

検討してきたように、ポスヤンドゥの設置は、フォーマルには行政機構—「官製組織」のヒエラルヒカルな経路を介した、「上からの」指導に基づいている。この意味で、ポスヤンドゥは、政府のプログラムの枠組みのなかにある。設置にさいして、開発体制が巧みに組織化したといわれる、RT／RW、PKKの枠組みが利用されてきた。

しかしながら、カデル夫妻の属性について丹念に調べてみれば、カデルのポスヤンドゥ参加は強制ではなく、あくまでも各々のカデルの個人的なモチベーションに基づくものであったことが示された。政府関係者およびRW役職者の要請に

基づきながらも、地域社会とりわけ子どもたちのために、また、自らも交流を求め、地付層の住民がポスヤンドゥ活動にカデルとして参加してきた。カデルは、ポスヤンドゥが地域の子どもの健康状態を多少なりとも改善してきたことを認めており、いまだにポスヤンドゥが地域にとって必要な活動だと考えている。カデルにとって、ポスヤンドゥは、健康に関する知識や友人を増やす場、地域社会、とりわけ女性たちとの交流の場でもあった。「上からの」要請に加え、カデルそれぞれがモチベーションをもっていたことが、ポスヤンドゥの設置と維持に結びついたといえる。さらに、住民であるカデルにとって、ポスヤンドゥは、地域の生活環境を改善するための資源を地域に取り込む一つの回路であった。

①地区、②地区、④地区などの動向が示すのも、ポスヤンドゥが必ずしも政府の要請によって組織されたものではないこと、むしろ、カデルのイニシアチブによって設置されたことである。以上の事例から明らかにされるのは、ポスヤンドゥが必ずしも、政府が期待したように、「上から下へ」とヒエラルヒカルな経路を通じて設置されているわけでもなく、行政の要請にPKKやRWが機械的に対応するかたちで設置されたのでもないということである。聞き取りを通じて展開の様相を丹念にたどるならば、チキニ町のように、一つの町内においてさえ、様々なパターンが見出される。

スハルト期に実施された各種の開発プログラムは「官製組織」を通じて全国に広く浸透したといわれる。この点から行政の強制とそれに機械的に対応する地域社会という像を描き出すことはきわめて容易である。また、政策に適合的な対応をとった地域社会は少なからず存在しており、そうした地域を恣意的に選び出し、スハルト体制の強制と「動員」といった、論理の補強をはかることも容易である。しかしながら、その一方で、スハルトの強権的な特性を踏まえながらも、住民による政策の受容には様々なパターンがあること、「官製組織」の両義性、すなわち、行政の補完機関として対応・機能しながらもなおかつ住民の意志の現れとして存在することを、経験的に描き出すことが必要ではないだろうか。そうした認識に基づくことによって、ポスト・スハルト期の地域社会と地域活動の可能性についての吟味が可能になるのではないだろうか。

《注》
1）第2章で述べたように、1985年の大統領決定につづいて、同年、保健大臣と家族計画庁長官による、ポスヤンドゥ設置に関する共同命令によって、実際にポスヤンドゥが設置されることになった。しかしながら、1985年以前に、インドネシアでは、すでに家族計画の普及を含む保健サービス・ポストが設置されはじめていた。とりわけ、ポスヤンドゥの前身として知られる、UPGK *Terpadu*（統合家族栄養改善）プログラムが、1970年代末に開始されている。ユニセフの協力のもと、コミュニティ・レベルにおいて、母子を対象とした保健サービスと家族計画サービスを統合的に提供するサービスとして、UPGKが実施された。したがって、1985年以前に設置され、かつその後もポスヤンドゥとして活動をつづけた地域保健活動を含む場合、以下、ポスヤンドゥ（UPGK）と表記する。A地区においても、1983年に5歳未満児を対象とした体重測定活動が開始されている。

2）その後、補助調査を2004年8月に実施したが、2人（②aおよび③a）についてはA地区外に移転したために、追加調査ができなかった。よって、本章で「カデル10人」といった場合この両者を除く。

3）ただし、郡から町役場にいかなる指示があったのか、ポスヤンドゥ設置に関する指令の事実確認を町役場レベルで検証することはできなかった。というのは今日、1980年代に勤務していた町役場職員が異動しているからである。

4）属性のうち、カデルの学歴や年齢に関するWibisana等の調査があるものの、本書が目指すような、地域社会のコンテクストに立ち入った考察ではない［吉原・Dwianto 1999］。また、従来のポスヤンドゥ研究においては、カデルよりも活動内容に関心が寄せられてきた［Sitohang dan Adi 1989；Sitohang dan Murwanto 1988］。

5）②aは、夫の仕事上の理由により、2004年はじめには西ジャワ州へ転出している。また、後述するように③aは、2002年にすでにA地区外に転出していた。

6）表中に一部、高齢者とあるのは、2004年から、地域保健センターの指導によって、ポスヤンドゥの対象者が拡大され、高齢者が活動に参加するようになったことを反映している。

7）20代に看護師であった経験を生かし、①aは巡回地域保健センターのボランティア、家族計画カデル、高齢者の弁当配食サービスのボランティア等々を兼任している。また、その夫である①bも、1990年代からRW書記やRW長として活動している。

8）ちなみに、図4-6は、カデルの、2004年8月現在のアリサンおよびイスラム学習会への参加の状況を示している。A地区のカデルのほとんどが、レベルはともかく、両活動に参加していることが分かる。なお、RTレベルの参加者が少ないの

は、A 地区での RT レベルでの地域活動の不活発さを示している。
9) Mu によれば、3ヶ月に 1 回 7000 ルピアほど支給されたが、恒常的な支援ではなかったという。
10) 聞き取り時期が 2004 年であるため、5 歳未満児数が表 3-9 とは異なる。
11) なお、①地区は隣町（ペガングサーン町）に隣接しており、隣町の隣接する RW の住民のポスヤンドゥ参加を P は認めている。隣接 RW に、ポスヤンドゥが設置されていないにもかかわらず、地域保健活動を必要としている住民がいるとの認識から、①地区のポスヤンドゥ長は参加を容認したのだという（P に対する聞き取りより）。
12) 当初は、活動を NGO が行う無料のサービスと認識した多くの住民がポスヤンドゥに参加したというが、ポスヤンドゥが母子向けの保健サービスであり、かつ、わずかとはいえ有料であることを知って、次第に参加者が減少しているという。
13) 一方で、筆者の聞き取りのさいに、町内の他地区の RW の一部の住民からは、スクオッターのために活動を行っていることを好ましく思わないとの声も聞かれた。
14) 現在の地域保健センターから直線距離で約 1.5km 離れている。アクセスの点での利便性は現在の地域保健センターよりも明らかに低い。
15) 郡レベルの地域保健センターから、看護師や医師が派遣され、定期的に臨時の診療活動が行われている。その後、新たに設置された RW 事務所に活動の場が移転した。
16) 2004 年 8 月調査による。ただし②a と③a を除く。両者はこのとき A 地区外に居住しており、筆者は②a と③a 接触できなかった。
17) PKK（RW）長による。
18) とはいえ、A 地区では、PKK の組織も、長、副長、書記（2 人）、会計（2 人）、庶務（6 人）によって構成され、RT レベルにおいても、アリサン等が実施されているし、上でみたとおり、PKK（RT）長も機能している。

第5章

通貨危機とカデルの機能
——クウィタン町の事例——

第1節　はじめに

　1997年7月にインドネシアを襲った通貨危機は、社会的・政治的・経済的混乱をもたらし、翌年5月、スハルト大統領を退陣に追い込むまでにいたった。危機の影響の緩和を目的として、IMF等の資金を得たインドネシア政府は、1998年にソーシャル・セーフティネット（以下、SSNと略称する）プログラムを実施した。奇妙なことに、SSNプログラムの実施において、ポスヤンドゥの担い手であるカデルの関与が[1]、筆者の調査したジャカルタ首都特別区の3町のすべてにおいて確認された。

　本章は、SSNプログラムの実施時にカデルが果たした役割を地域社会の関係性とコンテキストのなかで捉え、また、ポスヤンドゥの歴史的展開を遡及的にたどることを通じて、地域社会におけるカデルおよびポスヤンドゥ活動の機能と意義を明らかにしようと試みるものである。本章は、本書全体の問題意識、すなわち、ポスト・スハルト期の現在獲得された視座から、ポスヤンドゥを分析し、スハルト期のポスヤンドゥひいては地域活動を再考しようとする問題意識を出発点としている。カデルがSSNプログラムの媒介者となった理由を解明することによって、スハルト期さらにはポスト・スハルト期を通じた、カデルとポスヤンドゥの地域社会における機能と布置の一端を解明することが本章の課題である。

　「新秩序」前期と後期では幾分温度差があるものの、1998年までのスハルト体制下のインドネシアは、「開発体制」が支配する、「開発の時代」として区分されてきた（末廣昭）。第2章で言及したように、1970年代から1980年代に政府は、PKK活動とLKMDを通じて、村落開発を推進しようとしてきた。1998年のスハ

ルト退陣という転換点は、スハルト期に設置された諸組織の機能と意義をあらためて問い直す契機を提示していると筆者は考える。仮に、しばしば指摘されるようにそれらの組織がスハルトの強権的な体制下での強制と「動員」によって維持されてきたとすれば、活動の衰退が考えられる。あるいは、政権交代後も行政機構の「補完」機関として、何らかの変更をともないながらも、政策的にそれらの存続が求められる可能性や、住民組織として必要な活動のみが実施される可能性があろう。

もっとも、スハルト体制からポスト・スハルト体制への移行は、スハルト退陣後すぐに明白になるものではないだろう[2]。したがって、本章は、スハルト期からポスト・スハルト期へという過渡期にあり、かつ通貨危機直後という時代背景に大きく影響された地域社会の分析である。

前章で検討したA地区の場合、通貨危機後のポスヤンドゥと女性活動が停滞しはじめていることが確認された。しかしながら、本章で説明するように、2002年から2003年のB地区では、A地区とは異なる様相が見出される。2002–2003年のB地区では、通貨危機や洪水などを契機として、カデルの活動範囲が拡大する局面がみられた。本章では、こうしたA地区とは異なるB地区のポスヤンドゥとカデルの活動の現状および背景を明らかにする一方で、本論文の基本的なモチーフの一つ、すなわち、ポスヤンドゥが地域の戦略として設置され、維持されてきたことを繰り返し強調する。通貨危機後のB地区の状況が示す、カデルとポスヤンドゥ活動の意義について分析するさいに手がかりの一つとなるのが、前章と同様に、カデルの属性、就任の動機である。さらに、ポスヤンドゥの設置と維持を可能にしたB地区の住民の組織化状況についても検討する。

これまでSSNプログラムについては多くの研究が蓄積されてきたものの［総合研究開発機構 2002；Sumarto et al. 2001］、その地域社会レベルでの実施状況についてはほとんど光が当てられてこなかった。そこで、本章ではSSNプログラムが地域社会レベルでどのように遂行されているのかを明らかにする。まず、廉価米販売プログラムと保険証（kartu sehat）プログラムを実施の手引にそって紹介（第2節）した後に、カデルの通貨危機前および危機後における活動を整理する（第3節）。つづいて、カデルの属性等を詳細に検討することを通じて、B地区においても、A地区のカデルと通底するモチベーションが存在することを確認

し（第4節）、最後に、通貨危機後のB地区でポスヤンドゥのカデルがにわかに重要になった理由について、B地区の地域社会の組織状況から探り、ポスヤンドゥとカデルの意義を明らかにする（第5節）。

第2節　ソーシャル・セーフティネット・プログラム

1. 廉価米販売プログラムと保険証プログラムの制度的布置

　1998年から通貨危機への対策として実施された、SSNプログラムは、それぞれが複数のプログラムから構成される四つの部門（食糧保障部門、雇用創出部門、教育部門、医療部門）をカバーしていた［Sumarto et al. 2001：6］。以下では、食糧保障部門の基盤をなす、廉価米販売プログラム（以下、廉価米プログラムとする）と、医療部門の保険証プログラムの概略について述べる。廉価米プログラムは、「貧困世帯」に「中程度の質」の米を市場より安い価格で販売する、一種の食糧支援プログラムである。認定された「貧困世帯」は、毎月20キロの米をキロあたり1000ルピアで購入することができる。他方の保険証プログラムとは貧困者を対象とする無料診療制度である[3]。「貧困世帯」と認定された場合、保険証が発行され、指定医療機関における医療費が無料となる施策である。

　両プログラムにおいて、「貧困世帯」は次のように定義されている。SSNプログラムの対象となる「貧困世帯」を選定するさいに、家族計画庁の世帯／家族データが基本的指標とされた。少なくともSSNプログラムが開始された当初の段階において、食糧保障部門と保健部門では、家族計画庁の世帯調査の基準を主たる拠所として、「貧困世帯」が割り出されている［Sumarto et al. 2001：11］（資料12）。しばしば指摘されてきたとおり、1990年代半ばに導入された、家族計画庁による世帯の繁栄レベルに関するデータは、独自の基準に基づいて、世帯の経済的状況を五つのレベルに分類している［吉原・Dwianto 1999：62-64］。最も「貧しい」世帯から順に、「前繁栄（pra-sejahtera）段階」、「繁栄第一段階」、「繁栄第二段階」、「繁栄第三段階」、「繁栄第三プラス段階」と分類されている（以下、順に「前繁栄」「繁栄I」「繁栄II」「繁栄III」「繁栄IIIプラス」とする）。郡レベルの家族計画庁職員が管理する台帳は[4]、「前繁栄」世帯および「繁栄I」世帯をさ

らにそれぞれ二つのカテゴリー、すなわち、貧困が経済的理由に由来する世帯とその他とに類別している。具体的には、「前繁栄」世帯とは、3度の食事にも事欠く世帯を指す。これに加えて、「繁栄 I」世帯のうち、貧困が経済的理由に起因する世帯を含めて、「前繁栄プラス」世帯と呼び、「貧困世帯」としての認定を行った[5]。

2. 地域社会におけるプログラム実施要領

さて以上の点を踏まえたうえで、上述の二つのプログラムが、どのように実施されているのか、その制度的布置について検討しよう。第一の廉価米プログラムについては、廉価米を受給する「貧困世帯」の認定作業が1998年に実施された。認定にさいして、手引書は家族計画庁職員および家族計画カデルの協力を期待している ［BKKBN DKI Jakarta 1998：3］。手引書に示された受領者認定作業の手順は次のとおりである[6]。

a. RW レベルの家族計画カデル長（PPKB-RW）は、家族計画指導員（PKB）／家族計画フィールド・ワーカー（PLKB）とともに、前繁栄プラス世帯の氏名を、『評価済み前繁栄プラス世帯登録台帳（1998年8月実施）』に記入する。
b. 記入済の登録台帳は、地区 RT 長の諮問・承認を得なければならない。
c. 妥当性に関する評価済みの登録台帳に基づき、RW レベルの家族計画カデル長／家族計画カデルは、家族計画指導員（PKB）／家族計画フィールド・ワーカー（PLKB）とともに、『登録台帳（1998年8月）』に記載されているデータを前繁栄プラス世帯証明書に記入する。
d. この記入済みの前繁栄プラス世帯証明書には、該当者の居住する地区の RT 長の承認および、RW 長の署名と RT／RW の証印が不可欠である。
e. 町長（ルラ）の署名・証印前に、町レベルの責任者である、町役場の担当者と家族計画指導員（PKB）／家族計画フィールド・ワーカー（PLKB）は、世帯証明書の内容が正しいことを確認する。証印はカードに貼付した写真の上に押す。
f. 対象となる前繁栄プラス世帯に配布する前に、証明書の記入と配布に関

するマニュアルの指示に適合するよう、上述の世帯証明証に加えられているように、町レベルの責任者である、家族計画指導員（PKB）／家族計画フィールド・ワーカー（PLKB）が、前繁栄プラス世帯証明書に番号をふる。

g. 家族計画指導員（PKB）／家族計画フィールド・ワーカー（PLKB）によって権利を与えられた前繁栄プラス世帯証明書の数は、郡レベルの家族計画庁責任者に、つづいて市レベルの家族計画庁事務所に報告される［BKKBN DKI Jakarta 1998：3-5］。

「前繁栄プラス」世帯証明書が発行された後、以下の経路を経て、米が「貧困世帯」に届けられる。手引書によれば、米は、まず食糧調達庁事務所から町役場に運搬される。その後、米は町役場から直接「貧困世帯」に分配されるか、町役場から家族計画庁職員や近隣の商店、総合共同組合（KSU）、RT／RW 等を介して住民に分配される。こうしてみると、少なくとも廉価米プログラムにおいて、家族計画カデルには家族計画庁職員とともに対象者名簿を作成するという役割があてられている。また、RT／RW 関係者等にも米の分配という役割が期待されている。

次に、保健・医療分野の SSN プログラムの一つの柱を成す、保険証プログラムについて記そう。保険証プログラムの認定作業は、町（／村）長が結成する、町（／村）チームによって行われる。町（／村）チームは町（／村）の役人、家族計画庁職員、「村の助産師」もしくは任命された地域保健センター職員、および住民（住民代表）[7]、PKK 促進チーム、NGO などから構成される。

まず、町（／村）にある、保健・医療分野における SSN プログラムの対象者名簿を、「前繁栄プラス」世帯認定の五つの基準に照らしあわせて、町（／村）チームが確認・更新する。そして、町（／村）長の決定・承認を経た後に、データが地域保健センターへ送られる。データはさらに保健局（県・市レベル）に送られ、各地域保健センターへの資金配分の決定に基づき、県レベルの調整チームが対象者を確定する。こうした作業を経て、「前繁栄プラス」世帯に対して保険証が交付される［Depkes 1999：1-3］。

いずれのプログラムにおいても、手引書のなかでは、（ポスヤンドゥの）カデ

ルの果たす役割は明確には示されていない。読み取れるのは、家族計画カデルを兼任するカデルが、対象者名簿作成のプロセスへの関与を期待されていることである。しかしながら、以下で述べるように、実際のところ、B 地区ではカデル全員が両プログラムの実施に何らかのかたちで関与している。さらに B 地区のカデルは通常のポスヤンドゥや SSN プログラム以外の活動でも重要な役割を果たしている。以下ではその背景に迫ってみよう。

第 3 節　危機前―危機後のカデルの活動

　本節では、B 地区のカデルが通貨危機後に担った役割の増加を示すために、カデルの危機前と危機後の役割を列挙してみたい（表 5-1）。第一に（c）、廉価米プログラムにおいて、カデルは行政と住民の媒介者として機能している。クウィタン町では、家族計画庁職員が米の売却・集金の責任を負っており、町役場において全対象者への米売却を行っている。殊に集金に関しては、第三者を介在させることなく、家族計画庁職員が住民から直接集金をしている。他方、データ収集は、概して家族計画カデルかポスヤンドゥ長に任されている。家族計画カデルかカデルが収集した住民データをもとに、家族計画庁職員が対象者宅を訪問するなどして、データの的確性についての確認が行われたのち、対象世帯に対して「前繁栄プラス」証明書が発行される。毎月、米が町役場に届けられる 1 週間ほど前に、ポスヤンドゥ長と家族計画カデルを介して、住民に証明書が配布される。指定された日時に、該当者はカードをもって町役場に赴き、家族計画庁職員にカードを渡したのちに 20 キロの米を購入する[8]。

　第二に（d）、保険証プログラムについては、このプログラムのために特別に住民データが収集されるというよりは、これまで収集されてきた家族計画庁のデータと、上述の廉価米プログラムのデータをもとにしている。そのため、基本的にはデータ収集者は廉価米プログラムと同じく、カデルであり、ポスヤンドゥ長もしくはその代理が、「前繁栄プラス」世帯でかつ医療機関における治療を必要とする患者を、地域保健センターに推薦する。つづいて、実際に地域保健センター職員が申請者の生活状況を確認するか、ポスヤンドゥ長が地域保健センターへ赴き、受給申請者の生活状況を説明したうえで、医師が保険証を発行する。また、

第5章 通貨危機とカデルの機能　151

表5-1　カデルの機能

活動の流れ	a)通常のポスヤンドゥ	b)ポリオワクチン投与キャンペーン	c)廉価米プログラム	d)保険証プログラム	e)アドホックな活動(2002年〜2003年度)	f)NGO活動
事前調整	・地域保健センターや村役場に赴き、活動資金や、備品の支援を受け付ける	・地域保健センターで開催される、ミーティングに参加	・毎月、米の販売前に、家族計画局職員からカードを受け取る	—	—	・NGOメンバー、RWメンバーとの会議に出席 ・NGOとの調整の窓口 ・NGOからの活動資金の受け取り、管理
事前のデータ収集	—	○地域内の5歳未満児のデータ収集 ○収集された5歳未満児のデータを地域保健センターに報告	○対象者のデータを収集(ある いは家族計画局職員と共同で データ収集) ○家族計画局職員に貧困世帯 のデータを提供	○対象者のデータを紹介する に対象者に付き添い、地域保健 センターに行く) ○2003年3月には、特別に、 対象者のデータを修正(再度 世帯調査)	—	○対象となる5歳未満児の選定
住民への広報	○住民にポスヤンドゥ開催の連絡	○地域住民への広報	○毎月、米の販売前に、カードを対象者に配布	—	・結核、デング熱等の伝染病の治療 が無料であることを住民に知らせ、 早期治療を促す	活動当日の初のみ、対象者に広報
当日の活動	・補助食の材料の買い出し ・補助食の調理と片付け ・会場の管理と片付け ・活動に参加	・活動の実施	—	—	—	・補助食用食材の買い出し、調理 ・会場の管理と片付け ・活動当日に参加(週3回) ・臨時診療活動の受け付け
事後のデータ報告	・活動レポートの作成と提出(月1回)	○参加者数を地域保健センター および村役場に報告	—	—	—	—
その他の活動	・地域保健センターとの連絡窓口 ○妊婦、5歳未満児のデータ収集 ・地域保健センターや村役場で開催されるカデル会議に参加 ・ポスヤンドゥの運営 ・ポルピアになる資金として100万ルピアを地域保健センターから提供され、特別の栄養補助食を、該当する5歳未満児に分配	—	—	—	・ポスヤンドゥに参加する5歳未満児、 母親の健康状態が悪い場合、地域保 健センターでの診療が無料になる推 薦書を発行 ○(プログラムがある場合)貧困層 の妊婦の分娩費用が無料になるよう、 申請の支援 ○(プログラムがある場合)貧困層 の妊婦が補助食を受け取れるよう、 手続き	○NGOからアドホックに提供 された食糧の分配 ○2003年4月に行われた5歳 未満児の成長テストを実施

出所：聞き取りより筆者作成
○は全カデル共通の仕事をさす
保険証プログラム、廉価米プログラム、アドホックな施策については、カデル当日の活動は無い

医師や看護師自らが、地区を巡回し、貧困者の生活状況を確認して、保険証を作成するケースもみられた。

　第三に (e) カデル、殊にポスヤンドゥ長は、SSN プログラムの一部として実施された次のようなアドホックな活動も媒介している。ポスヤンドゥに参加する母子の健康状態がいちじるしく悪い場合、ポスヤンドゥ長が地域保健センターに宛てて、推薦書を書くというものである。指定された書式に基づいてポスヤンドゥ長が書いた推薦書を携行すると、町内の地域保健センターでの診療が無料になる施策がとられており、ここでもポスヤンドゥ長が、重要な役割を果たしている（資料9）。

　また、常時実施されるプログラムではないものの、「貧困世帯」の妊婦や5歳未満児、あるいは栄養状態の悪い妊婦や5歳未満児等々に対して特別の補助食、たとえば粉ミルクやビスケットなどが提供されており、ポスヤンドゥ長は、こうした支援物資の受給者を、地域保健センターの割り当てる人数に基づいて選び出している。また、「貧困世帯」の妊婦の分娩費用が無料になる制度が実施されており、ポスヤンドゥ長は、申請の広報・申請窓口ともなっている。ある妊婦は、出産直前になって申請をしたために、急を要すると判断したポスヤンドゥ長が輪タクを呼び、出産予定日間近の妊婦とともに地域保健センターまで同行したケースがあった。さらに、SSN プログラムではないものの、結核などの伝染病、デング熱などの特定の疾病の治療費を無料にする施策を政府はとっており、こうした情報を住民に周知させ、早期治療を促す役目も、またカデルが担っている。なお、表5-2に三町における SSN プログラムの実施状況について示しておく。

　第四に (f)、B 地区では、NGO プログラムの実施にもカデルが媒介的役割を果たしている。2002年の1月から2月にかけて、ジャカルタ首都特別区の広範な地域が洪水・浸水の被害を受けた。東ジャカルタ市のカンポン・ムラユ地区は、ジャカルタ首都特別区内の洪水の襲来地として知られているが、クウィタン町は、カンポン・ムラユの下流（チリウン川）に位置しており、カンポン・ムラユと同様に浸水の被害に遭った。クウィタン町のなかでも、特に河川に面する4箇所のRW（B、③、⑦、⑧地区）では、堤防沿いの家屋の1階天井付近まで水没する事態に陥ったため、住民は避難生活を強いられた。2月11日から10日間ほど水が引かなかったという。ただでさえ、豊かではないこれらの地区では、洪水によ

第 5 章　通貨危機とカデルの機能　153

表 5-2　3 町における SSN プログラムの実施状況

町	RW	SSN プログラムの有無		ポスヤンドゥ長の BKKBN データ収集の経験 1. 有、2. 無	家族計画カデルのポスヤンドゥにおける役職 *	BKKBN データの主な収集者 **	廉価米データの主な収集者（最近）**	保険証データの主な収集者（最近）**
		廉価米	保険証					
チキニ	A	v	v	1	1	1.3.5	1.3.5	1.3.5
	①	v	—	1	—	1.6.9（ポスヤンドゥ長の夫）	1.6.9（ポスヤンドゥ長の夫）	—
	②	v	—	2	4	1.2	1.2	—
	③	v	v	1	1	1.4=7.6	4=7.6	4=7.6
	④	—	—	2	1	1	—	—
クウィタン	B	v	v	1	1	1.6.7	1.6.7	6.7
	①	v	v	1	3	1.5.6.7.	1.5.6.7.	5.6.7
	②	v	v	1	1	3.6.7	1.3.6.7	6.7
	③	v	v	1	1	6.7	6.7	6.7
	④	v	v	1	4	1.2.6.7	1.2.6.7	6.7
	⑤	v	v	1	1	3.4.6.7	3.4.6.7	4.7
	⑥	v	v	1	1	3.7	3.7	7.9
	⑦	v	v	1	1	5.6.7	5.6.7	5.6.7.9（保健センター関係者）
	⑧	v	v	1	4	4.6.7	4.6.7	4.6.7
チブプール	C	v	v	2	4	3.5.7.9	3.5.7.9	3.5.7.9
	①	—	—	—	—			
	②	v	v	1	4	6.7.9（PKK カデル）	6.7.9（PKK カデル）	6.7.9（PKK カデル）
	③	v	v	1	4	6.7	6.7	6.7
	④	v	v	1	4	3.5.6.7	3.5.6.7	3.5.6.7
	⑤	v	v	1	4	5.7	5.7	3.5.6.7.9
	⑥	v	v	1	5	6.7	6.7	6.7
	⑦	v	v	1	4	1.3.6.7	3.6.7	3.6.7
	⑧	v	v	1	2	6.7	6.7	6.7
	⑨	v	v	1	4	6.7.8	7.8	6.7.8
	⑩	v	v	1	4	7.8	7.8	7.8
	⑪	—	—	NA	4	NA	—	—
	⑫	—	—	2	2	NA	—	—
	⑬		v	1	4	6.7.8	6.7.8	6.7.8

出所：ポスヤンドゥ代表者に対する聞き取りより筆者作成
*1. 長、2. 書記（もしくは副長）、3. 会計、4. 無、5. 不明
**1. BKKBN 職員、2. RW 長、3. RT 長、4. PKK（RW）長、5. PKK（RT）長、6. カデル、7. 家族計画カデル、8. RT カデル、9. その他
A 地区については、A－1 ポスヤンドゥ
クウィタン町①とチブプール町③⑥⑧⑩については、長以外のポスヤンドゥ代表者に対する聞き取りの結果である
v：プログラムを実施、—：プログラムを実施せず、＝：兼任

り一層生活が困窮した。こうした状況に対して、政府や民間団体から食糧や衣料品などの支援物資が提供された。洪水は、住宅や家財に被害を及ぼすだけでなく、その後の不衛生な環境が、子どもなどの弱者の不健康を招いたという。ちょうど同じ頃、地域の5歳未満児の人数が増え、ポスヤンドゥに参加する子どもが増えた。その結果、栄養状態の悪い子どもの人数も増加した（5人程度から20人弱へ）。ポスヤンドゥに参加する5歳未満児の人数も、危機後に増加した。登録者も1990年代半ばの70人から、2002年9月には108人に増加している。

通貨危機に追いうちをかけられたB地区では、元カデルであり、ジャカルタ首都特別区に本部を置くNGO（PKBI）とコネクションがあったRhがB地区の苦境を知ったことから、同NGOに支援を要請した。NGO関係者の視察を経て、同NGOが1年間[9]、とりわけ栄養状態の悪い、1歳以上の5歳未満児35人を対象とした週3回（月・水・金曜、子ども1人1食あたり1000ルピア）の給食と、RW内の全住民を対象にした週1回（木曜）の臨時診療サービス（1人1回あたり薬代込みで3000ルピアの自己負担）を提供することになった。そこで食材の買出し、調理、提供、診療サービスの受付と会場管理を、カデルが担うことになった。給食サービスとして、週3回、朝9時からRW事務所で無料の給食が提供された。さらには、週1回、午前10時から2時間ほど、RW事務所に医師と看護師が駐在し、住民を対象として診療を行った。随時、モニタリングを目的としてNGO職員が2人ほど活動日に派遣されてくるものの、基本的に炊き出しを行うのはカデルである。ポスヤンドゥ長が、朝6時頃に町内の市場で食材の買出しをし、その後、カデル全員で、ポスヤンドゥ長の家で調理をする。活動自体は1時間半ほどで終了し、11時過ぎにはカデルは帰宅することができる。

診療サービスについては、毎回1人のカデルが参加し、会場を管理し、NGO職員に飲み物などをすすめるほか、受付を務める。これも2時間ほどの仕事であり、基本的には長以外のカデルがローテーションで手伝うことになっていたが、実際には、比較的時間に余裕のある女性（「会計」）がしばしば受付役を務めていた。

NGOから、カデルに対する報酬として、一人あたり1ヶ月につき、5万ルピアが支払われたが、毎週3-4回という活動頻度を考慮すれば、報酬がカデルとして活動する誘因となるほどの金額とはいえない。つまり、カデルはあくまでもボ

ランティアとして活動している。また、プログラム終了にあわせて、2003年4月に、子どもの成長改善の程度を競うコンテストが開催され、カデル5人と地域保健センターの看護師、家族計画庁職員、NGO職員がコンテストの審査員および実行者として活動した。

　ちなみに、通貨危機前のカデルの通常の活動は主に次の二つである。第一に(a)、通常のポスヤンドゥにおいて、カデルは、活動に参加した、いちじるしく成長が遅れている5歳未満児を推薦し、地域保健センターが提供する補助食の支援を受けられるよう取り計らう[10]。こうした、地域保健センターとの日常的な連絡役を主に引き受けるのが、ポスヤンドゥ長である。

　第二に（b）、毎年必ず行われるとは限らないものの、年に2回実施されるポリオ・ワクチンの全国投与キャンペーン（PIN, *Pekan Imunisasi Nasional*）である。たとえば、2002年9月および10月にこのキャンペーンが実施され、ポスヤンドゥ・カデルが、事前調査を行ったり、ワクチンを投与したり、母親たちの対応にあたった。活動当日に、ジャカルタ首都特別区保健局職員と地域保健センター職員が活動の応援・モニタリングを目的に会場を訪れた。キャンペーン前に、当局は町内の5歳未満児の総数を把握し、達成目標を示さなければならない。B地区で、地域内の5歳未満児のデータ収集をしたのはカデルである。5人のカデルが、それぞれ、2から3箇所のRTのデータを収集し、このデータをポスヤンドゥ長が地域保健センターに報告している。カデルはまた、ワクチン投与と同時に、投与が済んだ子どもの名前を記録し、地区内の全対象者がカバーされるようつとめた。最終的には、カデルが未投与の子どもの家に出向いて全員にワクチンを投与した。

　こうしてみると、通貨危機後、2002年から2003年のB地区のカデルの役割の増加はA地区とは対照的である。通貨危機後のB地区において、カデルは、貧困や栄養不足などの状態にある住民を、何らかの支援プログラムに結びつける媒介者として機能している。そうした機能は、通常のポスヤンドゥにおいてももちろんみられるものの、とりわけ、通貨危機への対応として実施されたSSNプログラムの実施、さらには洪水後に実施されたNGOのプログラムにおいて、顕著にみられた。

　その第一の理由として、上でみた諸活動が保健・医療、とりわけ母子保健に関

する領域であるということが指摘できよう。上述の諸活動は、廉価米プログラムを除いて、いずれも保健プログラムに関連している。さらに、カデルが毎月接する母子が、プログラムの主たる対象者となっている。ところで、なぜポスヤンドゥのカデルがこうした役割を担うことになったのだろうか。以下では、その背景をなす地域社会の構造について探る。

第4節　カデルの属性とモチベーション

1. ポスヤンドゥの設置

　ここで、B地区のポスヤンドゥの展開について、聞き取りから得られた資料に基づいて再構成してみたい。B地区のポスヤンドゥ（UPGK）は、町役場等からの要請に応えるかたちで、1983年に設置された。現在5人のカデルが活動をしているが、そのうち2人、ポスヤンドゥ長と会計が、1983年から活動に従事してきた（図5-1）。設置当初4人のカデルが配置されていたが、前ポスヤンドゥ長を含む2人が、他町への転出を機にカデルを辞した。ただし、前ポスヤンドゥ長は、デポック市に転出した後にもクウィタン町をしばしば訪問しており、調査中に筆者は前ポスヤンドゥ長にも聞き取りを行うことができた。

　前ポスヤンドゥ長（Rh）によれば、Rhのライフ・ストーリーの要点とB地区のポスヤンドゥ活動とその前身である家族計画活動の展開は、次に示すとおりである。

　　Rhは1930年にパダン（スマトラ）に生まれ、1944年頃に日本軍の女学校を卒業した。独立後の混乱で、パダンにあった実家が破壊されたこと等々の理由から、Rhはジャカルタにいたおじの養女になるべく、1950年にジャカルタに移動した。Rhには姉が1人おり、姉も現在中央ジャカルタ市に住んでいる[11]。Rhはパダン生まれの同年齢の男性と1956年に結婚した。夫の両親もパダン出身である。夫はRhとの結婚以前に、両親をパダンに残し、職を求めてジャカルタに流入していた。Rhは夫との間に10人の子ども（9男1女）を設けた。第一子は1957年に、第十子は1970年に生まれている[12]。

図 5-1　B 地区のカデルの変遷

番号	役職	カデル就任年と離任年 (1980 / 1990 / 2000)	2003年4月時点での状況	離任理由
Rh	(元長)	1983年、統合家族栄養改善プログラム実施 1983 →		他地域転出
①a	長	1983 ─────────→	カデル	
②a	会計	1983 ─────────→	カデル	
S	(元書記)	1983 ──────→		他地域転出
③a	—	2000 →	カデル	
④a	—	2002 →	カデル	
⑤a	—	2002 →	カデル	

出所：聞き取りより筆者作成

　夫は、1946 年から税務署および税務関連の役所で 1969 年まで公務員として勤務したのちに、小さな事業を起こし 1990 年まで仕事をしていた。その後夫は体調を崩し 1993 年に死去している。
　Rh は 1976 年頃、B 地区の家族計画カデルに就任した。Rh が家族計画カデルに就任した理由は、以前に Rh が PKBI（家族計画の普及を一つの目的とする NGO）のメンバーであったことにある。町が家族計画カデルを募集していると聞き、Rh は自分から手をあげた。Rh ら家族計画カデル候補者は、郡の家族計画庁事務所に呼び出され、家族計画カデルとして活動するための講習を受けた。家族計画カデルの任務は、子どもや夫婦（カップル）のデータ収集、新規の家族計画受容者の掘り起こしなどである。家族計画カデルに就任するまで、Rh は B 地区の住民の家のなかの様子に大して注意を払ったことがなかった。しかし、家族計画カデル就任後、住民の家々を訪問して驚いた。Rh の家は B 地区としては比較的大きい家であった。これに対して、多くの住民は狭い部屋のなかで家族の全員が寝起きし、その部屋で生活のほとんど全てを行っていた。
　家族計画カデルのメンバーが選出された後に（1976 年頃）、B 地区に家族計画ポストが設置された。家族計画ポストとは、住民の家や RW 事務所を会場として開催され、助産師らが住民に対して家族計画の普及をはかる月 1 回

の臨時普及所である。ただし、当初は、毎月町内のすべてのRWで行われるのではなく、毎月、異なるRWで活動が実施された。B地区の場合、年に3回ほど助産師が巡回し、IUDや経口避妊薬、コンドームなどの避妊具を提供する活動を行った。家族計画については、当時、キヤイ（イスラム教教師）であったB地区のRW長が、宗教上の理由から実施に賛同していなかった。しかし、RW長の妻が流産をして大量出血をし、緊急入院した後になってようやくRW長は家族計画の意義を理解し、普及活動を支持するようになった。

　当初は家族計画サービスの全てが無料で提供された。また、時々家族計画の大規模なキャンペーンがあり、サービスが無料で提供されるのみならず、会場までの交通費も支給された（ペカン・ラヤ・ジャカルタ）。キャンペーン会場には家族計画には直接関係のない娯楽施設も併設され、家族計画参加者の関心をひくような工夫がほどこしてあった[13]。当初、Rhは3ヶ月に1回、月2500ルピアの家族計画カデルとしての報酬を支給された。家族計画は地域の女性の生活状況を改善することに大きく貢献した。

　1983年4月に、家族計画ポストを統合するかたちで、B地区にUPGKが設置され、家族計画庁から4万5000ルピアの活動資金の提供を受けた。当初、カデルは4人、5歳未満児は223人ほどいた。郡の地域保健センターから派遣される助産師と家族計画フィールド・ワーカーも活動に参加した。UPGKとポスヤンドゥでは活動内容に大きな違いはない。ポスヤンドゥ活動に参加する子どもの人数が多かったため、1986年頃に、ポスヤンドゥを2-3箇所に分散させようという提案があったものの、人手が確保できないことから1箇所での活動をつづけた。

　その後、夫が病気になったことから、Rhは1992年に環境のよい西ジャワ州デポック市の娘の家に引っ越した。転出前にRhは家族計画カデルもカデルも共に辞していた。B地区にあった家も売却した。1993年Rhは電車に轢かれた。命に別状はなかったものの障害が残る可能性があった。怪我が治るようRhが「自分が無事回復した暁には、以後社会活動に身を捧げる」と神に祈ったところ、何事もなかったかのように回復した。その後Rhは、別のNGOが主催する中途退学者に対する再教育活動などにも参加するようになった。Rhの現住所はデポック市であるが、クウィタン町内で毎週裁縫教室

を主催するなど、いまだにクウィタン町を頻繁に訪れており、現在も週の半分近くほどをクウィタン町の知人の家で寝泊りしている。2002年にB地区が洪水の被害を被ったさいにも、RhはNGO（PKBI）とのコネクションを活かして、B地区でNGOが支援活動を行うよう取り計らった［2004年8月、クウィタン町③地区にある、Rhの友人宅における聞き取りより］。

2. 設置時のカデルのモチベーション

ここで、クウィタン町とB地区のカデルの横顔を大まかに示すならば、次のとおりである（表5-3）。クウィタン町のカデル（41人中35人）の属性は、チキニ町のカデルのそれに近似している。カデルのマジョリティが、結婚歴がある

表5-3　B地区のカデル夫妻の属性

	番号	年齢（歳）	出生地	最終学歴	父親の職業	母親の職業	父親の出身地	母親の出身地
カデル	①a	60	西ジャワ州（Garut）	高校	農業およびバティック販売	主婦	西ジャワ州（Garut）	西ジャワ州（Garut）
	②a	52	クウィタン	専門学校	自営業（自動車修理）	主婦	クウィタン	クウィタン
	③a	39	クウィタン	高校	国営企業（電話会社）	主婦	クウィタン	クウィタン
	④a	39	クウィタン	高校	自営業	主婦	西ジャワ州（Bogor）	西ジャワ州（Bogor）
	⑤a	40	クウィタン	高校	商売	主婦	バンテン州（Tangerang）	バンテン州（Tangerang）
カデルの夫	①b	（死亡）	南ジャカルタ市（Pd. Pinang）	高校	商売	主婦	南ジャカルタ市（Pd. Pinang）	南ジャカルタ市（Pd. Pinang）
	③b	39	クウィタン	高校	運転手	主婦	南ジャカルタ市（Pd. Pinang）	西ジャワ州（Garut）
	④b	50	西ジャワ州（Bogor）	中学校	店員	主婦	西ジャワ州（Garut）	西ジャワ州（Bogor）
	⑤b	42（離別）	中央ジャカルタ市（Tn. Abang）	NA	商売	主婦	ジャカルタ特別区（詳細不明）	ジャカルタ特別区（詳細不明）

出所：聞き取り調査より筆者作成
年齢は2004年12月末現在
両親の職業については、主要なもの
出身地については、クウィタン町と、ジャカルタ（市）のみ、詳細にたずねた。また、地域名については、2004年現在のものを採用した
②aは未婚であり、⑤bは夫と離別している

160

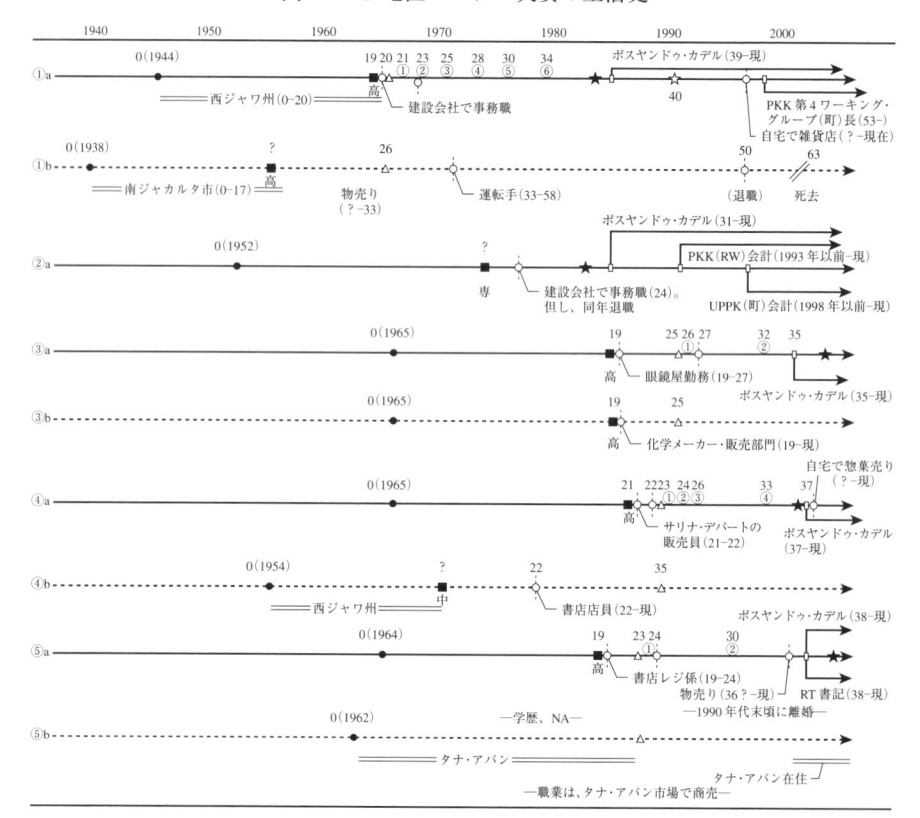

図 5-2 B 地区のカデル夫妻の生活史

出所:聞き取りより筆者作成
● 出生
■ 最終学歴(終了年。小:小学校卒、中:中学校卒、高:高校卒、専:専門学校卒、大:大学卒)
△ 結婚
①... 子どもの誕生年(①は、第一子を、②は第二子をさす)
○ 職業上の出来事
★ ポスヤンドゥ以外のPKK活動(アリサン、イスラム学習会、講習会等)に参加しはじめた年
☆ 家族計画カデル就任
□ 役職就任
■ 役職離任
居住地がクウィタン以外の場合、矢印下に居住地を示した
カデルの夫の学校卒業年については不明であり、?とした

(94.0％)「主婦」(74.3％)の女性(100.0％)である。チキニ町に比してクウィタン町のカデルの高校卒業者の割合が多いこと(60.0％)が特徴である。B地区のカデルに視点を移せば、性別、既婚歴、学歴に関しては、クウィタン町全体のカデルとほぼ同様の特徴が見出せる。ただし、職業については、専業主婦の割合が低い。すなわち、現在、5人のうち3人が何らかのかたちで就労している(図5-2)。B地区のカデルについてより立ち入った吟味を行う場合、カデルの人数が5人と限られている点を斟酌すれば、属性の割合をみるよりも、A地区の場合と同様に、カデルを類型化する方が分析の手法として適切であろう。

図5-3 B地区のカデルの主たるリクルート経路

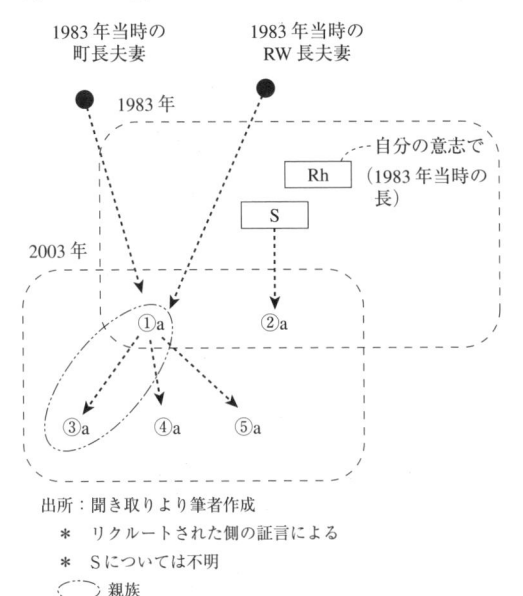

出所:聞き取りより筆者作成
* リクルートされた側の証言による
* Sについては不明
親族
矢印の先が、リクルートされた側をさす

　B地区のカデルは、年齢および就任時期から、大きく二つのグループに類別される。それは、1983年のポスヤンドゥ(UPGK)設立当初からの50歳以上のカデル2人(①a、②a)と、2000年以降に就任した3人(③a、④a、⑤a)の40歳前後のカデルである。後者は、ごく最近、通貨危機後にカデルとしての活動を開始しているため、ポスヤンドゥの設置の背景を探るさいには、前者のモチベーションについて吟味することが肝要であろう。彼女たちはなぜカデルに就任したのだろうか。

　B地区における、カデルのリクルートの経路は、(図5-3)に示すとおりである。上述のとおり、B地区において、行政が、ポスヤンドゥ設置の提案を行った。これに対応して、当時のRW長がカデルのリクルートの一翼を担っている。ただし、個々のカデルをみると、就任の呼びかけを行った人物がRW長に限定されないことが分かる。

表 5-4　B 地区のカデル夫妻の兄弟の居住地

出生地		番号	兄弟数	うち、男：女比	自分の位置	クウィタン内	クウィタンを除く中央ジャカルタ市	中央ジャカルタ市を除くジャカルタ州	西ジャワ州	不明
カデル	クウィタン	②a	6	4：2	1番目（長女）	6	0	0	0	0
		③a	8	4：4	4番目（次女）	7	0	1	0	0
		④a	9	4：2	2番目（長女）	6	0	0	0	0
		⑤a	5	4：1	3番目（長女）	1	0	0	4	0
	他	①a	4	1：3	1番目（長女）	1	0	0	3	0
カデルの夫	クウィタン	③b	6	5：1	1番目（長男）	6	0	0	0	0
	他	①b	1	1：0	1番目（長男）	(1)*	0	0	0	0
		④b	2	2：0	1番目（長男）	1	0	0	1	0
		⑤b	9	6：3	2番目（次男）	0	1	0	0	8

出所：聞き取りより筆者作成
兄弟数は本人を含む
*（　）内は死亡している兄弟数（内数）
死亡している兄弟については、最終居住地

　ところで、B 地区では、1983 年のポスヤンドゥ設置当時、すでに地域活動が停滞していたために、いち早くカデルとして立候補した Rh を除いて、カデル選出が容易ではなかったという[14]。B 地区はかつてから経済的に衰退した地区であったことが一因となって、B 地区の住民の多くは、無償のボランティアとして活動するよりも、家事に励むか、自宅で軽食を売ることによる現金収入獲得を選んだという（①a、②a による）。そうしたなかで、最終的に 4 人の女性がカデルに就任した。そのうち、筆者が接触できた 3 人（Rh、①a、②a）のポスヤンドゥ参加の背景は以下のとおりである。

　B 地区の住民としては比較的恵まれた経済状況を背景として、Rh は元々地域社会で活発に様々な活動に参加しており、家族計画に関連した NGO 活動には 1960 年代から、PKK の前身である PKW[15] 活動には 1970 年代から参加してきた。PKK 設置後には、町レベルの PKK の四つのワーキング・グループすべてにおいて長を歴任するなど[16]、町レベルでも活躍していた。また、得意な洋裁の技能を活かして、自らも洋裁教室を開催したり、縫製した服をデパートに卸したりする

表5-5　B地区のカデルのモチベーション

番号	役割	講習の経験	カデルに就任した理由	誰のために活動するか 1	誰のために活動するか 2	カデルになって嬉しいこと	カデルになって辛いこと
①a	長	有	ポスヤンドゥおよび保健にかんする知識を得るため。地域の子どもが気の毒だから。カデルになる以前から、自分は、何かと住民の相談にのっていた	5歳未満児	妊婦	住民が健康について徐々に理解してきている	特になし
②a	会計	有	栄養や女性の健康にかんする知識を得るため。住民が気の毒だから	5歳未満児	妊婦	住民の健康・衛生にたいする意識が高まってきている	特になし
③a	—	有	健康にかんする知識を得るため。友人を増やすため	5歳未満児	妊婦	しばしば開催される講習会で、子どもに関する知識等を得ることができる	特になし
④a	—	有	RWの住民を支援したかった。子どもの健康にかんする知識を得るため	5歳未満児	妊婦	—	何らかの支援があり、支援を受けられない住民がいると「私の分は無いのはどういうことだ」と詰め寄られる
⑤a	—	有	自分のRT内にはカデルがいなかった。ポスヤンドゥ活動について知るため	住民	—	RW内の住民と交流できること	自分は何かと忙しいので、活動時間が限られる

出所：聞き取りより筆者作成

などの事業を行っていた。NGOに参加していたRhは、家族計画カデルの募集があった時に、真っ先に手を挙げ、家族計画カデルに就任した。家族計画カデルとして活動をして、はじめて、B地区の住民生活状況の問題を発見した。そこで、ポスヤンドゥの設置の要請があった時にも、ポスヤンドゥの必要性を認識し、カデルとなるべく真っ先に手を挙げた。ただし、1990年代初頭に、夫の健康上の理由により西ジャワ州に転出し、それと同時にRhはB地区の自宅を売却しカデルを辞している。また、1989年には①aにポスヤンドゥ長も譲っている。

①aは、B地区でRh以外のカデルの候補者が現われなかった時に、RW長夫妻や町長夫妻の要請を受けてカデルに就任した。就任以前から、住民から相談ご

とを持ちかけられるなど、①aに対する住民の信頼が厚かった。また、①aはB地区の文盲の女性に個人的に読み書きを教えてきた。当時、①aの夫は運転手であり、裕福とまではいかなくとも生活には問題がなかった。地域での保健活動が普及する以前から、①aの保健に関する意識は高く、当時のB地区の住民としては珍しく、自分の子どもたちにも、予防接種を病院で受けさせていた。また、①aは、以前から地域の母親や子どもたちが「気の毒」であると考えていた（表5-5）。そこで、要請を受けカデルに就任した。夫が退職し、また病床にあった時にも、①aはポスヤンドゥ長として活動しつづけた。現在では、自宅の片隅でよろず屋を開きながら[17]、同居する子どもとともに生活をしている。現在も、①aは「気の毒」な子どものため、活動をつづけている[18]。地域の子ども全員の母親になったような気持ちで、「自覚の足りない」母親たちに注意を促しながら、ポスヤンドゥ長として活動している。

②aも、①aと同様、地域の住民が「気の毒」で、担い手のいなかったカデルに就任した。②aは未婚ではあるものの、自動車修理業を営む両親や兄弟と同居し、家事を手伝いながら生活しており、生活に困るような事態に陥っていない。両親・兄弟と同居とはいえ、②aの自宅は今日のB地区の住宅としては例外的に庭付きである。また、②aの弟は、1970年代に、孤児などの就学を支援する町レベルの若者の組織を結成したメンバーの1人でもある。②aは、ポスヤンドゥのほかにも、RWレベルのPKKの会計や町レベルの家族収入増加プログラム（UPPK, *Usaha Peningkatan Pendapatan Keluarga*）[19]の会計を務めており、町レベルのPKK活動の主要メンバーの1人でもある。

1983年当初、ポスヤンドゥ（UPGK）の設置を持ちかけたのは町役場、家族計画庁、および地域保健センターであった。また、RW長もカデルのリクルートに関与している。こうした点からは、ポスヤンドゥ（UPGK）の設置は、前章で検討したA地区の事例と同様、フォーマルには行政からの要請に拠るものであるということができる。ただし、カデル個々のモチベーションを詳細に検討するならば、前章と同一の点、すなわち、B地区のカデルが就任にさいして、行政よりむしろ地域社会を意識してきた点が見出せる。ポスヤンドゥ運営の任務を引き受けたカデルには、地域住民、とりわけ、貧困な5歳未満児と女性たちの生活条件を改善したいというそれぞれのモチベーションがある。そうしたB地区のカデ

ルにとって、ポスヤンドゥは地域住民の生活改善のために資源を取り込む一つの機会となっている。

第5節　衰退地域におけるポスヤンドゥおよびカデルの機能

1. A地区とB地区の地域活動

　B地区のカデルは、本来、ポスヤンドゥを中心に活動を行ってきた。しかし、第3節で検討したように、通貨危機にさいして、従来の活動に加えて、政府のSSNプログラム、とりわけ廉価米販売プログラムと保険証プログラムの実施においても、洪水後のNGOの支援プログラムにおいても、カデルが中心となって活動を支援・実施してきた。B地区で、カデルがこれらの活動の中心的担い手になってきた理由は、どこにあるのだろうか。すでに筆者は、第一の理由として、上でみた活動が保健・医療、とりわけ母子保健に関する領域であるということを指摘した。その他にさらに二つの理由が考えられる。

　第一に、各地区のRT／RWおよびPKK活動組織化の状況である。そのことを示すために、本節では、B地区のRT／RW活動およびPKK活動の概況について第4章で検討したA地区との比較を踏まえて概要を述べる。A地区のRT／RW活動は、B地区のそれに比して活発である。RWの組織として、相談役（3人）、長、副長、書記（2人）、会計（2人）、庶務（4人）が置かれるほか、活動部門（住民サービス、宗教、社会および建設、保健・ポスヤンドゥ・家族計画、教育、衛生、公安、若者・スポーツ、芸能・文化、ザカート（喜捨））が設置されている。RW役職者のミーティングは3ヶ月に1回開催される。また、年1回、RWの会報が刊行されている。ごみ収集代を含めて、各世帯から月3000ルピアの会費を徴収している。また、中国系が多く住むRT（1箇所）からは会費ではなく、寄付を募っている。地域の活動として、週2回の巡回地域保健センター、自警団、カラン・タルナ（青年団）、月1回の清掃活動がある。ただし、「官製」のカラン・タルナは活発でなく、これに代わって組織された、ムスリムの若者主催の文化・スポーツ活動やイスラム学習会（*pengajian*）を行うPPKRS（*Persatuan Pemuda Islam Raden Saleh*, ラデン・サレ・イスラム若者クラブ）[20]、非ムスリムの若者主催

の団体である FOKUS (*Forum Komunikasi Raden Saleh*, ラデン・サレ・コミュニケーション・フォーラム)、町全体を範域とする FORKABI (*Forum Komunikasi Anak Betawi*, ブタウィっ子コミュニケーション・フォーラム) と呼ばれる成人向けの文化・スポーツ団体が存在する[21]。また、RW の会費で、詰め所で地域の安全を見守る警備員を雇用している。

他方、PKK (RW) 活動は、とりわけ通貨危機前後以降、「一時の活況を失いつつある」という[22]。2003 年現在の A 地区の、RW レベルでの定期的な PKK 活動は、アリサン (頼母子講、*arisan*) とイスラム学習会、ポスヤンドゥに限定される。町レベルでの PKK 活動も、1980 年代および 1990 年代前半までは各種の講習会、技能コンテスト等が行われ、女性たちは、それなりに楽しみながら活動に参加していたという。これに対して通貨危機後、講習会がほとんど開催されなくなり、コンテストの数・種目ともに大幅に減ったという。とはいえ A 地区では、PKK の組織も、長、副長、書記 (2 人)、会計 (2 人)、庶務 (6 人) によって構成され、RT レベルにおいてもアリサン等が実施されているし、上でみたとおり、PKK (RT) 長も機能している。

A 地区に対して、B 地区では、RT／RW 活動も PKK 活動も、RW レベルでの地域活動がいちじるしく停滞している。B 地区では、比較的貧しい地域であるために、通貨危機前から地域の RT／RW および PKK 組織・活動が停滞していたという。RW の組織構成自体も A 地区に比べて小規模である。すなわち、RW の組織構成は、長、副長、書紀、会計と六つの部門 (広報、安全、社会、青年、衛生、女性) から構成される。RW 長によれば、貧しい住民が多いことから、B 地区では RT／RW 活動の資金となるべき会費を、毎月定額で、住民から徴収してこなかったし、活動内容を報告するような、会報も作成してこなかった。さらに、RW 役員の定期的な会合の日程や、清掃などの奉仕活動の日程が決められていない。また、自警団活動も青年部の活動も RW 単独としては行われていない。

女性の PKK (RT／RW レベル) 活動も、概して不活発である。第一に、PKK (RW) の組織構成が、長、副長、会計、ポスヤンドゥ長にとどまっている。さらに、RT レベルの活動も停滞している。アリサンやイスラム学習会も、RT レベルではほとんど開催されておらず、RW レベルと合同で行われている。結果として、B 地区において、RT／RW レベルでの住民を広く集めての定例活動は、ポスヤン

ドゥ（月1回）とアリサン（月1回、会員40人ほど）、およびイスラム学習会（複数回）のみである。

　さらに、町レベルでのPKK活動の通貨危機後の停滞がA地区と同様B地区でも確認できた。すなわち、それまで行われてきた、各種講習会などの町レベルでの活動や、コンテストが実施されなくなったり、開催数が大幅に減少したりしたという。もともとB地区では、地区内のPKK活動が不活発であったうえに、町レベルのPKK活動が減り、メンバーの裾野を広げることが難しくなっているという。こうしてPKKのうち、実働的なメンバーがきわめて限定される状況が生まれた。しかも、B地区においては、PKK（RT／RW）両レベルにおける、PKKの中心的メンバー、すなわちPKKカデルの裾野が狭いことから、カデル（ポスヤンドゥ）のSSNプログラムに関連する活動を支援しようとするメンバーがほとんどおらず[23]、作業がカデルの手に委ねられることになっている。

　要約すれば、第一の要因は、A地区以上に衰退したB地区の地域社会の状況にある。B地区では、比較的貧しい地域であるために、通貨危機以前から、地域のRT／RWおよびPKK組織および活動が停滞していた。貧しい住民が多いことから、RT／RW活動の資金となる毎月定額の会費が住民から徴収されてこなかった。また、活動内容を報告するような、会報も作成されてこなかった。さらに、RW役員の定期的な会合の日程や、清掃などの奉仕活動の日程が決められていない。また、自警団活動も青年部の活動もRW単独としては行われていない。

　第二に、第一の理由とも関連するが、RT／RW長に対する信頼が、町内の一部の地域で失われていることがあげられる。町では、SSNプログラム開始当初、申請に関わっていたRT／RW関係者が不正を働らくケースが起こった。その後、地域保健センターの医師は、RT／RWを介さず、カデル、特にポスヤンドゥ長に対象者の選定を任せるようになった。さらに、地域保健センター職員が申請者の自宅を訪問するなどして、より審査を厳密にしている。クウィタン町の元LKMDメンバーで、町（クルラハン）委員会長でもあったRmによれば、町レベルでも、かつて、LKMDの開発基金や、青年団の巨額の資金が使途不明であることが明らかになったという。しかし責任追及は行われずそのまま不問に付された。スハルト時代に町に流入した「開発資金」は、一面では、町内に草の根レベルにいたるまでの腐敗の構造、「援助慣れ」の構造を根づかせることになったという[24]。

これらの諸条件に規定され、B地区のカデルは通貨危機後の地域社会において、資源を地域内に取り込む、信頼できる媒介者としての機能を果たしてきた。それは、住民と政府・NGOの媒介者としての機能であり、間接的に住民を支援する各種の機能であり、貧困・あるいは栄養不足などの状態にある住民を、何らかの支援プログラムに結びつける、媒介者としての機能である。しかも、カデルは、地域と外部を繋ぐだけでなく、活動を恒常的に実施し、住民のデータを収集することによって、貧困者に関する情報を蓄積し、地域の生きたネットワークを維持してきた。ポスヤンドゥはそうしたカデルを育成する場を提供してきた。外部資源を利用した媒介者・支援者としてのカデルの機能は、通常のポスヤンドゥにおいてももちろんみられたものの、とりわけ通貨危機の対応として実施されたSSNプログラムの実施過程、さらには洪水後の地域社会の支援として実施されたNGOのプログラムの実施過程において、際立っている。

2. 女性活動とデータ収集

　ここまで、A、B両地区のRWとPKKの組織構成および活動を概観してきた。両地区において、PKKの定期的な活動として組織されているのが、イスラム学習会、アリサン、およびポスヤンドゥである。第一のイスラム学習会は、アラビア語によるコーランの習得を目的に、宗教的知識をもつ女性らを講師として礼拝所（musholah）やモスクなどに有志のムスリムの女性が会する集まりである。イスラム学習会の組織の仕方は地区によって異なる。A地区において、イスラム学習会はRTおよびRW両レベルで組織され、それぞれが月1回開催される一方で[25]、B地区では、RTレベルでは組織されず、もっぱらRWを範域としながら、RTに拠らない幾つかのグループを組織し、それぞれが特定の曜日に会合している。なお、B地区のカデルのアリサン、イスラム学習会への参加状況を示したのが図5-4である。

　RWレベルのイスラム学習会の講師／長は、RW内で子ども向けのイスラム学習教室を主催したり、宗教的な慈善活動を組織したり、町や郡レベルなどの、地区外で開催される様々なイスラム学習会に参加する等、比較的時間的余裕がない女性が少なくない。したがって、これらの講師が、ポスヤンドゥ活動に積極的に参加したり、行政のデータ収集を支援したりすることは、少なくとも調査地区で

は稀である。そもそも、イスラム学習会は、行政の支援や干渉から独立した領域で組織されているために、行政と相補的な関係にはなく、行政事務を支援することもほぼみられない。

第二のアリサンは、有志の女性が会し、一定の金額を毎回会費として納める代わりに、くじ引きであたりが出ればまとまった金額を手にすることができる、庶民金融の一つである。会費の一部が茶菓子代等として

図5-4 B地区のカデルのアリサン、イスラム学習会への参加状況

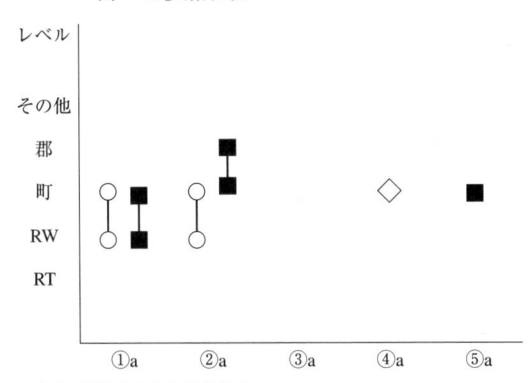

出所：聞き取りより筆者作成
2003年4月現在
②aと③aについては、不明である
○ アリサンに参加
■ イスラム学習会に参加
◇ 参加するが、稀

差し引かれ、残りが貯蓄に充てられる。A地区ではRT、RW両レベルで組織されている一方で、B地区ではRWレベルのみで開催されている。概して、月1回開催され、PKK（RT）やPKK（RW）の役員の多くもメンバーとして登録することから、アリサンは、まとまった金額の現金を手にする「楽しみ」を供する場であると同時に、PKKの連絡事項が伝達される場、住民の交流の場ともなっている。ただし、PKKの連絡の場として活用されるとはいえ、アリサンの機構そのものには、積立金と帳簿を管理する「会計係」が置かれるにすぎない。さらに、イスラム学習会と同様に、RWやRTレベルのアリサン自体は、基本的には行政とは直接関係のない組織である。したがって、行政のデータ収集などを実施する実体的な組織としては機能しない。

第三のポスヤンドゥについて検討するさいに、カデル（ポスヤンドゥ）の機能を、PKKの恒常的なデータ収集活動とPKK内部の構成の文脈において考察することが有効であろう。前述のとおりPKKは、内務大臣夫人以下、州／特別区知事夫人―県／市長夫人―郡長夫人―町／村長夫人とヒエラルヒカルな構成をとる組織である。町村内部においても、町／村レベル―（ドゥスン／リンクンガン・

レベル) — RW レベル— RT レベル—ダサウィスマ・レベルにおいて、それぞれ組織化が図られてきた［吉原 2000：203-213］。PKK の浸透を目的に、PKK の中核をなす促進チーム（*tim*）が、中央以下町村レベルにまで設置された。もっとも、RW 以下のレベルにおいては、「動員」の構図に組み込まれているものの[26]、実態は地域によって様々である。名称としても、RW 以下のレベルの PKK の中核部はあくまでも「グループ」（*kelompok*）と呼ばれている［Tim Penggerak PKK Propinsi DKI Jakarta 2001］。

ダサウィスマとは、10 から 20 戸単位で構成され、「村／町レヴェルの PKK の計画や活動を支援するために結成されたグループであり、1986 年の導入以来重要な役割を果たしてきた」［吉原 2000：205］。ダサウィスマ・レベルの PKK のデータ収集を期待されているのが、ダサウィスマ・グループである。「ダサウィスマの幹事メンバーは、メンバーによって選ばれた幹事長、秘書、会計から成り、彼らはメンバーの『家族記録』（*Catatan Keluarga*）の登録、PKK10 の基本プログラムの実施、ダサウィスマと RT との媒介、等の業務を遂行する」。ダサウィスマ・グループは、人口統計の基本的データとなる出生数や死亡数のデータを収集する［吉原 2000：205］。ダサウィスマ・グループによって収集されたデータは、RT レベルの PKK によって、さらに RT レベルのデータは RW レベルの PKK によってとりまとめられることが期待されている。

なお次章で検討する C 地区ではダサウィスマが結成され、RT-RW 各レベルの PKK が一定の程度機能している。B 地区はそうした事例とは対照をなす。つまり、RT の下にダサウィスマが存在せず、ダサウィスマを兼ねるとされる RT においても、独立した地域活動がほとんど実施されていない。また、PKK（RT）長をはじめとする RT レベルの PKK カデルもほぼみられない。さらには、上述したとおり、RW レベルでの PKK 活動の中心的メンバーも限定されている。また、PKK（RW）長が、イスラム学習会の長であり、諸々の活動に関わる時間的余裕がないうえに、PKK（RT）長も、長とは名ばかりで、「PKK の手引き」が期待するような役割をほとんど担わない。ゆえに、B 地区において、PKK（RT）長や PKK（RW）長は、PKK のデータ収集にはほとんど関与しない。そうした B 地区で、長年、住民のデータ収集を行ってきたのが、ポスヤンドゥ・カデルである。ポスヤンドゥ・カデルは、いわば、B 地区の PKK 活動の実働的な人員ともなっ

てきた。彼女たちはRTの代表として選出されたわけではないものの、データ収集等の必要があれば地域内を分担して活動してきた。これらの諸条件に規定されて、SSNプログラム等の媒介者として、B地区のカデルが機能を果たしてきたのである。

第6節　むすび

　本章では、第一に前章と同様、地域社会からみたポスヤンドゥの設置・維持の背景について検討してきた。設置の経緯をみる限りにおいて、B地区のポスヤンドゥもA地区と同様に、町役場や家族計画庁事務所等の「上から」の指示によって設置された。しかしながら、ポスヤンドゥ活動は、政府の要請によってのみ設置・維持されてきたわけではない。ポスヤンドゥ活動を地域社会の文脈で捉えるならば、もう一つの側面が見出される。それは、国や政府が提供する資源を地域内に取り込もうとする、地域の戦略としてのポスヤンドゥの設置と維持である。ただし、カデルに就任した女性は、それを資源獲得の戦略として自覚するのではなく、身近な住民、とりわけ女性や乳幼児を支援するための一つの方法として認識していた。

　第二に、B地区におけるSSNプログラムの実施手続きへのカデルの関与を、RT／RW活動、PKK活動および、PKKによる恒常的な住民データ収集活動と関連させながら分析してきた。B地区のように、RTのみならずRWレベルにおいてもPKKメンバーの裾野が広がりをもたない地区においては、ポスヤンドゥ・カデルの重要性が高く、SSNプログラムなどの、本来の目的とは異なる活動においてもカデルが重要な媒介者として機能している。それは、カデルが、地域住民や行政担当者から一定の信頼を得ていることを示すものである。

　さらに、通貨危機とそれにつづく洪水への対応としての諸プログラムの受け入れについても、カデルは、ポスヤンドゥと同様のモチベーションによって動かされている。すなわち、SSNとNGOのいずれのプログラムも住民を支援する一つの方法であり、地域住民が資源を獲得する一つの戦略であった。これらの諸活動において、カデルが自ら活動資金を捻出するとか、プログラムを自ら提案することはない。あくまでも、資源が外部から提供されるプログラムの枠組みのなかで、

カデルは、実質的な活動の担い手として活動を支援している。

もちろんこうしたカデルの活動の広がり、機動性はまた、カデルの両義性、すなわち本来の活動領域であるポスヤンドゥ以外においても利用されるという意味で、カデルがPKKの主要部をなしうることおよび、カデルの「動員」メカニズムへの組み込まれ易さを示すものである。とはいえ、その事実をもって、ポスヤンドゥ活動自体を「動員」・強制であると位置づけることもまた、即断であろう。B地区のカデルは、SSNプログラムやNGOプログラムに関与することになった。こうしたカデルの機能は、通貨危機後に突然現出したものではない。そうではなく、B地区においてカデルが不活発なPKKに代わって、PKK活動の一環である住民データ収集を恒常的に行ってきたことや、住民を広く対象とする恒常的な活動の開催という実態があって可能になったのである。

《注》
1) 前章と同様、本章でも特に断りがない場合、ポスヤンドゥのカデルを指すこととする。
2) 筆者が本章に関する調査を行った2002年から2004年までのインドネシアの地域社会は、通貨危機による打撃からの回復途上にあり、たとえ何らかの現象がみられたとしても、通貨危機やその影響による一時的な変化であるとも考えられる。さらに、地方分権化等の制度的変更の草の根レベルへの影響も、中期的に現出するものであろう。また、地域によって、異なる対応も予想される。したがって、スハルト期とポスト・スハルト期の比較は、中期的視野をもって慎重に行うべきものであろう。
3) なお、より小規模であったものの、同じ名称 (kartu sehat) の貧困者向けの無料診療プログラムが、1994年から実施されている [Menkes 1994]。
4) PLKB（家族計画フィールド・ワーカー）の多くは、近年、PKB（家族計画指導員）に改められている。ここでは前者も含めて家族計画庁職員と表記する。
5) 「前繁栄プラス」世帯の指標については、資料2を参照のこと。ただし、当初、家族計画庁の繁栄レベルに関する指標では、住居の材質や家人の社会参加の程度などを基準にした尺度が使われていたため [吉原・Dwianto 1999：62-64]、必ずしも実際の貧困の状況を把握するうえで妥当でないと批判されてきた [Sumarto et al. 2001：10-11]。
6) 詳細については資料2を参照のこと。

7) 島上が示すように、在野のリーダーという含みをもつ［島上 2001：520］。
8) 米は通常大袋で届けられるため、20kg（10kg × 2）ずつ小分けする必要がある。この米を小分けするのは、家族計画庁職員と町役場の付近にいるバイク・タクシー（オジェック）運転手などである。バイク・タクシー運転手らに対する報酬と小分けするための袋の料金を上乗せして、米はキロあたり1100ルピアで住民に販売されている。
9) 2002年6月から1年間の実施予定だったが、最終的には、諸事情により、2003年4月に繰り上げられた。
10) とはいえ、ポスヤンドゥ長や医師が認めるように、こうしたプログラムの実施は政府予算に依存しており、その提供期間や対象者が限定されるという欠点がある。
11) ただしクウィタン町ではないという。
12) ヒアリングのさい、Rhは子どもの出生年の詳細については記憶していなかった。
13) Rhによれば、現在でも家族計画普及キャンペーンが開催されているが、以前ほど頻繁ではないという。たとえば、2001年にもスネン郡レベルのキャンペーンが開催された。この時は、たまたま国軍が協力していたため、軍医や軍人等も参加した。家族計画サービスが無料で提供されるだけでなく、無料の診療所が設置されたり、貧困者に対してスンバコ（米、食用油、砂糖などの主要9品目の通称）が提供されたりした。
14) それはB地区にA地区のような親族関係が存在しないということではない。たとえば、B地区内に親族をもつカデルが少なくない（表5-4）。
15) Rhによれば、1970年代前半に、ジャカルタ首都特別区において、女性の生活改善プログラムとして、女性技能機構（*Panti Ketranpilan Wanita*）が設立され、町レベルで講習会などが開催されたという。
16) 2003年現在PKKのワーキング・チームは5部門あるが、1984年当時は4部門から構成されていた。
17) ①aはまた、貧しくその日暮らしをする住民に対する同情から、現金売りではなく後日代金受け取りで洗剤や米などの品物を販売している。
18) というのは、①aによればB地区の母親のなかには「自覚が足りない」ものがいるからである。かつて、教会からの支援として、5歳未満児に粉ミルクが配られた。しかし、粉ミルクを箱ごと母親に渡したため、母親のなかには、開封されていない粉ミルクを換金し米を購入したケースがあった。現在では、①aが粉ミルクなどを母親に渡す場合、あえて数回分に小分けしている。さらに、2002年の洪水後にも行政を通じて地域の子どもに制服が提供されたが、一部の母親は泥水に

浸った制服を洗えばいいと考え、新しい制服を売って換金したケースもみられたという。
19) 収入の増加を目的として、PKKが実施したプログラムの一つである［PKK Tim Pemggerak DKI Jakarta 1994］。
20) ラデン・サレとは地名である。この会は、主に17歳から30歳を対象とする。ちなみに、ラデン・サレはチキニ町に居住していた画家の名である。
21) C地区のRW長によれば、17歳以上を対象とする。
22) PKK（RW）長による。
23) B地区のPKK（RW）長や、カデル（ポスヤンドゥ）によれば、RT長の妻すなわち、PKK（RT）長とされる住民は、概して、地域活動に積極的に参加しようとしないという。
24) さらに、Rmによれば、一部のRT／RWでは、支援プログラムの対象者選定が、RT／RW長に任された結果、幹部メンバーの縁故者にプログラム対象者が偏ることが慣例になってきたという。
25) ただし、RTによっては組織されていない地区もある。
26) ダサウィスマ・グループの指導には、RTレベルのPKKグループが、さらにRTレベルのPKKグループには、RWレベルのPKKグループが、RWレベルのPKKグループには町／村レベルのPKK促進チームがそれぞれ指導にあたる［吉原 2000：233-245］。

第6章

郊外カンポンにおけるポスヤンドゥ活動
――チブブール町の場合――

第1節　活発化するポスヤンドゥ

1. はじめに

　第4章および第5章では、インナーシティ・エリアのポスヤンドゥについて検討してきた。少なくとも女性の地域住民活動だけを鑑みるならば、インナーシティ・エリアの地域住民活動は衰退・停滞局面にある。第4章で検討したチキニ町A地区はまさにそうしたカンポンの一つとして位置づけることができ、ポスヤンドゥ活動も停滞していた。他方で、第5章で取り扱ったクウィタン町B地区は、A地区と同じインナーシティでありながら状況が異なる。B地区においては、全般に女性活動が衰退しているなかで、通貨危機後、NGOの支援を得たことなどによってカデルの活動範囲が拡大している様を観察することができた。
　本章では、ジャカルタ首都特別区周縁部にある郊外カンポンに視点を移してみたい。本章の第一のねらいは、前二章と同様に、ポスヤンドゥ活動を手がかりとして、地域社会とカデルの主体的な側面を探ることにある。第二に、A地区・B地区との対比を念頭に置きながら、インナーシティとは異なる郊外地域社会（＝郊外カンポン）の住民活動の特性を描き出すことにある。
　カンポンとは、しばしばスラムと同一視されるが、マレー語でムラのことであり、ジャカルタの人々の間では、大衆の居住地といった意味合いをもつ言葉として流通している［布野 1991：3］。インドネシア都市研究者の間で、カンポンは重要な研究対象として位置づけられ、数々の研究が蓄積されてきた。ジャカルタに限っても、カンポン研究は少なくない。たとえば、Krausse は、1970年代にジャ

カルタのカンポンを調査し、カンポンの3類型を提案した。それは、(1) インナーシティ (central city／inner city) カンポン、(2) 周縁 (peripheral／squatter) カンポン、(3) 森林 (woodland) カンポンである。第一のインナーシティ・カンポンとは、比較的初期、オランダ植民地期に住民が定着したインナーシティ・カンポンであり、しばしば Krausse 自身が「スラム」と形容するように、劣悪な居住環境であることが少なくない。Krausse によれば、第一に1950年前後を、第二に1930-40年代をピークとして、インナーシティ・カンポンに人口が流入した [Krausse 1975：91]。第二の周縁カンポンとは、インナーシティ・カンポン周辺地域にスクオッターが流入・定着した地域であり、しばしばインナーシティ・カンポン以上に劣悪な環境の地域として位置づけられている。周縁カンポンはインナーシティ・カンポンに遅れ、主に1950年から1965年にかけて人口が流入した [Krausse 1975：91]。第三に、森林カンポンは、必ずしもジャカルタ中心部 (独立広場) から一定の距離の場所に存在するわけではないものの、急激な人口流入を免れた農村的な景観が残る地区であるという[1]。

　これらの類型化に自覚的であるか否かは別として、管見の限りインドネシアの都市、特にジャカルタの地域社会研究は従来、これらのカンポンのうち、インナーシティ・カンポンやスクオッター・カンポンのような、比較的初期に開発された劣悪な環境下の地域を研究対象とすることが少なくなかった[2]。たとえば Jellinek が観察したクボン・カチャン (中央ジャカルタ市) や、Murray が観察したマンガライ (東ジャカルタ市) は、いずれも、比較的初期に開発が進んだ地域であるし [Murray 1991＝1994：44]、澤が観察したクマヨラン (中央ジャカルタ市) は、もともとインナーシティ・カンポンであり、再開発によってスクオッターが居住する「貧困集落」に変貌した [澤 1999：243, 2001：106-107]。また、Dwianto が調査を行ったメンテンアタス (南ジャカルタ市) も、比較的初期に人口が定着した人口稠密地区である [Dwianto 2001]。したがって、先行のジャカルタのカンポン研究においては郊外や、郊外化のフロンティアとなった地域社会がどのような展開を遂げている／遂げてきたのかにはあまり関心が寄せられてこなかった。

　加えて、従来のジャカルタのカンポン研究においては、地域社会の形成および住民の組織化という問題がほとんど議論の俎上に載せられてこなかった。そのひ

とつの理由は、これらの比較的人口密度が高く貧困なカンポンにおいては、「貧困の共有」（Geertz）という言葉が表すように、一般に、村落的な慣習や濃密な人間関係が残存していると考えられており、そこでの共同性の存在が所与のものとして、不問に付されてきたことにあると推察される。近年のカンポン再開発によって、一面ではカンポンにおける人間関係やネットワークが破壊されたことをJellinek は指摘している。しかし新規住民が流入する地域社会で、そうした新たなネットワークが形成されるのか、そうだとすればどのように結成されるのかについては、あまり省みられてこなかった[3]。倉沢のレンテン・アグン（南ジャカルタ市）における研究は、RT／RW 等の地域住民組織を通じて、来住者層と地付層の「集合体」であるコミュニティが維持されると述べるものの、その立場は基本的には「上から」の視点にとどまっているようにみえる［倉沢 2000：4, 2001］。

　もちろん、新中産階級の出現と郊外のリアル・エステートの開発を背景として、郊外地域社会を扱う研究が存在しないわけではない。たとえば、Dwianto はジャカルタ南部のデポック市の高級住宅地の地域活動について研究しているし［Dwianto 2001］、加納も、ジャカルタ郊外にある同市の調査を行っている［加納 2001；Kano 2004］。とはいえ、Dwianto の調査地においては、それが全くの新興住宅地であるために、来住者層と地付層による地域形成や階層性の問題はみられない。また、加納の研究には地域社会形成という視点がないようにみえる。

　以上の問題意識から、本章ではジャカルタ中心部やジャワからの流入人口を受け入れ、変貌を遂げる郊外カンポンを対象地として、地域社会の組織化の特徴を明らかにし、地域社会形成の問題にせまることを第二の課題とする。結論を先取りすれば、ジャカルタ周縁部に位置するC 地区の住民組織化は、衰退傾向を示すA 地区およびB 地区とは異なった局面にある。C 地区においては、2000 年前後からポスヤンドゥ活動が活発化している。明らかにその理由は、B 地区のカデルの活動範囲拡大の背景としてあげられる NGO からの支援増加にはない。本章ではポスヤンドゥ活発化の背景を明らかにするとともに、郊外カンポンの特性と地域住民活動の可能性について探る。

2. 活発化するポスヤンドゥ

2003 年 4 月現在のC 地区のポスヤンドゥは、通貨危機前、少なくとも 1990 年

代前半の同地区の活動・組織に比べて、活発化・大規模化しているという。それを示す主な指標として、第一にポスヤンドゥの参加者数（子ども）およびカデル数の増加を、第二に相次ぐミニ・ポスヤンドゥの設置の動きを、第三にポスヤンドゥ・コンテストへの参加を指摘することができる。

第一に、C地区のポスヤンドゥに参加する子どもとカデルの人数が、増加している。1990年にカデルに就任したポスヤンドゥ長（2003年現在）によれば、1990年代のカデルの人数は、今日の半分以下で、1990年代前半までのカデル数は10人以下にすぎなかったという[4]。今日の参加乳幼児数とカデル人数は次のとおりである。まず、2003年4月現在、C地区のポスヤンドゥには約350人の5歳未満児が登録されており、28人のカデルが活動を支援している。とはいえ、毎月の平均的な参加者数（5歳未満児）は、50から100人である。これに、ミニ・ポスヤンドゥ（後述）の参加者を含めると、C地区で体重測定活動に参加する子どもの人数は、月あたり200人程度である。これとは対照的に、2月と8月のビタミンA剤の投与月には、登録児のほぼ全員が参加するという。他方、カデルの人数であるが、カデルの人数を参加する乳幼児との比でみるならば、決して多いとはいえない。しかしながら、チキニ町やクウィタン町ではポスヤンドゥ1箇所につき4-5人のカデル人数が平均であったことを考慮すれば、1箇所のポスヤンドゥに28人というカデルの絶対数は、非常に多いといえる。

第二に、近年のC地区では、RTレベルでミニ・ポスヤンドゥを立ち上げる動きがみられる。1998年以降、2003年3月までに4箇所で[5]、ミニ・ポスヤンドゥが設置されたという。それは、行政の指導によるものではなく、カデルやPKK（RT）長の自主的なイニシアチブによるものである。C地区の範域は45haと、A地区・B地区に比べて広大である[6]。このため、ポスヤンドゥ会場となるRW事務所の遠方に自宅を構える母親は、子どもの手を引き、あるいは子どもを抱きかかえて徒歩で会場に向かわなければならない。そうしたわずらわしさの解消を目的として、RT長の妻やカデルがイニシアチブをとってはじめた活動がミニ・ポスヤンドゥである。

通常のポスヤンドゥでは予防接種等の医療サービスが提供される。しかし、ポスヤンドゥに参加する全ての5歳未満児が予防接種を毎回必要とするわけではない。月単位では、予防接種を必要としない子どもの人数の方が多い。したがって、

ポスヤンドゥの最も基本的な活動としてカデルが重視するのが、成長管理を目的とした体重測定である。体重測定だけであれば、最低限体重計が一つあればRTレベルにおいても活動は可能である。こうして、体重計を自前で確保することができ、活動を行うカデルと活動を要望する住民が存在するRTにおいては、RT長やカデルの自宅で月1回体重測定が行われることになった。RTによっては補助食もカデルやPKK（RT）長の自前で準備されている。予防接種など、体重測定以外のサービスを要する子どもと母親に限って、より包括的なサービスが提供される「ポスヤンドゥ」に参加するような仕組みになっている。

第三に、C地区のポスヤンドゥは町内の他のポスヤンドゥに比べて活発であると評価され、2003年にポスヤンドゥ・コンテストに参加し、州レベルのコンテストにまで進出した。郡以上のレベルのコンテストに参加できることは、町内においても活動が傑出している一つの証拠でもある。

以上の三点から、C地区のポスヤンドゥが活発化していると結論づけることができよう。とはいえ、その要因は、明らかにB地区のカデルの活動範囲の拡大の背景である、NGOによる資源流入とは異なっている。ではこれらの活動を支えるカデルは、何故ポスヤンドゥに参加し、ポスヤンドゥの活発化を支えるようになったのだろうか。

第2節　カデルの属性

1. カデル全体

本節では、チブブール町C地区の（1）カデル27人の属性と、（2）中心的なカデル13人（後述）の属性を記述する。C地区には現在（2003年4月）、28人の女性がカデルとして登録されている。筆者は、28人のうち27人に対して、基本的な属性調査（カデルと夫の出生年、学歴、出身地、結婚歴、子ども人数、職業、役職歴）を行った（表6-1）[7]。

チブブール町の全体のカデルの属性のうち、性別、既婚歴、学歴は、中央ジャカルタ市の2町のカデルの属性にほぼ一致する（表3-14から表3-21）。全員が女性で、そのマジョリティは高校卒業か中学校卒業程度の学歴をもつ既婚歴のあ

表 6-1　C 地区のカデルの役職歴

事項	番号	RT	チブブールに居住しはじめた年(年齢)	カデル就任年	地域での役職歴(カデルを除く)		
カデル	①a	3	1987(28)	1990	ポスヤンドゥ長(2001-)	—	—
	Ⓐa	1	1985(32)	2001	PKK(RT)長(2001-)	—	—
	Ⓑa	1	1992(22)	2002	—	—	—
	Ⓒa	2	1972(0)	2001	—	—	—
	Ⓓa	2	1972(0)	2001	—	—	—
	Ⓔa	2	1984(15)	2001	—	—	—
	③a	3	1987(24)	1995	ポスヤンドゥ会計(2001-)	—	—
	Ⓕa	3	1988(30)	2002	—	—	—
	Ⓖa	3	1993(25)	2001	—	—	—
	④a	4	1956(0)	2001	PKK(RT)長(1978-1988)	PKK(RW)長(2001-)	—
	Ⓗa	5	1998(52)	2003	PKK(RW)社会福祉部門(2001-)	—	—
	①a	6	1987(27)	1987	PKK(RT)長(1987-)	—	—
	⑤a	7	1981(18)	1995	PKK(RT)書記(1991-1997?)	—	—
	Ⓙa	7	1996(37)	2002	—	—	—
	⑥a	8	1980(31)	1993	—	—	—
	⑦a	8	1976(25)	1996	PKK(RT)長(1996-)	—	—
	⑧a	9	1999(36)	2001?	PKK(RW)会計2(2001-)	アリサンPKK(RW)会計(不明-)	—
	②a	9	1975(0)	1997	PKK(RT)会計(1997-)	ポスヤンドゥ書記(2001-)	—
	⑨a	10	1990(29)	1997	PKK(RT)長(1994?-)	—	—
	⑩a	11	1995(43)	1998	PKK(RT)長(1995年以前)	—	—
	Ⓚa	12	1991(28)	2001	—	—	—
	⑪a	13	1965(0)	1997	—	—	—
	⑫a	13	1986(29)	1991	PKK(RT)長(1995-2000?)	PKK(RW)副長(2001-)	—
	⑬a	14	1991(38)	2000	PKK(RT)長(2000-)	家族計画カデル(2000-)	—
	Ⓛa	14	1990(25)	2001	PKK(RW)会計1(2001-)	—	—
	Ⓜa	15	1976(21)	2000	—	—	—
	Ⓝa	15	1996(28)	2000	—	—	—
カデルの夫	①b		1987(37)	—	町委員会委員(2001)	—	—
	Ⓐb		1985(34)	—	RT長(2001-)	—	—
	Ⓑb		1992(24)	—	—	—	—
	Ⓒb		1998(35)	—	—	—	—
	Ⓓb		1965(0)	—	—	—	—
	Ⓔb		1969(0)	—	—	—	—
	③b		1987(29)	—	RT会計(2000-)	礼拝所の会計(?-)	—
	Ⓕb		1988(32)	—	—	—	—
	Ⓖb		1993(33)	—	—	—	—
	④b	カデルに同じ	1954(0)	—	RT長(1978-1988)	RW書記(1988-2001)	RW長(2001-)
	Ⓗb		1998(55)	—	RW社会福祉部門(2001-)	—	—
	①b		1987(37)	—	RT長(1987-)	—	—
	⑤b		1981(28)	—	RT書記(1991-1997?)	—	—
	Ⓙb		1996(43)	—	—	—	—
	⑥b		1980(38)*	—	—	—	—
	⑦b		1976(34)	—	RT長(1996-)	RWの公安部(1996-?)	—
	⑧b		1999(40)	—	RW会計(2001-)	—	—
	②b		1970(0)	—	—	—	—
	⑨b		1990(32)	—	RT長(1994頃-)	—	—
	⑩b		1995(48)	—	RT長(1995年以前)	—	—
	Ⓚb		1991(34)	—	—	—	—
	⑪b		1981(19)	—	—	—	—
	⑫b		1986(30)	—	RT書記(?-1995?)	RT長(1995?-2000?)	副RW長(2001-)
	⑬b		1992(42)	—	RT長(2000-)	—	—
	Ⓛb		1990(26)	—	RT会計(1991-2000)	RT書記(2000-2002)	—
	Ⓜb		1976(23)	—	—	—	—
	Ⓝb		1996(34)	—	—	—	—

出所：聞き取りより筆者作成
2003年5月現在
？：カデルの記憶が曖昧であるもの
*1996年に死去

第6章　郊外カンポンにおけるポスヤンドゥ活動　181

表6-2　C地区のカデルの属性

事項	番号	RT	年齢	出生地	最終学歴	職業	結婚年齢	子ども数
カデル	①a	3	45	中央ジャカルタ市	中学校	洋裁師	16	3
	Ⓐa	1	51	東ジャカルタ市	小学校	主婦	19	4
	Ⓑa	1	34	西ジャワ州	高校	主婦	22	2
	Ⓒa	2	32	チブブール	小学校	主婦	18/26	2
	Ⓓa	2	32	チブブール	小学校	主婦	15	2
	Ⓔa	2	35	東ジャカルタ市	高校	主婦	20	2
	③a	3	41	東ジャカルタ	中学校	主婦	22	3
	Ⓕa	3	46	中部ジャワ州	中学校	主婦	18	3
	Ⓖa	3	36	南ジャカルタ市	中学校	主婦	17	3
	④a	4	48	チブブール	小学校	主婦	19	5
	Ⓗa	5	58	南ジャカルタ市	中学校	主婦	20	2
	①a	6	44	西ジャワ州	小学校	主婦	16	6
	⑤a	7	41	南ジャカルタ市	小学校	主婦	18	4
	⑦a	7	45	東ジャカルタ市	高校	主婦	23	2
	⑥a	8	55	東ジャカルタ市	小学校	洗濯労働者	19	4
	⑦a	8	52	東ジャカルタ市	小学校	主婦	15	3
	⑧a	9	41	西ジャワ州	大学	主婦	24	3
	②a	9	29	チブブール	高校	菓子製造	19	1
	⑨a	10	43	中部ジャワ州	中学校	主婦	23	3
	⑩a	11	52	中央ジャカルタ市	高校	主婦	21	6
	Ⓚa	12	41	ヨグヤカルタ	中学校	主婦	20	2
	⑪a	13	39	チブブール	中学校	主婦	17	4
	⑫a	13	47	西ジャワ州	高校	主婦	23	5
	⑬a	14	51	北ジャカルタ市	高校	ケータリング	20	13
	Ⓛa	14	39	中部ジャワ州	中学校	主婦	20	2
	Ⓜa	15	49	東ジャワ州	高校	主婦	22	3
	Ⓝa	15	36	東ジャカルタ市	専門学校	主婦	24	2
カデルの夫	①b	カデルに同じ	54	中部ジャワ州	高校	会社員	27	—
	Ⓐb		53	東ジャカルタ市	小学校	運転手	21	—
	Ⓑb		36	チブブール	小学校	運転手	24	—
	Ⓒb		41	東ジャカルタ市	高校	運転手	35	—
	Ⓓb		39	チブブール	中学校	職員	22	—
	Ⓔb		38	チブブール	高校	職員	23	—
	③b		46	東ジャカルタ市	高校	国営企業	27	—
	Ⓕb		48	東ジャワ州	高校	職員	20	—
	Ⓖb		44	中部ジャワ州	高校	警備員	25	—
	④b		50	チブブール	高校	公務員	21	—
	Ⓗb		61	西ジャワ州	大学	停年	33	—
	①b		54	南ジャカルタ市	大学	小学校教師	26	—
	⑤b		50	南ジャカルタ市	高校	自営業	27	—
	⑦b		51	東ジャカルタ市	高校	会社員	29	—
	⑥b		(死去)*	西スマトラ州	中学校	—	36	—
	⑦b		62	西ジャワ州	小学校	停年	25	—
	⑧b		45	西ジャワ州	専門学校	会社員	28	—
	②b		34	チブブール	高校	会社員	24	—
	⑨b		46	中部ジャワ州	高校	職員	26	—
	⑩b		57	中央ジャカルタ市	専門学校	停年	26	—
	Ⓚb		47	ヨグヤカルタ	中学校	軍人	26	—
	⑪b		42	東ジャカルタ市	中学校	労働者	20	—
	⑫b		49	中央ジャカルタ市	高校	職員等	25	—
	⑬b		55	東ジャカルタ市	高校	停年	24	—
	Ⓛb		40	中部ジャワ州	高校	職員	21	—
	Ⓜb		51	中部ジャワ州	高校	教師	24	—
	Ⓝb		42	南ジャカルタ市	高校	自営業	30	—

出所：聞き取りより筆者作成
2003年5月現在
*1996年に死去

る者である。また、職業についても9割以上が「主婦」である[8]。ただし、中央ジャカルタ市の2町のような、物売りがチブブール町ではほとんどみられない。

これらの共通点に対して、チブブール町のカデルに特徴的な点は、年齢および出身地である。チブブール町のカデルは、中央ジャカルタ市の2町のカデルに比べて若い世代によって構成される。2町では50代が中心であるのに対して、チブブール町では、40代が中心である。また、チキニ町ではカデルの54.8％が、クウィタン町では65.7％が、現住町出身であるのに対して、チブブール町ではその割合がわずか9.7％である。また、カデルの配偶者（夫）の出身地を考慮しても、カデルあるいは夫の少なくともいずれか一方が現住町出身者であるようなカデルが、チキニ町では74.2％、クウィタン町では83.9％であるのに対して[9]、チブブール町ではわずか20.9％にすぎない。C地区のカデルの属性も、チブブール全体のカデルの傾向を反映している。第一に、C地区のカデル（27人）のマジョリティは、40歳代（44.4％）と30歳代（29.6％）の女性である[10]。第二に、職業については、4人を除いた全員が「主婦」であった[11]。もっとも、4人のうち、フォーマル・セクターでの被雇用者は1人（②a）のみである[12]。第三に、最終学歴に関しては、C地区のカデルの学歴はチブブール町のカデル全般よりもやや低い。カデルの3分の1が中学校卒であり（33.3％）、次いで、高校卒と小学校卒と（それぞれ29.6％と25.9％）となっている[13]。第四に、出身地については、チブブール町全体よりもC地区のカデルの方が、現住町出身者が多いものの、それでも、18.5％にすぎない。カデルの多くは、同町を除くジャカルタ各地の出身者か（48.1％）、ジャカルタ以外のジャワ島出身者である（33.3％）[14]。カデルの配偶者についても、カデルとほぼ同じ割合である（表6-2）[15]。さらに、カデルのうち、本人あるいは配偶者（＝夫）のうち少なくとも1人がチブブール町出身であるものは、全体の4分の1にすぎない[16]。少なくともカデルと配偶者の出身地をみる限りでは、地付層の割合がきわめて低いといえよう。ちなみに、地元出身者を除くカデルのチブブール町流入時期は、1970年代が7.4％、1980年代が33.3％、1990年代が40.7％であった[17]。次にカデルの就任時期をみてみると、カデルのほぼ半数が、2001年以降にカデルに就任している。最古参のカデルが1987年に就任した①aで[18]、その他は、1990年-1994年で11.1％、1995年-1999年で25.9％、2000年以降で59.3％となっている[19]。

C地区のカデルおよびポスヤンドゥのもう一つの特徴は、ポスヤンドゥのカデルが基本的にRTを単位として選出されていることにある。カデルのRT／RW関連の役職歴を吟味するならば、C地区のカデルの少なからずの部分が、RT／RW役職関係者から構成されている。RTについていうならば、表6-1から、C地区のカデルが、各RTからほぼ万遍なく選出されていることが読み取れよう。それぞれのRTから少なくとも1人のカデルが選出されている[20]。さらに、本人あるいは配偶者（＝夫）がRT関連の役職就任と同時あるいはRT役職就任中に[21]、カデルに就任するケースも少なくないことから[22]、カデルの潜在的プールがRT役員関係者を中心としており、RTをベースにしたリクルートであることが読み取れる。RWレベルに関しては、表6-1から、RWレベルのPKK役員のポスヤンドゥ参加が慣習となっていることが明らかである[23]。さらに、C地区においては、夫のRT／RWでの役職と、妻のPKK（RT／RW）における役職がほぼ対応していることも分かる[24]。以上の諸点から、C地区のカデル資源の主要な源泉が、RT／RWの役職者の妻、つまり、PKK（RT／RW）役職者であることが分かる。

　以上で明らかにされた点のみを考慮するならば、C地区のポスヤンドゥが、PKK（RT／RW）を基礎的枠組みとして構成された「官製組織」であり、PKK（RW）と一体的な組織であると判断することもできよう。しかし、以下で述べるように、カデルの動機づけ等々を詳細に探るならば、事態は必ずしもそう単純ではないことが分かる。ところで、調査の便宜上、詳細な聞き取りを行うために、27人のカデルから中心的メンバー13人を選び出し、あらためて彼女たちに対して動機づけを中心とする聞き取り調査を行った。分析の詳細については第3節に譲るとして、第2節では13人のカデルの属性について記述する。

2. 中心メンバー

　カデルと地域社会の関係性の理解を目的として、筆者は2004年8月に上記の27人のカデルのうち、1990年代からポスヤンドゥに参加しているカデルとPKK（RW）の重要な役職を兼任するカデル13人に対して、その属性、およびモチベーション等に関する、より詳細な聞き取り調査を行った（表6-3）[25]。13人のカデルが、ポスヤンドゥ活動にほぼ毎回参加していることから、C地区のポスヤンドゥ活動のカデルの中心的メンバーであるといえる。13人のカデルのうち、1組

表6-3 C地区の主要なカデル夫妻の属性

	番号	年齢(歳)	出生地	最終学歴	父親の職業	母親の職業	父親の出身地	母親の出身地
カデル	①a	45	中央ジャカルタ市 (Karet Tengsin)	中学校	バイク修理工	主婦 (マドゥラサ教師)	中央ジャカルタ市	中央ジャカルタ市
	②a	29	チブブール	大学	国軍（陸軍）	主婦	東ジャワ州	東ジャワ州
	③a	41	東ジャカルタ市 (Kayumanis)	中学校	国営企業（電力会社）	専業主婦	西ジャワ州 (Bandung)	東ジャカルタ市 (Kayumanis)
	④a	48	チブブール	小学校	商人	主婦（商人）	チブブール	チブブール
	⑤a	41	南ジャカルタ市 (Pancoran)	小学校	公務員（移住省）	専業主婦	ジャカルタ（詳細不明）	西ジャワ州 (Bogor)
	⑥a	55	東ジャカルタ市 (Kayumanis)	小学校	病院清掃員	専業主婦	南ジャカルタ市 (Pasar Minggu)	チブブール
	⑦a	53	東ジャカルタ市 (Kayumanis)	小学校	庭師	専業主婦	南ジャカルタ市 (Pasar Minggu)	チブブール
	⑧a	41	西ジャワ州 (Sumedang)	大学	公務員（警察官）	自営業（食堂経営）	西ジャワ州 (Sumedang)	西ジャワ州 (Sumedang)
	⑨a	43	中部ジャワ州 (Klaten)	中学校	農業	農業	中部ジャワ州 (Klaten)	中部ジャワ州 (Klaten)
	⑩a	52	中央ジャカルタ市 (Bungur)	高校	自営業	主婦	北スマトラ州（南タパヌリ）	北スマトラ州 (Tapanuli Selatan)
	⑪a	39	チブブール	中学校	農業	商人（ワルン）	チブブール	チブブール
	⑫a	47	西ジャワ州 (Bogor)	高校	自営業（煎餅工場）	自営業（煎餅工場）	西ジャワ州 (Bandung)	西ジャワ州 (Ciamis)
	⑬a	51	北ジャカルタ市 (Penjaringan)	高校	建設請負（コントラック）	主婦（ケータリング）	西ジャワ州 (Sukabumi)	バンテン州
カデルの夫	①b	54	中部ジャワ州 (Pati)	高校	自営業（木造船製造）	専業主婦	中部ジャワ州 (Pati)	中部ジャワ州 (Pati)
	②b	34	チブブール	高校	農業（土地持ち）	農業、菓子・nasi uduk 製造	チブブール	チブブール
	③b	46	東ジャカルタ市 (Kayumanis)	高校	国営企業（郵便局）	専業主婦	中部ジャワ州 (Purworejo)	中部ジャワ州 (Purworejo)
	④b	50	チブブール	高校	商人	商人	チブブール	チブブール
	⑤b	44	南ジャカルタ市 (Pancoran)	高校	運転手	専業主婦	西ジャワ州 (Bandung)	東ジャカルタ市 (Munjul)
	⑥b	死去	西スマトラ州 (Padang)	中学校	公務員	専業主婦	西スマトラ州 (Padang)	西スマトラ州 (Padang)
	⑦b	62	西ジャワ州 (Bandung)	小学校	建設労働者	専業主婦	西ジャワ州 (Bandung)	西ジャワ州 (Bandung)
	⑧b	45	西ジャワ州 (Sumedang)	専門学校	公務員（警察官）	専業主婦	西ジャワ州 (Sumedang)	西ジャワ州 (Sumedang)
	⑨b	46	中部ジャワ州 (Wonogiri)	高校	農業	農業、tempe 販売	中部ジャワ州 (Wonogiri)	中部ジャワ州 (Wonogiri)
	⑩b	57	中央ジャカルタ市 (Kemayoran)	専門学校	公務員（法務省）	専業主婦	北スマトラ州（南タパヌリ）	西スマトラ州 (Padang)
	⑪b	42	東ジャカルタ市 (Kelapadua Wetan)	中学校	額縁店経営	専業主婦	西ジャワ州 (Bogor)	チブブール
	⑫b	49	中央ジャカルタ市 (Tanah Abang)	高校	教師、商人	主婦、夫の事業手伝い	バンテン州	中央ジャカルタ市
	⑬b	55	東ジャカルタ市 (Jatinegara)	高校	民間企業社員（運転手）	専業主婦	中央ジャワ州 (Solo)	東ジャカルタ市 (Jatinegara)

出所：聞き取りより筆者作成
年齢は 2004 年現在
両親の職業については、主要なもの
出身地については、チブブール（町）と、ジャカルタ（市）のみ、詳細にたずねた。また、地域名については、2004 年現在のものを採用した。
なお、齊藤［2006a］に掲載した表とこの表は若干データが異なる。当時はカデルからの聞き取りに基づいていたが、後に夫から聞き取ることができたものについては修正を加えたからである。
明らかに「専業主婦」である場合には、「専業主婦」としたが、曖昧なものについては「主婦」とした。
nasi uduk とはココナツ風味のご飯であり、tempe とは大豆の発酵食品のことである。

(2人) に姉妹関係が見出された[26]。ここでは、13人のカデルの基本的属性と移動歴を中心に述べたい。なお、以下の記述は内容的に一部が第2節の1と重複する。しかしながら次節を理解する前提条件として不可欠であるため、13人のカデルの基本的な属性をあらためて示す。

C地区のカデルとその配偶者の大多数がチブブール町外の出身者であったが、中心メンバー（13人）についても同様のことがいえる[27]。彼らの主たる出身地はチブブール町を除くジャカルタ首都特別区である[28]。では、彼らはどのような理由で、チブブール町に流入してきたのだろうか。カデルとその配偶者（＝夫）の出生以降の移動歴をみると（表6-4）、チブブール町を除くジャカルタ首都特別区の出身者は、立ち退きなどによってやむを得ずチブブール町に移住したケースと、生活環境の悪化あるいはよりよい生活環境を求め、自主的にチブブール町に移住したケースとがある[29]。その一方で、ジャカルタ首都特別区以外の出身者の場合、一旦チブブール町以外のジャカルタ首都特別区で生活したのちに、自宅をチブブール町で購入したケースが主となっている[30]。

ちなみに第2節の1と記述が重複するが、カデル夫妻の両親の出生地に関して（表6-3）次のことがいえる。両親の双方がジャカルタ出身であるケースは、カデルおよび夫を含め、両親の双方がジャカルタ外出身者であるケースより少ない[31]。ジャカルタ以外の出身の両親をもつカデル夫妻についても、両親世代からすでにジャカルタに移り住むケースがほとんどで、両親世代が地方にとどまるケースはわずかである[32]。以上のことから、カデルとその配偶者の大多数が、ジャカルタ生まれであるか、子ども時代に親とともにジャカルタに流入したことが分かる。ちなみに13人のカデルのうち、借家住まいの1人（⑤a）を除き、全員が土地と家を所有する持ち家層である。そうしたカデルの大半が、親類以外の人物から土地を購入している[33]。

カデルの生活史は、図6-1に示されるとおりである。先述のとおり、C地区の場合、4人を除くカデル全員が「主婦」である。そうしたカデルは、学校卒業後、一旦就職し、結婚を機に仕事を辞すかあるいは就職をせずに結婚している[34]。

表6-4 C地区のカデル夫妻の移動歴

	出生地	移動歴			
①a	0 (1959) 中央ジャカルタ市 (Karet Tengsin) 出生			26 (1985) 西ジャワ州 (Depok) 生家が立ち退きにあう	28 (1987) チブブール 土地と家を購入
①b	0 (1950) 中部ジャワ州 (Pati) 出生	20 (1970) 西ジャカルタ市 (Glogor) 友人宅へ移動	22 (1972) 中央ジャカルタ市 (Karet Tengsin) 従兄弟の家に移動	35 (1985) 妻に同じ	37 (1987) 妻に同じ
②a	0 (1975) チブブール (他のRW) 出生	15 (1990) チブブール (現住所) 転居 (理由不明)			
③a	0 (1963) 東ジャカルタ市 (Kayumanis) 出生	24 (1987) チブブール (借家) 生家を売却	34 (1997) チブブール (現住所) 家を購入		
③b	0 (1958) 東ジャカルタ市 (Kayumanis) 出生	29 (1987) チブブール (借家)	39 (1997) 妻に同じ		
⑤a	0 (1963) 南ジャカルタ市 (Pancoran) 出生	12 (1975) 西ジャワ州 (Bogor) 祖母と引っ越す	17 (1980) 南ジャカルタ市 (Pancoran) 祖母と引っ越す	18 (1981) チブブール 結婚	
⑤b	0 (1960) 南ジャカルタ市 (Pancoran) 出生			28 (1981) 妻に同じ	
⑥a	0 (1949) 東ジャカルタ市 (Kayumanis) 出生		31 (1980) チブブール 生家が立ち退きにあい、両親も引っ越す		
⑥b	0 (1942) 西スマトラ州 (Pedang) 出生	23 (1965) 東ジャカルタ市 (Kayumanis) きょうだいの家へ移動	38 (1980) チブブール 結婚		
⑦a	0 (1951) ジャカルタ市 (Kayumanis) 出生		25 (1976) チブブール 親の相続した土地を見る必要があった		
⑦b	0 (1942) 西ジャワ州 (bandung) 出生	23歳 (1965) 以前 東ジャカルタ市 (Kayumanis) 不明	34 (1976) 妻に同じ		
⑧a	0 (1963) 西ジャワ州 (Sumedang) 出生	40日 (1963) 南ジャカルタ市 (Pela Mampang) 父親の赴任		27 (1990) 東ジャカルタ市 (Pd Langgon) 家を売却	36 (1999) チブブール 子どもが増えたので独立
⑧b	0 (1959) 西ジャワ州 (Sumedang) 出生	17 (1976) 西ジャカルタ市 (Palmerah) 通学のため	28 (1987) 南ジャカルタ市 (Pela Mampang) 結婚のため	31 (1990) 妻に同じ	40 (1999) 妻に同じ

第6章 郊外カンポンにおけるポスヤンドゥ活動　187

⑨a	0 (1961)　中部ジャワ州 (Klaten)　出生	14 (1975)　東ジャカルタ市 (Kebon Pala)　就職	―	―	29 (1990)　チブブール　家を購入
⑨b	0 (1958)　中部ジャワ州 (Wonogiri)　出生	13 (1971) ?　南ジャカルタ市 (Manggarai)　就職	23 (1981)　東ジャカルタ市 (Kebon pala)　会社に近い場所に移動	―	32 (1990)　妻に同じ
⑩a	0 (1952)　中央ジャカルタ市 (Bungur)　出生	24 (1976)　北ジャカルタ市 (Sumber)　結婚し夫の家へ移動	43 (1995)　チブブール　両親の家が手狭になったので、家を購入し、独立	―	―
⑩b	0 (1947)　中央ジャカルタ市 (Kemayoran)　出生	29 (1976)　北ジャカルタ市 (Sumber)　結婚	48 (1995)　妻に同じ	―	―
⑪a	0 (1965)　チブブール (他の RW)　出生	10 (1975)　チブブール (現 RW)　より快適な場所を求めて	12 (1977)　チブブール (現 RW)　父親の農地に近い場所へ移動。元の家は売却	20 (1985)　チブブール (現 RW)　両親と別居するために借家	23 (1988)　チブブール (現 RW)　自分の家が欲しかったので購入
⑪b	0 (1962)　東ジャカルタ市 (Kelapadua Wetan)　出生	19 (1981)　チブブール (現 RW)　不明	23 (1985)　妻に同じ	26 (1988)　妻に同じ	
⑫a	0 (1957)　西ジャワ州 (Bogor)　出生	3 週間 (1957)　南ジャカルタ市 (Menteng Atas)　両親が事業を立ち上げた	24 (1981)　西ジャカルタ市 (Tomang)　夫と結婚	28 (1985)　チブブール (現 RW)　家を建築する準備	29 (1986)　チブブール　新居完成
⑫b	0 (1956)　中央ジャカルタ市 (Tanah Abang)　出生	不明　西ジャカルタ市 (Glogor)　火事で焼け出される	不明　西ジャカルタ市 (Tomang)　両親と引っ越す	29 (1985)　妻に同じ	30 (1986)　妻に同じ
⑬a	0 (1953)　北ジャカルタ市 (Penjaringan)　出生	―	26 (1979)　西ジャカルタ市 (Daan Mogot)　家族と引っ越す	―	38 (1991)　チブブール　元の住居が安全・快適ではなくなったので転居
⑬b	0 (1949)　東ジャカルタ市 (Jatinegara)　出生	不明　西ジャカルタ市 (Mangga Besar)　両親が住所を変更した	22 (1971)　北ジャカルタ市 (Penjaringan)　仕事のため	30 (1979)　家族と引っ越す	42 (1991)　妻に同じ

出所：聞き取りより筆者作成
今日まで、チブブール町のC地区以外に居住したことのないものについては省略
上段は年齢（歳）を、中段は転入地を、下段は転入理由を表す

図6-1　C地区のカデル夫妻の生活史

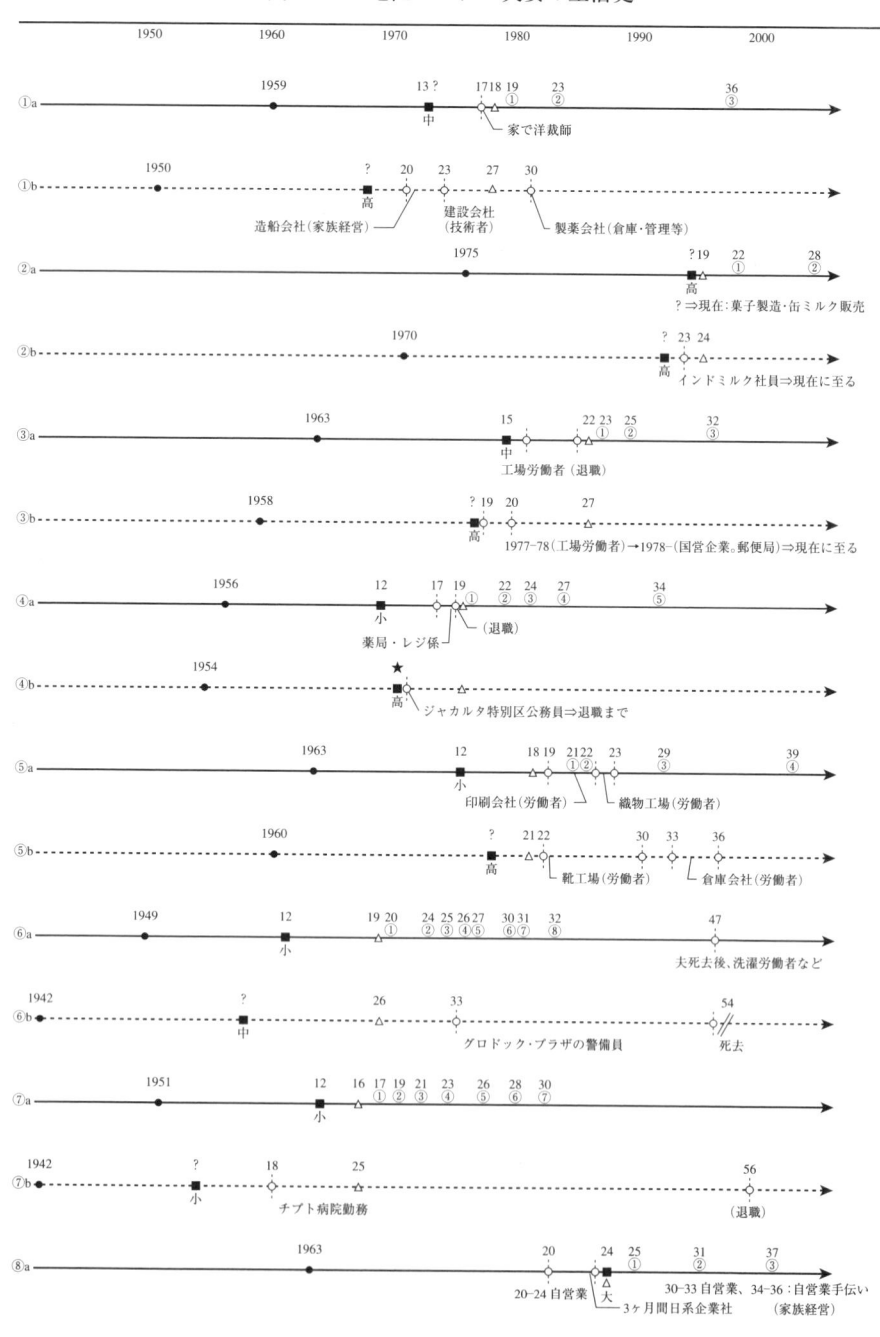

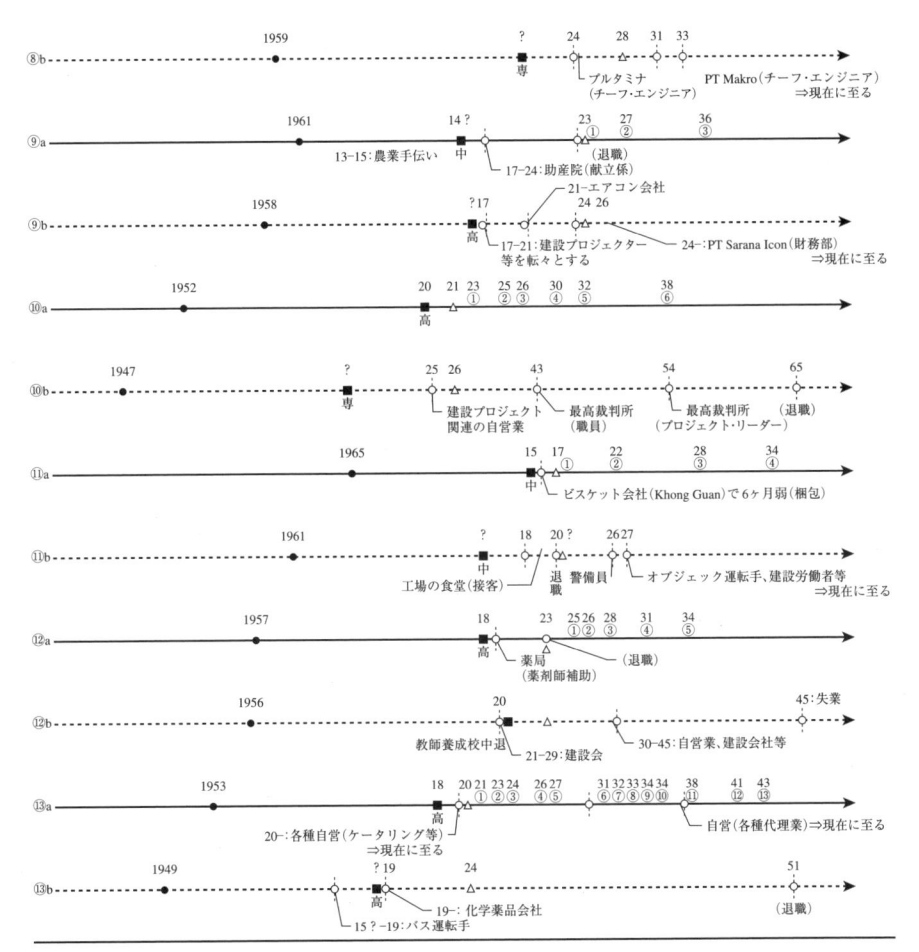

第6章　郊外カンポンにおけるポスヤンドゥ活動

⑧b ・・・1959●・・・・・・・？■・24◯・・28◯・・31◯・・33◯→
　　　　　　　　　　　専　プルタミナ　　　　　PT Makro（チーフ・エンジニア）
　　　　　　　　　　　　　（チーフ・エンジニア）　⇒現在に至る

⑨a ―1961●――14？■―23◯27◯――36◯→
　　　　　　　　　　　中　①　②　　　　③
　　　　　13-15:農業手伝い　　（退職）
　　　　　　　　　17-24:助産院(献立係)

⑨b ・・・1958●・・・？17■・24 26◯・・・・→
　　　　　　　　　　　高　17-21:建設プロジェクター　24-:PT Sarana Icon（財務部）
　　　　　　　　　　　　　等を転々とする　⇒現在に至る
　　　　　　　　　　　　　　　　21-エアコン会社

⑩a ――1952●――20 21◯23◯25 26◯30◯32◯――38◯――→
　　　　　　　　　　高　　①　②③　④　⑤　　⑥

⑩b ・・1947●・・・？■・25 26◯・・43◯・・54◯・・65◯→
　　　　　　　　　　専　建設プロジェクト　最高裁判所　最高裁判所　（退職）
　　　　　　　　　　　　関連の自営業　　（職員）　（プロジェクト・リーダー）

⑪a ――1965●――15■17◯22◯――28◯―34◯→
　　　　　　　　　　中　　①　②　　③　④
　　　　　　　　　　　ビスケット会社（Khong Guan）で6ヶ月弱（梱包）

⑪b ・・1961●・・・？■・18◯20◯・26 27◯・・・→
　　　　　　　　　　中　　　退　警備員　オブジェック運転手、建設労働者等
　　　　　　　　　　　　　職　　　　　⇒現在に至る
　　　　　工場の食堂（接客）

⑫a ――1957●――18■―23◯25 26 28◯31◯34◯→
　　　　　　　　　　高　薬局　　①　②③　④　⑤
　　　　　　　　　　　（薬剤師補助）　（退職）

⑫b ・1956●・・・20■・△・・・・・・・・・・45:失業
　　　　　　　　　　　　21-29:建設会
　　　　　　教師養成校中退　30-45:自営業、建設会社等

⑬a ―1953●―18■20 21◯23 24◯26 27◯31 32 33 34 36◯38◯41 43◯→
　　　　　　　　　　高　　①　②③　④⑤　⑥⑦⑧⑨⑩　⑪　⑫⑬
　　　　20-:各種自営（ケータリング等）　　自営（各種代理業）⇒現在に至る
　　　　　⇒現在に至る

⑬b ・1949●・・・？19■・24△・・・・・・51◯→
　　　　　　　　　　高　19-:化学薬品会社　（退職）
　　　　　15?-19:バス運転手

出所：聞き取りより筆者作成
● 出生
■ 最終学歴（終了年）。小：小学校卒、中：中学校卒、高：高校卒、専：専門学校卒、大：大学卒。
△ 結婚
①... 子どもの誕生年（①は、第一子を、②は第二子をさす）
○ 職業上の出来事

概して、夫の学校卒業年に関する正確な情報をカデルはもっていないため、カデルの記憶が曖昧なものについては？とした。
齊藤［2006a］に掲載した図とこの図とは若干データが異なる。当時はカデルからの聞き取りに基づいていたが、後に夫から聞き取ることができたものについては修正を加えたからである。

表6-5 C地区のカデル夫妻の兄弟の居住地

出生地		番号	兄弟数	うち、男：女比	自分の位置	チブプール内	チブプールを除く東ジャカルタ市	東ジャカルタ市を除くジャカルタ州	西ジャワ州	バンテン州	スマトラ	中部ジャワ州	国外	不明
カデル	チブプール	②a	4	3:1	2番目(長女)	2	0	0	1	1	0	0	0	0
		④a	7	5:2	6番目(四女)	7	0	0	0	0	0	0	0	0
		⑪a	9	3:6	4番目(次女)	5	4	0	0	0	0	0	0	0
	その他	①a	7	6:1	4番目(四女)	1	0	3	3	0	0	0	0	0
		③a	8	5:3	3番目(長女)	3	3	0	2	0	0	0	0	0
		⑤a	4	0:4	1番目(長女)	1	0	0	2	0	0	0	0	0
		⑥a	9	4:5	2番目(長女)	5	3(3)	1	0	0	0	0	0	0
		⑦a	9	4:5	3番目(次女)	5	3(3)	1	0	0	0	0	0	0
		⑧a	7	3:4	5番目(三女)	1	4	1	0	1	0	0	0	0
		⑨a	6	5:1	4番目(四女)	1	1	0	0	0	0	4	0	0
		⑩a	9	1:8	6番目(五女)	1	1	1	6	0	0	0	0	0
		⑫a	6	2:4	3番目(次女)	1	0	2	3	0	0	0	0	0
		⑬a	7	4:3	2番目(次女)	1	0	2	1	3	0	0	0	0
カデルの夫	チブプール	②b	8	7:1	5番目(四男)	8	0	0	0	0	0	0	0	0
		④b	3	1:2	1番目(長男)	3	0	0	0	0	0	0	0	0
	その他	①b	5	1:4	1番目(長男)	1	0	0	0	0	0	4	0	0
		③b	8	5:3	1番目(長男)	1	1	1	4	0	0	0	0	0
		⑤b	2	1:1	2番目(長男)	1	1	0	0	0	0	0	0	0
		⑥b	4	不明	3番目(不明)	1	0	0	0	0	0	0	0	3
		⑦b	8	5:3	2番目(次男)	1	0	0	7(1)	0	0	0	0	0
		⑧b	8	3:5	8番目(三男)	1	0	3	3	1	0	0	0	0
		⑨b	9	3:6	1番目(長男)	2	3	1	3	0	0	0	0	0
		⑩b	10	4:6	7番目(長男)	3	0	1	3	1	0	1	1**	0
		⑪b	9	5:4	5番目(三男)	2	7	0	0	0	0	0	0	0
		⑫b	12	8:4	4番目(三男)	1	0	7	2	0	0	0	0	2
		⑬b	16	11:5	1番目(長男)	4	4(1)	0	3	1	0	0	1***	3(1)

出所：聞き取りより筆者作成
2004年8月現在
死亡している兄弟については、最終居住地
*( )内は死亡している兄弟数（内数）
**シンガポール在住
***オーストラリア在住

第3節　カデル就任とモチベーション

1. チブブール町におけるポスヤンドゥおよび家族計画の定着

　カデルの就任動機について検討する前に、ここでチブブール町におけるポスヤンドゥ設置と展開について述べておこう。第4章と第5章で検討したチキニ町とクウィタン町では、1970年代半ば以降にRWレベルの家族計画普及所が、1970年代末以降にポスヤンドゥ（UPGK）が設置された。これに対して、チブブール町ではいつ頃、どのようにして家族計画サービスとポスヤンドゥが定着し、どのような展開をたどったのだろうか。

　実は、C地区のポスヤンドゥの展開をたどることは、A地区やB地区ほど容易でない。というのは、C地区には、ポスヤンドゥおよびカデルの変遷についての詳細を知る、現役のカデルが存在しないからである（調査時現在）。C地区では、現役カデルの全員が、1980年代後半以降にリクルートされている。さらに、前ポスヤンドゥ長が町外に転出しているうえに[35]、前々任者のポスヤンドゥ長も死去している。カデルの交代の早さは、チブブール町全般に共通する特徴である。第3章で触れたように、チブブール町の現職カデルの多くが、1990年代以降にカデルに就任しているために、ポスヤンドゥの設置の経緯を知る現職のカデルは稀である。ただし、若干名のカデル、なかでも家族計画カデルの兼任者が、継続的にカデルとして活動している。ここでは、チブブール町⑩地区の家族計画カデルSrの語りから、同町における家族計画とポスヤンドゥ（UPGK）定着の様子を示しておこう[36]。

　1982年頃に⑩地区内にポスヤンドゥ（UPGK）が設置され、Srは、カデルとして活動に参加しはじめた。当初は、5歳未満児の体重測定活動のみが行われ、参加する子どもの人数が25-30人、カデルが3人という小規模な活動であった。1987年頃に予防接種が活動に加わった。しかし、第1回の予防接種に関する地域保健センターの指導の不徹底に対して住民から苦情が出た。ポスヤンドゥで予防接種を受けた子どもが熱を出した、と夜中にカデル

が報告を受けたのである。翌日、子どもを案じたカデルが地域保健センターに問い合わせたところ、予防接種を受けて熱を出すケースがしばしばあることをはじめて教えられた。その後、予防接種後の子どもの発熱対策として、ポスヤンドゥではしかの予防接種を受ける子どもに対して、解熱剤が提供されることになった。

　さらに1984年、Srは地域保健センター職員によってRWレベルの家族計画カデルに任命された。この時チブブール町としてはじめて、地区レベルでの家族計画活動がはじまった。これ以前にも家族計画の存在は知られていたが、住民が活動の担い手になることはなく、薬局や地域保健センターに出向き、個人でサービスを受けていた。地域保健センター等で講習を受けることが、正規の家族計画カデルとして登録される条件であった。家族計画カデルの主たる任務は、受容者発掘と避妊用品の供給、家族計画に関するデータ収集である。当初Srは地区内を巡回し、赤ん坊の服を干してある家を探しては、その家の女性に会って、子どもの人数や年齢や家族計画の状況について尋ねた。

　地区レベルでの家族計画普及活動がはじまった当初、1年間ほど家族計画のプロモーションが行われ（ペカン・ラヤ・ジャカルタ）、土曜日の夜にムルデカ広場（中央ジャカルタ市）に家族計画受容希望者を連れて行った。家族計画サービスが無料で受けられるほか、展示会やレクリエーション施設も併設されていた。無料の送迎があるばかりでなく、受け入れ希望者を一人連れて行くと、家族計画カデルと希望者に、それぞれ1万ルピアが入った封筒が手渡された。また、1ヶ月に10人以上の希望者を連れて行った家族計画カデルには賞品（ラジオなど）が渡されたが、Srはそれだけの人数を集めたことはない。せいぜい3ヶ月で10人である。そのようなわけで、当初家族計画カデルが居住RWの住民だけでなく、他の地域に住む知人を同伴していくこともあった。

　とはいえ、全く受け入れる気のない女性を強制的に連れて行くことはできず、Srは、「行きたい」という意思を示した希望者だけを連れて行った。当初、住民たちは家族計画に対する恐怖心をもっていたから、家族計画カデルも「モナス（ムルデカ広場にある独立記念塔）に遊びに行こう」、「展示会を

見よう」、あるいは、「行っても、家族計画に参加しなくてもよいから」と言葉巧みに勧誘した。実際、出かけた女性のなかには家族計画を受け入れなかった女性や、受け入れようとしたものの恐怖心のあまり体が硬直したためにIUDを挿入できない女性もいた。とはいえ、希望者の質問に答え、適切に説明を行う家族計画の専門家や医師が会場に配置されていたことから、希望者の多くが家族計画を受け入れた。

経口避妊薬は1988年頃まで無料で提供された。現在では地域保健センターの助産師がしたためた推薦状を携帯した家族計画カデルが、薬問屋で安い値段で経口避妊薬を購入し、購入した値段で住民に売ることができる。これは一般向けに薬局で売られる値段よりも安い。ちなみに、薬問屋までの交通費は家族計画カデルの自己負担である。家族計画カデルには家族計画庁からささやかな報酬が支給されてきた。1984年頃には1ヶ月2500ルピアであった。現在は月5000ルピアで、年1回、1年分まとめて受け取っている。

近年、チブブール町の地域の住民数が増え、ポスヤンドゥに参加する子どもの数も増えたため、カデルも増えた。1999年から2000年頃に、地域保健センターからポスヤンドゥのカデルに関する指導があった。ポスヤンドゥ長と副長、家族計画カデル（RWレベル）とは別に、RTから2人ずつカデルを選出するようにとのことであった。そのため、全般的にチブブール町のカデル数は多いのである［2004年8月、⑩地区のSr自宅において行った聞き取りより］。

⑩地区とC地区は同じ町のRWではあるものの、必ずしも両地区のポスヤンドゥや家族計画ポスト設置時期が同じであるとは限らない。しかし、Srの証言は、チブブール町における家族計画プログラムおよびポスヤンドゥ（UPGK）定着の一面を示す資料である。

2. カデルの募集経路とモチベーション

さて、第2節でみたような属性をもつカデルが、どのような理由でポスヤンドゥ活動に参加するようになったのだろうか。ポスヤンドゥへの参加をカデルに対して要請したのは誰かとカデルに尋ねたところ、図6-2に示される結果となっ

表 6-6　C 地区のカデ

番号	役割	講習の経験	カデル就任理由	誰のために活動するか 1	誰のために活動するか 2	カデルになって嬉しいこと
①a	長	有	自分の初めての子どもが予防接種を受けることができなかったために、ポリオにかかった。そのことがあって、子どものために、ポスヤンドゥを手伝いたい。	5歳未満児	PKK	母親たちと集まることができる。
②a	書記	有	母親がカデルであった。自分が、皆と交流したり、活動することが好きだから。	5歳未満児	PKK	5歳未満児に関する知識が得られる。
③a	会計	有	当時、活動を探していた。皆と活動することが好きである。カデルになってみたかった。子どもをポスヤンドゥに連れて行ったところ、当時のカデルに勧誘された。	5歳未満児	PKK	地域の女性と集える。5歳未満児に関する知識が得られる。
④a	PKK(RW)長	無	夫がRW長に選出され、自分がPKK（RW）長になったから。RW長の妻はポスヤンドゥに対して責任を負うから。	5歳未満児	PKK	女性たちと交流ができる。友人が増える。経験が得られる。
⑤a	―	有	自分は貧しくない（mampu）ので、住民の世話をする責任があると感じたから。	5歳未満児	RW	友人のカデルと会える。住民を支援できることに満足している。
⑥a	―	有	友達を増やすため。経験を積むため。	RT/RW	5歳未満児	活動自体も、活動で忙しくすることも好きである。カデルが互いによく理解しあっている。時々、余った資金を還元してくれる。最大の喜びは、友人のカデルと会えること。
⑦a	―	有	夫がRT長（およびRWの公安委員）に就任し、その責任を感じたから。自分がカデルにならなければ、誰も無償で活動しないと考えた。	5歳未満児	住民	友人が増える。
⑧a	PKK(RW)会計	有	活動について知りたかった。（自分の）子どもの友達を支援するため。	5歳未満児	住民	友人が増え、意見を交換できる。
⑨a	―	有	当時、自分も5歳未満児の母親だった。他の住民の手助けをしたい。自分のかつての職業（助産院の栄養部門）とも関連がある。	5歳未満児	住民	住民のデータ収集をして、住民に感謝される。
⑩a	―	有	結婚当初（タンジュンプリオク在住）から、住民のための活動がしたかったから。現在RTには自分以外のカデルのなり手がない。	5歳未満児	住民	経験を積むことができる。友人が増える。軽食や昼食が出される。
⑪a	―	有	他になり手がいない。RT長の妻はキャリア・ウーマンであり、ポスヤンドゥを手伝えない。	5歳未満児	町（役場）	友人と会うことができる。
⑫a	PKK(RW)副長	有	引っ越してきたばかりで、住民と交流したかった。夫がRWの役職に就いたから。知識を増やすことができる。住民の支援をすることが必要だと考えたから。	5歳未満児	PKK	気分転換。友人と会える。住民を支援すると、自分が困ったときに助けてもらえる。
⑬a	家族計画カデル	有	他になり手がいない。	5歳未満児	町（役場）	友人と会うことができる。

出所：聞き取りより筆者作成
*1：すぐ辞める、2. 1-3年、3. 4-5年、4. 6-9年、5. 10年以上、6. 分からない、7. その他

第6章　郊外カンポンにおけるポスヤンドゥ活動　195

ルのモチベーション

カデルになって辛いこと	誰が活動を必要とするか		あと何年活動を続けるか*
	1	2	
地域保健センターから様々な業務の依頼がある。	女性	5歳未満児	4
理解のない住民に悪く言われる。町長に活動費用のことで怒られた。	5歳未満児	女性	5
家に家族を残して活動に参加する。	女性	5歳未満児	5
町役場に提出するレポートを作成しなければならない。	女性	5歳未満児	5
仕事が多い。	女性	5歳未満児	2
特になし。	RT/RW	女性	2
カデルとして住民宅を訪問すると、訝しがる住民がいた。	5歳未満児	貧困世帯	2
時々、活動資金が余分にあると、もめる。	5歳未満児	貧困世帯	5
住民のデータ収集をして、住民から良く言われない。町役場やRTから、データが少しでも間違っていると怒られる。	貧困世帯	5歳未満児	6
活動で疲れる。	貧困世帯	5歳未満児	6
活動で疲れる。	5歳未満児	貧困世帯	1
家事を犠牲にしなければならない。	5歳未満児	貧困世帯	7 (RW次第)
活動で疲れる。地域保健センターなどにビタミンを取りに行くのは遠い。	5歳未満児	貧困世帯	1

た。「カデル」や「PKK（RW）のメンバー」が76.9％であり[37]、残りが「自分の意志」となっている[38]。なお、家族計画カデル（⑬a）は、カデルだけでなく地域保健センターの職員からも就任要請を受けている[39]。勧誘を受けた女性は就任承諾後に、地域保健センターなどで保健活動に関する講習を受講し、カデルに就任する。13人のカデルのうち、1人（④a）を除いた全員がカデル養成のための講習を受けている（表6-6）。

　聞き取りの結果によれば、カデル就任の理由は主に一種もしくは複数ある。第一に、もともと健康や病気や栄養、子どもに関心があり、自発的にカデルに就任したケースがある。たとえば、①aは1970年代の長男のポリオ罹患を契機として、乳幼児を対象とする保健予防活動の重要性を認識するようになったという[40]。チブブール町に定着後、「子どもに手のかからない」時期に達した頃、ポスヤンドゥ参加の誘いを受け、カデルとして参加するようになったという。⑨aも、結婚前に助産院で栄養

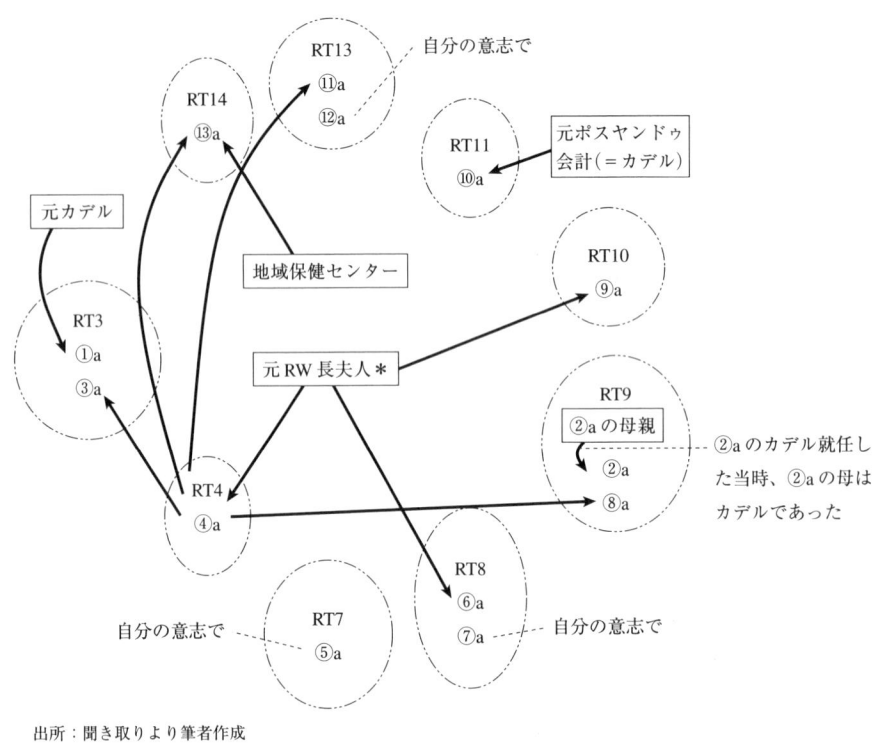

図6-2　C地区のカデルのリクルート

(図省略：RT3①a③a、RT4④a、RT7⑤a、RT8⑥a⑦a、RT9②a⑧a（②aの母親）、RT10⑨a、RT11⑩a、RT13⑪a⑫a、RT14⑬a。「元カデル」「地域保健センター」「元RW長夫人＊」「元ポスヤンドゥ会計（＝カデル）」「自分の意志で」などの注記あり。②aのカデル就任した当時、②aの母はカデルであった。)

出所：聞き取りより筆者作成
＊：同一人物とは限らない

関連の仕事に携わっていたことが、栄養や健康問題に関連するポスヤンドゥに参加する理由となったという。第二に、交流・友人を求め、女性たちが自発的に活動に参加したケースである[41]。③aや⑫aは、子どもがある程度大きくなった時期に、地域との交流を求め、活動に参加している。第三に、地域社会における役職上、あるいは社会的経済的立場上、カデルに就任せざるをえなくなったケースである。これについては、聞き取りに対してカデルが自覚的に回答している場合とそうでない場合とがある。自覚的に回答しているのは、PKK（RT／RW）の役職就任を理由にあげる3人と[42]、経済的地位をあげる1人[43]である。また、役職に関する言及がないものの、3人のカデルも[44]、RT内に自分以外のカデルのなり手がいなかったためにカデルに就任している。上述のPKKの役職就任を理由にあげる3人に加え、他3人[45]の、本人か配偶者（＝夫）のRT／RW役職就

任時期（任期）とカデル就任時期が一致している（表6-1）。したがって、これら3人のカデルが、本人あるいは配偶者のRT／RWの役職上ポスヤンドゥに参加するにいたった可能性を否定できない。こうしてみると、C地区のポスヤンドゥは、PKK（RT／RW）の役職者（＝夫がRT／RW役職者である）、もしくは、個人的なモチベーションをもつ住民を中心に構成されているということができる[46]。

「誰のために活動を行っているのか」とカデルに尋ねたところ、住民、とりわけ「5歳未満児」と答えるカデルが最も多かった（1位、92.3％、表6-6）。その一方で、一部のカデルが、「PKK」（2位、38.5％）、「RW（RT／RW）」、「町役場」と回答している。また、ポスヤンドゥを必要とする人物／組織を二つ尋ねたところ、1位は回答が多い方から順に「5歳未満児」（53.8％）、「女性」（15.4％）、2位は「5歳未満児」（46.2％）、「貧困世帯」（38.5％）であった。こうしてみると、カデルは、5歳未満児や女性、「貧困世帯」がポスヤンドゥを必要としていると考えているといえる。

カデルとしての喜び（自由回答）は、友人・住民との交流（84.6％）[47]、知識・経験の獲得（30.8％）[48]などが主なものである。さらに、1人のカデル（⑩a）が、軽食や昼食と回答している。C地区に限らずチブブール町のポスヤンドゥでは、概して活動後の会食が習慣として定着している。こうした食事は、カデルの自前あるいはPKK（RT／RW）の費用の一部を資金源として、カデルが活動当日の朝、当番で調理したものである[49]。こうした会食とそのさいのカデルとの交流を楽しみにするカデルも少なくない。これに対して、先述のA地区およびB地区では、特別の来客があった場合を除いて、昼食は無論のこと軽食も提供されることは稀である。これらの喜びに対して、カデルとしての辛さとして、行政から委託される仕事、あるいは町役場との関係に関する事項（30.8％）、家事との兼ね合いの難しさ（15.4％）、活動による負担や疲労（23.1％）などがあげられた[50]。

カデルはモチベーションの高いカデルとそうでないカデルとに二分される。現在のカデルのうち、数人は、できるだけ早く引退したいと考えている。カデルに対し、「今後何年カデルを続けたいか」と尋ねたところ、「可能な限りすぐ辞めたい」というものが2人[51]、「1-3年」が3人、「6-9年」が1人、「10年以上」が

4人、「分からない」が2人であった[52]。少なくとも、「早急に辞めたい」と答えるカデルのモチベーションは低いといえよう。

3. 地域活動とポスヤンドゥの機能

以上の点を踏まえるならば、C地区において、RT／RWはポスヤンドゥ構成の枠組みとして、主要な要素となっているといえる。それは、第一に、第2節1で検討したように、カデルがRTから選出され、RT代表者としての意味をもっていることである。第二に、第3節2でみたように、カデルのなかには、本人あるいは配偶者（＝夫）のRT／RW役職への就任と同時にあるいは任期中に、役職に付随する責任として自覚をもち、カデルに就任しているものがいる（2人）[53]。また、カデル就任の直接の理由として他の理由をあげながらも、本人が自覚していないものの、本人あるいは配偶者（＝夫）のRT／RW役職への就任期間中にカデルに就任したものもいる（7人）[54]。

こうしてみると、C地区においては、RT／RWのリジッドな枠組みが存在するようにみえよう。実際、C地区においては、A地区およびB地区と比べて、アリサンやイスラム学習会（プンガジアン）がRTレベルにおいても根付いており、カデルの多くがこうした活動に参加している（図6-3）。

第5章で筆者は、PKKが、内務大臣夫人以下、州／特別区知事夫人―県・市長夫人―郡長夫人―町／村長夫人というヒエラルヒカルな構成をもち、町村内部においても、町／村レベル―（ドゥスン／リンクンガン・レベル）―RWレベル―RTレベル―ダサウィスマ・レベルという組織化が試みられたと述べた。A、B、Cの3地区のなかで、行政が提示するPKKの図式に最も近い構成をとるのがC地区である。前述のA地区では町長夫人がダサウィスマの結成を呼びかけたものの、一向に結成は進んでいないという。また、B地区ではダサウィスマ＝RTという位置づけである。これに対してC地区では、1RTあたりの範域が広いこともあって、ダサウィスマの組織化が行われた[55]。

C地区においては、「家族記録」などのデータ収集は、次の手順で行われてきた。まず、ダサウィスマの中心メンバー（彼女たちは自らを、「ダサウィスマ・グループ」とは呼ばず、ダサウィスマ・カデルと呼ぶ）数名が、それぞれ手分けをして住民のデータ収集を行う。さらに、収集されたデータをRT長の妻である

図 6-3　C 地区のカデルのアリサン、イスラム学習会への参加状況

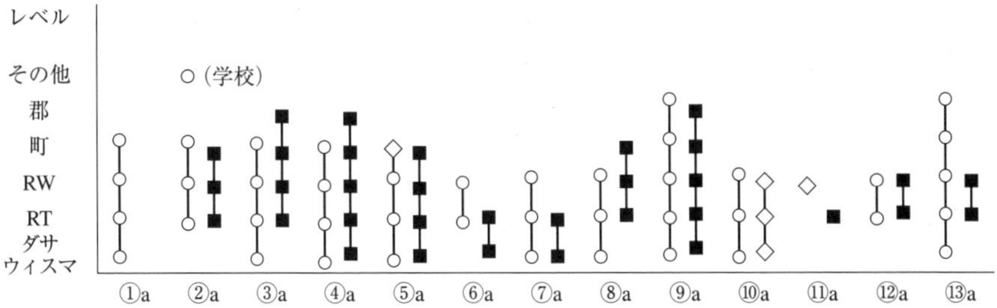

出所：聞き取りより筆者作成
2004 年 8 月現在
○　アリサンに参加
■　イスラム学習会に参加
◇　以前参加していたが、現在不参加

PKK（RT）長[56]がとりまとめ、つづいて、RT レベルのデータを RW レベルの責任者が総括する。RT レベルでは、数人のダサウィスマ・カデルと PKK（RT）役職者が中心となって、活動を組織する（ちなみに、彼女たちは自らを「(PKK) RT カデル」と呼ぶ）。C 地区のミニ・ポスヤンドゥの実施は、これらの（PKK）RT カデルによって、RT レベルで行われている。ダサウィスマの組織化が不十分でダサウィスマ・カデルの活動を期待できない RT では、RT カデルが自らが居住するダサウィスマ外においてもデータを収集する。ダサウィスマ・カデルや RT カデルのなかには、ポスヤンドゥのカデルが含まれている。ポスヤンドゥは、PKK（RW）レベルにおいて、各々の RT の代表であり、RT カデルでもある（ダサウィスマ・カデルであることも多い）ポスヤンドゥ・カデルによって実施される。さらに、PKK（RW）のカデルでもある、PKK（RW）役職者の大半が、ポスヤンドゥに参加している。

C 地区でダサウィスマや RT レベルのカデルを通じたデータ収集が可能であるのは、地区内の PKK 活動が RT／RW 両レベルで実施され、とりわけ RT 内部の諸活動を行うカデルが存在することに負っている[57]。こうした PKK のデータ収集の経路を通じて、廉価米プログラムおよび保険証プログラムの基礎データは、RW、RT、ダサウィスマのカデルによって収集された。

第4節　むすび── RT／RW の組織化──

　このように、C 地区においては、一見したところ、行政が示す枠組みに適合的な組織化が行われているようにみえる。ただし、C 地区の RW ─ RT ─ ダサウィスマの組織化はスハルト時代に強制的に行われたものというよりも、住民数と需要の増加に見合った地域活動を運営していくために、地域住民が自ら組織化しているという側面もある。そして、そうした組織化がいままさに現在進行中である。こうしてみると、RT／RW の組織化、またそれを利用した地域活動の組織化という手法は、スハルト体制によってのみ喚起される現象とは考えられない。むしろ、住民が必要に応じて呼び起こしているという性質をもっている。

　ところで、興味深いことに、C 地区においては、ポスヤンドゥ組織や RT／RW 組織の幹部が必ずしも地元出身者に限られない。むしろ、ポスヤンドゥのカデルとその夫をみる限りにおいて、大半が地元外出身者（＝来住者層）である。第4章および第5章でみたように、インナーシティのポスヤンドゥでは、地元出身者か、その妻、あるいは、カデル就任までに20年以上地域に住んできた女性が、「地元」意識をもってカデルに就任していた。これに対し、郊外地域の C 地区ではカデルの大半が町外出身者であり、カデルの夫の多くも地域外出身者であり、地区における定住期間もインナーシティと比較して短い住民である[58]。このことから、C 地区では、地元出身者やその妻、また、長年地区に居住している住民以外に、ポスヤンドゥや PKK の幹部／カデルとしての参加が開かれていることが分かる[59]。

　RT 長に関する研究ではあるものの、先行研究は、ジャカルタの比較的初期に住民が定着したカンポンにおいて、RT 長の多くが、地元出身者や地元に長年居住する住民、あるいは地元の有力な血縁集団出身者であることを示している。ジャカルタの比較的古い高級住宅街であるメンテン町（中央ジャカルタ市）と、カンポンのメンテン・アタス町（南ジャカルタ市）で RT と地域活動に関する調査を行った Dwianto によれば、メンテン町のある RW では、全 RT 長の71.1％が20年以上の、13.2％が10年以上20年未満の、また、メンテン・アタス町のある RT では、全 RT 長の56.1％が20年以上の、24.1％が10年以上20年未満の地域

居住歴をもつという［Dwianto 2001：33］。また、クボン・カチャン（中央ジャカルタ市）で住み込み調査を行ったJellinek も、調査地区のRT 長の役職が父から子へと受け継がれており、少なくとも1960 年から1980 年の間、特定の親族集団によって引き継がれてきたことを明らかにしている［Jellinek 1991：115-116］。

　これらの「地付層」によってポスヤンドゥ活動が運営・実施されるインナーシティ・カンポンとは異なり、郊外地域のC 地区では、出身の異なる住民によって、地域活動の運営・実施が行われている。C 地区のポスヤンドゥの主要な構成原理の一つは、RT を基盤にしたリクルート構造にあり、一見したところ、「伝統」的な様式にのっとった地域社会であるかのようにみえる。しかしながら、実際には、現在のC 地区のポスヤンドゥ（そしてPKK 活動）は、来住者層と地付層とが、PKK（RT／RW）の組織構成を媒介として利用しながら、新規に構築したものである[60]。

　流入者であるにもかかわらず、カデルの一部は、地域の母親や子どもに対する共感や同情、貧困世帯やRT／RW 内の居住者への責任感をもって、カデルに就任している。A 地区やB 地区のカデルがもっていた地元意識は、地域に根ざした居住者としての責任感に裏づけられているものであったが、C 地区のカデルのなかにも同様の意識が見出される。こうしてみると、「地元意識」や愛着、責任感とは、必ずしも、ある地域社会に代々住みついてきた住民がもつものではなく、むしろ、その地に「住まう」ことによって、構築されていくものであるといえよう。この意味で、郊外カンポンのC 地区では、インナーシティ・カンポンとは異なり、地付層と来住者層が構築する新しい住民組織化が試みられており、ポスヤンドゥはまさにその一つの具現化であるといえる。

《注》
1 ）もっとも、近年、ジャカルタの都市構造は、周辺地域を巻き込んで大きく変容している。そのため、1970 年代に行われたKrausse の類型化は、必ずしも今日の現実に適合しなくなっている。たとえば、Krausse のいう周縁カンポンは、すでに一時的な居住地ではなくなっているし、1970 年代の森林カンポンは今日、農村的な景観を残していない。都市のフロンティアは、当時の森林カンポンを通り越して、さらに周辺部へ伸展している。これに対して、近年、Budihartono が、ジャカルタのカンポンを5 類型化している。すなわち、(1) 沼地カンポン、(2) インナ

ーシティ・カンポン、(3) 緑地カンポン、(4) 周縁カンポン、(5) ルーラル・カンポンである。たとえばパサール・ミングやパサール・ボはかつて、ルーラル・カンポンだったが、これらの地域は今日ではジャカルタの一部として取り込まれたという［Budihartono 1993：28］。

2) 1970年代の、大規模な人口流入を経験する以前のジャカルタ周辺地区に関する研究としては Koentjaraningrat［1984］等を参照されたい。

3) 筆者は、ジャカルタの都市論の転回、すなわち、過剰都市化論からメガ・シティ論への転回を意識している。デサーコタ論を論じた McGee［1995］等を参照。

4) C地区のポスヤンドゥ長によれば、その理由は、C地区の住民数および子どもの人数が今日に比べて少なく、ポスヤンドゥ活動を大人数のカデルで実施する必要に迫られなかったからであるという。C地区の住民数および子ども数の急激な増加は、殊に1990年代以降に起きた現象であるという。

5) その後さらに1箇所増え（2004年）、5箇所になった。

6) 第3章で検討したように、A地区は7ha、B地区は4haである。

7) 27人全員がムスリムの既婚歴のある女性であった。ただし、1人は夫と死別している。また、全28人のカデルのうち、1人のカデルの夫は、ムスリムの中国系インドネシア人である（⑬b）。

8) 当初（3町の全カデル）の聞き取りでは女性たちは、「仕事をしているか」との質問に、否と答え、「単なる主婦」（*ibu rumah tangga saja*）と回答していた。当初筆者はそれをいわゆる「専業主婦」と混同していた。しかし、A地区、B地区、C地区で「単なる主婦」である女性たちに「たとえ僅かで、どんなに零細でもよいから収入を得るような活動をしているか」と尋ねると、「主婦」の中に「専業主婦」ではない女性が混じっていることが明らかになった。その多くが零細自営業者であった。断りがない限り本書では3町のカデル全員に対する聞き取りでは、「主婦」と「専業主婦」を区別しない。より後の調査のなかで行った、A地区、B地区とC地区の中心メンバー、そして「受け手」（9章）とアリサンの参加者（補論）に関する聞き取りでは両者を区別している。

9) 未婚のカデルを除く31人。

10) 次いで50歳代（22.2％）、20歳代（3.7％）となっている。一方、カデルの配偶者は、男性の方が女性より結婚年齢が高い傾向を反映して、40歳代（44.4％）と50歳代（29.6％）を中心とし、30歳代（14.8％）、60歳代（7.4％）、死去1人であった。

11) 洋裁師（①a）、菓子製造（②a）、洗濯労働者（⑥a）、各種代行業とケータリング（⑬a）である。なお、菓子製造の女性については2003-4年のインタビューで

は「大学卒業」の「高校教師」という回答を本人から得ていた。しかし、関係者へのインタビューから彼女が実は「大学卒業」でも「高校教師」でもないことが判明した。したがって筆者が当初発表した論文中でこの女性の職業は「大学卒業」の「高校教師」としていたが、ここでは「高校卒業」の「菓子製造者」とあらためた。

12) 他方、カデルの配偶者のうち、5割強が民間部門の被雇用者で（15人、55.6％）、うち、運転手が3人（11.1％）、警備員と労働者が1人ずつであった（3.7％）。その他については、公務員・国営企業職員が2人（7.4％）、教師が2人、軍人が1人、自営業者が2人、停年退職者が4人となっている（死去1人）。

13) 大学卒（1人、3.7％）、専門学校卒（1人、3.7％）となっている。一方、カデルの配偶者の多くが高校卒であり（16人、59.3％）、次いで、中学校卒（4人、14.8％）、小学校卒（3人、11.1％）、専門学校卒および大学卒が各2人（7.4％）であった。

14) カデルの出身地は、チブブール町を除く東ジャカルタ市が7人（25.9％）、東ジャカルタ市を除くジャカルタ首都特別区が6人（22.2％）、西ジャワ州が4人（14.8％）、中部ジャワ州が3人（11.1％）、東ジャワ州、ヨグヤカルタが各1人（3.7％）であった。

15) ただし、配偶者のなかには1人のスマトラ出身者が含まれる。

16) 7組（②、④、⑪、Ⓑ、Ⓒ、Ⓓ、Ⓔ）である。

17) カデルの多くが、結婚後あるいは結婚を機に流入しているため、夫の流入時期についてもカデルとほぼ同じ傾向がみられる。

18) ただし①aは2004年にはカデルを辞している。

19) 1990年-1994年のカデルは3人（①a、⑥a、⑫a）、1995-1999年は7人（②a、③a、⑤a、⑦a、⑨a、⑩a、⑪a）、2000年以降は16人（④a、⑧a、⑬a、Ⓐa、Ⓑa、Ⓒa、Ⓓa、Ⓔa、Ⓕa、Ⓖa、Ⓗa、Ⓙa、Ⓚa、Ⓛa、Ⓜa、Ⓝa）となっている。

20) RT4、5、6、10、11、12を除き、2人以上のカデルが選出されている。

21) ここでは、RT長、RT会計、RT書記に着目している。

22) ②a、⑤a、⑦a、⑨a、⑬a、Ⓐa、Ⓘaが含まれる。

23) 3人のカデルは（④a、⑧a、Ⓛa）、RW役員就任と同時にカデルに就任している。

24) 実際、RW長およびPKK（RW）長に聞き取り調査を行ったところ、PKK（RW）の役職者のポスヤンドゥ参加と、RT／RW（夫）とPKK（RT／RW）（妻）の役職の対応が習慣化しているという回答を得た。

25) 当初、15人を予定していたが、2人は調査拒否であった。
26) ⑥aおよび⑦aである。いずれも同一のRT内に居住している。
27) カデルの10人（76.9％）および配偶者の11人（84.6％）が町外出身地である。
28) カデル7人（53.8％）および配偶者6人（46.2％）がこれに該当する。
29) 前者は①a、⑥aであり、後者は③a、⑩a、⑬aである。
30) ⑧a、⑨a、⑫aである。
31) 両親の双方が、ジャカルタ出身者であるカデル・配偶者は、26人中7人（①a、④a、⑥a、⑦a、⑪a、②b、④b）、両親の一方のみがジャカルタ出身者であるケースが6人（③a、⑤a、⑤b、⑪b、⑫b、⑬b）、両親の双方がジャカルタ外出身者であるケースが13人（②a、⑧a、⑨a、⑩a、⑫a、⑬a、①b、③b、⑥b、⑦b、⑧b、⑨b、⑩b）であった。
32) ⑨a、⑥b、⑧b、⑨bの4人である。なお、⑦bについては不明である。
33) 例外は、両親から土地を譲られたチブブール町出身の⑪a、遺産を相続した⑥aと⑦aである。土地を購入したカデルのうち、チブブール町出身の②aと④aを除いた全員が、土地を両親でも親類でもない第三者から購入している。なお、チブブール町出身でないカデルであっても、兄弟や両親とともに町内に流入したケースがみられる（表6-5）。
34) ①a、②a、⑥a、⑬aは、2004年8月現在、職業をもっている。「主婦」のカデルのうち、結婚を機に退職した者の例として③a、④a、⑧a、⑨a、⑪a、⑫aを、就職をすることなく結婚した者の例として⑦a、⑩aをあげることができる。ただし、⑥aは、もともと就職せずに結婚したのだが、夫が死去したため、最近になって近所の洗濯労働者などをして収入を得るようになっている。
35) ①a（C地区）によれば、彼女は、1990年から2001年までの11年間長であったという。
36) ちなみに、Srのカデル就任までのライフ・ストーリーは次のとおりである。Srは1946年に中部ジャワ州、プロウォルジョに生まれた。Srの両親もプロウォルジョ生まれで、父親はデサ（村役場）の書記、母親は「主婦」だった。Srは三人姉妹の長女である。現在、妹はプロウォルジョとジャンビ（スマトラ）に住んでいる。中学を卒業したSrは、18歳の時（1964年）に結婚した。しかし、翌年離婚した。というのは1965年、9.30事件（G30S／PKI）が起こり、共産党関係者であった夫が投獄されたからである。

　1967年、職を求めて、東ジャカルタ市のトゥベットにいた親類を頼って上京したSrは、1967年から1970年まで薬局のアシスタントとして勤務した。1970年にSrは再婚する。新しい夫は西ジャワ州、カラワンの出身であり、夫も再婚であっ

た。夫は、高校生の頃、火事に遭い、南ジャカルタ市、トゥベット町にいる兄を頼って上京してきた。夫の両親はこのときすでに亡くなっていたため、両親の詳細については、父親がバンテン州出身ということしか分からない。夫は5人兄弟（三男二女）の3番目、三男である。現在、長兄と次兄は西ジャワ州に、2人の妹はバンテン州に住んでいる。

　Srとの結婚前に、夫は銀行に勤務していたが、結婚後の1971年に日系企業（竹中工務店、メンテン郡）で、小使いとして働くようになった。1973年、夫は竹中工務店の傘下の企業に移り、さらに1973年に大林組で、1975年から77年まで別の日系企業で、同様の仕事をした。1978年、会社からスマトラに出向するよう夫に辞令が下ったが、子どもが幼稚園に入園したばかりであったSr夫妻は、スマトラに移動するよりも退職することを選んだ。同年、⑩地区の土地を購入し、Sr夫妻はトゥベットから引っ越した。当初、夫妻は、⑩地区の借家に住んでいた。日系企業を退職した1978年から現在にいたるまで、夫はクマン（南ジャカルタ市）にある外国人宅で警備員をしている。なお、Srも1970年頃から1973年までは、夫の会社の寮の賄い係として勤務した。1972年に長男が、1976年に次男が、1979年に長女が誕生した。次男は死産であった。

37) ④aは、表6-1ではカデルに2001年に就任したことになっている。しかしながら、実際には、夫がRWの役員であったため、2001年以前からしばしばポスヤンドゥ活動を支援していたという。

38)「カデル」や「PKK（RW）のメンバー」から勧誘されたカデルは、①a、②a、③a、④a、⑥a、⑧a、⑨a、⑩a、⑪a、⑬aであり、⑤a、⑦a、⑫aが「自分の意志」と回答したカデルである。

39) ⑬aは、カデルと同時に家族計画カデルに就任している。⑬aはカデルとしてよりも家族計画カデルとしてとりわけ地域保健センターなどから要請を受けている。というのは、当時、C地区では家族計画カデルがおらず、またなり手がいなかったからである。なお、図6-2だけをみると、④aを中心としたリクルート構造になっているようにみえるが、これは、聞き取りの対象者をPKK（RW）の役職者と古くからのカデルに限定したためである。実際には、2001年以降に就任したカデルのなかには、ポスヤンドゥ長である①aに勧誘されたものもいる。

40) 他のカデルに自発性がなかったということではなく、本人の意志がきわめて強かったという意味においてである。

41) ②a、③a、⑥a、⑫aである。

42) ④a、⑦a、⑫aである。

43) ⑤aである。

44）⑩a、⑪a、⑬aである。

45）②a、⑧a、⑬aである。

46）ただし、RT長の妻が必ずしもカデルに就任してポスヤンドゥ活動を直接支援するとは限らない。カデルのなかには、RT長の妻の代わりにポスヤンドゥに参加しているものもいる。

47）①a、③a、④a、⑤a、⑥a、⑦a、⑧a、⑩a、⑪a、⑫a、⑬aである。

48）②a、③a、④a、⑩aである。

49）もっとも、場合によっては購入することもあるという。

50）前から順に、①a、②a、④a、⑨a、および、③a、⑫a、および、⑩a、⑪a、⑬aとなっている。「疲れる」とはいうものの、カデルはポスヤンドゥ活動で疲れることを当然のことと考えている。聞き取りのさい、あえて「苦労・辛いこと」を尋ねたため、特に問題を感じていないカデルは、「疲れる」と回答しているという側面もある。

51）⑪a、⑬aである。⑬aが引退したいと考える理由は、明らかに、地域内での過剰なまでの仕事の多さにある。ポスヤンドゥ活動というよりも、彼女が毎月行う、家族計画カデルとしての活動が⑬aの大きな負担になっている。

52）「1-3年」が⑤a、⑥a、⑦a、「6-9年」が①a、「10年以上」が②a、③a、④a、⑧a、「分からない」が⑨a、⑩aである。これらの他、⑫aは、「次期のRW長次第」と回答した。というのは、RWの役職者が変われば、自動的にPKK（RW）のメンバーも変わり、よって、一部のカデルの入れ替えがあるからである。⑫aは、次期のPKK（RW）長が自分を必要とすれば、参加しつづけ、そうでなければ辞すということであった。

53）たとえば、④a、⑦aである。

54）たとえば、自覚しているもの④a、⑦a、とその他②a、⑤a、⑧a、⑨a、⑬aである。なお、調査時点のC地区のPKK（RW）の役員は、長（カデル）、副（カデル、夫はRW副長）、会計I（カデル）、会計II（カデル、夫はRW会計）、書記（名簿上はカデルだが、ポスヤンドゥには実質不参加。夫はRW書記）、ポスヤンドゥ長、菜園（TOGA）管理（現在はたまたま会計IIが兼任）、広報2人（ともにカデルで、うち1人はRT長の妻）、福祉（カデル。夫はRWの福祉部門）から構成され、PKK（RW）の役員の全員が、名簿上（ポスヤンドゥ）はカデルであり、実質的にも、1人を除いてほぼ全員がポスヤンドゥに参加していた。

55）ただし、PKKの帳簿上の数字としてC地区のダサウィスマが68箇所結成されていることになっているものの［Tim Penggerak PKK Kelurahan Cibubur 2002］、実際には、ダサウィスマは結成途上である。結成されていても、ダサウィスマ・レベ

ルでアリサンなどの活動を実態的に行っている事例は、一部に限定されているという。

56) 必ずしも RT 長の妻が PKK 活動に積極的に参加しようとはせず、代理人、近所の親類の女性や副 PKK（RT）長その他に任せることもあるという。

57) しかしながら、必ずしもすべての地区で、PKK のグループがヒエラルヒカルに構築されているわけではない。C 地区でも RT によっては、ダサウィスマが構築されないばかりか、RT レベルでの実態的な活動を行うカデルが確保できず、RT 長の妻（＝PKK（RT）長）がやむをえずデータ収集を行っているケースもみられた。

58) A 地区（チキニ）では、12 人のカデルのうち、7 人が地元出身、その他のカデルについても、3 人が地元出身の配偶者をもち、2 人がカデル就任までに 25 年以上の定住歴をもつ。B 地区では、5 人のカデルのうち 4 人が地元出身で、1 人がカデル就任期までに 20 年以上の定住歴をもっていた。これに対し、C 地区では、13 人の主要なカデルのうち、地元出身者は 3 人にすぎず、10 人は配偶者ともに他地域からの流入者であった。10 人のカデルのうち、カデル就任期までの定住期間は、10 年未満 7 人、10 年以上 20 年未満 2 人、20 年以上が 1 人である。

59) さらには、本調査では断片的にではあったものの、地元出身者でもその妻でもなくとも、また、比較的短期間の定住者であっても、RT や RW の役員に就任していることが分かった。たとえば、⑧ b は 2 年で、⑭ b は 3 年で、RW の役職に就任しており、RT についても、① b は 1 年未満で、⑨ b は 4 年、⑬ b は 8 年で、RT の役職者に就任している。

60) そもそも、C 地区の RT の境界線自体、地域住民の増加によって、この数十年の間に引きなおされているという。

第7章

「実践コミュニティ」としてのポスヤンドゥ活動

第1節　はじめに

　本書ではここまでインドネシアの首都であるジャカルタ首都特別区のカンポンにおけるポスヤンドゥ活動に着目してきた。ジャカルタは20世紀、とりわけ独立後にジャワ島やその他外島部からの人口を吸収するプライメイト・シティとして急激に肥大化した。人口流入は当初、現在の中央ジャカルタ市を中心とするジャカルタ中心地域に集中していた。しかし、1980年代後半以降、周辺地域を取り込んだジャカルタ首都圏＝ジャボタベック（Jabotabek）さらにはジャボデタベック（Jabodetabek）の形成が急速に進み、人口流入地域がジャカルタ周辺地区、さらには、ジャカルタ首都圏全体へと拡大することによって、近年のジャカルタ首都特別区は、人口流入州から人口流出州へと姿を変えていった［瀬川1999：70；山本（郁）1999：167-168］[1)]。

　ジャカルタの変貌をコミュニティ・レベルで捉えようとする研究者たちは、カンポンに照準を定め、数々の研究を蓄積してきた[2)]。しかしながら、管見の限り、ジャカルタの都市地域社会研究は従来、中央ジャカルタ市や都心部に位置する、比較的初期に人口が稠密化した、劣悪な環境に置かれた地域を研究対象とすることが少なくなかった。

　そこで本章では、前章で扱ったC地区を、インナーシティ・エリアにあるA地区とB地区との比較を通じて焦点化する。ジャカルタ中心部やジャカルタ以外のジャワ島各地からの流入者を受け入れ、変貌を遂げる郊外カンポンについては、既往研究ではほとんど省みられてこなかった。ここでは郊外カンポンであるC地区における地域社会の組織化の特徴を明らかにするとともに、地域社会形成

の問題にせまりたい。そのさい分析の一つの手がかりとなるのが RT／RW や PKK といった「官製組織」研究である。本章では、本書の中心的な対象であるポスヤンドゥ活動の分析を通じて、郊外地域社会におけるポスヤンドゥの、ひいては「官製組織」の存在意義を詳らかにする。換言すれば、本章の特徴は、第一に、先行のジャカルタのカンポン研究において比較的研究の蓄積の少なかった郊外地域を対象にし、第二に、地域保健活動であるポスヤンドゥを題材として、郊外地域社会の形成および展開の一端を捉える点にある。そしてそのねらいは、「官製組織」として批判されることの多かったポスヤンドゥが、政府主導のプログラムという体裁をとりながらも、実態としては地域住民の利益を追求する機能集団であり、地域住民の生きた「実践の場」（＝「実践コミュニティ」）として存在し、住民の組織化の結節点として機能していることを捉えようとする点にある。

インドネシアの「官製組織」については第1、第2章でもすでに触れた。次節では「開発の時代」における「官製組織」とポスヤンドゥの位相についてあらためてその要点を確認する。つづく第3節において PKK とポスヤンドゥの関係性について問題提起し、第4、第5節ではインナーシティ・カンポン（A地区、B地区）と郊外カンポン（C地区）の比較を行い、「実践コミュニティ」としてのポスヤンドゥの姿を剔出する。なお、インナーシティ・カンポンと郊外カンポンの比較に用いるデータは、第4章から第6章までの多くの箇所で使用した、カデル28人（2004年8月に A 地区 10 人、B 地区 5 人、C 地区 13 人に対して実施）に対する聞き取りの結果を主に利用する。ただし全員のデータが利用可能な項目については、カデル全員（2002年-2003年に A 地区 12 人、B 地区 5 人、C 地区 27 人に対して実施）に対する聞き取りの結果を用いる。

第2節 「官製組織」の位相

1.「開発の時代」と「官製組織」

スハルト大統領が政権を掌握した32年間（1966-1998年）は、しばしば「開発独裁」が統治する「開発の時代」として整理されている。白石隆によれば、それは「開発」という目標のためにあらゆる資源が「動員」された時代である［白

石1992]。国民統制と動員を目的として、各種の「官製組織」が設置された。それらの代表としてしばしば取り上げられるのが、全国に設置された、地域住民組織であるRTやRW、女性組織であるPKKである。

　先行研究において、インドネシアの「官製組織」、とりわけRT／RWは、(1)日本の町内会や戦前の隣組との類比において、(2)体制に包摂された「道具」として看做されることが多かった［倉沢2000, 2001, 2002；小林2004］。その主な理由として、(1)起源、(2)組織構成、(3)機能の類似性をあげることができる。第一に、RT／RWの起源が、日本軍政下のジャワにおいて日本軍が導入したトナリグミに由来しており、独立後、体制がトナリグミを模して、国軍がコントロールする内務省によって、RT／RWが全国的に整備された点にある［倉沢1992：242-253, 2000：2-3；白石1992］。第二に、RTの上にRWを置く組織構成が、隣組の上に字（カンポン）を置く構成と同一であり、さらに、RT／RWそれぞれに長を配置し、RT長らから構成されるRWの例会が開催される点などにも類似性がみられる［倉沢1992：243；吉原2000：162-172］。第三に、倉沢は隣組の機能を「戦時下で異常に膨れあがった村落の行政を助ける組織」［倉沢1992：247］とし、RTの目的の一つを「政府の業務の遂行を円滑化する」［倉沢1992：253］こととしており、両者を同じ性格をもつ組織と看做している。

　RT／RWのような「官製組織」が体制の機制として看做される立場とそうでない立場との違いが生じる理由を、RT／RWとの対比がなされる町内会研究から剔出するならば、それは、戦時下の町内会・トナリグミを歴史貫通的にみる立場と、戦中の機能をそれとして批判的に確認しながらも、戦後の町内会・自治会の展開を別個のものとして捉える立場との相違であるといえよう。この整理をインドネシアのRT／RW研究に適用するならば、前者の立場、すなわち、歴史学者を中心とする、トナリグミとRT／RWとの連続性の剔出に関心を寄せる研究が数多く蓄積されてきたということができる。そうした連続性の指摘はそれとして勿論重要である。しかしながら、他方で、「官製組織」や地域社会のもつ共同的な実践を、たんに「支配の道具」として切り捨てることが、地域社会や住民のもつ豊かな可能性を切り捨てることになるとも思われるのである。したがって、様々な権力に晒され、利用されながらも、住民や生活の場の猥雑なまでのたくましさのなかに胚胎される潜在的可能性を、掬いあげていくこともまた必要なのではない

だろうか。

2. RT／RW、PKK、ポスヤンドゥ

　前述のようにポスヤンドゥ活動は、1985年に大統領決定によって設置を命じられた、「官製」の地域保健活動であり、母子を対象とした基礎的保健サービスが提供される。インドネシアにおいては1970年代から1980年代前半にかけて、家族計画や予防接種といった乳幼児と女性を対象とする保健サービスの普及を目的とする、コミュニティ・レベルの活動がはじめられた。ポスヤンドゥは、それらの諸活動を、内務省・保健省・国家家族計画調整庁の共同命令によって統合・設置したものである。ポスヤンドゥはまた、公式には婦人会的な女性組織であるPKK活動の一つとして位置づけられている。

　PKKは、RT／RWと同様に地域社会レベルに浸透している女性の「官製組織」である。前述したように、PKKは1950年代の中部ジャワ州の一村落でパイロット・プログラムとしてはじめられた活動が、後に内務省管轄のプログラムとして全国に導入されたものである。とりわけ、1970年代末以降1980年代前半にかけて[3]、PKKが組織化され、「開発プログラム」を実施する機関として取り込まれていったという。その過程において、PKKは垂直的な構造をもつ組織として改編された[4]。すなわち、1980年以降、PKKは内務大臣の妻を頂点に、州知事の妻―県知事／市長の妻―郡長の妻―町村長の妻―RT／RW長の妻を、各レベルのPKKの動員者として位置づける構造をもつにいたる［倉沢1998：107；吉原2000：202-205］（図2-1）。

　PKKの活動には、パンチャシラのような道徳的・イデオロギー的な色彩を帯びた領域から[5]、衣食住や保健に関連する生活改善や各種技能獲得・向上をめざした講習のような実践的な領域、庶民金融（アリサン）やイスラム学習会のような政府のイデオロギー操作とは直接関係のない活動までが含まれており、多岐にわたる[6]。しかしながら、その多様性、パンチャシラに代表されるイデオロギー操作を含んでいることがPKK批判の一つの源泉ともなってきた[7]。

　これに対してポスヤンドゥの設置は独自の経緯をもつ。1970年代から1980年代前半にかけて、インドネシアでは家族計画や予防接種、乳幼児および女性の健康管理の普及を目的とする、コミュニティ・レベルの活動がはじまり、1985年

にポスヤンドゥとして統合された。その一方で、第2章で論じたように、ポスヤンドゥはPKKの保健・家族計画部門と密接に関連している。さらに、PKKの手引書のなかでポスヤンドゥはRT／RWレベルのPKKの活動の一つとして位置づけられている。また、メンバーもRWレベルのPKK組織の幹部がポスヤンドゥのメンバーと重複しているといわれている。この意味で、ポスヤンドゥはPKKの一活動とみなされている。上述のように倉沢は、PKKを日本軍政下のジャワで結成されたフジンカイとの類比で、女性たちを国家に奉仕させ、「動員」させる機構として位置づけている［倉沢1998：121］。そして同じ論文で倉沢は、ポスヤンドゥをPKKと同様の性質をもつ組織だと看做している[8]。PKKのもつ権力性を描き出す倉沢の整理は、確かにPKKの一面を描き出している（図2-1）。

けれども、ポスヤンドゥをPKKと同一視し、したがってPKKに対する批判をそのままポスヤンドゥ批判に接木することは適切だろうか。筆者はそもそも、PKKは町村長レベルまでの官僚に導かれた「上層部」とコミュニティに根ざすRT／RWレベルとでは、必ずしも同質の組織ではないと考えている。

この点について掘り下げるために、第3節ではポスヤンドゥの設置過程とリクルート構造について、第4から第6章までの議論を振り返りながら論じる。さらに、第4節以下では、地域によっては、カデル間あるいは、ポスヤンドゥ長とPKK（RW）長との間で、資金やリーダーシップをめぐるコンフリクトが生じる可能性のあることを提示し、ポスヤンドゥをPKKと同一視する視角に対する問題提起を行う。公式にはポスヤンドゥは地域のPKK（RW）活動の一環として位置づけられているものの、実際のところ、ポスヤンドゥがPKK（RW）と常に一枚岩であるわけでもない。PKKとりわけPKK（RW）長と、ポスヤンドゥ長との間にコンフリクトが生起する場合もあることが述べられる。

第3節　ポスヤンドゥの起源とリクルート構造

1. ポスヤンドゥの起源

第3節ではポスヤンドゥの起源とリクルート構造について検討してみたい。もっとも、ポスヤンドゥの起源については、インナーシティであるチキニ町、特に

A 地区を事例としてすでに詳細に論じているから（第 4 章）、本節ではその要点を記すにとどめる。また、本章の意図は「官製組織」が「本質」的に自治的な組織であるという主張をすることにはない。むしろ、住民の組織化に対してポスヤンドゥや RT／RW のような「官製組織」が及ぼす影響、あるいは組織化の契機に焦点をあてる。

先に触れたとおり、ポスヤンドゥは基本的には政府のプログラムとして設置されており、この意味で「官製」の組織／活動である。実際、フォーマルな設置の要請は、郡役場、郡レベルの地域保健センター、郡レベルの国家家族計画調整庁事務所から、町役場へ、さらに RT／RW 関係者を経由して地域社会に対して行われた（第 4 章）。しかし実際には、カデルに就任した女性は、RW 長や RT 長の要請というよりも、親しい友人関係や自己実現を理由に参加しており、その意味では必ずしも「官製」の組織とはいえない。さらにチキニ町では、行政からの要請に先行して、1970 年代半ばに乳幼児向けの保健活動を開始した事例、そしてより最近になって、行政からの要請ではなく RW 関係者が自主的に組織し行政に設置承認を働きかけた二つの事例、また、一時休止していた活動を、やはり近年になって元カデルの意志によって復活させた事例があった。これらの（再）組織化の契機を鑑みるに、ポスヤンドゥ全てを行政の指導によって組織化されたとみるのは不適切であることがわかる。

2．リクルート構造

次に、カデルのリクルート構造をみると、必ずしも指摘されるように、夫の役職就任によって役職者の妻が自動的にカデルに就任する訳ではないことがみてとれる。リクルート構造をみる前に、二つの点を指摘しておくと、第一にそもそも、町村レベルまでの PKK 組織の長には各行政レベルの長の妻が機械的に就任するが、RT／RW レベルでは必ずしもそのとおりではない[9]。筆者が調査したジャカルタの 3 町のカンポンでも、RW 長の妻が PKK（RW）長に就任しないケースがみられ、カンポンにおける組織化の柔軟な様がみてとれる。

第二に、上層レベルで考案される PKK の組織・活動モデルに対し、カンポン・レベルにおける活動の実態は必ずしもモデルのとおりではない。同様の指摘は、1970 年代末にヨグヤカルタの都市カンポンの女性を観察し、PKK 上層部の

提示する像と乖離するカンポンの PKK の状況を分析した N.Sullivan によってなされている。Sullivan は PKK のグラスルーツ・レベル、すなわち、RW（／その前身である RK）レベルにおける階層的分断をみている。それは、2 種類のリーダーの存在、対外（outward looking）リーダーと対内（inward looking）リーダーである。対外リーダーは、RW レベルのより裕福な、教育のある女性で、RW 上層部あるいは町・郡レベルの類似した仲間とのみ交流する。彼女たちも配偶者も、政府の官吏であるか、専門家（法律家、医師、エンジニア、教師等）か大学講師である。もっとも、彼女たちの一部は「専業主婦」として家庭を管理している。彼女たちには、ハウスメイドを雇う経済的余裕があり、そのため、PKK 活動に参加する時間的余裕がある。彼らは、インドネシアのミドル・クラスの行動やライフスタイルを反映しており PKK のイデオロギーに従ったのも彼女たちであったという［N. Sullivan 1994：70］。これに対して、対内リーダーは、「普通の」（ordinary）カンポンの女性と交流する、比較的貧困で、学歴の低い女性である。彼女たちの配偶者は、主に政府や民間企業で働く下層のホワイトカラー層で、教師や元公務員や退役軍人が含まれることもある。学歴の低い彼女たちは、フォーマル部門で就労しない。通常、夫の給料や年金収入が不十分であるために、彼女たちはインフォーマル・セクターにおける就労、たとえば、部屋の賃貸、洋裁、近隣での自家製の物品の販売と中央の市場で仕入れた商品の販売等で家計を助けている［N. Sullivan 1994：70-73］。

　つづいて、ポスヤンドゥのリクルート構造について検討していこう。概して、先行研究はポスヤンドゥ活動等の PKK 活動の参加者の詳細について、必ずしも十分な説明をしてこなかった。倉沢は、村長等の村役場の役職者の妻や公務員の妻という、村以上のレベルの PKK の参加者について述べるだけで、RT／RW レベルの PKK 活動の参加者の詳細については言及していない［倉沢 1998：122］。そもそも RT／RW レベルの参加者とはどのような人びとであるのだろうか。行政機構の末端に RT／RW が位置づけられているとすれば、ポスヤンドゥやその他の地域住民活動の参加者も、夫の役職上参加をせざるをえない RT／RW 長の妻であるのだろうか。

　上と同様に参加動機についても第 4 章から第 6 章で詳述しているから、ここではその要点のみを示すにとどめる。カデルの多くについていえば、夫の RT／RW

表 7-1　カデル就任と夫の役職

地区	A (人)	A (%)	B (人)	B (%)	C (人)	C (%)
規定される	3	(25.0)	0	(0.0)	10	(37.0)
規定されない	9	(75.0)	5	(100.0)	16	(59.3)
不明	0	(0.0)	0	(0.0)	1	(3.7)
計	12	(100.0)	5	(100.0)	27	(100.0)

出所：聞き取りより筆者作成

内部における役職の責任上、やむをえず参加しているとはいえない。さしあたり、夫がRT幹部（長・副長・書記・会計）もしくはRWの役員（長・副長・書記・会計と各部門の役員）の任期中もしくは役職就任とほぼ同時期に、妻がカデルに就任したことをもって、夫の役職によって妻のカデル就任が「規定される」とし、さらに、夫の役職就任が妻のカデル就任に先行していても、カデル就任が、夫がその役職を辞して10年以上経過している場合にはここでは「規定されない」とみなす。倉沢のPKK上層部の幹部に関する指摘にあるように、夫の役職の責任に規定されて、妻がカデルに就任する場合もないわけではない。しかしその割合は比較的低く、A地区では全体の25.0％（3人）、B地区では0％、C地区では37.0％（10人）であった（表7-1)[10]。むしろ、大半のカデルは夫の役職に規定されず、ボランティアに就任しているという結果が得られた。すなわちA地区では全体の75.0％（9人）、B地区では100.0％（5人）、C地区では16人（59.3％）が「規定されない」である。A地区を事例として第4章で検討したように、実際にはカデルは自己実現や地域住民に対する同情や共感、地付層意識を理由としてポスヤンドゥに参加している。ポスヤンドゥは、地域社会における一種の共同防衛機構であり、また他方でカデル自身の「自己実現」の場としても機能している。

　ところで、A地区やB地区のポスヤンドゥは、地域のなかで蓄積された親族関係や積年の友人関係を基礎に結成されていた。しかもA地区には3箇所のポスヤンドゥが設置されており、それぞれが相互の交流のない小さなグループにとどまっている（第4章）。すなわち、新規カデルのリクルートは主に長が行って

おり、そうしたリクルートは親族関係や友人関係に基づいている。それは、N.Sullivan および J.Sullivan のいう「セル関係」に類似しており、ポスヤンドゥ長（リーダー）とカデル（フォロワー）との強固な関係を前提として固定している[11]。このことは、裏返せば、ポスヤンドゥ長と懇意ではない住民の、ポスヤンドゥへのカデルとしての参加の困難を意味する[12]。

これに対して、郊外のC地区では、地域に累積された血縁関係や長年の友人関係をもとに、ポスヤンドゥ長によって新規カデルがリクルートされるのではなく[13]、PKK（RT）を単位とするリクルート構造をとっている。一見するとこのことは、行政の押し付けた図式を鵜呑みにし、忠実に行動するかのようにみえよう。しかしながら、C地区では夫の役職によって妻のカデル就任が「規定される」割合が37.0％と、A地区・B地区より若干高いものの、先述のとおりこのことはRTのなかでRT長等のRT役職者の妻に対して機械的にカデルの役割が割り当てられることを意味しない。ではC地区の住民は、夫の役職に「規定されない」にもかかわらずなぜカデルに就任するのだろうか。このことについて考えるために、ポスヤンドゥのリーダーシップ構造の分析を経由して、ポスヤンドゥがカデルの関心を引く活動である背景について考えてみよう。それと同時に、先ほど保留していたPKK（RW）長とポスヤンドゥ長の意識の違いについても述べる。

第4節　ポスヤンドゥ長の引退

まずポスヤンドゥ長とPKK長の意識の違いに関する問題提起として、クウィタン町⑦地区のポスヤンドゥ長の語りを示しておこう。クウィタン町⑦地区ではPKK（RW）長（R）とポスヤンドゥ長（LA）の対立を理由として後者が辞任し、PKK（RW）長がポスヤンドゥ長を兼任することになった。

　　LAは、2001年、26歳でクウィタン町⑦地区のポスヤンドゥ長に就任した。しかし、2004年のはじめにポスヤンドゥ長を辞任した。辞任の理由はRW長夫妻、とりわけRW長の妻でありPKK（RW）長でもある、Rとの対立にある[14]。

　　LAは町内のポスヤンドゥ長のなかで最も若いカデルの一人であり、積極

的に活動してきた（2003年現在）[15]。熱心さを買われ、郡の地域保健センターの求めに応じて、地域住民のデータ収集にも協力してきた。ある時、郡の地域保健センター職員が、クウィタン町全域のデング熱患者に関するデータ収集をLAに依頼した。LAは町内9箇所のRW全てについて、RT長等を通じてデータを収集した。報酬として、地域保健センター職員は、LAに11万ルピアの支払いを約束していた。

データの収集を終え、地域保健センターから報酬が支払われるまさにその当日、LAは、市レベルのPKKの体操のコンテストに、町代表の競技者として参加することになった。町長夫人同伴で、早朝から市役所に出かけるため、LAは地域保健センターに報酬を受け取りに行くことができない。地域保健センターの職員は、受け取りの日程を遅らせることができないことと、LAの代理としてRW長の妻を代理として地域保健センターに派遣することを指示した。そこで、LAは、Rに対して受領する金の意味を説明し、代理を要請した。Rはこの要請を引き受けた。

コンテストを終え帰宅したLAがR宅に出向くと、Rは「これは私の金だ。私がサインをして受領したのだから」と報酬を全て自分の懐にしまった。この一件以前から、R夫妻は、町役場が支給するポスヤンドゥの活動資金をLAが受領していることに不満を抱いていた。LAが考えるところでは、活動資金は、無計画に使うものではなく、ポスヤンドゥの見学に来る客の飲み物代や、備品の修理や購入に備えて貯蓄しておくべきものである。しかし、Rは「貯蓄分をカデルとRとの間で山分けしよう」としばしばLAに持ちかけてきていた。実際のところ、PKK（RW）長であるものの、Rがポスヤンドゥ活動を手伝ったことがほとんどない。Rは「ワルン（小規模なよろず屋）を経営しているから、店番をせずにポスヤンドゥに参加するわけにはいかない」という。Rの提案をLAが断ったところ、R夫妻は、「ポスヤンドゥの活動費として政府が支給する資金の管理者をポスヤンドゥ長ではなく、RW長夫妻に変更しよう」と新たな提案をした。それはすなわちRW長夫妻であるR夫妻がポスヤンドゥの活動資金を管理し、活動の都度必要な金額をR夫妻からLAに渡すようにしようという提案である。これについてもLAは拒否した。LAとRとの関係を考えると、ポスヤンドゥ長であるLAは資金管理

をRに委ねることができなかった。

こうした出来事の後で、LAに対する根も葉もない悪口や噂をRがふれまわるようになった。LAが辞意を固める前からすでに、LAのみならず、LA夫妻に対する周囲からの風当たりが強くなっていた。LAは不正をすることが好きではなく、また、何か問題があると、それに対する自分の意見をはっきりいう性格であったため、住民からは信頼されたが、一部で誤解も受けてきた。

LAは町長夫人にRW長夫人（R）との「報酬」をめぐる一件について相談したが、町長夫人は介入を拒んだ。町長夫人は、「RW長夫人に意見をいうことは、自分の立場上好ましくない」というだけである。しかし、Rや町長夫人の態度に憤りを感じたLAが「ポスヤンドゥ長を辞める」と申し出ると、町長夫人はLAをしかった。町の地域保健センター職員もLAの辞意を受諾しなかった。しかし、ちょうどその直後にLAの妊娠が明らかになり、LAは妊娠を理由に長を辞した。妊娠という理由に、町長夫人も地域保健センター職員も文句をつけられなかった。

PKK（RW）の月例の会合で、LAは、「PKK（RW）長は自分より能力があるから、彼女に譲って、自分はポスヤンドゥから退く」と宣言した。それを受け、Rは住民のなかからカデルと適任者を捜し出しポスヤンドゥを実施した。かつてから参加していた母親のなかには、「LAの時の方がよかった」という女性もいる。というのは、LAは専業主婦であり、比較的時間を自由に使えるために、地域保健センターなどとの連絡を頻繁に行えたからである。LAが住民と地域保健センター職員を介在することは、比較的容易であった。他方、新しいカデルもRも商売をしているために、住民や地域保健センターとのコミュニケーションを密にすることができない。現在（2004年8月現在）⑦地区において、地域保健センターへの推薦書を書く仕事も適切に行われなくなっている。

LAは住民のために活動をしてきたのであって、資金を自分のものにしようという気持ちでポスヤンドゥ長を務めてきたのではない。前PKK（RW）長はLAのそうした態度を理解していたので、LAも活動しやすかった。しかし夫の死去にともない、前PKK（RW）長が長から退いた。次にPKK

（RW）長に就任したのがRである。現PKK（RW）長は、LAが住民のために、時間のみならず時には私財を投じてまで活動してきたことを全く理解してくれないし評価もしていない。そのことにLAは疲れてしまった。他のRWではPKKやRWがポスヤンドゥを支援しているのに対して、⑦地区はそうではない。子どもの体重測定をして肉体的に疲れるのは当然だが、このような人間関係あれこれで精神的に疲れることに嫌気がさした[16]。自分の子どもが大きくなって、住民が自分をポスヤンドゥ長として望んだ時に、あらためてポスヤンドゥ活動に貢献したい（2004年8月にLA自宅で行った聞き取り）。

　この事例が示すのは、第一にポスヤンドゥがPKK（RW）活動の一つとして位置づけられてきたものの、実際には、PKK（RW）長とポスヤンドゥ長が必ずしも同じ立場に立つとは限らず、ポスヤンドゥをめぐってポスヤンドゥ長とPKK（RW）長との間にコンフリクトがもたらされる可能性があることを示している。のみならず、第二にそうしたコンフリクトがポスヤンドゥの活動資金を焦点とするものであること、第三にポスヤンドゥに対する権限が一種の利権となりうる可能性を示唆している。第一点および第二点については、次節以降でも検討するが、第三の点について触れておけば、筆者が調査を行った3町において、実際、過去に次のようなケースが公になっている。すなわちチブブール町のあるポスヤンドゥでは、栄養不足の5歳未満児に分配するはずの粉ミルクを、元ポスヤンドゥ長が横領したことが発覚し、その職を辞している。また、ポスヤンドゥ長ではないものの、C地区の元家族計画カデルが、町レベルのPKKから提供されたマイクロクレジット（UPPK）基金を横領し、カデルを辞している。これらの事例は、ポスヤンドゥ長のような地域と行政との媒介者の決定が、ともすると閉ざされた、私的な利益追求になりうることを示している。

第5節　インナーシティ・カンポンのリーダーシップ

　第4節ではクウィタン町⑦地区の事例をあげたものの、実際のところインナーシティ・カンポンにおいては、こうした対立は稀である。カデルの世代交代が進

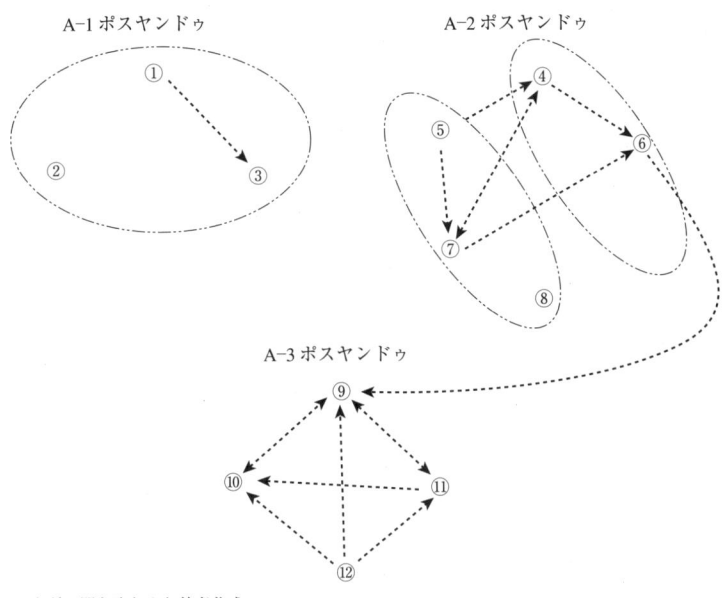

第 7 章 「実践コミュニティ」としてのポスヤンドゥ活動　221

図 7-1　A 地区のカデルの親しい友人

出所：聞き取りより筆者作成
カデル番号の a については省略
②、③については地域外居住のため未調査
　　　親族
----▶ 矢印の先が、カデルが親しい友人だと考える対象

　まず、メンバーが固定している A 地区と B 地区では⑦地区のような PKK（RW）長とポスヤンドゥ長との対立はほぼみられない。A 地区において、PKK（RW）長は 1994 年から 2003 年 1 月まではポスヤンドゥ長（A-3 ポスヤンドゥ）が兼任しており、ポスヤンドゥ長と PKK（RW）長の対立という構図は現れていない。2003 年 1 月就任の PKK（RW）長もポスヤンドゥには基本的には不関与であり、意見の対立などは生じていない。PKK（RW）長が活動に参加することも皆無である。また詳細が不明である A-1 ポスヤンドゥを除いてカデル間の友人関係もみられる（図 7-1）。

　A 地区では、新規カデルのリクルート、活動日の決定、活動内容の決定、実施責任のいずれも、ポスヤンドゥ長にあると考えるカデルの割合が多い（表 7-2）。カデルのリクルートの責任は、A-1、A-3 ポスヤンドゥのいずれも「ポスヤンドゥ長」にあると考えられており、A-2 ポスヤンドゥでは「ポスヤンドゥ長」

表7-2　インナーシティ・ポスヤンドゥのリーダーシップ

	順位	チキニ町						クウィタン町	
		A-1	(%)	A-2	(%)	A-3	(%)	B	(%)
カデルの リクルー トの責任 者	1	長	(100.0)	長	(40.0)	長	(75.0) ●	長	(80.0) ●
	2	—		カデル	(40.0) ●	PKKカデル	(25.0)	カデル	(20.0)
	3	—		A-1長	(20.0)	—		—	
	4	—		—		—			
活動日の 決定	1	長	(100.0)	長	(80.0) ●	長	(75.0)	カデル	(60.0) ●
	2	—		A-1長	(20.0)	カデル	(25.0)	保健センター	(20.0)
	3	—		—		—		上両者	(20.0)
	4	—		—		—			
活動内容 の決定	1	長	(100.0)	長	(60.0) ●	長	(25.0)	長	(80.0) ●
	2	—		カデル	(20.0)	保健センター	(25.0)	カデル	(20.0)
	3	—		第一長	(20.0)	カデル	(25.0)	—	
	4	—		—		RW	(25.0) ●	—	
実施責任	1	町	(100.0)	カデル	(60.0) ●	長	(75.0) ●	長	(80.0)
	2	—		長	(40.0)	カデル	(25.0)	カデル	(20.0) ●

出所：聞き取りより筆者作成
保健センターとは地域保健センター、長とはポスヤンドゥ長のことである
A-1（N=1）、A-2（N=5）、A-3（N=4）、B（N=5）
●：ポスヤンドゥ長の見解

もしくは「カデル」であった。A-1ポスヤンドゥでは、実際、ポスヤンドゥ長が、カデルの確保のために親類などに声をかけてポスヤンドゥのカデルが確保されていた。A-3ポスヤンドゥでは、実際のところ、設立後カデルの新規補充は行っておらず、設置当初のリクルート構造のままである。

　活動日については、A地区では、基本的には第3水曜日に活動日が固定されている。しかしながら、そうした日程を、場合によって前後させることがあり、いずれのポスヤンドゥにおいても、この決定はポスヤンドゥ長によるものと考えられている。とりわけ、地域保健センター職員が派遣されないA-2、A-3ポスヤンドゥは、地域保健センターと調整をする必要がないために、2003年には長の都合でしばしば、活動日を前後させていた。

　活動内容については、A-3ポスヤンドゥを除き、ポスヤンドゥ長が決定する

とカデルは考えている。A-3 ポスヤンドゥでは回答がカデルによってまちまちである。最終的な実施責任の所在については、A-3 ポスヤンドゥがポスヤンドゥ長、A-2 ポスヤンドゥがカデル、A-1 ポスヤンドゥが町（役場）であった。しかしながら、A-1 ポスヤンドゥについて、実際に町役場が直接関与するのは資金提供に限られている。活動資金については、基本的にはポスヤンドゥ長が管理している。ポスヤンドゥ運営資金として保健局から提供された 100 万ルピアを 3 箇所のポスヤンドゥで等分し、それぞれの長が管理・運用している。

　B 地区でもカデル間あるいは PKK（RW）長との間にコンフリクトはみられない。2002-3 年現在、B 地区の PKK（RW）長は、基本的にはポスヤンドゥの運営には関与していないし、特別の来客がある場合を除いて、ポスヤンドゥには参加していない。ポスヤンドゥの運営はポスヤンドゥ長に一任されている。実際、B 地区のカデルの 8 割（4 人）は、新規カデルのリクルートの責任についてもポスヤンドゥ長にあると考えている。5 人の現職カデルのうち、3 人がポスヤンドゥ長によってリクルートされた。活動日については、B 地区の場合、A 地区と同様にスケジュールが固定化（第 2 金曜日）している。このため、地域保健センターを含んだ回答をしたカデルが 4 割いた[17]。

　活動内容の決定者については、B 地区の 8 割のカデル（4 人）が、ポスヤンドゥ長にあると答えている。さらに、実施の責任を、ポスヤンドゥ長とする者が 6 割、カデルが 4 割であった。B 地区においても、資金の管理はポスヤンドゥ長が行っている。また、補助食の買出しもポスヤンドゥ長が行っている。B 地区のポスヤンドゥでは、1-2 年に 1 回、カデルに対して活動余剰金の一部をカデル全員に還元することにしているが、これもポスヤンドゥ長の決定に基づいている[18]。B 地区のポスヤンドゥも活動運営およびカデルの福祉向上の資金として 100 万ルピアを獲得し、ポスヤンドゥ長が食用油や砂糖の販売事業を行って管理している。こうした資金の使い方に対して、B 地区の PKK（RW）長がとりたてて意見するわけでもなく、運用はポスヤンドゥ長の手に専ら委ねられている。また、3 人の新規カデルにとって、ポスヤンドゥ長は母親と同じ世代にあたることもあって、ポスヤンドゥ長と対立しようとはしていない。会計（②a）についても、ポスヤンドゥ長との対立関係は確認できなかった。

　以上の点から、A 地区および B 地区のポスヤンドゥでは、全面的にポスヤン

ドゥ長がポスヤンドゥ運営の決定権をもつことがわかる。また、カデルのみならずPKK（RW）関係者やRW関係者の間にも、ポスヤンドゥ長に対立するような勢力は存在せず、ポスヤンドゥの運営はポスヤンドゥ長にほぼ一任されている[19]。

第6節 「実践コミュニティ」としてのポスヤンドゥ

1. ポスヤンドゥ・コンテスト

インナーシティ・カンポンとは異なり、PKK（RW）とポスヤンドゥの対立、端的には組織長の対立がみられるのがC地区である。C地区では、2003年に実施されたポスヤンドゥ・コンテストの資金をめぐってポスヤンドゥ長とPKK（RW）長の間で争点が顕在化した。しかしながらC地区のコンフリクトは、第4節で提示したクウィタン町⑦地区のそれのように、決定的な状況をもたらしていない。その背景をなすC地区の住民組織化の現況について本節では論述する。

2003年、C地区のポスヤンドゥはデータ整理の緻密さが認められ、町代表として郡レベルのポスヤンドゥ・コンテストに参加することになった。優れた成績を修めたC地区のポスヤンドゥは、さらに市と州レベルのコンテストにも進出した。C地区のチラチャス郡のコンテストは2003年6月4日に、東ジャカルタ市のコンテストは2003年7月31日に、ジャカルタ首都特別区のコンテストは2003年11月20日に、それぞれ実施された[20]。一箇所のRWを単位として組織されるポスヤンドゥにとって過度に大規模なコンテストへの参加は、カデルたちの議論を呼んだ[21]。とりわけ、コンテストに関連する資金、なかでも財源と賞金をめぐって、ポスヤンドゥ長とPKK（RW）長の意見の違いが明らかになった[22]。

行政の手によるコンテストではホストがゲスト向けの軽食と昼食を準備し、ゲストをもてなすことが慣習化している[23]。郡レベルでのコンテストにおいても、これらの飲食費のためにホストは60万ルピア以上を準備したという。それでも、当日は400人以上の来客があったため、全員に食事が行き渡らなかった。加えて、コンテスト時の審査員の閲覧資料として、膨大なコピーが必要である。郡レベルのコンテストの支度金として、ポスヤンドゥに対して、町役場から30万ルピア、町の地域保健センターから20万ルピア、郡役場から20万ルピアが支給された。

しかしながら、RW 長夫妻の決定によって支度金のうち 60 万ルピアを飲食費として割り当て、RW 長夫妻が管理したため、ポスヤンドゥ長の手元には 10 万ルピアしか残らなかった。RW 長夫妻はポスヤンドゥ長に対して、「コンテストはポスヤンドゥ活動の一環であるから、その他の必要な費用はポスヤンドゥの活動費から捻出してほしい」と告げたという。

仮に飲食費を除外したとしても、コンテストの支度金として 10 万ルピアでは不十分だと考えたポスヤンドゥ長は、RW 内の住民から寄付を募ろうとした。しかしながら、8 月 17 日（独立記念日）前であることを理由に[24]、RW 長夫妻が募金活動を許可しなかった。やむを得ず、ポスヤンドゥ長は、自分と親しい地域の裕福な住民数人から個人的に寄付を集め、さらに、ポスヤンドゥがこれまで蓄えてきたポスヤンドゥ基金の運用利益を資金源とした。ポスヤンドゥ長が地域保健センターに資金不足を相談したところ、保健センター職員は RW 長夫妻には内密で、さらに 5 万ルピアを援助した。本来ポスヤンドゥ活動のため、地域の子どものために使うべきポスヤンドゥの蓄えが、コンテストの準備金として消えた。また、ポスヤンドゥ基金（100 万ルピア）の利潤もコンテストのために使った。

その一方で、コンテストは、支出のみならず収益をもたらした。賞金として、郡レベルのコンテストでは 75 万ルピア、市レベルでは 70 万ルピア、州レベルでは 250 万ルピアが C 地区のポスヤンドゥに対して贈られた[25]。とはいえ、実際にはポスヤンドゥ全体はいうに及ばず、RW やカデル個人も準備のために負担をしている。賞金、とりわけ郡・市レベルのコンテストのそれは、準備費用を考慮すれば、相殺されるかわずかな収益になっただけである。州レベルでの大会終了後、ポスヤンドゥ幹部は賞金の一部を使って、カデルに慰労のための褒奨を配ることを決定した。

ポスヤンドゥ長によれば、ポスヤンドゥ長は当初、活動三役（幹部）を中心に、褒奨を含めた資金の使い道を決めようと考えていた。しかし、実際には PKK（RW）長が介入し、ポスヤンドゥのカデルのみならず、PKK（RW）メンバー全員で分けるべきだという提案をした。カデル間にしこりを残さないために PKK（RW）長の意見も聞きながらも、ポスヤンドゥ長は PKK（RW）メンバー全員を対象とはせずに、できる限りカデルに対象を絞ることにした[26]。

以上の C 地区の事例は、ポスヤンドゥ長と PKK（RW）長との間に、些細では

あるものの、ポスヤンドゥのリーダーシップをめぐるコンフリクトが生じることを示している。それは、ポスヤンドゥとPKK（RW）の位置づけをめぐる、認識の違いに起因するともいえる。とはいえ、資金をめぐってPKK（RW）長とポスヤンドゥ長の対立がみられたものの、C地区ではクウィタン町⑦地区のような両者の決裂という決定的な事態にはいたっていない。その理由は、両者の力が拮抗し、かつ、その他のカデルが緩衝的な役割を果たしていることによる。以下では、この点についてC地区のポスヤンドゥのリーダーシップ構造から迫ってみよう。

2. ポスヤンドゥのリーダーシップ構造――決定方法――

ここでは、C地区のカデルが、リーダーシップの所在を誰に見出しているのか、また、ポスヤンドゥ長とPKK（RW）長との認識の違いを明らかにする。結論を先取りすれば、カデルのリクルート、活動日の決定については、ポスヤンドゥ長、PKK（RW）長、カデルの間に大きな意見の相違はない。他方で、活動内容の決定、資金、および最終的なポスヤンドゥ実施の責任の所在については見解が異なる。

まず、カデルのリクルート、活動日の決定に関するリーダーシップについて、ポスヤンドゥ長とPKK（RW）長の見解上の違いはみられない（表7-3）。第一に、概してC地区のカデルについてはRTレベルで選出され、RTの代表者としてRWレベルの活動であるポスヤンドゥに参加するというリクルート構造をとっている。したがって、13人のカデルの多くは、RTレベルでのカデル・リクルートの責任が、RT（すなわち、C地区の場合PKK（RT）長）にあると答え（61.5％）、その他のカデルが自分を含めたRTのカデルにある（38.5％）、と答えている。RWレベルにおけるリクルートの責任の所在については、必要に応じてPKK（RW）長がPKK（RW）役職者にカデル就任の要請をするため、46.2％のカデルがPKK（RW）長、30.8％が自分を含めたカデルと回答している。もっとも、13人以外のカデルについては、ポスヤンドゥ長が直接就任を要請するケースもみられた。

第二に、活動日の決定者については53.8％のカデルが、地域保健センターであると答えている。チブブール町では、月1回（月末）、地域保健センター職員（助産師）、家族計画庁職員、ポスヤンドゥの代表者（長あるいは書記、会計、家

表7-3　C地区のポスヤンドゥのリーダーシップ

		RTレベル	(人)	(％)		RWレベル	(人)	(％)	
カデルの リクルー トの責任 者	1	PKK（RT）	8	(61.5)	●○	PKK（RW）長	6	(46.2)	●○
	2	そのRTのカデル	5	(38.5)		カデル（RT）	4	(30.8)	
	3	—				長	1	(7.7)	
	4	—				他	2	(15.4)	
活動日の 決定	1	保健センター	7	(53.8)	○				
	2	保健センター＋長	2	(15.4)	●				
	3	PKK（RW）長	2	(15.4)					
	4	他	2	(15.4)					
活動内容 の決定		（決定者1）				（決定者2）			
	1	長	6	(46.2)	○	PKK（RW）長	4	(30.8)	
	2	保健センター	4	(30.8)	●	会計/書記	4	(30.8)	
	3	PKK（RW）長	2	(15.4)		長	2	(15.4)	●
	4	他	1	(7.7)		幹部	1	(7.7)	
	5	—				他	2	(15.4)	
賞金の 使用法の 決定	1	長	4	(30.8)					
	2	PKK（RW）長	3	(23.1)	○				
	3	話し合い	3	(23.1)					
	4	長＋PKK（RW）＋（幹部）	2	(15.4)	●				
	5	他	1	(7.7)					
実施責任		（決定者1）				（決定者2）			
	1	長	6	(46.2)		長	5	(38.5)	●○
	2	PKK（RW）長	4	(30.8)	○	会計/書記	3	(23.1)	
	3	他	3	(23.1)	●	PKK（RW）長	2	(15.4)	
	4	—				他	3	(23.1)	

N＝13
出所：聞き取りより筆者作成
　保健センターとは地域保健センターのことである
　長とはポスヤンドゥ長を、PKK長とはPKK（RW）長をさす
　●：ポスヤンドゥ長の見解、○：PKK（RW）長の見解

族計画カデルなど）が町役場に隣接する町レベルのPKK事務所に集い、カデルのミーティングが開催されている。町長夫妻もこの場を利用して適宜挨拶や諸連絡を行っている。この会場で、翌月のポスヤンドゥの予定が組まれるのである[27]。したがって、地域保健センターとRWのいずれにイニシアチブがあるのか判別しがたいが、さしあたり、地域保健センターとポスヤンドゥ代表者の相互調整によるものということができよう[28]。

　以上二点については、ポスヤンドゥ長とPKK（RW）長の認識の間に大きな差異はない。しかしながら、活動内容の決定者と、資金管理、責任の所在については、ポスヤンドゥ長、PKK（RW）長の認識に違いがある。第一に、活動内容の決定者（上位2者）については、カデルの46.2％（6人）がポスヤンドゥ長、30.8％（4人）が地域保健センター、15.4％（2人）がPKK（RW）長を1位に、30.8％（4人）がPKK（RW）長もしくは会計／書記のいずれか、15.4％（2人）がポスヤンドゥ長、7.7％（1人）がポスヤンドゥ幹部全体を2位にあげている。

　第二に資金について、カデル13人は、コンテストの賞金の使い方を決めたのはポスヤンドゥ長（30.8％）、PKK（RW）長（23.1％）、カデルの話し合い（23.1％）と考えている。ポスヤンドゥ長は、ポスヤンドゥ長と会計・書記、PKK（RW）長の意見をとり入れて決定したと認識している。これに対して、PKK（RW）長は、自らの決定によるものと考えている。

　ところで、資金管理をめぐるC地区のポスヤンドゥのコンフリクトは、コンテストによって突如現出したものではない。かねてから、外部からポスヤンドゥへの資金援助があるたびに、援助額の半分をPKK（RW）に引き渡すよう、PKK（RW）長はポスヤンドゥ長に要請しており、ポスヤンドゥ長もこうした要求を適宜調整してきたという。たとえば、コンテストに先駆けた2003年1月、一度に受け取る金額としては高額の支援を得た。C地区のポスヤンドゥ長によれば、2003年1月、ジャカルタ首都特別区内の一部のポスヤンドゥに対して、カデルの福利そして今後の活動資金捻出のための運用資金として、100万ルピアが提供された。チブブール町の13箇所のポスヤンドゥそれぞれが100万ルピアを受領し、食用油や生活用品の販売など、事業を立案し資金の運用を担うこととなった。C地区のポスヤンドゥもこの資金を獲得し、ポスヤンドゥ長を中心に、シーツの仕立てなどの洋裁業を行い、その利子をポスヤンドゥの蓄え等々に活用している

(2004年8月)。

　この資金の使用法について、当初、一部のカデルの間で論争が起こった。ポスヤンドゥがPKK（RW）の活動の一つであることを理由に、PKK（RW）長は100万ルピアを自らに委ねるよう申し入れたが、ポスヤンドゥ長はこれに従わなかった。他のカデルからも、シンパン・ピンジャムの資金にしようというポスヤンドゥ長に打診するなどの動きが出た[29]。しかし、(1) 資金をポスヤンドゥの手で管理すること、(2) ポスヤンドゥの事業によって収益を得、その利益をカデルの福利およびポスヤンドゥの活動資金に充てること、(3) 元本そのものを貸し出してはならないこと、を資金受領のさいに地域保健センター職員と約束していたポスヤンドゥ長は、PKK（RW）への資金管理・運用の委譲というPKK（RW）長の要請を受諾しなかった。結局のところポスヤンドゥ長が基金を管理し、利益をポスヤンドゥのカデルに還元している。基金のうち10万ルピアを、ポスヤンドゥ長が信頼を寄せる会計に託して、経口避妊薬の販売事業を行っている。基本的には、ポスヤンドゥ長と会計以外には基金管理を委ねていない[30]。ただし、ポスヤンドゥ長が公正に管理していることを示すために、ポスヤンドゥ長はカデルの信頼を得る努力をし、また、適宜カデルの貢献に応じて運用利益を還元するようにしている[31]。いずれにしても、一連のPKK（RW）長の態度に、ポスヤンドゥ長は少なからずの不満をもっているという。

　第三に、実施責任の所在については、第一決定者をポスヤンドゥ長としているものが46.2%（6人）、PKK（RW）長としているものが30.8%（4人）、第二決定者をポスヤンドゥ長としているものが38.5%（5人）、会計／書記としているものが23.1%（3人）であった。ポスヤンドゥ長自身は、地域保健センター、ポスヤンドゥ長、PKK（RW）長の順に前者が後者以上に責任が大きいと認識しており、PKK（RW）長より自分の責任の方が重いと考えている。これに対して、PKK（RW）長は、まず、PKK（RW）長、ポスヤンドゥ長、ポスヤンドゥの会計と書記の順に前者が後者より責任が重いと考えている。この点において、明らかに、ポスヤンドゥ長とPKK（RW）長は、自らに、相手以上に責任があるとみなしている。以上のようにポスヤンドゥ長とPKK（RW）長は、ポスヤンドゥのリーダーシップが何よりも自らにあるとそれぞれ考えており、ここにコンフリクトの原因を見出すことができる。

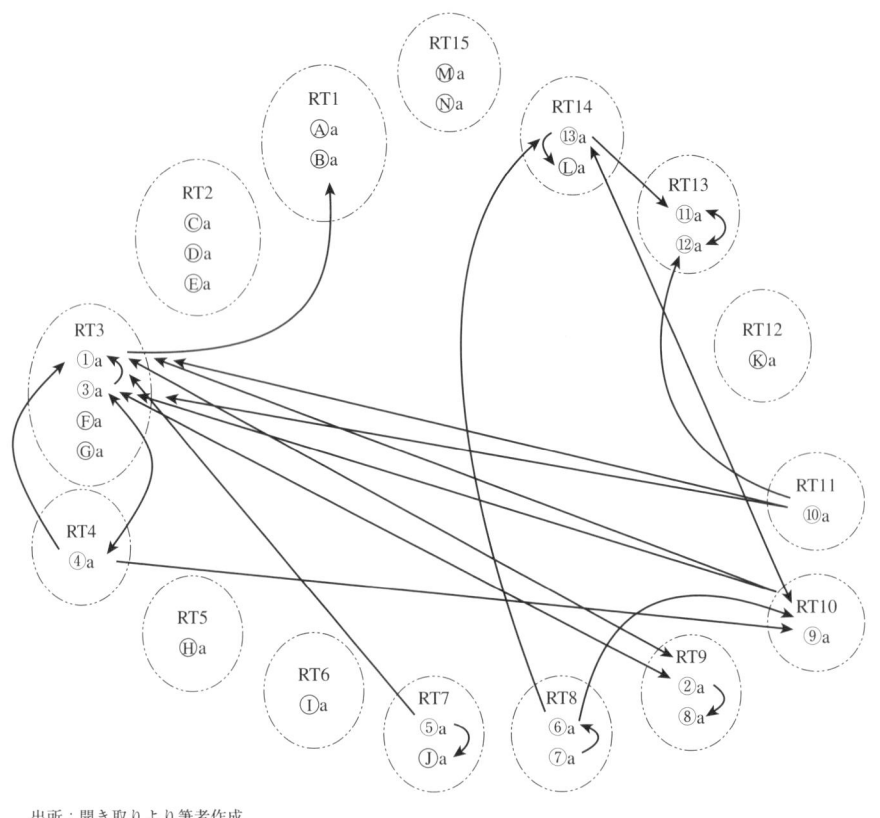

図 7-2　C 地区のポスヤンドゥ内の親しい友人

出所：聞き取りより筆者作成
矢印の先の人物を、矢印の元の人物が親しい「友人」とみなしている

　こうした、ポスヤンドゥ長と PKK（RW）長の関係を、他のカデルはどう捉え、どう対応しているのだろうか。ポスヤンドゥ幹部（長、会計、書記）を含む中心的なカデルは、ポスヤンドゥ活動において、PKK（RW）長がリーダーシップを発揮しようとしていることを認識している[32]。ポスヤンドゥ三役の考えでは、ポスヤンドゥの支援金はあくまでもポスヤンドゥの活動のために使われるべきであり（補助食、コピー、ミーティングの交通費、カデルに対するささやかな謝礼）、PKK（RW）長が考えるように、PKK 全体のものにするとか、PKK のメンバー全員に還元するための資金ではない。しかしながら、ポスヤンドゥ長は同じ地域に住む住民として、ことさら事を大きくして地域に波風を立てようとはしていない。

可能な限り自分たちの意見を通しながらも、PKK（RW）長やカデル全体の意見を取り入れながら、適宜ポスヤンドゥの指針を決定している。

こうしてみると、C地区のポスヤンドゥでは、ポスヤンドゥ長が最終的な決定を下すものの、資金やリーダーシップをめぐり、時としてポスヤンドゥ長の意見がPKK（RW）長と対立する。ただし、対立は激化せず、相互の妥協や、三役その他のカデルを含めた話し合い（musyawarah）等によって、解消されている。また、2002-4年の時点でポスヤンドゥ長自身が多くのカデルから親われており（図7-2）、多少のコンフリクトを抱えながらも、基本的にはポスヤンドゥは問題なく運営されている。ポスヤンドゥ長一人のワンマンな運営にならず、一定程度の透明性をもった、相互の話し合いによる解決を実行しているという意味で、C地区では、多元的な構造によってポスヤンドゥの運営がなされているといえる。

以上のことより、公式にはポスヤンドゥは地域社会のPKK（RW）の活動の一環として位置づけられているものの、実際のところ、ポスヤンドゥとPKK（RW）が必ずしも一枚岩であるわけではないことも分かる。C地区においては、カデルの間、たとえば、ポスヤンドゥ長とPKK（RW）長との間で資金の運用やリーダーシップをめぐるコンフリクトが生じている。しかし、そうしたコンフリクトが喚起された場合、カデルは解決をめざして会議を開催したり、意見を主張したりする。そうすることでC地区のポスヤンドゥは地域のネットワークの結節点として、住民組織化の主要な原動力となっている。

以上でみてきたようなポスヤンドゥの機能を理解するうえで、ここで筆者が注目したいのが、「実践コミュニティ」の概念である。LaveとWengerの論考を要約する田辺に従えば、「実践コミュニティ」とは、「個人が参加することによって成りたつ人びとの活動の様式」［田辺2003：134］であり、「実践コミュニティ」概念を用いる目的は、あるコミュニティ（=「実践コミュニティ」）への参加を通じた学習によって参加者の対他・対自関係の変化の社会的過程を記述しようとするところにある［田辺2002：14］。

筆者は、試論として、本論文で検討してきたポスヤンドゥを一つの「実践コミュニティ」として捉え、さらに、そうした「実践コミュニティ」の集積として地域社会を位置づける。地域社会を「実践コミュニティ」の集積として読み替えれば、地域社会を所与のものとして捉えることができない。勿論、「実践コミュニ

ティ」は、制度的境界をいったん括弧に入れることによって、人びとの相互作用を捉えようとする企図であるから［田辺2002：16］、RWを範域とするPKKの一活動であるポスヤンドゥを「実践コミュニティ」とすることに疑問が差しはさまれるかもしれないが、田辺は「実践コミュニティ」と地域社会のような制度との境界線が重複する可能性を否定してはいない［田辺2002：16］。「実践コミュニティ」としてのポスヤンドゥ分析は、田辺が事例とするエイズ自助グループや霊媒カルトとは異なる側面が見出されようが、分析は可能であろう。たとえば、地域社会における「実践コミュニティ」の先行研究として、タイのある地域（行政区）における選挙運動を事例として論じた高城［2002］をあげることができる。

　参加に基づく実践であるポスヤンドゥは、参加者、とりわけカデルの意図と行政の意図との連関のなかに置かれながらも、活動内容や組織構成等、行政の期待との「ずれ」を生じさせている。また、女性たちは、カデルに就任することを通じて、相互のコミュニケーションを増やすとともに、ポスヤンドゥ活動を通じた様々な学習によって、自らの活動領域を拡大している。もっとも、カデルの活動は政府や政権に対する組織化・運動化された抗議や異議申し立てにはなっていない。しかしながら、地域保健センター職員との関係を築き、定められた活動に参加しない職員に対して臆することなく抗議・批判をするようになるとか、関係を利用して、地域社会に新しいサービスを取り入れようと交渉する能力が、一部では育ちつつある。たとえば、チキニ町のあるRWでは保健センターの財政上実現するまでにはいたらなかったものの、保健活動の一環として、医療職員を地区に派遣するよう、ポスヤンドゥ長が働きかけ、当局から承認書を得た。また、チブブール町においても、一つのミニ・ポスヤンドゥをポスヤンドゥに格上げし、医療スタッフの派遣をめざして行政と交渉し、実現させた。

第7節　むすび

　本章ではジャカルタ郊外地区であるC地区を対象として、インナーシティ（A地区、B地区）と部分的に比較しながらC地区の特性を検出しようと試みた。そのさい、ポスヤンドゥ活動を事例とし、「実践コミュニティ」という概念を用いてその組織化の特性に着目した。

冒頭で論じたように、ポスヤンドゥは公式には地域のPKK（RW）活動の一環として位置づけられている。しかしながら、本章で明らかにされたのは、生活世界レベルでは、ポスヤンドゥがPKK（RW）とは別のリーダーシップによって運営され、極端な場合にはポスヤンドゥとPKK（RW）が対立的な関係に置かれうるという点である。それは、ポスヤンドゥが必ずしも、PKKの、州知事の妻―市長の妻―郡長の妻―町長の妻―RW長の妻を通じた「上」から「下」へのヒエラルヒーを通じて、コントロールされているのではないことを示している。

今日のインナーシティ・カンポンのポスヤンドゥは実質的にはPKK（RW）とは連携をもたずに運営されている。また、郊外カンポンでは、PKK（RW）の幹部がカデルとしてポスヤンドゥに参入し、実際にPKK（RW）長も参加しているものの、ポスヤンドゥにおける決定は必ずしもPKK（RW）長の意向には一致しない。こうしてみると、N.Sullivanが論じた、上層部のPKKと生活世界レベルのPKKとの間に見出せる断絶とはまた異なる意味において、ポスヤンドゥをPKKと同一視できないということができるのである。

何よりも、本章で検討したように、C地区におけるポスヤンドゥはそれへの参加を通じて、カデル自らの活動領域や関係性を拡大し、学習する「実践コミュニティ」として、地域住民の生きた「実践の場」として機能している。

《注》
1） JabotabekはJakarta、Bogor、Tangerang、Bekasiの、JabodetabekはJakarta、Bogor、Depok、Tangerang、Bekasiの略称である。
2） ジャカルタにおける既存のカンポン研究として、Dwianto［2001］、Jellinek［1991］、小林［2004, 2005］、Krausse［1975］、倉沢［2000］、Murray［1991＝1994］、澤［2001］、吉原［2000, 2005］等を参照のこと。
3） 1984年の内務大臣決定をもって、PKKのヒエラルヒカルな制度化は、一定の完成をみたといえる［Mendagri 1984b］。
4） PKKについては、8月23日付知事決定第3195号によって、PKKの組織構造、運営等々が具体的に示された［GDKI 1984b］。とりわけPKKの組織構成については、州レベルでのPKK促進チームの役職のみならず、市・郡・町、さらにはRWレベルの役職にいたるまで、組織図を用いた詳細な説明が行われている［吉原2000：204, 206-207］。

5）パンチャシラとはインドネシアの建国5原則のことである。たとえば、吉原［2000：156］を参照のこと。
6）PKKの活動領域として、主要10プログラムがあげられている。すなわち、パンチャシラ、相互扶助、技能向上、協同組合、衣、食、住、保健、生活環境、家族計画部門である［吉原2000：207］。本報告の題材であるポスヤンドゥは、それらのうち、とりわけ保健・家族計画と緊密に関連している。
7）PKKに対する批判をMarcoesは次の四点に整理している。第一に、PKKがジャワの「伝統」を偏重しているために、全国で実施された画一的なプログラムが、地域の既存の方法を消滅させたり、地域のポテンシャルへの脅威となったりした点である。第二に、女性組織であるのにもかかわらず、実際のところ、PKKが男性の利害と連動していたことである。すなわち、大統領以下、町（クルラハン）長にいたるまで、PKKの役職構成が男性の職業的ヒエラルヒー（役職者）とパラレルに構成されていた。第三に、PKKが政府与党のゴルカルと共謀関係にあり、政治的に利用されてきた点である。第四に、最大の批判点であるが、PKKの保健プログラムが、国家の家族計画プログラム浸透の手段となったことである［Marcoes 2002：189-190］。
8）同様の主張をしているAchmad［1999］も参照されたい。
9）調査地におけるPKKの役職就任について付言すれば、原則として、筆者が調査した全ての地区で、RT／RW役職者の妻には、原則としてPKKの対応した役職への就任が求められる。ただし、これは必ずしもリジットなものではなく、時間的余裕のない女性、能力に自信のない女性、何らかの事情がある女性は辞退することができる。
10）C地区の1人が不明である。
11）Sullivanによれば、RT内部には6-12世帯から構成される「セル」が存在し、既婚女性のリーダーと女性のフォロワーが存在する［J. Sullivan 1992：45-47］。リーダーとフォロワーの関係は、親類、あるいは擬似親族的である。実際に親族であるか、そうでなければ、住宅の賃貸、クライアントであること、何らかの支援を得ていることで、フォロワーになる［J. Sullivan 1992：47, 57-63］。セルは、相互支援の単位であり、その内容は、金銭的支援から、家事などの共同、食料の交換、労働・資源のシェアにおよぶ［J. Sullivan 1992：50］。リーダーは、他のメンバー以上に仕事をすることで地位を保つ。リーダーは資源のブローカーである［J. Sullivan 1992：50-51］。
12）たとえば、2003年にA地区のあるポスヤンドゥ長が、新規カデルをリクルートしたものの、新規カデルが同地区内のもう一つのポスヤンドゥのカデルの親族で

あったこと、リクルートした側のポスヤンドゥ長と、同地区の別のポスヤンドゥ・カデルの対立などが原因となって、新規カデルは定着しなかった。

13) ただし、若干名については、ポスヤンドゥ長がカデルをリクルートすることがある。

14) LA は 1975 年、中央ジャカルタ市（タナ・アバン）に生まれた。LA の両親もともにタナ・アバン出身である。高校を卒業後、LA はクウィタン町⑦地区出身の夫と 1994 年に結婚した。同年に第一子を、2004 年 8 月に第二子をもうけている。夫は高校を卒業し、日系企業に会社員として勤務している。経済的に苦しい生活を強いられている。というのは、2001 年のルバラン（断食明け）に近隣一帯が火災に見舞われ、LA の家も焼失したからである。出火元となった借家住まいの住人が故郷に帰省している時期の出来事であり、火災の発見・通報が遅れた。当時自宅にいた LA は、脚の不自由な義母を外に連れ出すことに精一杯で、着の身着のまま焼け出された。蓄えがなかったため、一度に家の修復をすることができず、少しずつ材料を買って修復を行っていた。その最中に、再度、災難に見舞われた。2002 年 2 月に洪水が一帯を襲い、家の前に積んでおいたコンクリート等々の材料が全て押し流された。そのため、夫の 1 年分の給料を会社から前借りして家を修繕した。

15) そもそもこの地区ではカデルのなり手がなく、一時（2003 年 4 月）は LA しか担い手がいなくなったことがあった。LA はこの時、一人で活動することに限界を感じ、辞任しようとした。しかし町長夫人が慰留し、ポスヤンドゥ長をつづけることになった。

16) そもそも貧困世帯の認定にさいして、クウィタン町ではカデルが重要な役割を果たす。こうした認定のさいに住民がとる態度から、LA は活動に嫌気がさすことがあったという。つまり、資産のある老女が LA の家を訪れ、自分を推薦して欲しいというのである。金の指輪や腕輪をする身なりからも彼女に受給資格がないことは明らかであるのに、医療サービスが「無償になるのならば自分も欲しい」となかなか引き下がらなかった。また、廉価米についても支給された米を敢えて販売する者もいる。そうした住民の「愚か」な態度に LA はやり場のない憤りを感じていた。

17) 他のカデルは「長とカデル」と回答しており、長とカデルのいずれが優先かは明らかではない。

18) もっとも、その余剰金は月にせいぜい 1 万から 2 万ルピアであり、多く見積もっても年間カデル 1 人あたり 5 万ルピア未満である。

19) チキニ町の A-3 ポスヤンドゥ長は、ポスヤンドゥに限らず、地域の同年代の女

性の学歴が自分より低いことが、地域で自分に仕事が任される理由の一つではないかと考えている。

20) ポスヤンドゥ・コンテストは、登録団体が一箇所に集い、「競技」を行うのではない。たとえば、市レベルのコンテストの場合、ポスヤンドゥ会場（C地区の集会場）を、市長代理・州保健局の代表者等々から構成される審査員一行が訪れ、会場を視察し、審査員が、カデルに活動・保健・栄養等々に関する質問をし、記録された帳簿のデータ整理の適切さに対して得点をつけるという形式をとる。会場には、ポスヤンドゥのカデル、RW関係（RW役員）、町・郡の地域保健センター職員、町・郡役場および市職員（郡長夫妻、町長夫妻のほか、郡内の他町の町長夫妻、その他の職員も参列）、町担当の家族計画庁職員が訪れ、さらに、見学者として、町内の他RWのカデル、新聞記者等も参加する、町・郡の一大行事であった。その一方で、通常のポスヤンドゥ活動に参加する、5歳未満児および母親の姿は、コンテストにおいては全くみられず、あくまでも「形式」・組織自体の整備、データ整理の形式が重視される。行政によるポスヤンドゥ以外のコンテストについては、鏡味［2000］や島上［2001］も参照のこと。

21) たとえば、市レベルのコンテストでは、カデルは、コンテストのために、幾度となくミーティングを重ね、歓迎の楽曲演奏担当、コーラス担当、調理担当、説明担当などの役割をそれぞれに割り振った。市の保健部職員も1週間前に地域を訪れ、カデルと打ち合わせを行った。コンテスト当日、会場は飾り付けられ、RW事務所の敷地内にはリースのテントが設営され、臨時の舞台と客席が設けられた。また、音響装置やOHPなど、通常のポスヤンドゥにはみられない機材が運び込まれた。ポスヤンドゥの「五つの机」も装飾を施されている。審査員が到着する前から、カデルやRW関係者が会場に駆けつけ、客人を待ち受けた。カデルは、特別に、そろいの制服で客人を出迎える。客人は、カデルが演奏するイスラムの楽曲によって、出迎えられた。一同が着席したところで開会式がはじまる。このときすでに、客人には軽食が手渡されている。客・ホストの挨拶、PKKメンバーによるPKKの歌の合唱の後に、ようやく、コンテストがはじまった。まず、ポスヤンドゥ書記が、OHPを用いて、町およびC地区のポスヤンドゥの概況について説明する。つづいて、設えられた会場に移動し、カデルがそれぞれの持ち場につき、審査員の審査・質問がはじまる。一連の審査が終了すると、カデルは、自らが前日から準備した昼食で客人をもてなす。昼食が終わったところで、客人は会場を後にし、カデルらが後片付けをはじめる。

22) 2003年7月、東ジャカルタ市のポスヤンドゥ・コンテストを目前に、町長の異動が急遽決定した。新町長が、南ジャカルタ市、スナヤン町からやって来た。町

第 7 章 「実践コミュニティ」としてのポスヤンドゥ活動　237

　　長就任後1ヶ月未満でコンテストに臨むことになったため、通常町長が行うことが
　　慣例になっている町の概況に関する説明は、新町長ではなく、カデル（書記）が
　　実施することになった。これがネックになって、評価が下がったとカデルは看做
　　しており、この点についてカデルは町長に対して不満をもっている。さらに、州
　　レベルのコンテストが終了した後、賞金250万ルピアがポスヤンドゥに対して、
　　州政府から提供された。町長が、カデルに対して賞金の使用方法を尋ねた。尋ね
　　た調子から、ポスヤンドゥの中心メンバーは、これを、町長が賞金の一部還元を
　　間接的に要求していると捉え、不快に感じたという。

23) C地区のコンテストの場合、ホストとはポスヤンドゥ（カデル）、RW、町であり、
　　ゲストとは町外からの来客である。

24) ポスヤンドゥ長は、「独立記念日までには時間があったものの、コンテストのた
　　めに寄付を募ることによって、独立記念日の行事（住民特に若者や子どもを中心
　　とする競技会が行われることが多い）のための寄付金が充分集まらないことを
　　RW長夫妻は恐れたのだろう」と分析している。

25) ポスヤンドゥ長によれば、市レベルのコンテスト直前に、市保健部から100万
　　ルピアの資金援助があったという。州レベルのコンテストの支援については不明
　　である。

26) コンテストの終了が11月下旬のルバラン（断食明け）直前であったため、ポス
　　ヤンドゥ幹部は、ルバランの客人のもてなしに使われることが多いシロップ（水
　　を加えて希釈するジュースの濃縮液）とクッキー等を買い、カデル全員に配った。

27) いずれのポスヤンドゥも、たとえば、10日前後、月末などと、ほぼ固定したス
　　ケジュールをそれぞれがもっている。小さい数字のRW（1、2）が月はじめに、
　　大きい数字のRW（13、14）が月末に配置されている。そうしたスケジュールに
　　従い、さらに、土日祝日や町の行事の日を避け、かつ、各々のRWのスケジュー
　　ルを確認しながら、ポスヤンドゥの日程が決定される。基本的には、助産師が、
　　カデルの前に座り、「RW01、〇日」とマイクで発表し、都合が悪いRWはその場
　　で調整するのである。

28) ちなみに、助産師が前回のポスヤンドゥを無断欠席したRWがあった場合、活
　　動の代表者は、この場で助産師に対し抗議をすることができる。この意味で、チ
　　ブブール町においては、ポスヤンドゥと地域保健センターあるいは町との恒常的
　　な対話の場が設定されており、より開かれた関係が作られている。なお、ミーテ
　　ィングにおいて、参加者に軽食が提供されるが、それは、ミーティング中に行わ
　　れるアリサンの費用によって賄われている。

29) シンパン・ピンジャムとは庶民金融の一つである。

30）ちなみに、PKK（RW）長が、資金・資源管理をめぐって、自らに責任と権利があることを示すのは、ポスヤンドゥに限られない。2003年6月、町レベルのカデルのミーティング会場で、家族計画カデルが、町長の要請で急遽、貧困住民の名簿提出を命じられた。あるNGOが米を貧困者に提供することを申し出たからである。要請を受け、C地区の家族計画カデルも対象者を探し、町に名簿を提出した。しかし、これを後で知ったPKK（RW）長と副PKK（RW）長は、内心穏やかではなかったという。RWやPKK（RW）を通すべきだった、と不満を顕にした。

31）カデルも、こうしたささやかな「予期せざる」褒奨を楽しみにしているという（第6章、表6-6⑥a参照）。ただし表資-2（巻末）に示すとおり運用利潤については会計報告書には掲載されておらず、このことが後にコンフリクトを招くことになる。この点については後述する。

32）それぞれに対して、筆者が個別に行った聞き取り調査に基づく。

第8章

カデルとカンポンの日常

第1節　はじめに

　さて、ここでいったんポスヤンドゥ活動そのものの分析からは距離を置き、カンポンにおけるカデルの日常生活に関する一断章をさしはさんでおこう。基本的に前章まではポスヤンドゥ活動そのものを分析対象としてきた。しかしここでは、ポスヤンドゥ活動を後景に退かせ、むしろカンポンにおけるカデルの日常に焦点を絞りたい。ポスヤンドゥ活動を理解するためには担い手であるカデルの分析が不可欠であるが、そもそもカデルを理解するにはカデルの日常生活に対する眼差しが欠かせない。よって本章ではポスヤンドゥ活動自体の記述は最小限に抑え、むしろ、第7章までの議論に収めることのできなかった、ポスヤンドゥ活動とカデルの生活周辺に目配りしつつ、活動が醸成する〈場〉と女性のネットワークについて論じたい。

　熱帯地域で日中の暑い最中に行うポスヤンドゥ活動は屋内を会場とすることが多いとはいえ、カデルからすればそのために時間を配分しなければならないうえに、身体的疲労をともなうものである。こうした負担にもかかわらず活動にコミットするカデルを、カンポンの彼女たちの日常生活の文脈のなかで観察する時にこそ、「義務」感のみには還元できない活動の意義を見出すことができよう。

　しばしば指摘されるように、ポスヤンドゥの場合、活動内容に関する決定の余地が住民にほとんど残されていないという指摘は正鵠を得ており、この点では確かに不完全な「住民参加」であるといわざるをえない。とはいえ、ポスヤンドゥを俎上に載せるさいに、政府活動としてのみ位置づけるならば、活動のもつ豊かな文脈や場の意味までを欄外に追いやる危険があるだろう。政府が介在する活動

であるとはいえ、ポスヤンドゥ活動は地域のコンテキストにおいて実施される地域活動である。それを意識することで、カデルの参加理由やポスヤンドゥが実施されつづけている理由も自ずとみえてくるだろう。

　首都であるジャカルタには高度な医療サービスを提供する医療機関が相対的に多く集積している。高度な医療サービスと比較すれば、ポスヤンドゥという場で実施される体重測定による健康管理は「時代遅れ」なものに映るだろう。にもかかわらず、健康保険が公務員と一部の民間被雇用者、そしてその家族にしか普及しておらず[1]、しかもインフォーマル・セクターでの就業者が多いインドネシアでは、金銭的理由で近代的な医療機関への受診を躊躇する貧困層がいまだに少なくない。筆者が聞き取りを行ったジャカルタのカンポンでも事情は同様で、健康保険に加入しない人びとが体調の不調を感じると、医療機関を受診するよりもまずは近所の雑貨店（ワルン）で購入できる比較的廉価な市販薬を、自らの経験と雑貨店の売り子のアドバイスに照らし合わせて服用するとか[2]、ジャムー（*jamu*）と呼ばれる、ハーブを用いた伝統的な健康飲料を飲用して様子をみ、特段に体調が悪化しなければそのまま済ませるのがカンポンの貧困層の一般的な振る舞いである。こうした人びとにとって、ごく基礎的なサービスの提供に限定されるものの、医療機関への交通費を負担する必要もない近場で比較的廉価な保健サービスを受けられることには、それなりにメリットがあると考えられている。殊に、6ヶ月に1回無料で提供されるビタミンA剤、不定期に投与されるポリオ・ワクチンは貧困世帯のみならず比較的上層の母親の関心を引き、これらのサービスが提供されるさいには筆者の調査地域の大半の母親が5歳未満児を同行して会場に押しかけるという。

　したがって、上述のような限界をもつ地域住民活動ではあるとはいえ、当該地域社会における住民の関係性のなかにポスヤンドゥを配する眼差しをもって、ポスヤンドゥがもつ地域活動としての側面をも考慮する必要があろう。活動内容、政府との連関の理解にとどまらず、ポスヤンドゥを参加者の生活との関連性や、カンポンのコスモロジーのなかに位置づけた時にはじめて、ポスヤンドゥの分析を通じてポスヤンドゥ維持やポスヤンドゥ活動に住民がコミットする理由を読み解くことができ、カンポンの人びとの生活の一端を理解することができるのではないだろうか。その時にこそ、カンポンにおける「福祉」や「助け合い」の意味

が浮かび上がってこよう。

なお本章での考察はジャカルタ首都特別区のチキニ町、クウィタン町、チブブール町における一連のポスヤンドゥ活動調査を下敷きにしているが、特に重点を置くのがチブブール町 C 地区である。

第 2 節　カデルの参加動機──活動という〈場〉──

筆者がカデルに対して行った一連の聞き取りの結果を集約すれば、ポスヤンドゥ活動への参加理由は、(1)「義務」感、(2) 保健等に関する知識や技能の習得、(3) 物質的メリット（制服）、(4) 友人や住民との交流、そして第四点と関連する (5) ネットワークである。第一に、前章までで論じてきたように「義務」感とは、PKK 組織や RT／RW 組織における本人あるいは配偶者の役職に付随するかたちで抱くものである。第二に、保健等に関する知識や技能の習得とは、文字通り保健や子どもの健康に関する知識を得られることをさす。そのなかには、通常の活動のなかで得ることができる知識や活動に参加する助産師や歯科医によって伝えられる知識、さらにはカデルを対象とする政府主催の講習会への参加によって獲得される知識が含まれる。もっとも、講習会は毎月開催されるものでもないし、開催されたとしても町や郡レベルを単位とするために、一箇所の RW から講習会に参加することのできるカデルの人数が少数に限定される。場合によっては政府が「ポスヤンドゥ長と会計と他 2 人」というように参加者を指定することがあるために、こうした知識を獲得するメリットを感じるのは、ポスヤンドゥの幹部（長・会計・書記）を含む中心メンバーであることも少なくない。

第三に、制服の支給である。RW によって異なるが、C 地区では少なくとも 1 から 2 年に 1 回程度、ポスヤンドゥに対する政府の援助金等を利用し、カデルに対して制服の生地を与えている。C 地区は 28 人という大人数のカデルを擁する RW であるために、全員に生地を支給することはできず、したがって、ほぼ毎回活動に参加すること等を基準としてポスヤンドゥ長が「熱心である」と看做したカデルに布地が提供される。そのため、生地を受け取ったカデルの動機づけとして有効である反面、支給されなかったカデルが不公平感を感じ、これらのカデルにとってはマイナスの動機づけにもなっている（終章）。

第四に、友人との交流やお喋りである。この交流に一役買うのが活動後の会食である。C地区以上に貧困者の割合が大きい、インナー・エリアの地域社会ではRTやRWからの資金調達が望めないために会食は皆無だったが、C地区では毎回、RTあるいはカデルが材料費を負担することで昼食をローテーション方式で準備することになっており、活動後にカデルたちは賑やかに歓談し、労をねぎらっている。

第四点に関連して、カデルのなかには、友人や知人のネットワークを巧みに利用し生活に役立てているものもいる。たとえば、ある時のC地区のポスヤンドゥ会場では、昼食前の閑散とした時間を見計らって、1人のカデルが色とりどり、様々なモデルの自作の蛇皮財布を持ち出し、友人のカデルに販売する光景がみられた。このように商品販売の販路として友人ネットワークを活用する他にも、カデルは他のカデルや親しくなった住民との関係を日々の生活に役立てている。そもそもカンポンは中層から貧困層を中心とする、様々な職業をもつ住民が居住する複合的な地域社会である。したがって、カンポンの隣人と親しい間柄になり、相互に「助け合う」ことは、裕福でないカンポンの人びとにとっての生活上の智恵と考えられている。ここで、ポスヤンドゥ長であるMGの周辺から、こうした現象を捉える事例を取り上げてみよう。

［事例1］
　MGの隣人の1人はオジェック（バイク・タクシー）の運転手である。MGの娘はジャカルタ中心部に通勤する会社員で、通常は父や兄の運転するバイクで最寄りの駅にアクセスしている。しかし、兄や父の不在時には駅まで送迎するオジェックが必要になる。MGは必要に応じて隣人のオジェックを優先的に利用しその家計を助けるが、その代わりに良心的な料金で利用することができる。

［事例2］
　MGはポスヤンドゥ活動等の地域活動を通じてRW内に広く知人をもつようになった。RW内のバナナ卸商もその1人である。親しくなったことで、市価よりも安い値でバナナを購入できるようになったMGは、この卸商以外からバナナを滅多に購入しなくなった。

[事例3]

　雨期のある日C地区は強い風雨に見舞われた。C地区の一部では洪水によって道路が冠水し、また多くの家屋では、雨漏りや屋根が吹き飛ぶなどの被害を被った。MGも被害を被った。MGの隣家（2階建）の屋根瓦が吹き飛びその一部がMGの家（平屋建）を直撃したからである。その結果MGの自宅の屋根瓦が破損し雨漏りがはじまったのだが、平日のことでもありMGの夫が休暇をとって家の修理をするわけにもいかない[3]。そうかといって雨季に1週間も雨漏りを放っておけば、家屋が大きなダメージを受けることが容易に想像される。そこで呼び出されたのが近所に住む職人である。「みず知らずの他人よりも、顔見知りの知人に依頼する方が何かと信頼もできるし代金を圧縮できる」とMGはいう。MGによればこの修理費用は「良心的」な値段であった。

　いずれも卑近な例ではあるが、同様の調子でカンポンでは「助け合う」ことが、限られた資源で人びとが暮らすための智恵となっている。いうまでもなく、住民が万事をカンポンのなかで済ませることは不可能であるものの、目を凝らせば、カンポンのなかで人びとが行う「サービス」や「助け合い」の交換は日々の生活のなかで絶えず行われ、「隣人」あるいは、「隣人」のなかでもとりわけ親しい友人関係の存在が常に再確認されている。

　たとえば、MGの夫は保健省管轄のある機関に民間企業から出向している職員だが、職業柄、不要になった食品や洗剤等のサンプルを家に持ち帰ることがある。MGはこれらのサンプルを、家を訪れるポスヤンドゥの会計や書記に分け与えることがある。さらに、MGはケーキづくりを得意としている。とりわけ懇意にしている会計の求めがあれば、MGは実費でケーキを焼いたり、服の裾上げやサイズの調整を無料で行ったりしている。

　こうした「サービス」の見返りに、イスラム学習会（プンガジアン）に参加することの多い会計は、イスラム学習会で提供される軽食や菓子を時々MGに分配する。さらに会計の夫はジャカルタ中央郵便局に勤務しており、地方に荷物を送る場合には会計係の宅に荷物を持ち込めば済み、わざわざ郵便局の窓口に出向く必要がないとMGはいう。他方で、ポスヤンドゥの書記は自宅に池をもち、食用

鯉を飼育・販売しており、時折鯉を調理しMGらに振舞うことがある。

　友人関係の確認は、カデルの土産の交換にもみられる。インドネシアの地方出身のムスリムたちの多くには断食明けのルバランに故郷に帰省する習慣がある。カデルのうち、MGと特に懇意の友人たちは、それぞれが故郷に帰省した時に大量の地方の名産（クルプック（チップス）、トラシ（蝦ペースト）、ケチャップ・マニス（甘口醤油）等各地の名産）を持ち帰る。それを少量ずつ親しい友人に分配するのである。また、アリサン（頼母子講）で獲得した賞金で友人に振る舞うこともある。インドネシア各地でアリサンが行われているが、一般にその目的は貯蓄、親睦、信頼関係の醸成にあることが指摘されている。しかしMGの友人のように、RWやRTレベルのアリサンのように獲得金額が10万ルピア程度の小額である場合には、賞金の何割かを親しい仲間との飲み食い代に費やし、手元にはほとんど残さないという。ある時にカデルの1人がアリサンによって10万ルピアに満たない賞金を手にしたが、地域活動後に親しい友人数名に軽食を振舞うことに賞金を費やした[4]。奢られた側が次回、アリサンの賞金を獲得した場合、奢った側を含めたほぼ同じメンバーが集い、アリサンの賞金獲得者が軽食を奢るのである。そのたびに友人関係が再度確認されている。

　MGに限らず、カンポンの住民の多くが隣人との良好な関係を保つことに価値を置いている。無論それは、隣人に全てを期待するという態度ではなく、自分や家族に何かあった時に隣人の手を煩わせる必要性が生じるということを意識しているからである。筆者がインタビューしたC地区のあるカデルの夫（会社員）であるAGもこの点を強調していた。AGによれば自分たちはカンポンに暮らす貧しい人間（*orang miskin*）である。たとえば自分や家族が急に倒れ、病院に搬送する必要があっても、救急車を呼ぶ金がなかったり、輸送手段をもたなかったり、運転のできる家族が不在であるかもしれない。そうした場合に、自分たちには隣人に助けを求めることしかできないのだ、と。カンポンでは「隣人関係は非常に大切である」（*hubungan antara tetangga sangat penting*）。

第3節　カンポンの女性の暮らし

1. ポスヤンドゥ長と活動参加の背景

　次に、ポスヤンドゥ活動のリーダーであるポスヤンドゥ長（MG）を例として取り上げ、カンポンの女性が地域活動に参加する背景について探ってみよう。いうまでもなく女性の生活や地域活動への参加の程度は、その女性の社会階層やライフステージ、個人の背景の違いによって千差万別で一概に取り扱うことはできない。ポスヤンドゥ長は他のカデルと比べて地域住民とのネットワークが緊密であることが推察でき、「平均的」なカンポンのカデルの像としてポスヤンドゥ長を取り上げることは、必ずしも適切ではないかもしれない。とはいえ、配偶者の月収・職業・学歴やMGの学歴は、C地区内の他のカデルと大きな違いがあるようにはみえない。カデルの多くが「主婦」であるのに対してMGは自宅で洋裁業を営んでいるが、MGは大量の注文を受けほぼ毎日仕立業に励むというよりも、月に数回、時折馴染みの客から受ける注文に応じて時々思い出したようにミシンの前に座ったり、生地に型紙をあてたり、裾を纏ったりする程度である。したがって、就労するとはいえMGは「専業主婦」に近い生活を送っているといえる。

　ここでMGの生活史を簡単に記しておけば、MGは中央ジャカルタ市（Karet Tengsin）出身の46歳（2006年3月現在）の主婦で、会社員の夫（55歳）と会社員の長女、小学生の次女の4人で4LDKの一戸建てに暮らしている。タムリン通りに面するホテル建設のために出生地のカンポンがクリアランスを被り、1987年にC地区に転入し1990年にポスヤンドゥ活動にカデルとして参加しはじめた。経験や人柄をかわれて2001年にポスヤンドゥ長に就任し現在にいたっている（2006年3月現在）。

　MGがポスヤンドゥに参加しはじめた大きな理由は、長男（2006年3月現在、会社員でMGの自宅の裏に、2LDKの自宅に妻と長女とともに生活している）が零歳の時にポリオに罹患したことにある。当時MGはポリオに関する知識をすでにもっており、ポリオの予防接種のために長男をともない ある医療機関を受診したのだが、当日発熱していた長男は予防接種を延期せざるをえなかった。その直

表 8-1 MG 夫妻の地域活動への参加状況

日	RT/RW 関連活動	MG	MG の夫 (HS)		
			出勤時刻	帰宅時刻	特記事項
2月9日 (木)	・蚊対策の活動	・RW 内の子ども (小学生) のはしか入院手続き手伝い ・助産師養成校学生が訪問	不明	不明	—
2月10日 (金)	—	・助産師養成校学生の要請を受け、RW 内の妊婦探し (実習用) ・RT 内の住民の祝い事 (子どもの割礼祝) 参加 (10:00-21:00)	5:45	23:00	・月一回の特別残業 (子どもの割礼祝) 手伝い (9:30-21:00)
2月11日 (土)	—				
2月12日 (日)	—	・ポスヤンドゥ会計宅へ (朝) ・親族行事で東ジャカルタ市へ (10:00-18:00)			・妻の親族行事で東ジャカルタ市へ (10:00-18:00)
2月13日 (月)	—	・RW 長の妻が訪問	5:00	18:00	—
2月14日 (火)	—	・翌日に隣の RT で開催される披露宴の手伝い (調理：昼・夕方)	5:30	17:30	—
2月15日 (水)	—	・披露宴手伝い (10:00-18:00, 19:00-21:00。数名のカデルにも会う) ・RW 長の妻が訪問 (披露宴主催者の親類として)			・休暇をとり、隣接 RT の披露宴手伝い (10:00-18:30, 19:00-21:00)
2月16日 (木)	・ポスヤンドゥ書記が、町の地域保健センターにビタミン A 剤 (ポスヤンドゥ用) をとりに行く	・ポスヤンドゥ会計に電話 (朝) ・ポスヤンドゥ書記の家を訪問し、ビタミン A 剤を受領 (午後) ・ミニ・ポスヤンドゥ (17日間開催) 代表者に会う	5:40	17:40	—
2月17日 (金)	・RW 内の 2 箇所でビタミン A の投与を兼ねたミニ・ポスヤンドゥを開催 ・蚊対策の活動	・ポスヤンドゥで使用するコピーの作成 ・ミニ・ポスヤンドゥの手伝いと巡回 (午前中) ・ミニ・ポスヤンドゥを訪問がてら、ポスヤンドゥ長に月曜の会議参加の連絡	5:50	18:30	—
2月18日 (土)	—	・一日中在宅			
2月19日 (日)	・RT の道路修繕 (=奉仕活動：午前中)	・体操の会 (町内の別 RW で。5:45-8:30：カデル数名と RT 長に会う) ・近隣の母親に明日の活動についてふれまわる ・別 RT の助産師宅に赴き、翌日のポスヤンドゥに参加するよう要請する	一日中在宅		

第 8 章 カデルとカンポンの日常 247

日付					
2月20日(月)	ポスヤンドゥ(ビタミンA投与)	・ポスヤンドゥ会計、助産師の訪問(朝) ・RW長ポスヤンドゥ会計の訪問(朝) ・ポリオワクチンの受領と配布(町の地域保健センター:8:00) ・ポスヤンドゥ活動(9:00-12:30) ・夕方の大雨について近所の隣人とお喋り(夕方) ・ポスヤンドゥ会計から電話(私用:夕方) ・助産師の訪問。娘の誕生会のケーキ作りの要請(夜)	5:45	・RW長の妻から電話。RW長妻から電話。	18:30	—
2月21日(火)	—	・会計のための菓子づくり(朝～昼) ・助産師養成校の学生を連れRT内の妊婦探し(9:50-11:00) ・家族計画カデルから電話(11:30) ・会計に電話(14:30) ・会計宅に菓子を届ける(15:00-16:10)	5:50		20:30	—
2月22日(水)	・RWのアリサン	・RT長の妻から電話 ・RTのアリサン	5:50		19:10	—
2月23日(木)	—	・一日中在宅(家修理の隣人が来るため)	5:45		17:30	—
2月24日(金)	・蚊対策の活動 ・RTのアリサン	・一日中在宅(家修理の隣人が来るため) ・助産師から電話	5:50		18:15	・RT長訪問(翌日の道路補修について相談:18:55-19:30)
2月25日(土)	・RTの道路補修(8:30-14:00)	・RW長の妻から電話 ・隣人に道路補修について触れ回る(朝:コーヒー、砂糖、茶、タバコと人手の供出について) ・各ポスヤンドゥ会計への道路補修の連絡(ミニ・ポスヤンドゥ) ・書記が訪問(ワクチン保存用容器購入の連絡)	・道路補修参加(8:50-12:00 (14:00までだが午後は不参加))			・RT長訪問(翌日の道路補修について相談:18:55-19:30)
2月26日(日)	・ポリオワクチン投与のための準備	・ポリオワクチン投与準備のための奉仕活動(17:00-17:40)	・一日中在宅			
2月27日(月)	・ポリオワクチン投与	・カデルの差し入れのためのケーキづくり ・ポリオワクチンを地域保健センターへ書記とともに取りに行く(8:00) (5:30)	4:50		19:30	・早朝空港で上司を出迎える
2月28日(火)	・ポリオに関する会議	・ポリオに関する会議に投与会場のリーダーとともに参加(9:00-10:30) ・(同郡の別の町の)友人宅へ遊びに行く	5:45		20:20	—

日付			起床	就寝	備考
3月1日(木)	—	・ポリオ・ワクチン未投与の子どもがいないよう、他のカデルと地区内を巡回（会計、書記とともに：9:00-12:00） ・会計、書記とともに昼食を買いにRWへ ・会計と書記が家を訪問	6:00	20:50	—
3月2日(木)	—	・カデルの注文でケーキづくり（朝） ・RW内のカデルの家での共食礼に参加（12:30-16:00） ・同RTのカデルが家を訪問（16:30）	5:50	20:00	—
3月3日(金)	・蚊対策の活動 ・RTのアリサン	・蚊対策活動（9:00-12:00） ・RTのアリサン（16:30-17:30）	5:50	17:30	—
3月4日(土)	—	一日中在宅			
3月5日(日)	・RWのクルラハン委員選挙（夜）	・体操（6:00-8:30） ・ポスヤンドゥ会計、その他友人と別の市まで買い物と遊び（10:00-14:30）。途中アリサンで賞金を獲得した友人（ポスヤンドゥ参加者）に昼食をおごってもらう ・クルラハン委員選挙に参加（20:00-22:00）			・上司の運転手 (18:50～翌日1:50 (空港で上司を迎える)
3月6日(月)	・RTのミニ・ポスヤンドゥ ・ダサウィスマ・アリサン	・自宅でミニ・ポスヤンドゥ開催（10:00-12:00） ・隣人とお喋り（7:50-8:20） ・会計宅に立ち寄る（17:00）	6:50	19:30	—
3月7日(火)	—	・会計が訪問（おかずを届ける）	5:40	19:30	—
3月8日(水)	—	・RW長の妻が訪問	5:40	19:30	—
3月9日(木)	—	・蚊対策活動 ・RW長の妻の奢りで友人と食事（12:00-13:00） ・RWのアリサン（14:00-15:00）	5:50	20:50	—
3月10日(金)	・蚊対策の活動（町長の訪問間でRW幹部も参加） ・RWのアリサン	・他カデルと病気のカデルの見舞いのためカデルの奢りで食事時間（15:00-16:00） ・アリサンの賞金を獲得したカデルの奢りで食事（16:00-17:00）			
3月11日(土)	—	・会計のために菓子づくり（朝：アリサン用） ・外出（日中）			・一日中在宅
3月12日(日)	—	・体操（5:50-8:30） ・会計が訪問し、菓子の分配（15:30）			・一日中在宅
3月13日(月)	—	・ブカシの親類の家へ難しい物の注文をとりに行く（11:00-15:00）	5:00	20:30	・早朝空港で上司を出迎える

日付	活動	予定・出来事	起床	時刻	時刻	備考
3月14日(火)	—	・一日中在宅 ・カデルから電話(朝)	6:50	—	20:00	—
3月15日(水)	—	・会計に電話(朝) ・会計が訪問し、頼んでおいた服を受け取る(朝)	6:50	—	20:00	・帰宅前に親類の家に立ち寄る
3月16日(木)	町のPKKの月例会議	・PKK(町)の会議(10:00-12:30 他のカデルと会う)	6:50	—	19:50	—
3月17日(金)	・蚊対策の活動 ・子どもの成長コンテスト(郡地域保健センター)	・子どものコンテストについて、RWの女性から電話(朝) ・電話(RW長の妻、他カデル、RT長の妻等へ) ・コンテストに参加する母親と子どもの引率(9:00-11:30)	6:50	—	17:30	—
3月18日(土)	—	・一日中在宅 ・親族の術後の見舞い、親族宅訪問(10:30-20:30)				
3月19日(日)	—	・体操(5:45-8:30:カデルに会う) ・夫の親族の術後の見舞い、親族宅訪問(10:30-20:30)				
3月20日(月)	—	・一日中在宅	4:30	—	19:20	・早朝空港で上司を出迎える
3月21日(火)	・ポスヤンドゥ書記が訪問	(私用:料理の手伝い)	5:50	—	18:30	

出所:聞き取りと参与観察より筆者作成

後に、(ジャカルタの比較的貧困なカンポンで雨季にしばしばみられる光景であるが)洪水のために自宅周辺が浸水の被害を被った。その数日後、長男がぐったりしていることに気付いたMGが医師のもとを訪れると、長男がポリオに罹患したという診断を受けた。罹患当時、長男の体には特に変わったところはみられなかったが、成長とともに片足の萎縮が明らかになり、現在でも長男は片足をかばいながら歩いている。母親として、同様の苦しみを味わって欲しくないという気持ちからMGは、時間的余裕ができると保健活動のボランティアとして活動するようになったという。

もう一つの理由が、主婦として1日中家に籠もっていることに「飽き飽きした」(bosan／jenuh)からだという。そうして、家から「出たきり」で地域活動や友人とお喋りや会食に耽る自分たちの姿を、MGも友人のカデルも「留守をし通し(ただし直訳では歩き通しの意)」(jalan melulu)、外出先でお喋りの傍ら何かを食べつづける姿を「食べ通し」(makan melulu)と形容している。彼女たちいわく、仲間と「お喋り」をし「笑い」、「食べる」ことがストレ

ス発散である。

ちなみに、こうしたMGの2006年2月9日から3月21日までの約1ヶ月半の地域活動への参加状況と、同期間の夫の出勤時刻・帰宅時刻を記したものが表8-1である。2006年2月は、たまたまポリオ・ワクチンとビタミンA剤の投与が重なった月であったために、ポスヤンドゥ長であるMGの活動量が増えたことに配慮する必要があるものの、表8-1から、MGが頻繁に地域活動に参加し地域住民と交流していることが読みとれる。

2. カンポンの女性と育児

今日のC地区のカンポンの住民の多くが結婚や家の購入を契機にC地区に移動した転入者で、夫婦ともに、親や兄弟等の親族が比較的遠方に住んでいる場合が少なくないという。そうした世帯の女性にとって、日中子どもを親や兄弟に預けることは期待できない。しかも、インドネシアでは託児サービスがきわめて貧弱であり、しかも政府によるものは稀である。C地区には民間の幼稚園（TK、子どもの園）がある。しかし、この幼稚園は託児を目的としておらず、午前中に2時間程度子どもを受け入れるにすぎない。幼稚園の他にも地域によっては「プレイ・グループ」と呼ばれる、幼稚園入園前の子どもを受け入れる施設があるものの、同様に託児を目的としない施設であるという。

このように公的サービスがいちじるしく貧困なインドネシアではプライバタイゼーションが進んでおり、比較的経済的余裕のある世帯ではハウスメイドやベビーシッターを雇用する。ちなみに、C地区でハウスメイドを雇用した場合、少なくとも月30万ルピア以上がかかるという（2006年現在）。C地区のカデルの夫の多くが月収100万ルピア前後であり、仮にカデルがフォーマル・セクターで就労し、夫と同額の月収を得たとしても、月収から就業先までの交通費、就業先での食費を差し引くと、手元にはそれほど多くの金額が残らない。しかも、ハウスメイドと自分の家族との相性が必ずしも良いとは限らないというリスクがともなう。カデル本人が主婦業に専念したかったという場合も少なくないし、僅かな収入で家計を支えるよりも主婦業に専念して欲しいと願うカデルの夫も多い。こうした理由で、就労をつづけるよりも退職し家で子育てに専念することを、カンポンの女性たちは「選択」するのである。

今日のC地区のカデルのなかにも、結婚や出産前の就労経験のある女性は少なくない。しかしながら、妊娠期間の体調不良、満員のバスでの妊娠期間の遠距離通勤（すし詰めで座席を確保できないことが多いうえに、道路は渋滞している）に耐えられないこと、職場での妊婦の就労に対する不寛容、夫からの家事専念の圧力、出産後の育児の担い手問題等を理由に、フォーマル・セクターでの就労を断念した女性が多い（表8-2、8-3）。

3. カンポンの女性と就業

　自宅で可能な比較的フレキシブルな時間の使い方のできる仕事がしたいと結婚当初から考え、MGは洋裁業を選んだという。MGによれば、かつては今日よりも多くの注文が入ったのだが、今日ではその数が激減したという。服を仕立てるまで待つ必要のない、しかも廉価な既製服（特に中国製）が店先に並ぶようになり、あえて生地を購入して仕立てるよりも既製服を人々が選ぶようになったからだ、とMGは考えている。注文が少ないものの、比較的自由に時間を配分でき、自宅でできる現在の仕事にMGは満足している。

　カンポンの女性の多くが「専業主婦」であるものの、一部はMGと同様にインフォーマル・セクターでの就業者である。筆者はC地区の「専業主婦」であるカデルやその他の女性に「子持ちの既婚女性が一般企業や会社で就業することは難しいのか」と尋ねたことがあるが、彼女たちは即座に首肯した。日本の有配偶女性の雇用労働者のうち4割以上がパートタイマーで占められている（1997年）が、インドネシアのカンポンの女性にそうした選択の余地は全くない。

　フォーマル・セクターでのパートタイム労働という選択肢が残されていないカンポンの女性にとって、フォーマル・セクターでの就労は容易でない。もともと、彼女たちの多くが中学校卒や高校卒であり高収入が期待できる職業に就くことを望めない。さらに、日本では家事と就労を「両立」させる一つの手段となっているパートタイム労働への道が、インドネシアでは開かれていないために、フォーマル・セクターでの再就職も容易ではない。そのために、結婚や出産を機に退職した女性のうち収入を得ようとする女性の多くが、家事や育児の妨げにならない範囲で自宅でも可能なインフォーマル・セクターでの小事業をはじめる。一般的にはこうしたビジネスに携わる女性に職業を尋ねると「主婦」（*ibu rumah tangga*）

表 8-2　女性の職業に

番号	年齢	結婚・出産以前には家の外で働き続けたかった か[1]	理由	実際の経過	現在の職業	男児は将来収入を得る活動に従事した方がよいか[1]
①a	47	2	家の中で仕事をしたいと考えていた（外で働くことは、子どもを育てながらは難しい）。	結婚前から IFS での就労	主婦（洋裁師、菓子製造）	1
②a	31	不明	不明	不明	主婦（菓子製造）	1
③a	43	1	夫の許可を得られなかったから（「仕事は十分だ」といわれた）。	結婚前に離職	主婦	1
④a	50	2	子どもを育てながら仕事をすることは疲れるから。	結婚前に離職	主婦	1
⑥a	57	2	そもそも学歴が低いため、仕事を探すこと自体難しかった。	就業せず	洗濯労働者	1
⑦a	55	2	専業主婦になりたかった。	就業せず	主婦	1
⑧a	43	1	夫の許可を得られなかったから（銀行に就職後、1ヶ月で離職）。	結婚前に離職。IFS での就労	自営業（夫とともに）	1
⑨a	45	1	継続したかった。夫も賛成してくれた。しかし第1子が病弱だったため、子どもが1歳になる前に離職した。	出産後に離職	主婦	1
⑫a	49	1	経験・収入が得られるから。本当は仕事を続けたかった。しかし夫の許可が得られなかった。	結婚前に離職。IFS での就労	主婦	1
⑬a	53	2	外で就労するよりも自分の子どもは自分で育てた方がよいと考えた。	結婚前から IFS での就労	ケータリング、代行業	1
Xa	36	1	経験・給料が得られる。	妊娠中に離職（続けようと思ったが、妊娠中の気分の悪さに耐えられなかった）	信用貸し	1
Ya	45	2	夫は自分の好きなようにすればよいといってくれた。しかし朝から夕方まで家にいないというのでは、夫に申し訳ないし、子どもを育てることが困難であるため、離職した。	結婚前に離職	食堂	1
Za	36	2	妊娠中に満員のバスで通うことに体が持たない。そもそも勤務先（レストラン）の社長が、「妊婦が給仕をするのはおかしいし、家庭に入った方がよい」と勧めるので離職した。実際、子どもを育てながらの就業は困難。	結婚前に離職	主婦	1

出所：2004 年 8 月、2006 年 3 月調査より筆者作成
1) 1. はい、2. いいえ、3. その他（詳細）
IFS とはインフォーマル・セクターのことである

対する意識（カデル）

理由	望ましい職業は何か	理由	女児は将来収入を得る活動に従事した方がよいか[1]	理由	望ましい職業は何か	理由
家族に対する責任がある	公務員	保証されている（年金）	1	夫を支援するため	学校教師（小学校、中学校、高校）	半日勤務であり、仕事と家庭の両立ができる
家族に対する責任がある	何でもよい	—	1	NA	学校教師	家庭と仕事の両立ができる
家族に対する責任がある	公務員	将来を保証されている（健康保険、年金）	3（両方）	学歴が高ければ働いた方がよい	公務員	将来を保証されている（健康保険、年金）
家族に対する責任がある	公務員	将来を保証されている（健康保険、年金）。出勤しなくとも給料が差し引かれない	3(子ども次第)	知識、友人、収入を得られる	公務員	将来を保証されている（健康保険、年金）。出勤しなくとも給料が差し引かれない
家族に対する責任がある	何でもよい（halalである限り）	—	1	NA	教育に応じたものであればなんでもよい	何でもよい（halalである限り）
家族に対する責任がある	何でもよい	—	1	夫を支援するため。収入と経験が得られる	何でもよい	—
家族に対する責任がある	自営業	他人の上に立てる	1	家族に対する責任がある	自営業	他人の上に立てる
家族に対する責任がある	公務員	のんびり仕事ができる	3（分からない）	自分には男児しかいないから	分からない	自分には男児しかいないから
家族に対する責任がある	何でもよい	—	1	NA	何でもよい	
家族に対する責任がある	自営業	自立できる	1	家族に対する責任がある	自営業	自立できる
家族に対する責任がある	公務員	保証されている（健康保険、年金）	1	知識、収入を得られる	公務員	保証されている（健康保険、年金）
家族に対する責任がある	何でもよい	—	1	理由ではないが、教育に応じて仕事をすべき	オフィスでの仕事	NA
家族に対する責任がある	公務員	将来の保証がある（年金）	1	収入が得られる	公務員	年金がある。のんびり仕事ができる。時間が自由になる

表 8-3　女性の職業に対

番号	結婚/子どもを持った時に妻に仕事を辞めるよう頼んだか[1]	理由	男児は将来収入を得る活動に従事した方がよいか[1]	男児にとって将来望ましい職業は何か	理由
①b	2	後で収入が得られるように。ただし家庭の中での就労のみを許可した（洋裁、菓子づくり）	1	重労働でない自営業	疲れないから
②b	2	妻次第	1	何でもよい	—
③b	2	妻次第	1	公務員	のんびり仕事ができる
④b	1	家族を残して仕事をしてはいけない	1	公務員	将来と仕事が保証されている
⑥b	1	家族の世話で忙しくなるから	1	自営業	時間が自由に使える
⑧b	2	そもそも仕事を持っていなかった	1	オフィスでの仕事	—
⑨b	1	夫と子どもの世話をしなければならない（許可しない）	1	民間企業（外国資本）	給料、保証、医療施設が整っている（公務員は給料が低い）
⑫b	1	子どもの健康状態が良くなかった。当初は就労に賛成していたが、家庭で子どもの面倒を見たり、家事をしたりする者がいないので、子どもの病気を機に、離職をもちかけた。ハウスメイドを使えば、妻の給料は無くなってしまう。就労を続けても疲れるだけ損だ	1	技術職であれば何でもよい	求職が多い。職種も多い
⑬b	NA	NA	1	何でもよい	—
Xb	2	自営業であったため、特に禁止せず	1	自営業	自由で、成長・進歩できるから
Yb	2	妻次第	1	何でもよい	—
Zb	1	職場が遠いので、体のためにも辞めた方がよいと諭した	1	オフィスでの仕事	疲れないから

出所：2004 年 8 月、2006 年 3 月調査より筆者作成
1) 1. はい、2. いいえ、3. その他（詳細）
⑦b については本人が死去しているために記載せず
IFS とはインフォーマル・セクターのことである

する意識（カデルの夫）

女児は将来収入を得る活動に従事した方がよいか[1]	理由	女児にとって将来望ましい職業は何か	理由
1	夫の支援をする。ただし家庭でできる仕事に限る（洋裁、散髪、菓子づくり）	IFS（洋裁、散髪、菓子作り）	家庭が大切だから
2	夫の世話をする	—	—
1	NA	公務員	のんびり仕事ができる
2	家族を残して仕事をしてはいけない	—	—
1	夫の支援をする	オフィスでの仕事	身体的に疲れない
2	夫に仕事があるならば、専業主婦でよい	—	—
2	収入を得るのは夫の責任である	—	—
3（両方）	給料が十分（月300万ルピア）あれば1（はい）、普通の給料であれば家庭に入った方がよい。家族のためになる	オフィスでの仕事、もしくは教師	女性にとって重労働ではないから。女性は教育に向いているから
1	自分で収入を得られるから（子どものためにも使える）	教師	就労時間が短い
1	NA	自営業	自由で、成長・進歩できるから
1	将来のため（夫が死去するなど）。他人に頼っていてはならない	公務員	休んでも給料を引かれない。年金、健康保険がある。オフィスでの仕事であり重労働ではない
1	家族の収入の足しになる。知識が得られる	オフィスでの仕事	身体的に疲れない

とか「仕事をしていない」（*tidak bekerja*）と回答するのだが、詳しく聞いてみると主婦であるものの随時小事業に携わる女性が少なからず紛れ込んでいる。C地区のカデルのなかには、洋裁師や菓子づくりや料理づくりを時々請け負う女性、披露宴等パーティー向けのケータリング業、洗濯婦、チップス（クルプック）製造、信用貸し、小学校で昼限定の食堂を開く女性などがいる。カデル以外のカンポンの女性のなかにも、朝だけ軽食（揚げ物、菓子）や朝食（ナシ・ウドゥック、粥）を販売する者、近所でアイロンがけを請け負う者、おかず販売を行う者、自宅の軒先での日常品の販売（*warung*）をする者等がみられた[5]。

4．カンポンの男性

ここまでカデルである MG の日常に着目してきたが、その夫は何をしているのだろうか。参考までに触れておけば、MG の夫（HS）は現在複数の病を患っており、カンポンの活動から「リタイア」しているという。病気が発症する以前には積極的に RT や RW 活動に参加し役職にも就任してきたが、現在では一部の行事を除いてほとんど参加しないという。

そもそも HS の出勤時間は午前 5 時台が多い。若干の差はあれ、こうした早朝出勤は HS に限らず、ジャカルタ中心部に通勤する会社員に多くみられるパターンである。HS のオフィスはジャカルタ中心部にあり、早朝の渋滞していない時間帯であればバイクで自宅から片道一時間弱の場所にある。病気でなくとも MG の夫のような通勤時間と出勤時刻を考えると地域活動に平日コミットする時間的余裕はあまり残されていない。

しばしば、RW 長等の RW 幹部が公務員である場合が少なくないということが指摘されてきた。その一つの理由は、スハルト体制と公務員数増加の関連にあると考えられる。さらに、RW の運営に一定の事務処理能力が求められるため、事務作業に慣れている公務員の方が都合がよいということが考慮されているともいわれる。加えて、もう一つの理由として、時間と給与の問題があるようにみえる。RW 長や RW の幹部は、RW レベルでしばしば実施される行事に、たとえ平日であっても出席することが期待される。特に、町長や郡長その他の来客のある行事であれば RW 幹部は仕事を休んで参加せざるをえない。民間企業の社員であれば有給休暇以外の欠勤は給与から差し引かれるが、公務員であれば比較的融通がき

き、給与も差し引かれないという。

第4節　むすび——保健活動と住民のネットワーク——

　本章では、ポスヤンドゥ活動自体の分析からは若干距離を置き、特にポスヤンドゥ長を中心にポスヤンドゥ活動への参加理由と活動の効用、実利性に着目してきた。カデルの目線でカデルの生活やライフコースを前提としてポスヤンドゥ活動を眺めるならば、地域社会のなかでポスヤンドゥ活動が、「強制」や「義務」を超えた意味と機能をもつことをうかがい知ることができる。活動が地域活動の磁場として機能していること、実利的な「相互扶助」の側面があることも見逃されるべきではないだろう。

　とはいえ、リーダーや中心的なカデルの「語り」に照準を定めるだけでは片手落ちになるだろう。女性が「主婦」化し、インフォーマル・セクターでの就労を「選択」せざるをえない構造的な不平等の存在を見抜いたうえで、リーダーと親しくないカデルの階層性や、サービスの受け手である「母親」にも眼差しを注ぐ必要があろう。女性たちの「語り」に耳を傾け、カンポンのコスモロジーを「内から」記述することに意義があるものの、彼女たちの階層的位置と構造的布置をたえず意識することを忘れてならないことはいうまでもない。

《注》
1）ただしごく一部の貧困者を対象とする健康保険制度の構築が試みられてはいる。
2）管見の限り、カンポンのワルンの店主の多くは、特別な医療教育を受けたこともなければ医療的資格をもつわけでもない近隣の住民である。
3）民間企業に勤めるMGの夫が休暇をとれば、即座に収入減となって世帯収入に跳ね返ってくるからである。
4）筆者が観察した時には、鶏そば（mie ayam）や肉団子のスープ（bakso）であった。
5）インフォーマル・セクターへ参入する背景には、当然収入の増加という目的がある。とはいえ、C地区のカデル13人（表8-2、第9章も参照）のうち切迫した経済的理由に突き動かされて就労している女性は1人でしかない。むしろ、時間の活用といった意味合いが強い。聞き取りによれば、ボランティアに就任した女

性の多くは結婚や出産以前の就労経験をもつ（経験有：10人、経験無：2人、不明1人）。その多くがフォーマル・セクターで就労していたが、育児や周産期の体調不良、夫の同意を得られないこと、子どもの病気等を理由としてフォーマル・セクターから退出している。これらの女性は、基本的には家事（特に育児）の責任を収入の獲得に優先させることが大切であると考えている。さらに、概して彼女たちの学歴は特に高いわけでもなく、また再就職に有利なスキルも獲得しておらず、このこともフォーマル・セクターからの退出の一因となっている。

　しかし、子どもの成長とともに彼女たちは時間をもてあますようになる。この「退屈な」時間を活用し、わずかなりとも収入を得るために、一部の女性はインフォーマル・セクターに参入する。インフォーマル・セクターで就労する女性たちによれば、一つのメリットは収入増である。しかしそれにもまさる利点が、時間の有効利用にあるという。さらにインフォーマル・セクターには、ライフコースに合わせて事業を立ち上げ／中断したり、就労時間を調整したりすることを可能にする、フレキシビリティがある。まさにこのことこそがカンポンの既婚女性のライフコースに適合的な就労を可能にするのである。

第9章

サービスの受け手

第1節　はじめに

　ここまで、ポスヤンドゥ活動のボランティア（＝サービスの提供者）であるカデルに着目してきた。反面、サービスの受け手（5歳未満児と既婚女性）については意図的に視野の外に置いてきた。しかしながら、ポスヤンドゥ活動に参加する「住民」はサービスの提供者に限定されない。サービスの受け手（以下では「受け手」と略称する）も、活動に参加する住民の一人である。そこで本章では「受け手」として、ポスヤンドゥ活動に参加する5歳未満児の母親たちに光をあててみたい[1]。

　もっとも、C地区のポスヤンドゥ活動を利用する5歳未満児は約350人（第3章）おり、毎月ポスヤンドゥ活動に参加する5歳未満児ですら50～100人いる。調査の便宜上、第一に2箇所の隣接するRT（X地区とY地区）に居住し、第二にポスヤンドゥ活動にほぼ毎月参加する5歳未満児の母親30人（各地区15人）に対象を絞った。聞き取りは、2006年3月18日に実施した[2]。両地区に住むカデルとRT長の見解によれば、一方のX地区は元々チブブール町に住んでいたブタウィ人が多く居住し、親族関係にある住民が多い地域であり、もう一方のY地区は他地域からの流入者が多い地域であるということであった。とはいえ、少なくとも以下の聞き取りの結果からは、その違いはあまり明確にはならない。

　本章のねらいは、カデルとの比較における「受け手」の特徴を明らかにすることにある。より具体的な問いとは、第一に「受け手」はどのような特徴をもつ人びとであるのか、第二に「受け手」はポスヤンドゥ活動をどのように認識しているのか、第三に、第一の点とも関連するのだが、特に世帯収入と職業において、

カデルと「受け手」の間に階層差がみられるのか、の三点である。

まず第二点についていえば、上述のとおり、前章まで本書はポスヤンドゥ活動に対する住民の眼差しの把握、つまり活動に対する住民の側からの逆照射を試みるという意図のもとで、カデルに照準を定めてきた。しかし、活動に参加する住民はカデルだけではない。サービスの受け手もまた重要な参加者である。そこで、「受け手」がポスヤンドゥ活動に対してどのような眼差しをもつのか（課題2）という課題が立ち現れる。とはいえ、そもそも「受け手」がどのような住民であるのか、特にカデルとの対比を意識しながらその特性を明らかにしなければならない（課題1）。さらにそれは、第7章で導き出した、ポスヤンドゥ活動を通じた「学習」やネットワークの拡大が、特定の階層に限定されるのかという問題に連動する。ここでカデルと「受け手」の階層的差異の判別という第三の課題が提起される。これらの課題の背景にあるのは、本書における前章までの議論においてカデルに焦点を置いたために、「受け手」に対する眼差しが欠如していたことがある。つまり、ポスヤンドゥ活動が上述の意味での「エンパワーメント」機能をもつとはいえ、その機能はボランティアに限定されたものではないのか、とすればポスヤンドゥ活動は階層的な格差や不平等を内包するものではないのか、という疑問である。したがって本章では、地域保健活動に参加するカデル（サービスの提供者）とサービスの「受け手」である5歳未満児の母親との間の格差・不平等の有無を明らかにすることを課題とする。

以下では、まずC地区のカデル、特に属性の詳細が明らかになった中心的カデルとの比較において「受け手」の基本的属性を提示し（第2節）、さらにポスヤンドゥに対する「受け手」の眼差しを概観する。その後に、先行研究でカンポンにおける階層性がどのように取り扱われてきたのか整理し、階層性概念の手がかりを得たうえで、カデルと「受け手」の階層性について考察する（第3節）。カデルといってもここで比較するのは、詳細なデータが得られた中心メンバー（13人）である。ここではカデルと「受け手」の差異について明らかにするために、13人という限られた人数には大幅な制約があることを認識しながらもあえて比較を試みる。なお、以下本章ではこの13人のカデルについては特に「カデル」と表記する[3]。なお「カデル」も「受け手」も全員がムスリムである。

第2節 「受け手」の属性とその眼差し

1. 「受け手」の属性

（1） 出身地と民族

　そもそも「受け手」とはどのような人びとなのだろうか。聞き取り以前にあらかじめ明らかになっているのは、「受け手」がX地区かY地区に居住する既婚歴のある女性であり、少なくとも1人以上の5歳未満児が家庭にいるということである。

　第一に、出身地について検討すると、「受け手」夫妻と「カデル」夫妻全般について非常に大雑把な言い方をすれば、「チブブール町」「チブブール町を除くジャカルタ」「ジャカルタを除くジャワ島」（西ジャワ州、中部ジャワ州、東ジャワ州、バンテン州）がそれぞれ約3分の1を占めている。ただしより詳しくみると、「受け手」夫妻は、「カデル」夫妻よりも町内出身者の割合が多いことが分かる（表9-1）。「カデル」は「受け手」より「チブブール町」が少なく（「カデル」

表9-1　「受け手」夫妻と「カデル」夫妻の出身地

出身地	「受け手」(人)	(%)	「受け手」の夫 (人)	(%)	「カデル」(人)	(%)	「カデル」の夫 (人)	(%)
チブブール町	9	30.0	9	30.0	2	15.4	4	30.8
チブブール町を除くジャカルタ	9	30.0	6	20.0	6	46.2	3	23.1
西ジャワ州	5	16.7	2	6.7	3	23.1	2	15.4
中部ジャワ州	3	10.0	6	20.0	2	15.4	3	23.1
バンテン州	1	3.3	1	3.3	0	0.0	0	0.0
東ジャワ州	1	3.3	2	6.7	0	0.0	0	0.0
西スマトラ州	2	6.7	1	3.3	0	0.0	1	7.7
北スマトラ州	0	0.0	2	6.7	0	0.0	0	0.0
不明	0	0.0	1	3.3	0	0.0	0	0.0
計	30	100.0	30	100.0	13	100.0	13	100.0

出所：聞き取りより筆者作成

表 9-2 「受け手」夫妻と「カデル」夫妻の民族

民族	「受け手」(人)	(%)	「受け手」の夫 (人)	(%)	「カデル」(人)	(%)	「カデル」の夫 (人)	(%)
ブタウィ	9	30.0	4	13.3	4	30.8	3	23.1
スンダ	4	13.3	4	13.3	4	30.8	3	23.1
ジャワ	8	26.7	7	23.3	4	30.8	4	30.8
中国	0	0.0	0	0.0	0	0	1	7.7
ミナンカバウ	2	6.7	1	3.3	0	0.0	0	0.0
バタック	0	0.0	1	3.3	0	0.0	0	0.0
パダン	0	0.0	0	0.0	0	0	1	7.7
ブタウィースンダ	1	3.3	3	10.0	0	0.0	1	7.7
ブタウィージャワ	3	10.0	3	10.0	1	7.7	0	0.0
ブタウィー中国	0	0.0	1	3.3	0	0.0	0	0.0
ブタウィーミナンカバウ	0	0.0	1	3.3	0	0.0	0	0.0
ジャワースンダ	2	6.7	0	0.0	0	0.0	0	0.0
ミナンカバウースンダ	0	0.0	1	3.3	0	0.0	0	0.0
不明	1	3.0	4	13.3	0	0.0	0	0.0
計	30	100.0	30	100.0	13	100.0	13	100.0

出所:聞き取りより筆者作成

表 9-3 「受け手」夫妻と「カデル」夫妻の最終学歴

学歴	「受け手」(人)	(%)	「受け手」の夫 (人)	(%)	「カデル」(人)	(%)	「カデル」の夫 (人)	(%)
小学校	3	10.0	3	10.0	3	23.1	2	15.4
中学校	6	20.0	4	13.3	3	23.1	1	7.7
高校	19	63.6	19	63.6	6	46.2	9	69.2
専門学校・短大	1	3.3	3	10.0	0	0.0	1	7.7
大学	1	3.3	0	0.0	1	7.7	0	0.0
不明	0	0.0	1	3.3	0	0.0	0	0.0
計	30	100.0	30	100.0	13	100.0	13	100.0

出所:聞き取りより筆者作成

15.4％。「受け手」は30.0％)、逆に「チブブール町を除くジャカルタ」が多くなっている（46.2％)[4]。

　第二に、民族について確認してみよう。ジャカルタのような流入者が多く、様々な民族が居住する地域では、出身地と民族が必ずしも一致しないことが少なくない。「受け手」「カデル」夫妻ともにジャワ島に多くみられる民族（ブタウィ人、スンダ人、ジャワ人）が多数を占めている（表9-2）。これらの他に、スマトラ島にみられる民族（バタック、パダン、ミナンカバウ）や中国系がいることが分かる。このことは、「受け手」も「カデル」も特定の民族に限定されるということを意味するのではない。むしろ、調査地のなかで、ブタウィ人、スンダ人、ジャワ人をマジョリティに、スマトラ島の民族をマイノリティとして、様々な民族が生活しているということを示している。

(2) 年齢

　年齢（2006年末現在）については、「受け手」も夫も20代（「受け手」13人、夫6人）と30代（「受け手」15人、夫20人）が中心となっており、若干の40代を含んでいる（「受け手」2人、夫4人）となっている。カデルは30代から50代（特に40代から50代）を中心として構成されていたことを鑑みると、「受け手」が「カデル」（30代3人、40代6人、50代4人）より若年者であることが分かる。夫についても同様である（「カデル」夫、30代3人、40代と50代それぞれ4人、60代2人。ただし死去の1人については、仮に存命していた場合の調査時の年齢として算出）。

(3) 学歴

　最終学歴は「受け手」夫妻も「カデル」夫妻もそれぞれ、高校卒業が中心となっている（「受け手」と夫ともに19人、63.3％)。つづいて中学校卒業（「受け手」6人、20.0％、夫4人、13.3％)、小学校以下（「受け手」と夫ともに3人、10.0％)、専門学校・短大卒業（「受け手」1人、3.3％、夫3人、10.0％)、大学卒業（「受け手」1人、3.3％、夫0人）となっている[5]。その差は大きくないものの、「カデル」夫妻の方が「受け手」夫妻よりも若干、小学校卒（「カデル」については中学校卒も）の割合が多い（表9-3）。また、「カデル」については「高校

卒業」の割合が「受け手」より少ない。これらについては、両者の階層的な違いというよりもむしろ、年齢による教育程度の差であることが推測できる。インドネシアの教育インフラはスハルト政権期以降に一層の拡充をみた。したがってより高齢の「カデル」がより若年の「受け手」より教育程度が低いのは年代による差とみることができる。とはいえ、「カデル」の夫については、小学校以外についてはほぼ「受け手」の夫とほとんど差がないため、逆に年代的な背景を鑑みると学歴が高いともいえる。

(4) 子ども

当然、「受け手」は少なくとも1人以上の5歳未満児をもつ女性である。調査時点（2006年2月）において「受け手」のうち26人（86.7％）が1人の、3人が2人の、1人が3人の5歳未満児を養育している。これに対して「カデル」で5歳未満児をもつのは8.7パーセント（1人）のみである。

2. ポスヤンドゥ活動に対する「受け手」の眼差し

カデルたちはポスヤンドゥ活動を地域に必要なものであると認識している（第6章・第7章）。これに対して、サービスの「受け手」たちは活動をどう捉えているのだろうか。この点について検討する前に、「受け手」の参加年数、参加の媒介者について明らかにしておこう。まず、「受け手」がポスヤンドゥ活動に参加しはじめた年を尋ね、2006年までの参加年数を算出してみた。すると、6割弱が5年未満（56.7％、17人）、4割強が5年以上であった（うち10年未満が23.3％（7人）、10年以上が20.0％（6人））。5年以上参加しているということはすなわち、少なくとも2人以上の子どもを活動に参加させてきたということを意味している。次に、媒介への参加を促した人物を尋ねると、「受け手」の大半が、「カデル」と回答している（22人、73.3％）。2人（6.7％）が「自らの意志」であり、残る20.0パーセント（6人）が、PKK（RT）長、「受け手」を含むその他住民である。このことから、カデルが活動を促す重要なアクターになっていることが読み取れよう。

次に、「受け手」の活動に対する眼差しについて検討してみよう。第一に、「受け手」は、子どもの健康状態の改善もしくは維持を目的として活動に参加してい

る[6]。第二に、実際に「参加のメリットがあるか」という問いに対しても全員が「ある」と回答している。具体的には、参加理由と同じく、子どもの健康維持・改善あるいは健康状態について知ることが主たるもので（「子どもの健康」、「無償でビタミンがもらえる」）、1人が健康に関する知識の獲得をあげている（「ビタミンの種類について知ることができる」）。以上より、C地区においては、「参加者」は活動に対して肯定的な評価をしていることが読み取れる。したがって、「C地区にポスヤンドゥ活動は必要か」という問いに対して、「受け手」全員が「必要だ」と答えているのは当然の結果であるようにみえる。第三に、上記の評価を下す反面、活動に好ましくない要素をみてとる「受け手」もいる。「活動のなかで好ましくないことがあるか」という問いに対しては、7人（23.3％）があると答えている。それはたとえば、「予防接種がしばしば実施されない」とか、「卵や緑豆の甘い粥などの補助食の配分が均等でない」、「情報提供が不十分である」「サービスが不十分である」「（カデルから住民への）指導が不十分である」「カデルが親しくない」などである。

　要するに、「受け手」はポスヤンドゥ活動を、子どもの健康状態の維持・改善に役立つ、地域に不可欠な、好ましい活動とみている。ただし、一部の「受け手」は、活動の有用性を認識しながらも、サービス内容やカデルの対応に対する不満もみせている。なお、住民は活動の実施責任の所在を、カデル（14人、46.7％）あるいは住民（12人、40.0％）としていることから、ポスヤンドゥ活動を行政の活動というよりも、地域で実施する活動として認識していることが観てとれる[7]。

第3節　「受け手」とカンポンの階層性

1. 階層性区分の指標

　次に、ポスヤンドゥ活動のサービスの「受け手」とサービスの提供者の間の階層性について考えてみたい。その際、あるインフォーマントの次のような語りが一つの手がかりになるようにみえる。かつて筆者は、カデルの1人になぜカデルとして活動するようになったのか、その理由を尋ねたところ、「マシプ（mampu）

の間は、住民を支援したい（"ingin membantu masyarakat selama saya masih mampu"）という答えが返ってきた。「マンプ」とは「能力がある、力がある、できる、裕福な、金持ちの」という意味があるのだが（大学書林『インドネシア語辞典』）、ここでは経済的な意味合いをもって使われている[8]。この「マンプ」という言葉を用いて、第1節で提示した課題3（カデルと「受け手」の階層的差異の判別）を表現すれば、果たして、ポスヤンドゥ活動において、「豊かな人びと」（マンプ）が「豊かでない人びと」（kurang mampu）を支援する、という構造が存在するのか（課題3-1）、そしてそもそも「マンプ」と「マンプでない人びと」とはそれぞれどのような人びとを意味するのか、ということになろう（課題3-2）。

繰り返しになるが、本書の調査対象地はすべてカンポンと呼ばれる、都市住民の住宅地である。したがって、階層性について考えるうえでは、カンポンの階層性に関する先行研究が一つのヒントとなろう。カンポンのなかでの階層性について、先行研究のなかでも少なからず取り上げられてきた。そこで本節ではまず、カンポンの階層性に関連する先行研究を利用しながら、そのなかで階層性がどのように捉えられているのか、そして本章でどのような指標を用いるのが適切であるのかについて手がかりを得たい。

インドネシアのカンポンの階級・階層分析で用いられることが多い指標は職業である。インドネシアの「新秩序」以降の階級構造について今野は、カンポンには新中間層を含む中間層（民間企業ホワイト・カラー、コンサルタント専門家、公務員・軍人、中小商業・中小製造業主）と大衆（農民、職人、労働者、雑業層）という二つの階層が存在し、特に中間層のうちの中層と下層部分が「カンポンのリーダー層になっている」という（今野 1999：312-13, 324）[9]。言い換えれば、中間層には、いわゆるホワイト・カラーと中小商業・中小製造業主が、そして大衆にはいわゆるブルー・カラーと農民、職人、雑業層が含まれる。

しかし、この指標に問題がないわけではないし、そもそも「カデル」と「受け手」本人による職業比較は容易でない。後者についていえば、第一に「カデル」と「受け手」の少なからずがいわゆる「専業主婦」であるために、職業分類による比較が難しいこと、第二に職業をもっている女性であっても、フルタイムの労働をしている女性がほぼみられないことにある[10]。したがって、職業による比較は、「カデル」と「受け手」本人ではなくその夫（配偶者）によることにする。

さらに指標自体についても、三つの問題がある。第一に、雑業層とは具体的に何を指すのか明確ではない。第二に、中小商業・中小製造業主といっても、大規模な商業・製造業主を、インドネシアでしばしばみられる小規模な行商、自宅の一角を利用して雑貨点を経営する者、自家製の菓子、あるいは米飯や総菜を小規模に販売している者と並列させるのは、明らかに不適切である。むしろ、そうした零細自営業（商業・造業を含む）主はここでは大衆カテゴリーに統合する方が適切であろう。

第三に、ホワイト・カラーとブルー・カラーを具体的にいかに区分するのかが不明確である。さしあたり本章では、「カデル」と「受け手」の夫の調査時現在の職業を、SSM の職業分類（8分類）に依拠して分類した。日本社会の分析ではしばしば職業分類として、従業上の地位と企業規模とを反映させた SSM の総合8分類を利用する［直井・盛山 1990］。「カデル」と「受け手」に対する聞き取りのなかで、筆者も企業規模を聞きだそうと試みた。しかし、「分からない」という回答が多く、有効な結果を得ることができなかった。そこでここでは、企業規模を問わずに、職業8分類を用いた。職業8分類を用い、対象者の職業を専門、管理、事務、販売、熟練、半熟練、非熟練、農林に8分類した後に、専門・管理・事務・販売をホワイト・カラー、熟練・半熟練・非熟練をブルー・カラーに区分けした[11]。

こうして導出した中間層―大衆の区分を以下では一つの指標として利用するのであるが、カデルと「受け手」の収入や就業状況、世帯収入、耐久消費財の所有などについても補足的に検討する。というのは、一般的にポスヤンドゥ活動には比較的貧しい世帯の女性が参加するといわれている。要するに課題3の検討というのは、この言説の妥当性について確認する作業でもあるからである。なお、収入については、「カデル」と「受け手」本人による収入を示しながらも、本人と夫の合計収入を比較することにする。

2. 職業と収入にみる階層性

（1）職業

「カデル」の 53.8 パーセント（13人中7人）、「受け手」の 13.3 パーセント（30人中4人）が有職者である。両者の夫については、「カデル」の夫の 69.2 パ

表 9-4　カデルの職業

番号	出生年	出身地	最終学歴	結婚年(年齢)	子ども数	第一子出産年(年齢)	末子出産年(年齢)	結婚前の職業(年(年齢))*	結婚後の職業(年(年齢))*
①	1959	ジャカルタ(中央)	中学	1977(18)	3	1978(19)	1995(36)	1976(17)-現在：洋裁師	同左(洋裁師)→？—現在；菓子製造
②	1975	ジャカルタ(C)	高校	1994(19)	2	1997(22)	2003(28)	不明	不明—現在：缶ミルク販売と菓子製造・販売
③a	1963	ジャカルタ(東)	中学	1985(22)	3	1986(23)	1995(32)	1980-85(17-22)：自動車ピストン製造工場・工場労働者	無
④a	1956	ジャカルタ(C)	小学校	1975(19)	5	1975(19)	1990(34)	1973-75(17-19)：薬局・レジ係	無
⑥a	1949	ジャカルタ(東)	小学校	1968(19)	8	1969(20)	1982(32)	無	1996年(47)-現在洗濯労働者
⑦a	1951	ジャカルタ(東)	小学校	1967(16)	7	1968(17)	1981(30)	無	無
⑧a	1963	西ジャワ州	大学	1987(24)	3	1988(25)	2000(37)	1983-87(20-24)頃：衣類・自動車関連用品等の販売(自営)→1987(24：1ヵ月)：銀行・職員	1993-96(30-33)：文具・事務用品等販売(自営)→1997-99(34-36)：母親のレストラン・会計係→2006-(43)：夫の事業(材木等販売)の手伝い
⑨a	1961	中部ジャワ州	中学	1984(23)	3	1984(23)	1997(36)	1974-76(13-15)：両親の農業手伝い→1978-84(17-23)：助産院・助産師手伝い	1984(23)：助産院・助産師手伝い
⑫a	1957	西ジャワ州	高校	1980(23)	5	1982(25)	1991(34)?	1977?-80(20-23)：薬局・薬剤師補助	1982(25)：ブタウィ風スープ店(5人で)→1987-88(30-31)：煎餅製造・販売(5人を使う)→1995-96(38-39)：肉団子スープ(bakso)販売→2005(48：1ヵ月)：食堂手伝い
⑬a	1953	ジャカルタ(北)	高校	1973(20)	13	1974(21)	1996(43)	1972-73(19-20)頃：倉庫会社社員→1973-(20-)頃：自営業(倉庫業)	1973-80(20-27)頃：自営業(倉庫業)→1980頃-90(27-37)頃：ケータリング(単独で昼食を調理・配達)→1990年(37)頃-現在：ケータリング(5人で)→1990年(37)頃-現在：代書業
Xa	1970	西ジャワ州	高校	1992(22)	2	1993(23)	1997(27)	1990-92(20-22)：靴縫製工場・工場労働者	2003-現在(33-)：信用業
Ya	1970	ジャカルタ(南)	高校	1996(26)	3	1996(26)	2001(31)	1988-95(18-25)：レストラン・給仕係	無
Za	1961	中部ジャワ州	高校	1985(24)	2	1986(25)	1995(34)	?-1985(24)：服飾店・店員	1990-94(29-33)：学校の食堂キオス→1995-現在(34-45)：会社の食堂(warung)

出所：聞き取りより筆者作成

＊主婦を除く

これ以前に行った調査結果（第6章）と若干異なるものもあるが、回答者の記憶が曖昧であるものについては、基本的に2006年調査に従った

出身地は州別。ただしジャカルタについては詳細（東・西・南・北・中央）はそれぞれ「市」をあらわすCと記したものはチブプール町

年齢については「出来事のあった年―誕生年」

？：回答者の記憶が曖昧であるもの

第9章　サービスの受け手　269

表9-5　「カデル」の夫の職業

番号	出生年	出身地	最終学歴	父親学歴	父親職業	職業（年（年齢））
①b	1950	中部ジャワ州	高校	中学	チーク材船舶製造（自営業）	1970-73（20-23）：木造造船会社・監督（親族経営）→ 1973-80（23-30）：建設会社・クレーン等機材修理→ 1980-現在（30-）：製薬会社（倉庫・管理等様々）
②b	1970	ジャカルタ（C）	高校	中学	農業（自営）	1993-現在（23-）：乳製品製造会社・生産工場労働者（3シフト）
③b	1958	ジャカルタ（東）	高校	DK	公務員（郵便局）	1977-78（19-20）：魔法瓶製造工場・製品仕上げ（美化）→ 1978-現在（20-）：公務員（郵便局）・物流
④b	1954	ジャカルタ（C）	高校	DK	DK	1970-現在（16-）：公務員（ジャカルタ特別区）
⑥b	1942	西スマトラ州	中学	中学	公務員（クルラハン勤務）	ショッピング・プラザ警備員：1975-96（33-54）*
⑦b	1942	西ジャワ州	小学校	小学校	建設労働者	1960-97（18-55）：公務員（国立病院・薬剤部職員）
⑧b	1959	西ジャワ州	専門学校	専門学校	公務員（警察官）	1983-90（24-31）：石油会社・エンジニア→ 1992-2005（33-46）：総合スーパー・エンジニア（補修）→ 2006-（47）：材木等販売（自営）
⑨b	1958	中部ジャワ州	高校	小学校	公務員（小学校教師）	1975-76（17-8の5か月）：建設会社・日雇→ 1976-78（18-20）：建設会社・電気配線工の日雇→ 1978-79（20-21）：フィリピン企業（会計事務所）・管理→ 1979-81（21-23）：エアコン会社・物流→ 1982-現在（24-）：エアコン卸売会社・財務
⑫b	1956	ジャカルタ（中央）	高校	DK	教師	1976（20：4ヶ月）：兄経営の建設会社・監督→ 1977-79（21-23）：建設会社・監督→ 1979-85（23-29）：建設業（社員）→ 1986-87（30-31）：自営業（煎餅製造）→ 1987-95（31-39）：兄経営の建設会社・監督→ 1995-97（39-41）：自営業（住宅建設）・チーフ・マネージャー（経済危機により事業に失敗）→ 1997-2001（41-45）：兄経営の建設会社・監督**
⑬b	1951	ジャカルタ（中央）	高校	高校	運転手	1966-70（15-19）：バス運転手→ 1970-98頃（19-47）：化学薬品会社・配送運転手
Xb	1966	ジャカルタ（C）	小学校	小学校	農業、野菜商人・ワルン	1991頃-95（25-29）：不明→ 1995-96（29-30）：自動車（普通車）運転手→ 1996-現在（30-）：トラック運転手
Yb	1971	ジャカルタ（C）	高校	小学校	自動車修理工（自営）	1990-92（19-21）：日系企業（自動車部品製造）・エアコン生産→ 1992-94（21-23）：自営業（自宅で雑貨店経営）→ 1994（23：2ヶ月）：自動車部品工場（日系企業）・生産オペレーター→ 1994-現在（23-）：アパート管理（エンジニア）
Zb	1960	中部ジャワ州	高校	小学校	tempe商人、農業	1970年代-80年頃（10-20）：不明・オフィス・ボーイ（同時に学生）→ 1980-83（20-23）：詳細不明（米企業）・倉庫オペレーター→ 1983-85（23-25）：リース会社（米企業）・文書作成→ 1985-87（25-27）：スポーツ用品販売企業・マーケティング→ 1987-92・友人と4人で自営業経営（建設用品販売）・トラック等の管理→ 1994-97（34-37）：インテリア会社・不明（通貨危機により失業）→ 1997-現在（37-）：カーペット・壁紙等内装の自営

出所：聞き取りより筆者作成
　*：は妻から回答を得た
　**：妻の回答（表6-3）と比較すると若干回答に食い違いがある

表9-6 「受け手」の職業

地区	番号	出生年	出生地	最終学歴	結婚年(年齢)	子ども数	かつての職業（年）	現在の職業
X	1a	1964	西スマトラ州(Agam)	大学	2000 (36)	3	2000-01：私立小学校教師	専業主婦
	2a	1974	ジャカルタ(東)	高校	1996 (22)	2	1999-2001：Matahariデパートのレジ係（労働者）	専業主婦
	3a	1984	西ジャワ州(Bogor)	中学校	2002 (18)	1	—	?-現在：主婦労働者（夫の兄弟の家）
	4a	1974	西スマトラ州(Bukit Tinggi)	短大(D3)	2000 (26)	1	—	2000-現在：BNI銀行（事務）
	5a	1981	ジャカルタ(東)	高校	2003 (22)	1	—	専業主婦
	6a	1969	ジャカルタ(C)	高校	1991 (22)	3	—	専業主婦
	7a	1968	ジャカルタ(中央)	中学校	1992 (24)	3	—	1992-現在：家事労働者（隣人宅）
	8a	1976	ジャカルタ(東)	高校	2000 (24)	2	1995-98：刺繡工場の機械操作員（日雇い職員）	専業主婦
	9a	1978	ジャカルタ(南)	高校	2001 (23)	1	—	2000-現在：ホンダの部品製造工場（機械操作員）
	10a	1979	ジャカルタ(東)	高校	2001 (22)	1	1999-2001：ナショナル工場（契約社員、事務）	専業主婦
	11a	1970	ジャカルタ(C)	小学校	1988 (18)	4	—	専業主婦
	12a	1976	ジャカルタ(C)	高校	2001 (25)	1	2001-2：テキスタイル産業（正社員、縫製ヘルパー）	専業主婦
	13a	1976	ジャカルタ(C)	高校	1996 (20)	4	2004-5：テキスタイル産業（契約社員、社員教育）	専業主婦
	14a	1983	中部ジャワ州	中学校	2002 (19)	1	2001-2：クリーニング・サービス（契約社員）	専業主婦
	15a	1967	ジャカルタ(南)	高校	1988 (21)	3	1988-2000：玩具店レジ係	専業主婦
Y	1a	1974	ジャカルタ(C)	高校	1999 (25)	3	1995-2001 保育士	専業主婦
	2a	1981	西ジャワ州(Bogor)	高校	2000 (19)	1	2000-2002：既製服縫製工場（縫製職員）	専業主婦
	3a	1968	ジャカルタ(南)	中学校	1988 (20)	1	—	専業主婦
	4a	1982	中部ジャワ州(Solo)	高校	2004 (22)	1	—	専業主婦
	5a	1982	東ジャワ州(Nganjuk)	高校	2003 (21)	1	2000-3、電子機器製造工場（組立労働者）	専業主婦
	6a	1981	ジャカルタ(C)	小学校	2002 (21)	1	—	専業主婦
	7a	1972	ジャカルタ(C)	中学校	1999 (27)	2	—	専業主婦
	8a	1977	ジャカルタ(C)	高校	1999 (22)	2	1997-8：ケンタッキー・フライド・チキン店舗（レジ係）	専業主婦
	9a	1979	西ジャワ州(Subang)	小学校	2003 (24)	1	1997：既製服縫製工場（縫製ヘルパー）	専業主婦
	10a	1973	ジャカルタ(C)	高校	1994 (21)	2	1994-5：スーパー販売職員（契約社員）	専業主婦
	11a	1973	西ジャワ州(Ciamis)	高校	1995 (22)	2	1991-95：靴製造工場（事務）	専業主婦
	12a	1979	ジャカルタ(北)	高校	1998 (19)	2	1997-8：電池製造会社（パッキング）	専業主婦
	13a	1965	中部ジャワ州(Cepu)	高校	1995 (30)	3	1989-94：薬局（レジ係）→ 1994-98：ホテル職員（受付係）	専業主婦
	14a	1967	バンテン州(Serang)	高校	1989 (22)	3	1987-88：製薬会社（バイエルン、契約社員、パッキング）	専業主婦
	15a	1982	西ジャワ州(Depok)	中学校	2004 (22)	1	1996-98：既製服縫製工場（契約社員、詳細不明）	専業主婦

出所：聞き取りより筆者作成
出生地の東、南、中央とは東ジャカルタ市、南ジャカルタ市、中央ジャカルタ市を、Cとはチブブール町をさす

第 9 章　サービスの受け手　271

表 9-7　「受け手」の夫の職業

地区	番号	出生年	出生地	最終学歴	父親学歴	父親職業	母親学歴	母親職業	職業（年（年齢））
X	1b	1966	西スマトラ州（Agam）	高校	小学校	農業	小学校	農業	2004-現在：ミニバス運転手
	2b	1967	中部ジャワ州（Purwokerto）	高校	小学校（Sekolah Rakyat）	公務員	小学校（Sekolah Rakyat）	専業主婦	2001-現在：油田採掘企業会社員
	3b	1974	ジャカルタ（C）	中学校	小学校	商人	小学校以下	専業主婦	不明：印刷会社労働者
	4b	1973	ジャカルタ（C）	短大(D3)	DK	会社員（詳細不明）	小学校	専業主婦	不明：自営業主（印刷業。社員 20 名程度）
	5b	1981	ジャカルタ（C）	高校	高校	自動車修理工	高校	専業主婦	不明：零細自動車修理工場の作業員
	6b	1967	北スマトラ州（Medan）	短大(D3)	中学校	警察官	中学校	専業主婦	1991-現在：印刷会社（印刷）
	7b	1970	ジャカルタ（C）	高校	DK	DK	DK	DK	1992-現在：建設労働者
	8b	1981	ジャカルタ（東）	中学校	中学校	ojek 運転	中学校	専業主婦	不明：ojek（バイク・タクシー）運転
	9b	1976	ジャカルタ（C）	中学校	DK	商人	DK	専業主婦	不明：自動車運転手
	10b	1976	ジャカルタ（東）	高校	中学校	自営業（詳細不明）	中学校	専業主婦	不明：民間企業（詳細NA）
	11b	1967	ジャカルタ（C）	小学校	DK	DK	DK	DK	不明：ojek（バイク・タクシー）運転
	12b	1973	ジャカルタ（C）	高校	DK	DK	DK	DK	NA
	13b	1973	ジャカルタ（詳細不明）	高校	短大(D3)	公務員（保健省）	高校	専業主婦	警備員
	14b	1979	中部ジャワ州	高校	中学校	民間部門（詳細不明）	小学校	専業主婦	不明：自動車運転手
	15b	1962	ジャカルタ（中央）	高校	DK	商人	DK	商人	NA
Y	1b	1972	中部ジャワ州（Blora）	小学校	DK	DK	DK	DK	2003-現在：ojek 運転
	2b	1978	ジャカルタ（中央）	高校	高校	会社員（製薬会社）	中学校	洋裁師	1999-現在：プラスチック製造会社（社内文書等の配達、バイク）
	3b	1961	中部ジャワ州（Semarang）	高校	DK	DK	DK	DK	1997-現在：銀行（警備員）
	4b	1981	中部ジャワ州（Solo）	高校	小学校	農業	小学校	農業	2001-現在：民間企業職員（事務）
	5b	1972	東ジャワ州（Nganjuk）	高校	小学校	農業	小学校	農業	1993-現在：乳製品製造工場（テトラパック入り牛乳の製造労働者）
	6b	1975	北スマトラ州（Medan）	小学校	DK	農業	DK	農業	1985-現在：ミニバス運転者
	7b	1973	バンテン州（Pandeglang）	小学校	中学校	農業	小学校	農業	1982-現在：建設労働者
	8b	1974	西ジャワ州（Bandung）	高校	高校	自営業	高校	専業主婦	1998-現在：化学会社（機械修理）
	9b	1974?	ジャカルタ（東）	高校	DK	DK	高校	専業主婦	民間企業（詳細NA）
	10b	1969?	西ジャワ州（Depok）	高校	DK	警備員	DK	専業主婦	警備員
	11b	1971?	東ジャワ州（Madiun）	高校	DK	公務員（県職員）	DK	専業主婦	自動車製造企業（エンジニア）→電力会社（事務）
	12b	1972	ジャカルタ（C）	短大(D3)	小学校	自営業	小学校	専業主婦	詳細不明（管理部門）
	13b	1964	中部ジャワ州（Purwokerto）	高校	小学校	農業	小学校	専業主婦	民間企業（詳細NA）
	14b	1963?	ジャカルタ（詳細不明）	高校	小学校	民間企業	小学校	専業主婦	1985-現在：ミニバス運転会社（自動車整備工）
	15b	1975	ジャカルタ（C）	中学校	小学校	ojek 運転	小学校	専業主婦	建設労働者

出所：聞き取りより筆者作成
出生地の東、中央とは東ジャカルタ市、中央ジャカルタ市を、Cとはチブプール町をさす

表 9-8 「カデル」夫妻

番号	「カデル」	「カデル」の夫	夫婦収入	同居者数(本人含む)	家族構成
①	洋裁・菓子製造：6万-9万	90万	97.5万	4	夫、子ども2人
②	ミルク販売・菓子製造：8万	150万（＋15-20万：魚（食用鯉等）の販売による）	175.5万	4	夫、子ども2人
③	―	200万（＋40万：レース鳩の繁殖による収入）	240万	5	夫、子ども3人
④		490万（通勤手当と昼食手当（170万/15日）を含む）	490万	9	夫、子ども5人（うち長女のみ既婚）、長女の夫、孫
⑥	洗濯労働：20万（夫の死去に伴い、現金の必要に迫られ就業）	―（1996年死去）	20万	7	子ども4人（うち長女のみ既婚）、長女の夫、孫
⑦	―	80万（年金収入）	80万	8	夫、子ども6人
⑧	材木等販売自営業：0（事業を立ち上げたばかりのため）	0（事業を立ち上げたばかりのため。前職は500万）	500万	6	夫、子ども3人、甥
⑨	―	150万	150万	5	夫、子ども3人
⑫	―	0（無職。前職は120万＋交通手当30万程度）	150万	4	夫、子ども2人
⑬	ケータリングと代行業：250万	0	250万	14	夫、子ども12人
X	信用業：10-15万	100万	112.5万	4	夫、子ども2人
Y	―	100万	100万	5	夫、子ども3人
Z	会社の食堂（warung）：50万	100万	150万	4	夫、子ども2人

出所：聞き取りより筆者作成
現在収入がない者については前職
単位はルピア

ーセント（9人）と「受け手」の夫全員が職をもっている。「カデル」の夫のうち3人は停年退職者で、1人は調査時に死去していた。停年退職者と死去した者に関しては、最後に従事していた職業から区分を行った。両者を中間層と大衆とに区別してみると、「カデル」の夫の方が「受け手」の夫より中間層の割合が少なく、大衆の割合が高いことが分かった。すなわち、「受け手」の夫の中間層の割合（7人、23.3％）の方が「カデル」の夫（6人、46.2％）より少なく、逆に大衆の割合については「受け手」の夫（18人、60.0％）の方が「カデル」の夫（7人、53.8％）より若干高くなっている[12]。

ちなみに「カデル」と「受け手」の本人の職業については、上述のとおり「カ

の月収（2006 年現在）

同居者のうち夫婦以外に収入がある者（生年、学歴、職場（仕事内容）：収入）	世帯収入	備考
長女（1982、高校、民間企業（マーケティング）：130 万）	227.5 万	―
―	175.5 万	―
―	240 万	―
長男（1975、高校、不明：150 万）、長女の夫（1970 頃、高校、警備員：125 万）、次男（1982、高校、プルタミナ（事務）：200 万）、三男（1988、高校、店員：85 万）	1050 万	―
長女の夫（1976 年、中学、警備員（契約社員）：不明）、五女（1982 年、高校、ショッピングモールの清掃員（日給の契約社員）：30 万）	50 万＋不明	長男（1973、高校）、三男（1976 年、中学）は失業中
五男（1981、高校、ショッピングモールの清掃員（日給）：60 万）	140 万	以下全て失業中：次男（1970 年、高校）、三男（1972 年、高校）、長女（1974 年、高校、元工場労働者）、四男（1977 年、高校、元警備員）
甥（男、1982 年、DK、駐車場係員：不明）	500 万	―
―	150 万	―
―	150 万	―
別居で会社社長の長女からの支援（月あたり 580 万）、次女（1977、高校、姉経営の会社、（財務）：200 万）、三男（1979、大学、姉経営の会社（不明）：120 万）、四女（1980、大学、姉経営の会社（不明）：200 万）	1350 万	―
―	112.5 万	―
―	100 万	―
―	150 万	―

デル」13 人のうち 6 人（46.2％）と「受け手」の 86.7 パーセント（26 人）が「専業主婦」である。残る就業者に関していえば「カデル」の 7 人（洗濯労働者、小食堂経営、洋裁師兼菓子製造、夫の自営業手伝い、菓子製造兼缶ミルク販売、信用貸し、ケータリング）と「受け手」の 2 人（家事労働者）がいわゆるインフォーマル・セクター（IFS）での就労者であり、「受け手」の 2 人が　銀行員（事務）、自動車・二輪車製造業社員（機械操作員）であった。フォーマル・セクター（FS）での就労者はきわめて僅かである。なお、それぞれの「夫」の現職、職業の詳細については表 9-5 と表 9-7 を、「カデル」と「受け手」の現職、職業の詳細については表 9-4 と表 9-6 を参照されたい。

表 9-9 「受け手」夫妻の月収

地区	番号	「受け手」の月収	「受け手」の夫の月収*	夫婦収入**	同居人数（本人含む）	家族構成（子どもの生年）
X	1	0	ミニバス運転手：50万	50万	5	夫、子ども3（2001、2002、2005）
	2	0	会社員：250万	250万	4	夫、子ども2（1997、2003）
	3	25万	印刷会社労働者：90万（80-100万）	115万	4	夫、子ども1（2003）、実母
	4	250万	自営業主（印刷業）：200	450万	3	夫、子ども1(2002)
	5	0	零細自動車修理工場の作業員：100万	100万	3	夫、子ども1（2005）
	6	0	印刷会社（印刷）：120万	120万	5	夫、子ども3（1992、1997、2003）
	7	15万	建設労働者：90万（80-100万）	105万	6	夫、子ども3（1994、1997、2002）、夫の母
	8	0	ojek（バイク・タクシー）運転：90万	90万	4	夫、子ども2（2000、2005）
	9	100万	自動車運転手：90万	190万	3	夫、子ども1（2002）
	10	0	民間企業（詳細NA）：180万	180万	3	夫、子ども1（2002）
	11	0	ojek運転：100万（1日4万）	100万	6	夫、子ども4（1987、1992、1995、2004）
	12	0	NA：45万	45万	4	夫、子ども1（2002）、実母
	13	0	警備員：60万	60万	6	夫、子ども4（1996、1998、2001、2004）
	14	0	自動車運転者：100万	100万	3	夫、子ども1（2003）
	15	0	NA	NA	5	夫、子ども3（1988、1991、2002）
Y	1	0	ojek運転：80万	80万	6	夫、弟、子ども3（2000、2005×2）
	2	0	社内文書等の配達、バイク便：100万	100万	3	夫、子ども1（2004）
	3	0	銀行（警備員）：NA	NA	7	夫、子ども3（1984、1988、2005）、実母、実父
	4	0	民間企業職員（事務）：100万	100万	3	夫、子ども1（2005）
	5	0	乳製品製造工場（製造労働者）：150万	150万	3	夫、子ども1（2004）
	6	0	ミニバス運転者：50万	50万	4	夫、子ども2（2002、2005）
	7	0	建設労働者：70万	70万	4	夫、子ども2（2000、2004）
	8	0	化学会社（機械修理）：100万	100万	4	夫、子ども2（2000、2005）
	9	0	民間企業（詳細NA）：65万	65万	3	夫、子ども1（2002）
	10	0	警備員：130万	130万	4	夫、子ども2（1996、2003）
	11	0	電力会社（事務）：450万	450万	4	夫、子ども2（1996、2003）
	12	0	詳細不明（管理部門）：500万	500万	4	夫、子ども2（1999、2002）
	13	0	NA	NA	5	夫、子ども3（1991、1996、2001）
	14	0	ミニバス運転：45万（1週10万）	45万	5	夫、子ども3（1990、1995、2005）
	15	0	ミニバス運転：75万（1日3万）	75万	3	夫、子ども1（2003）

出所：聞き取りより筆者作成
2006年現在
＊：単位はルピア
＊＊：夫婦以外に同一世帯内に収入を得ている者がいないため、夫婦の収入が世帯収入になる

表9-10　自宅・耐久消費財の所有状況

		「カデル」 (人)	(%)	「受け手」 (人)	(%)
自宅の所有	自宅所有者	13	100.0	21	70.0
	賃貸	0	0.0	7	23.3
	DK/UK	0	0.0	3	10.0
耐久消費財の所有	バイク所有	11	84.6	17	56.7
	自動車所有	4	30.8	2	6.7
	洗濯機所有	9	69.2	3	10.0

出所：聞き取りより筆者作成

（2）収入

　夫婦収入については、「受け手」のうち3人が無回答（NA）であったため、「受け手」に占める各収入カテゴリーのパーセンテージの算出過程では、「受け手」の総数である30ではなく、NAを除外した数である27で割り算を行った。すると、「カデル」夫妻のうち、100万ルピア未満が3組（23.1％）、100万ルピア以上200万ルピア未満が6組（46.2％）、200万ルピア以上が4組（30.8％）だった。これに対して夫婦の収入が明らかになった「受け手」夫妻27組のうち10組（37.0％）が100万ルピア未満、13組（48.1％）が100万ルピア以上200万ルピア未満、4組（14.8％）が200万ルピア以上であった。こうしてみると「カデル」夫妻の方がより高収入の割合が高くなっていることが分かる（表9-8、表9-9）[13]。

　このように、職業と収入を比較する限りにおいて、「カデル」夫妻の方が「受け手」夫妻よりも階層が若干高いという結果が得られる。この他にも、耐久消費財の所有状況（表9-10）や、土地・住宅の所有などにおいても、「カデル」夫妻の方が「受け手」夫妻よりもより所有率が高く、階層性に関して同様の結果を導き出すことができよう[14]。

第4節　むすび

　上述のように職業と収入、そして耐久消費財や住宅の所有に限定すれば、全般的に「カデル」夫妻の方が「受け手」夫妻よりも階層が高いということができる。しかし、全体をみるのでなく、個々の収入や職業のデータを吟味してみれば（表9-4から表9-9）、「カデル」夫妻の方が「受け手」夫妻よりも裕福であるというよりも、より正確には、「受け手」には豊かな人びとと「貧しい」人びととの双方が含まれるといった方がよいだろう。つまり、月の夫婦収入が1ヶ月80万ルピアに満たず、どうにか生活している人びとが含まれる一方で、夫妻の月収が200万ルピア以上というような、大半の「カデル」夫妻の収入よりも多く得ている人びとも参加者に含まれるのである。

　ところで、2004年8月にチブブール町、チキニ町、クウィタン町のカデルに対して行った調査において、地域にいる貧しい（"kurang mampu", "tidak mampu"）人びとがどのような人びとであるのか筆者は尋ねたことがある。そこでは、夫（あるいは妻）の職業については失業中である（「夫／妻が定職についていない」）者、そして職業をもっていても「労働者（buruh）や家事労働者（洗濯労働者やベビー・シッターを含む）」「建設労働者」「オジェック運転手」のような「会社の内勤ではない」収入の不安定な者という見解が得られた。それらの人びとの収入は概して「少ない」という。また、住宅に関しては、「借家住まいの者」とか、自宅を所有していても、それが「狭い」、「kumuh」（汚れた）、「質素」であるとか「タイル張りでなく土間の床である」者も貧しい人びとであるという。さらに、「子どもの人数が多い」とか「子どもの学歴が中学卒業程度」である家庭、さらに「1日1度しか食事できない」者や「牛肉・鶏肉を滅多に口にしない」者、「未亡人」なども貧しい人びとに含まれるという（チブブール町カデル）[15]。

　ここで振り返ってみると、確かに「カデル」夫妻のなかには「借家住まい」の者はおらず、建設労働者やオジェック運転手は皆無であったし、その他の労働者もほとんどいない。対する「受け手」の夫のなかには、ミニバス運転手のように固定給ではなく歩合給の就労者であり、収入が不安定でリスクの高い人びとも含まれる。

第 9 章　サービスの受け手　277

　要するに、「受け手」は様々な人びと、すなわち、収入の多寡、職種を問わず様々な階層の人びとから構成されている。まさに、「受け手」の属性は、カンポン住民の特性、すなわち多様性をそのまま反映しているのである。本章の結果からは、収入の比較的多い世帯の子どももポスヤンドゥ活動に参加していることが示された。つまり、乳幼児の親にとって、子どもの健康は、収入の多寡を問わず、たちあらわれる課題とみなされているのである。とはいえ、そうしたニーズは、自由に医療機関を利用する余裕のない、より収入の低い人びとにとってより切実なものであろう。

　こうしてみると、ポスヤンドゥ活動においては、自宅をもつ、より高く安定した収入を得ている人びとが、借家住まいの人びとや、より不安定で収入が低い人びと（建設労働者、オジェック運転手、ミニバス運転手）を含む、カンポンの人びとにサービスを提供しているという構図が読み取れる。この意味では、「マンプ」な人びとがマンプでない人びと（を含めた全住民）を支援するという構造になっていることが分かる。そのさいの「マンプ」とは、繰り返しになるが、「マンプではない人びと」ではないことを指している。すなわち、自宅を所有し、建設労働者・オジェック運転手・ミニバス運転手などの収入が不安定な職業に就いていない人びとである[16]。

《注》
1）厳密には、「受け手」には、ポスヤンドゥ活動を利用する 5 歳未満児と妊娠可能な既婚女性の両者が含まれる。しかし 5 歳未満児に聞き取りを行うことは可能であっても適切な回答が得られないだろうから、本書ではその母親を対象とした。さらに男性（5 歳未満児の父親や祖父にあたる人物）や祖母など母親以外の人物が 5 歳未満児を活動に連れてくることもある。だが、筆者が観察を行った時期の C 地区において、そのような事例はきわめて稀であった。よってここでは「受け手」を 5 歳未満児の母親に限定する。
2）これらの聞き取りにさいして、インドネシア大学社会政治学部社会学科の学部学生（当時）である Reza Anggara 氏と Muhamad Azhar 氏の協力を得た。
3）「カデル」と「カデル」の夫については 2003-4 年のデータを参考にしながら、2006 年 2-3 月に再収集したデータを用いた。なお 2006 年調査の「カデル」13 人は 2004 年 8 月調査の 13 人とは一部異なる。13 人のうち 10 人は継続調査が可能で

あったが、3名については不可能であったためである。
4）ちなみに、「受け手」夫妻の両親（4人）のうち少なくとも1人以上がチブブール町出身者である夫妻は、30組中13組（X地区7組、Y地区6組、全体の43.3％）であった。「カデル」については13組中3組（23.1％）である。このことからも、「カデル」夫妻は「受け手」夫妻よりも町外出身者の割合が多いことが読み取れる。
5）残りは不明もしくは無回答である。
6）「子どもの成長（栄養状態）について知る／モニタリングするため」という回答を含む。28人（全体の93.3％）がこれに当たる。
7）残る13.3パーセント（4人）がRT／RW、PKKの幹部と答えている。
8）また、Kamus Indonesia Inggris（インドネシア語―英語辞典）の"mampu"の項を参照。「経済的な意味合いをもつ」というのは、筆者が調査をしたジャカルタの三箇所の町において、「マンプ」でない人びととの形容である「kurang mampu」という言葉が明らかに、経済的に貧しい人びとを示す言葉として用いられていたからである。
9）今野の論考の関心は何よりも新中間層に向けられている。消費様式をメルクマールとする論文も存在することを認めたうえで、その限界から今野は職業によって階層区分を行っている［今野1999：322］。
10）直接賃金獲得活動に従事していないという意味で、本章が対象とする「カデル」13人のうち6人（46.2％）と「受け手」の86.7パーセント（26人）が「専業主婦」である。また、賃金獲得活動に携わる「カデル」（7人）のうち、平日に毎日そうした活動に携わる者は2人（洗濯労働者と小食堂経営）で、そのいずれも、フルタイムの就業者ではないという。残る5人には、洋裁師兼菓子作り、夫の自営業手伝い、菓子作り兼缶ミルク販売、信用貸し、ケータリングが含まれるのだが、いずれも月数回程度の活動であるという。
11）この8分類は日本社会の分析のために考案された指標であるから、ほんらい、インドネシア社会の分析のために単純に導入することには慎重でなければならないことはいうまでもない。しかしインドネシア社会における職業上の階層を区分する適切な指標がみあたらなかったために、筆者は試みとして8分類を採用し、ブルー・カラーとホワイト・カラーを区分した。ただし、一部修正を施して用いる。第一に、零細自営業主とその被用者を後者に含めた。第二に、警備員はSSM職業分類では「事務的職業」に類別されるが、インドネシアでの実情を鑑みてブルー・カラーと位置づけた。
12）ただし「受け手」の夫のうち5人（16.7％）は無回答あるいは不明である。

13) 本人と夫それぞれの収入および世帯収入については表9-8、表9-9を参照されたい。

14) 洗濯機、自動車、バイクの所有率は「受け手」より「カデル」の方が高い（表9-10）。なお耐久消費財としてしばしば引き合いに出されるのに冷蔵庫があるが、管見の限り冷蔵庫は調査地のほぼ全世帯に普及していた。テレビも同様である。自宅および宅地の所有については、「カデル」全員が、自分が所有する家・土地で生活している。「受け手」は7割が土地・家持ちだが、2割強が借家住まいである（借家住まいは7人、23.3％。2人、6.9％は不明／無回答である）。さらに、メッカ巡礼の経験についても尋ねてみた。というのは、「受け手」夫妻も「カデル」夫妻も全員がムスリムであり、ムスリムのうち比較的裕福な人びとはメッカ巡礼を済ませ、「ハジ」（Haji、男性）や「ハジャ」（Haja、女性）という呼称をもつからである。メッカ巡礼を済ませているということはそれなりの経済力があることを意味する。「受け手」夫妻には巡礼を済ませた者はいない。「カデル」夫妻のなかには1組みられるが、1組に限定されており、メッカ巡礼に関しては明らかな差異は見出せない。

15) なお、チキニ町とクウィタン町でも同様の回答が得られた。このほか、「一つの家に複数の家族（夫婦）が住んでいる」、「夫が（あるいは夫婦ともに）無職」、「1日2度しか食事をしない」、「年に1度しか洋服を新調できない」、「旅行（遠出）をする余裕がない」、「板や竹の壁の家」という意見もあった。

16) これに関連して、チキニ町のあるRWのポスヤンドゥ参加者（5歳未満児）の父親の職業（表資-6）、チブブール町とクウィタン町の貧困世帯の家長の職業（表資-5、表資-7）を資料として掲載したので参照されたい。

終 章

ポスヤンドゥの可能性と限界

第1節　議論をふり返って

　ポスヤンドゥは1980年代半ば以降のインドネシアに広く普及した、母子を対象とする半官半民の地域保健活動である。ポスヤンドゥ活動は地域住民によって組織される地域住民活動でありながら、先行研究においては、スハルト政権下のインドネシアに浸透したRT／RWやPKKのような「官製」の住民組織と同様に、政府の要請に対する住民の受動的な受容の結果とみなされつづけてきた。それは、ポスヤンドゥが、スハルト政権が構築した行政機構の全国的な浸透を踏まえたうえで設置されており、この意味で「開発の時代」の一つの所産であることに起因する。こうした多くの先行研究のなかで記述される一面的なポスヤンドゥや地域社会像と、筆者が現場で観察したカデルたちの活動の内実そしてポスヤンドゥに対するカデルの「語り」とが大きく食い違うことから、筆者はポスヤンドゥの成立と展開、そしてポスト「開発体制」の活動状況について、ジャカルタ首都特別区の3町の事例に基づきながら、活動の担い手であるカデルの組織化を中心に検討してきた。

　ポスヤンドゥの設立の経緯・展開について現役のカデルの語りやカデルが保管する資料から再構成することのできる、インナーシティ地区（チキニ町A地区およびクウィタン町B地区）においては、概して、ポスヤンドゥの設置は、行政から「官製組織」へというヒエラルヒカルな経路を介した、「上からの」指導に準拠している。この意味で、ポスヤンドゥは政府のプログラムの枠組みのなかに位置づけられているといってよい。設置にさいして、開発政策を展開する過程で組織化されたRT／RW、PKK等の「官製組織」の枠組みが巧みに利用されて

きた。

　しかしながら、設立の背景およびカデルの参加契機を丹念にたどることによって、ポスヤンドゥの設置と、活動の担い手であるカデルの選出が、必ずしもPKKやRT／RWの役職者が政府の要請に対して機械的に反応した結果ではないこともまた明らかになった。一部のカデルにとっては、ポスヤンドゥ活動への参加がRT／RW役職関係者としての義務であることは否定できない。他方で、一部のカデルは、活動への参加を自分や地域社会にとっての「機会」拡大、たとえば、政府資源を取り込む機会や、地域住民に貢献する機会、自らのニーズを充足する機会として認識している。

　もっとも、近年、インナーシティ・カンポンであるA地区ではポスヤンドゥ活動自体が停滞しはじめている。これに対して、A地区と同じくインナーシティ・カンポンであるクウィタン町B地区では事情が異なる。通貨危機や洪水等々への対応として、B地区に流入する資源量の増加を背景にカデルの活動範囲が拡大している。外部資源の配分の媒介者としてのカデルの機能は、ポスヤンドゥが恒常的に活動を実施し、カデルが住民と地区外部との信頼できる媒介者としての機能を果たしてきたことや、住民とカデルのネットワークが蓄積されてきたことによる。カデルの媒介者としての機能は、上述のように地域内の住民と外部資源を結びつける一方で、政府のプログラムにしばしば利用されかねないという意味で両義的である。

　郊外カンポンであるチブブール町C地区では、B地区とは異なる理由によってカデルの活動が活発化している。町やRWレベルでの人口構造の変化による影響についての詳細を知ることができないため、ポスヤンドゥの潜在的な参加者である5歳未満児の相対的な増加といった人口構造の変化に関する詳細は不明である。しかし、人口構造の変化を別としても、C地区のポスヤンドゥは、カデル人数の増加や、ミニ・ポスヤンドゥの設置、ポスヤンドゥ・コンテストへの参加とそれに連動するカデルの動きといった点で、活発化しているということができる。

　その一つの理由として、筆者は、C地区に特徴的なポスヤンドゥの組織化に注目した。それは、PKK（RT／RW）の組織構造と、カデルそれぞれの自己実現を契機に組織化される、カデルのリクルート構造である。衰退するインナーシティにおいては地付層の親族や古くからの友人のネットワークを通じたカデルのリク

ルートであったのに対して、郊外のC地区では、明らかに異なるリクルート方式がみられる。しかも、C地区ではA地区やB地区とは異なり、PKK（RW）長の下位でポスヤンドゥを組織するとされるポスヤンドゥ長とPKK（RW）長とがリーダーシップをめぐって対立関係にあり、こうした関係性がC地区のポスヤンドゥのネットワーク機能をさらに高めてもいるのである。

第2節 「実践コミュニティ」としてのポスヤンドゥ活動

　要約すれば、C地区のポスヤンドゥは大勢の住民をカデルとして取り込み、地域社会における重要なネットワークの結節点となっているということができる。C地区では人口の流入を背景として、地付層と来住者層の双方がカデルとなっている。こうしたC地区においては、ポスヤンドゥ自体が、住民の関係を形成し、その関係を「学習」する場ともなっている。それゆえ、C地区においてポスヤンドゥは地域の生きた「実践」の場（＝「実践コミュニティ」）として存在し、組織化の結節点として機能していることができた。

　このように、ポスヤンドゥを「実践コミュニティ」として捉えることで、人びとの参加を通じて構築される「コミュニティ」を剔出しそこで生成される実践やそのバリエーションを記述することが可能になった。他方で、「実践コミュニティ」概念には多くの課題が残されている。前述の地域社会に「実践コミュニティ」を見出す高城の論考にも、「実践コミュニティ」という術語自体がみられず、地域社会のなかでの「下から」の権力作用としての言説を中心とする相互作用の記述に終始しているようにみえる。確かに、選挙者（複数）と被選挙者（複数）との発話に基づく相互作用、言説の「レパートリー」が描かれるものの、何処に実践の「コミュニティ」が見出せるのか曖昧である。また、高城が論考の目的の一つとして掲げた、行為者と「その外部を含む（村落）コミュニティ構造との関係を問う」（括弧内は引用者による補足）［高城 2002：192］までにはいたっていない。

　田辺や田中はそうした「実践コミュニティ」概念の問題点を指摘し、その適用可能性を拡げようとしている。ここでそれらの全てを列挙することはあえてしないが、地域社会学に「実践コミュニティ」論を導入しようとする筆者の関心に引

きつけるならば、次の点があげられる。「実践コミュニティ」論の最大の課題は、「実践コミュニティ」というミクロな分析への、たとえば制度のようなコミュニティの外部の接合である。田辺と田中はそれを、権力の視点を取り入れることによって乗り越えようとする［田辺 2002 ; 田中 2002］。特に興味深いのは、「共同性」と「エージェンシー」の概念を導入しようとする田中である。ただし、他者を相手とする「共同性」に関する論考を実証的にいかに描き出すのかについてまで、田中は論じてはいない。

　一面で、ポスヤンドゥへの参加を通じて、カデルの間には、「実践コミュニティ」であるポスヤンドゥのカデルとしてのアイデンティティが構築されている。したがって、「実践コミュニティ」という、生きられた実践の蓄積としての地域社会は、固定的な不変の存在ではない。それはむしろ、人々の継続的な参加を通じて構成され、人びとの「実践コミュニティ」への愛着やアイデンティティが構築される場である「実践コミュニティ」の集積である。ポスヤンドゥにおいては、女性たちは「カデルに就任する」。いうまでもなくカデルは、政府によって認定・指定された役割でもある。この意味で、権力に呼び出され、「承認」されるカデルは、Faucault のいう、権力によって主体化された対象（subject）でもあり、この点において、先行研究はカデルを含めたポスヤンドゥを批判してきた。他方で、カデルは権力関係のなかで、国家権力によって呼び出される一方で、自らの活動領域・活動空間を拡大しようとし、自らのアイデンティティと自己の実現をはかってもいる。カデルを含め、人びと（住民）は、生まれつき、あるいは転入によってある地域社会に「投げこまれている」。それが、どのような契機をもって、自らを地域社会に再度「投げ入れ」、「実践コミュニティ」に参加するのか。そして、どのように地域社会が存在するのか。いってみれば本書では、これら一連の問いについて、本書ではポスヤンドゥを事例として検討してきたともいえる。

第3節　ポスヤンドゥの「動員」性

　繰り返しになるが、本書ではインドネシアのポスヤンドゥ活動について取り上げてきた。活動に対する先行研究による「キンローホーシ」や「動員」、強制という形容と、活動当事者の「語り」との齟齬を筆者は指摘し、一見したところ

終 章　ポスヤンドゥの可能性と限界　285

「上から」のようにみえるプログラムへの参加が、生活世界レベルでは独自の意味付与をされ、組織されていることを明らかにした。

　とはいえ、序で示したとおり、「動員」の構造が存在しなかったということはできない。つまり、政府の視点からみれば、ポスヤンドゥの設置は「動員」を利用した政府のプログラムである。ポスヤンドゥの設置や活動の実施にさいして政府が作成した各種法令文書や手引書を文面どおり読みとるならば、国家の政策レベルにおける「上から」の意図は歴然としている。

　本書における最大の問いとは、政府レベルにおいては「動員」によるプログラムのようにみえ、先行研究においても「動員」や「キンローホーシ」、強制といわれてきたポスヤンドゥ活動に対して、カデルたちがなぜそれほどまでにコミットしつづけ、しかも一部の地域ではカデルが活動を楽しんでいるようにみえるのかということである。それはすなわち上で指摘した、外部からのポスヤンドゥ活動に対する「キンローホーシ」や「動員」や強制という形容と、活動当事者の「語り」との齟齬の解明であるといえる。

　以上の意図のもと、前章まではカデル自身の認識と語りを中心に検討してきた。しかし、周知のように当事者の認識と「実態」とは必ずしも一致するわけではない。そこで最後に、本章全体の主張とはトーンを変えて、ポスヤンドゥの限界についても言及しておこう。ここまで筆者が主張してきたとおり、カデルの視点からすればポスヤンドゥ活動を、大戦中のジャワでの「キンローホーシ」と単純に同一化することはできない。にもかかわらず、カデルたちは否応なく「上から」の枠組みのなかに取り込まれている。政府の枠組みとしては「動員」である、活動の側面もまた否定できない。カデルの語りや認識とは裏腹に、当事者にとっての満足のみに集約できない要素は、活動にまつわる様々なエピソードのなかに見出すことができる。次節では、活動をなぜ担い手にとっての喜びだけに回収することができないのか、ポスヤンドゥ活動がもつもう一つの含意、そして女性のエンパワーについて考えるうえでのポスヤンドゥ活動の限界について指摘する。このことを論じるうえでの好例となるのが、その語のC地区で起きた、ポスヤンドゥ長の解任である。

第4節　その後のC地区——ポスヤンドゥ長の解任——

　2006年7月末、2001年からC地区のポスヤンドゥ長に就任していたMGは任を解かれた。同地区ではポスヤンドゥはボランティアとみなされており、「解任」（*pecat*）されないのが通例となっていたから、RWの住民、そして行政や地域保健センター職員からみても、異例の出来事だったという。2006年、任期満了に伴いRT／RW役員の選挙が実施され、まずRT／RWの新役員が、つづいてPKK（RT／RW）役員が選出された。ポスヤンドゥ長そして多くのボランティアたちは、元ポスヤンドゥ長が再度承認されるものとみていた。しかし実際には元ポスヤンドゥ長が、PKK（RW）長の権限によって職を解かれることとなった。ポスヤンドゥ長の選出は、活動ボランティアのなかから話し合いで選出することがそれまでのC地区の慣例になっていた。ところが、PKK（RW）長の一存により現職が解任され、新規に別の女性が就任した。その女性とは、MGとも親しくこれまでポスヤンドゥ活動に協力してきた、元ポスヤンドゥ書記だった。

　この背景には、1990年代にはあまり地域政治の焦点となることもなかったC地区のポスヤンドゥ活動が、にわかに政治問題化したことがある。いまやポスヤンドゥには、外部資源を取り込み分配する媒体としての機能が備わっている。ポスヤンドゥのもたらす「資源」の分配が地域の政治問題化し、RW内部でのコンフリクトを招いた。

　基本的にボランティアは、就任を「強制することができない（*tidak bisa paksa*）」、「自主性に基づく（*sukarela*）」ものであり、「社会的活動（*pekerjaan sosial*）」であるという。確かに活動のたびに報酬が得られるわけでもない。むしろ長など重要な立場になるほど交通費や通信費、コピー代の負担を強いられる。一般のボランティアですら、活動後の会食のために年に数回一品持ち寄るよう要請されるなど、持ち出しになるという[1]。

　しかし見返りが全くないかといえば、必ずしもそうとはいえない。「より活動的な（*lebih aktif*）」ボランティアに対して、C地区では優先的にポスヤンドゥ長から「報奨（*hadiah*）」が提供されていた。それは表終–1にあげた、制服の布地、ムスリム女性のベールなどである。ボランティア活動に見返りがあることが良い

とか悪いとかいう評価はここではしない。しかし問題は、そうした見返りの資金の出所が政府であることにある。

たとえばポリオ・ワクチンの投与キャンペーンなど何らかの政府プログラム実施のさいに政府が支給する支援金が、報奨の資金源となっている。さらに、地域保健センターを通じて政府から提供された運用資金（100万ルピア）の運用利益も、C地区では大きな資金となっている。運用資金提供の背景には、「危機」以降、ポスヤンドゥ活動のもつ社会的な意義を政府が見直しはじめ、「ポスヤンドゥ活性化」がいわれはじめたことがある。組織に貢献しようと、元ポスヤンドゥ長は洋裁業を通じてこの100万ルピアを運用し、利益をあげる試みが成功を収めた。これにともない各種の運用利益が頻繁にボランティアの間に還元されるようになった。そのことによって、皮肉にもボランティアが見出した、ポスヤンドゥという独自の「意味」を担保した場所は、再度政府に囲い込まれた空間のなかに取り込まれていくことになる[2]。

ボランティアとしての報奨は毎月得られるものではない。しかし2003年-2006年の間、少なくとも年に1度以上そうした報奨が与えられている（表終-1）。さらに、ポスヤンドゥのみならず、PKK活動のボランティアと認識され、PKK執行部や政府から重用されるようになれば、仕事量の増加と引き換えに見返りも期待できる。C地区にはポスヤンドゥのほか、ジュマンティック（*jumantik*）のボランティア[3]、未就学児（PAUD, *Pendidikan Anak Usia Dini* の略語）の教育プログラムの教師ボランティア[4]、結核対策ボランティア等が活動しており、それぞれが活動に応じて謝礼や制服等の何らかの報奨を得ている。活動によって人脈も広がる。ポスヤンドゥに限らず、資源配分の権限をもつリーダーと親密な関係になり、重用されるほどより多くの資源を獲得することができる。

ポスヤンドゥはC地区のRWレベルの活動のなかで外部資源を取り込む突出した一角を占めるようになっていった。皮肉なことに、元ポスヤンドゥ長はボランティアたちにモチベーションをもたせようと、資源の運用に成功したがために、かえってそうした資源管理の権限を握っていることに対する嫉妬や羨望の眼差しに晒され、引退を余儀なくされたのである[5]。

本書で繰り返し述べてきたようにボランティアは活動への参加をそれなりに楽しんでいる。活動を地域住民の福祉に不可欠かつ有意義なものとみなし、自負も

表終-1　ボランティアに関連する報奨

品目	年	寸法(幅×長さ(m))	価格(ルピア)	資金源	受領人数(人)	受領したメンバー	その他
布地(青)＋下着	2003	1.5×2.5	7.5万	ポスヤンドゥ資金運用の剰余	15	貢献度の高いポスヤンドゥ・ボランティア	
グラス(6個)	2003	—	1.5万	ポスヤンドゥ(RW)・コンテストの賞金	45	PKK(RT)およびポスヤンドゥのボランティア	
シロップ(希釈用ジュースの素)1本＋ビスケット1缶＋砂糖(500g)＋菓子1種類	2004	—	4万程度	ポスヤンドゥ・コンテストの賞金	43＋5(町および他地域保健センター職員)	貢献度の高いPKK(RT)およびポスヤンドゥのボランティア	＊30人は左記の量。特に活躍した13人は2倍の量
上着(バティック柄)	2005	—	2.5万	ポスヤンドゥ資金運用の剰余＋ポリオ・キャンペーンの政府支援金	45	PKK(RT)およびポスヤンドゥのボランティア	
Tシャツ(長袖)	2005	—	9千	ポスヤンドゥのキャッシュ・ポスとビタミンA粒配与キャンペーンの政府支援金	45	貢献度の高いPKK(RT)およびポスヤンドゥのボランティア	
PKKのジャージ(上下)	2005	—	7.5万?	不明(PKK(RW)長からの支給)	30	PKK(RT)長および貢献度の高いカデル、ポスヤンドゥおよびPKK(RW)	
布地(紫色)	2006	1.5×2.5	5万	ポスヤンドゥ資金運用の剰余	14	貢献度の高いポスヤンドゥのボランティア	1mあたり2万ルピア
上着(色は様々)	2006	—	2.5万	ポスヤンドゥ資金運用の剰余＋ポリオ・キャンペーンの政府支援金	10数人	貢献度の高いポスヤンドゥ・ボランティア	＊4箇所あるポリオ・ワクチン投与所の1ヶ所(その他の投与所については不明)
ポット(teko)	2006	—	1万	ポスヤンドゥ・アリサンのキャッシュ	15	ポスヤンドゥ・アリサンのメンバー	
家庭用品各種	2006	—	10万/20万/30万(貢献度に応じ)	PKK(RW)の剰余金(PKKキャッシュ・ポスキャッシュを含むが、中心はポスヤンドゥの剰余金)	10人程度	PKK(RW)ボランティア(ポスヤンドゥを含む)	スプーン、炊飯器、金属製弁当箱(rantang)、中華鍋、扇風機、オーナー等、個人の望み物
ベール(kerudung)	不明	—	1万	ポリオ・キャンペーン政府支援金	10数人	貢献度の高いポスヤンドゥのボランティア	＊4箇所あるポリオ・ワクチン投与所の1箇所(その他の投与所については不明)

出所：C地区元元ポスヤンドゥ長に対する聞き取りより筆者作成

もっている。またポスヤンドゥ活動は健康や住民関係について学習する場、活動のあり方をめぐって活発に議論する場にもなっている。ボランティアは本来の任務ではない業務を政府が押しつけることを鋭敏に察知しており、そうした政府に対する不満を顕わにもしている。

しかし、そうした生活世界から一歩退いてみれば、ポスヤンドゥ活動は依然として「上から」の枠組みのなかに取り込まれているといわざるをえない。というのも住民のコンフリクトの焦点の一つが資源、まさに政府が拠出する資金の配分方法となっているからである。皮肉にも、資源を獲得することによって、一旦くぐり抜けたかにみえた「動員」という政府の枠組みのなかに回収されていく。政府はボランティアの「能動性」を巧みに引き出し、報奨を与えることによって政府は活動を維持させているともいえよう。生活世界レベルで囁かれる「嬉しい」「楽しい」といった表現、ボランティアの「能動性」、ボランティアが地域活動のなかで見出した「自己実現」は政府の意図する構想のなかに再度からめとられていく。

第5節　むすび

繰り返すように、先行研究で説明されるように、ボランティアがポスヤンドゥ活動を「キンローホーシ」とみなしているわけではない。むしろ、彼女たちは活動を積極的な意味をもつものと捉えている。この意味でポスヤンドゥ活動は多様性をもつものであるといえる。しかし、豊かさと多様性を備えるポスヤンドゥ活動にはまた限界もある。いってみれば筆者はボランティアが活動を実際にどう認識し、活動についていかに語るのかに耳を傾けてきた。とはいえ、当事者の認識と活動の実際の機能、そして政府の意図とが合致するとは限らないのは周知のとおりである。

日本語の「動員」とはもともと明治時代の軍隊用語であり「軍隊を平時編制から戦時編制に切り替える」あるいは「国内の資源や設備・人員を国家や軍隊の統一管理のもとに集中する」という意味をもつ（『大辞林』）。それが転じ、「ある目的のために人や物を組織的に集めること」（『大辞林』）一般を指すようになった。英語の mobilize もほぼ同様の意味をもつ（『ウェブスター大辞典』）。

特にポスト・スハルト期のポスヤンドゥ活動に限定すれば、担い手（カデル）の動機は明らかに日本軍政期のフジンカイへの参加、あるいは戦時体制における「動員」とは異なる水準のものである。しかし、国家レベルでみればポスヤンドゥは、インドネシア全体の保健サービスの向上のために大衆を組織化する機制として機能しているとみることもできる。後者の意味において、国家からの視座のなかではポスヤンドゥ活動は「動員」組織である。

　前節でみたように、C地区の一部のカデルは巧みにプログラムを利用し、ネットワークを含めた資源を獲得しようとしている。しかし、一部のボランティアを引きつけてもいる金品に着目すれば、逆に政府に取り込まれてしまってもいるといえる。というのは、これらの資源を地域に流入させているのは政府であり、したがって、「ボランティア」であるという自己認識、ボランティアが活動のなかで感じる充実感や自己実現の感覚は、あくまでも政府が提供する一定の枠組みのなかにとどまるからである[6]。

　ポスヤンドゥ活動の限界は、政府から定期的恒常的に支援を受ける活動であることに起因するものであろう。保健・医療サービスをインドネシア全土に普及させようとしたポスヤンドゥ活動は、保健・医療サービスを提供することを目的としている。この目的を専門家でない一般住民が遂行するためには、たえず政府あるいは医療専門のスタッフから支援を受けることが必要になる。地域住民組織のもつ可能性、「上からの」枠組みを超えた、カンポンの女性のエンパワーメントの過程をみるためには、第一に、ポスヤンドゥ活動以外の、より政府の影響の小さい活動そしてその参加者についても検討することが必要となろう。それはたとえば、アリサン（頼母子講）やプンガジアン（イスラム学習会）のような政府の支援に頼る必要性のない活動である。

　ところで、そもそも、倉沢が「キンローホーシ」という表現を用いた背景には、倉沢がポスヤンドゥやPKKに関して中央／地方政府が公布した法令や手引書を重視する立場をとること、そして日本軍政下のインドネシアの地域社会と、国軍が圧倒的な権力をもったスハルト期のインドネシアの地域社会を連続したものと捉える観点に立つことを第1章で示しておいた。これに対して筆者は、法令や手引書の内容を認識したうえで、なおも地域社会のなかでみられる固有の動き、膨大な法令文書や手引書が公布されるにもかかわらずそのとおりには動かないイン

ドネシアの地域社会の融通無碍な特徴（あるいは混乱）を意識的に剔出しようとしてきた。さらに、倉沢がPKK、ポスヤンドゥに関する調査を実施したのはスハルト政権末期であり、筆者が調査を行ったポスト・スハルト期とはポスヤンドゥ活動に温度差があろう。倉沢以外の研究者によるポスヤンドゥやPKKに関する研究があるが、それらの多くもスハルト政権期のものを対象としている。本書ではスハルト期からポスト・スハルト期を検討したとはいえ、そのうちの一時期の地域保健活動に焦点を絞っており、調査地区もジャカルタの特定の地域に限定している。したがって、スハルト期に設置された住民組織や活動がポスト・スハルト期のインドネシアにおいてどのような位置を占めるのか、同様の機能をもちつづけるのかについて一層の考察が必要であることはいうまでもない[7]。

《注》
1）たとえば元ポスヤンドゥ長によれば、ポスヤンドゥ長を辞した後で、月の電話料金が20万ルピアから10万ルピアに減少したという。
2）一連の聞き取りのなかでは、C地区のボランティア参加の理由として、報奨を第一の理由に挙げる者はいない。しかし、こうした報奨が、住民をボランティアとしての参加に引きつけてもいる側面も見逃せない。報奨が「嬉しい」という意見も聞かれ、参加の励みになっている。また実際、物品の授受の有無をめぐって、ボランティアのなかでは対立も起きている。特にそうした金品授受の不公平に関するうわさ話や批判は、ボランティアの間で公然と囁かれている。
3）「juru pemantau jentik（ボウフラ監視専門家）」の略称である。
4）2008年1月の聞き取りでは、教師ボランティアは1人あたり月10万ルピアを得ていた。教師ボランティアに採用されたのは、PKK（RW）長と親しい女性たちだった。就任の意志をもちながらも、採用されなかった者たちは、PKK（RW）長やその夫であるRW長、そして以前には親しい友人として親交を深めていた教師ボランティアの女性たちに対する不満や憤りを顕わにしていた。
5）さらに、資金の運用利益をポスヤンドゥの会計報告に織り込まなかったことも、コンフリクトの一因となった。ポスヤンドゥの会計報告については表補-2を参照されたい。
6）ポスヤンドゥ活動については、政府に対する住民の意見を吸い上げるチャンネルがほとんど存在しない。このことを鑑みるならば、政府とポスヤンドゥがいわゆる「協働」関係にあるというのは早急にすぎる。

7）先行研究によれば、スハルト政権は、時に物理的暴力を用いまたそれを意図的に「国民」に印象づけることによって「国民」を統制するとともに、各種の「官製組織」を通じて人びとを組織化することによって、「国民」を「開発」プログラムに動員してきたという［小林 2004］。ポスト・スハルト期のインドネシアでは、内外からの批判によって、政権があからさまな物理的暴力を行使することには一定の歯止めが掛かっている。今日のインドネシアでは、これまで周縁に押しやられていた人びとをエンパワーメントしようとする試みが少しずつはじまっている。しかし政府は今なお、それらの実施にさいして、その影響力が低下しているとはいえ、「官製組織」を通じて「プログラム」を人びとに浸透させようとしている。この政府の姿勢をみる限りにおいて、スハルト期との違いは明確ではないようにみえる。

補　論

カンポンの地域活動
——アリサン——

第1節　なぜアリサンなのか

　インドネシア、特にジャワ島ではアリサン（arisan）と呼ばれる、住民が組織する「インフォーマルな預金・貸付信用事業」が様々なレベル、様々な規模で様々な人びとの間で組織されている。黒柳晴夫によれば、アリサンとは「組織のメンバーがそれぞれ定期的に定額を持ち寄って基金をつくり、それをメンバーに順番に配分する」もので、「概ね日本の『頼母子』や『無尽』に相当し、毎回の定期的な寄合いのたびに、くじ引きなどで決められた一人または数人の会員が全会員の持ち寄った掛金を受領し、すべての会員に受領の機会が一巡するまで続けられる」[黒柳 2001：85]。

　本章では、第9章の調査対象地区の一つとなったY地区にあらためて焦点をあてる。同地区で実施されるアリサンを取り上げ、ポスヤンドゥ活動との機能面、構造面での比較を意識しながらカンポンにおけるアリサンの実態を剔出する[1]。「終章」で示したように、ポスヤンドゥ活動は住民による活動であり地域社会において独自の意味付与をなされている。にもかかわらずポスヤンドゥ活動には国家のプログラムとしての性格を払拭しきれないという限界がある。これに対して後述するようにアリサンは住民によって組織される活動であり、国家プログラムという性格はより後景に退いている。本章におけるアリサンの分析がもつ意味とはすなわち、ポスヤンドゥ活動やアリサンのようにカンポンで実施される地域住民活動を通底する、活動の意義と限界を明らかにすることに結びつく。

　ところで、分析を行う前に二つの問題を解決しておく必要があるだろう。第一に「なぜアリサンを取り上げるのか」という問題であり、第二に「どのアリサン

を取り扱うのか」という問題である。順番が前後するが、まずは第二の問題から考えてみよう。冒頭の一文にあるように、アリサンは様々なレベル、様々な規模で、様々な人びととの間で組織されていることが知られている。レベルについては後述するとして、アリサンは数人でメンバーが構成される小規模なものから数十人、あるいは数百人のメンバーを擁するものまで多様である。またメンバーの特徴についても、近隣住民、同郷の人びと、職場を同じくする者、若者組のメンバー、近隣の子ども、友人、同業者、家族・親族、幼稚園児の保護者、ハジ／ハジャ（メッカ巡礼を済ませたムスリム）、あるいは何らかの会の元メンバーなどバラエティに富む。

C.Geertz は 1950 年代という比較的初期にアリサンに注目し、類型化を行ったことで知られている［Geertz 1962］。Geertz のアリサンに関する論考を簡潔に整理した吉原［2000：178-181］とドゥイアント［2005：117-118］を参照して、Geertz の議論を整理してみよう。東ジャワ、モジョクト（Modjokuto）で実施したフィールドワークから、Geertz は伝統的生活パタンが残る村落で実施されるアリサン（ルーラル・アリサン）と都市でみることのできるアリサン（アーバン・アリサン）とを区分している。アーバン・アリサンはさらに三種（カンポン・アリサン、エリート・アリサン、商人アリサン）に類型化される。カンポン・アリサンは、近隣社会の連帯を生みだすべく女性（時には子ども）等をメンバーとして組織されるものであり、エリート・アリサンは、「大通りに面する石造りの家」に暮らす、街のエリートの間で実施され、「政党、若者組、労働組合、慈善団体、学校、婦人クラブ、スポーツ団体」などに根ざして組織される［Geertz 1962：247］。最後の商人アリサンは市場で働く商人によって組織される、経済的指向の強いアリサンである。

このようにアリサンの規模やタイプはバリエーションに富むが、のみならず、様々なレベルで重層的に組織される場合もある。殊に、地域住民である既婚女性を対象として組織されるカンポン・アリサンについてみると、ダサウィスマ、RT、RW、町等の各レベルでアリサンが組織されることが少なくない。

地域によってはこうした各種のアリサンのネットワークが張り巡らされていて、複数のアリサンに所属する者も珍しくない。このように、一口にアリサンといっても、その規模、タイプ、レベルをみるだけでも多様性に富んでいる。これらの

アリサンのうち、地域コミュニティと国家権力について考える、最も適切な素材となるのが、カンポン・アリサン、特に既婚女性を対象とするRTレベルのアリサン（以下RTアリサンとする）であるように思われる。それはRTアリサンが地域社会の活動でありながらも、国家の連絡・命令回路の末端の単位として位置づけられており、冒頭で示した本章の問題設定に適合すると思われるからである[2]。第3節で詳述するように、それは、女性のRTアリサンが、RTレベルのPKKの例会を兼ねていることに端的に表れている[3]。

　先に保留していた第一の問いすなわち、そもそも「なぜアリサンをとりあげるのか」に対する回答も、まさしく上述の点に関連している。地域で組織されるアリサンは基本的には、住民によって自発的に組織・運営される組織であり、組織化と参加は有志によるものである。ジャカルタ中心部のメンテンアタスのRTアリサンを観察したドゥイアントは、RTアリサンを「相互扶助を培養する『場』として機能してい」ながらも、「行政＝州によるRTの下部組織の一つとして『上から』の動員機能をになっているといえないこともない」［ドゥイアント2005：130］両義的なものと位置づけている。RTアリサンは住民によって意味づけられた固有の「場所」でありながらも、国家や資本による空間編制のなかに絶えず取り込まれるフロンティアとなっている。

　Geertzをはじめとして、アリサンは多くの研究者を惹きつけてきた。アリサンのなかでもここでとりあげるRTアリサンに関する論文がすでに発表されている［Geertz 1962；Nugroho 1997；倉沢 2001；吉原 2000；ドゥイアント 3005］。RTアリサンの機能、活動の現況（組織、参加理由）、RTアリサンが経済的な貯蓄というよりも住民の親睦や社会化を目的として実施されていることが吉原とドゥイアントによって明らかにされている［吉原 2000：191；ドゥイアント 2005：130］。ここでは先行研究で整理されているRTアリサンの基本的な機能を確認しつつ、RTアリサンから浮き彫りになる地域コミュニティと国家権力の有り様を剔出したい。

　以下では、RTアリサンの基本的な機能について、事例にそくして確認しながらも、アリサンを媒介させることで、ジャカルタのカンポンにおける国家権力と「場所」について分析していく。アリサンはインドネシアの習俗の一つとして定着しているが、そうした習俗が現在のジャカルタのコミュニティのなかでいかに

息づき、コミュニティの実態を構成しているのかについて明らかにする。特に、地域住民が何を目的として活動に参加するのか、住民の意識・意味づけと、活動の実態に着目しながら検討してみよう。

第2節 地域と活動の現況

1. 地域の概況

本章で事例として取り上げるのが、ジャカルタ郊外、チブブール町の一RT（以下ではY地区とする）で実施されるアリサンである[4]。ここでまずチブブール町とY地区の概況についてあらためてその要点を確認しておこう。チブブール町は14箇所のRW、151箇所のRTから構成されており、人口5万9967人、世帯数1万3972となっている（2006年1月現在）[Kelurahan Cibubur 2006]。Y地区が属するRW（C地区）は45ヘクタール、15箇所のRT、人口6682人、1628世帯から構成される（2007年6月現在）[C地区内部資料]。Y地区は、「季節住民」(penduduk tetap)のみでは115世帯、529人が居住する地域である（2007年2月現在）[Y地区RT内部資料]。Y地区にはこれらの定住者のほかに若干の非定住者(penduduk musiman)がおり、全体では約120世帯が登録されているという。RT長の見解によれば、当地の多くがイスラム教徒であり（約90％）、カトリックとプロテスタントを含めたキリスト教徒が10パーセント程度、仏教・ヒンドゥ教・儒教信者はゼロであるという。また地域に居住する成人男性の職業については、約30パーセントが零細自営業を中心とする自営業者(wiraswasta。バイク・タクシー運転手、物売り等を含む)であり、約50パーセントがサラリーマン（20％が公務員、30％が民間部門）、残る約20パーセントが無職・学生であるという[5]。また、既婚女性の多くが「専業主婦」あるいは零細自営業を営む主婦であり、いわゆるフォーマル部門で就労し賃金を得る既婚女性は少数である。

第1節ではアリサンがジャワの至る所で、様々な人びとによって組織されることを指摘した。Y地区においても若者組のアリサンや既婚男性のアリサン、既婚女性のアリサンが組織されている。特に、既婚男性と既婚女性を対象とするアリサンについては複数のものが組織されている[6]。女性のアリサンに限っても、他

の地域でも一般的に組織されるRTやRW、町レベルのアリサンについてはいうまでもなく、ダサウィスマと呼ばれる、RTの下位レベルにおいてもアリサンが組織され、さらにRT内の友人アリサンでありながらRTアリサンの参加者の半数を集める規模の友人アリサンが組織されている（表補-1）[7]。

　第1節ですでに示したとおり、ここではこれらのアリサンのうち既婚女性を対象とするRTレベルのアリサン（RTアリサン）を取り上げる。まず、RTアリサンの活動概況について説明した後で、アリサンからみたジャカルタのカンポンと国家権力と「場所」について第3節以降で論じる。

2. RTアリサンの現況

　Y地区では2006年11月から2007年8月までの周期（1周期は10回のアリサンより構成される）に毎月1回、6日の午後4時から1時間強、会員の家々を巡回して（前回の賞金獲得者のうちの1人がホストとなり軽食等を準備する）RTアリサンが開催されていた[8]。会計が管理する帳簿には、ダサウィスマごとに参加者の氏名と賞金獲得の時期が記載されている。この周期には113人（ダサウィスマごとにそれぞれAグループ：21人、Bグループ：18人、Cグループ：27人、Dグループ：15人、Eグループ：19人、Fグループ：13人）のメンバーが参加していた（RTアリサン内部資料）。1回あたりの掛金は2万ルピアで1周期に1度15万ルピアをそれぞれのメンバーが獲得（基本的には1回のアリサンにつき10人程度）することになっていた[9]。聞き取りによれば、Y地区におけるアリサンRTは1980年代半ば頃に設置されたという。2007年8-9月に113人のRTアリサン登録者のうち44人に対して行った聞き取りの結果から得られた、参加者の特徴は以下に記すとおりである。

　参加者は全員が少なくとも1人以上の子どもをもつ既婚歴のある女性で、その大半がムスリム（1人のみカトリック）である[10]。まず回答者の年齢構成と出身地について示すと、回答者は30代から40代を中心とした女性で、彼女たちの多くの出身地はチブブール以外の地域である。回答者は30代から40代を中心として構成される（20代13.6％、30代34.1％、40代31.8％、50代20.5％。ただし2007年8月末現在）。回答者の9.1パーセント（4人）が借家住まい、残る全員が持ち家の所有者である。さらに回答者のうちわずか5人が町内出身であり、8

表補-1　Y地区の住民が参加する主要なアリサン

対象者	名称	範域	掛金（ルピア）	会場	会合の頻度	開催日	開催時間	会員数（人）	賞金（ルピア）	周期	1回あたりの掛金獲得人数（人）	備考
女性	ダサウィスマ・アリサン	A	11,000	会計(PKK(RT)長)宅	1回/月	5日	10:00–11:00	32	16万	16ヶ月	2	
		B	20,000	会計宅	1回/月	7日	10:00–11:00	17	17万	18ヶ月	1	—
		C	20,000	会計宅	1回/月	7日	7:00–8:00	23	25万5000	1年	2–3	
		D	11,000	会計宅	1回/月	5日	8:00–8:30	34	17万	1年	2	
		E	100,000	会計宅	1回/月	3日	9:00–10:00	15	150万	1年	1	半額掛金での参加可能
		F	20,000	巡回	1回/週	金曜	16:00–17:00	23	35万	18–24ヶ月	1	第二月曜日
	RT金曜アリサン	X地区	20,000	会計宅前	1回/週	金曜	10:30–11:00	55	120万	1年	1	
	RTアリサン	Y地区	20,000	巡回	1回/月	6日	16:00–17:15	113	15万	10ヶ月	10–11	
	RWアリサン	A地区	20,000	RW集会所	1回/月	10日	14:00–16:00	92	18万	1年	7–8	不明
男性	ダサウィスマ・アリサン	F	50,000	巡回	1回/月	備考参照	21:00–22:00	36	50万	2年	1	第一月曜日
	RTアリサン	RT	30,000	巡回	1回/月	備考参照	20:00–21:00	約50	60万	18ヶ月	2	第一月曜日
	RTバチケン	RT	50000	巡回	1回/週	備考参照	20:00–21:00	42	210万	約1年	1	土曜日
	冠婚葬祭アリサンRW1	RW	300,000	巡回	2回/月	水曜	20:00–1:00	15	300万	3ヶ月	1	第二・第四水曜日
	冠婚葬祭アリサンRW2	RW	50000	巡回	2回/月	木曜	20:00–21:00	25–30	100万	6ヶ月	1	第二・第四木曜日

出所：聞き取りより筆者作成
2007年8月現在

人が町外のジャカルタ、その他 31 人がジャカルタ以外の地方出身者である（ジャカルタを除くジャワ：28 人、リアウを含むスマトラ：3 人）。回答者の配偶者についても町内出身者はわずか 1 人にすぎない。このことから、参加者のなかでは町外出身者の占める割合が高いことが分かる。さらに、RT に約 120 世帯が登録されているなかで 113 人の参加者を集めていることから、Y 地区はチブブール町以外を出身地とする「流入者」によって形成されていることが推測される[11]。

次に回答者の職業をみてみよう。回答者の 28 人（63.6％）が「専業主婦」であり、16 人（36.4％）が何らかの職業をもっている。職業の多くは零細な自営業で、それはたとえばワルン（雑貨店、軽食店。5 人）、ジャムー（ハーブ飲料）行商や煎餅製造・菓子製造（ペイェ、あるいはクリピック・シンコンと呼ばれる）などの店舗をもたない零細自営業（5 人）である。このほかに、小学校・幼稚園教師もみられる（6 人）。

回答者の約 3 割（13 人）が 15 年以上 RT アリサンに参加している反面、5 年未満の回答者もほぼ同じ程度いる（12 人）。RT アリサン参加年数は 1 年未満から 23 年にまで及び、5 年未満が 12 人、5 年以上 10 年未満が 7 人、10 年以上 15 年未満が 11 人、15 年以上 20 年未満が 10 人、20 年以上が 3 人、不明が 1 人であった。聞き取りによれば、もともと Y 地区の多くが、現在も Y 地区住民であるブタウィ人が所有する農地だったという[12]。Y 地区には 1970 年代後半頃から、ジャカルタ中心部（カレットやスティア・ブディ地区）のクリアランスによって居住地を失った人びと（いわゆるブタウィ・アスリを含む）、そしてジャカルタ外の地方からの流入者が、土地を購入して居住するようになったという[13]。現在は特に、バタック人を中心に新規住民の流入がつづいている。ブタウィ人の農地であり、住宅も疎らで流入者も少なかったことから、もともと Y 地区では RT アリサンは実施されていなかった。しかし新規住民の流入・増加とともに、住民の親睦の必要性が高まり、1980 年代半ばに RT アリサンが、1990 年代前半にダサウィスマ・アリサンが定着した。

以上のように、アリサンの活動はメンバーから徴収した掛金によって賄われており、参加者も基本的には地域住民であるメンバーに限定される。資金・人材・物資のいずれの側面でも政府の支援を必要としない RT アリサンは、活動資金や助産師、体重計や薬剤といった各側面で政府の支援を必要とするポスヤンドゥ活

動とは大きく異なる。

ある日の RT アリサンの様子は次のとおりである。

[16 時]

　開催時間の 16 時に会場となる家に住民が集合しはじめる（会場が混雑すること、幼い子どもがいるために会場に長時間滞在することを嫌ってあえて籤引きがはじまる頃を見計らって参加する住民も少なくない）。会場宅では床の上に絨毯を敷き詰めてあり、客人はここに座る。車座になって座ることが望ましいとされるが、100 人近くいる会員全員を収容することのできる広間をもつ世帯は Y 地区には一軒のみであり、多くの場合、複数の部屋や玄関先にまで分散して参加者は着席する。着席前に、人びとはすでに到着している住民一人ひとりに握手によるインドネシア式の挨拶をする。挨拶を終えた参加者は落ち着くまもなく、ダサウィスマ・アリサンの会計係に参加費を支払う。ここでようやく参加者は適当な場所をみつけて着席し、隣人らと雑談をはじめる。

[16 時 15 分]

　水と袋詰めされた菓子（二種）が各人に配られるとともに、大皿に盛られた煎餅類が提供される。それらに手をつけながら、参加者は傍に居合わせた隣人らとのお喋りをさらにつづける。歓談にふける一般参加者とは対照的に、ダサウィスマ・アリサンの会計係、RT アリサンの会計係は帳簿に記載する作業を黙々と行っており、歓談はおろか、他の参加者との挨拶もままならない。ダサウィスマ・アリサンの会計係は自分が担当するダサウィスマの参加者の参加費を記録しながら、集金し、また傍に居合わせた人々の手を借りながら籤引き用の籤を作る。すべての記録を終えたダサウィスマ・アリサンの会計係は RT アリサンの会計係に参加者の状況を報告し、後に行われる参加費や当選金の引き渡しに備える[14]。

[16 時 52 分]

　参加者がほぼ集まり、登録と集金がほぼ終わったところで、PKK（RT）長がアラビア語による挨拶をし（今回は、Y 地区で 27 回目のアリサン周期の第 1 回目にあたるという）、ホストの女性の労を労う。イスラム式の祈り

の一節を唱えた後で、PKK（RT）長が諸連絡を行う。1）雨期に入るためにデング熱対策として清潔な環境を維持すること、2）ポスヤンドゥの活動費となる基金への寄付の要請を、参加者に呼びかける。つづいて、この1年間、RT活動（RTアリサン、8月の独立記念日にRT行事として行われるコンテストへの参加、イスラム学習会への参加等）に住民が協力を惜しまなかったことに対する感謝の言葉を表す。そして、これからはじまる断食月の間健康に留意するよう述べたのちに、断食前に一般的に行われる挨拶の句を口にする（PKK（RT）長と家族が住民に対してこの1年間に起こしたかもしれぬ過ちについて謝罪をする）。次に、この1年のアリサンの会計の概要について報告する。2006年11月から2007年8月までのアリサンの周期に、見舞金と残金をあわせて、PKK（RT）の収入として140万6000ルピアを得[15]、うち100万ルピアを参加者に関係する住民の入院者・死去者に（5万ルピア×20人）、2万5000ルピアを出産を終えたばかりの参加者（1人）に、23万ルピアをポスヤンドゥの活動費としてRWに上納し、15万1000ルピアの剰余が出たという報告である。

［17時05分］

　10人の籤引きを行う。メインの活動でありながらも籤引き自体は短時間で終わる。一旦名前が読み上げられたメンバーでも、会場に居合わせない者の籤については再度籤引きの容器のなかに戻される。あらためて籤を引き別のメンバーの名が当選者として読み上げられる。その場で賞金が当選者に渡され、当選者は賞金と引き換えに帳簿に署名する。最後に次回アリサンの開催日時・場所を確認し、またPKK（RT）長からの、「当日参加しない参加者のために、近所の住民が菓子を持ち帰ってはならない」という注意、断食月の安寧を願う祈りをもってアリサンは終了する。

［17時20分］

　散会。握手によるインドネシア式の挨拶をした後に、参加者たちはいそいそと自宅へと帰っていく。これらの一般参加者とは対照的にアリサンの会計はその場に残り、記録をつづける。会計係、PKK（RT）の会計、書記、長らは帳簿記録と現金確認のため会場に最後まで残っている。アリサンに参加する予定で当日会場に来られなかったメンバーは隣人に会費を預け、当日ま

でに会費を支払うことが通例となっている。しかし住民の一部には、アリサンの会計係に後日会費を納める者もおり、会計らの手による帳簿への記載は煩雑な作業になる。

第3節　国家空間への統合

　このように一見したところ純粋な地域活動のようにみえるY地区のRTアリサンであるが、実のところ組織化の形式も、スハルト期に行われた国家による行政の標準化政策を介して画一的に設置されたものである。他の地区のRTやRWレベルにおけるアリサンと比較すれば分かるとおり、男性と女性別々に月1回の開催される例会、住民に関する公的私的な連絡、飲み物や茶菓子を楽しみながらの歓談といった活動形式も標準化されたものである[16]。ポスヤンドゥに関して本書ですでに指摘したように、そもそも、地域住民組織であるRTそしてRTの上位にあるRWという単位も、RWの上位レベルに置かれた行政区画である町もインドネシアに広くみられる、国家によって標準化された単位である[17]。本書の別の章ですでに論じたように、スハルト期に構築されたPKK自体が、既婚女性一般を組織化・「動員」する媒体として機能した組織として位置づけられている（Bianpoen 2000；Blackburn 2004：26；Rahayu 1996；Sullivan 1994；Wieringa 1993；倉沢 1999；村松 1996］。ダサウィスマというRTの下に置かれる単位も、PKKの枠組みのなかでは「動員」単位として位置づけられている［吉原 2000：206-213］。そして、PKKが実施する、ポスヤンドゥ（5歳未満児と女性を対象とする地域保健活動）、アリサン、シンパン・ピンジャム（住民相互のローン）、コプラシ（協同組合）は、いずれもインドネシアの多くのコミュニティでみられる標準化された一般的な活動である。

　こうしてみるならば、茶菓子を楽しみながらの隣人とのお喋り、籤引き、PKK（RT）長からの連絡事項に尽きるといえる活動であるRTアリサンは、あくまでも住民の資金と意思によって組織・運営されているとはいえ、住民を国家空間に包摂・統合する一つの回路として機能しているともいえる。特にPKK（RT）長の住民に対する諸連絡のなかにはしばしば、政府のプログラムに関する連絡が織り込まれる。PKK（RT）長はRT住民の代表でありながらも、同時に政府の連絡

や通達を住民に媒介するエージェントでもあるという二重の役割を担っている。

WilliamsとJohnstonによれば、そもそもPKKがアリサンを「それ自体のプログラムに対する支援を獲得する一手段」［Williams and Johnston 1983：71］として利用する場合もあったという。つまり、中部ジャワのある地域では、それまで十分な参加者を確保することのできなかったPKKの月例会の人集めを目的として、アリサンを月例会の最後のイベントとして実施し、参加者を倍増させることに成功した。

こうしてみると、RTアリサンは住民によって運営される活動であるが、国家の介入を全く受けない訳でない。むしろ、RTアリサンの前提となるダサウィスマ／RT／RWという単位やアリサンの形式において、そしてアリサンのなかで実施される連絡回路を通じて、国家空間のなかに組み込まれている。

第4節　場所への「埋め込み」と地域コミュニティ

ところで、ここでRTアリサンの機能に着目してみると、RTアリサンがもつ経済機能（貯蓄）以上に、住民親睦、情報収集の機能が重要であることがすでに指摘されている[18]。先行研究がさし示すように、RTアリサンの掛金は比較的低く設定されている[19]。このことは自動的に賞金が高額ではないことを意味する。加藤がいうように、RTアリサンは、「コミュニティの全員参加を促すタイプの」「調和を培うことを第一目的に開催される」アリサンであり、貧しい人を排除しないよう、掛金が低く設定されている［加藤 2005：39］。RWやRTレベルにおいてチブブール町で毎月開催されるPKKアリサンは、PKK活動の例会を兼ねている。こちらも同様に掛金が2万ルピアと低く設定されており、住民の参入障害を小さくする工夫が凝らされている。親睦よりも貯蓄を目的とする女性たちは、複数のアリサンを掛け持ちしたり、より射倖性の高いアリサン（掛金が高くしたがって賞金も高額なもの、あるいは開催頻度が高いもの）に戦略的に参加したりすることで貯蓄を増やしている[20]。逆に、家族のなかに病人が出るなど急に支出が増えたり、家族の主な稼ぎ手が停年退職したりして収入が大幅に減るなど経済的困難を抱える住民は、参加するアリサンの数を減らし、倹約につとめる。遂にはRTアリサンへの参加を見合わせる住民もいる。実際、Y地区のRTアリサン

参加者の多くは、参加理由を経済的メリットよりも、親睦に見出している。筆者が聞き取りを実施した44人のうち、43人が参加理由を親睦あるいは社交としている[21]。

ところで、カンポンのなかで人びとは日々隣人と接触し交流しているといわれている。とすれば、あえてアリサンという場を設定して親睦をはかる必要がないようにも思われる。カンポンのなかで住民、特に日中もカンポンの内部にいることが多い女性たちは、早朝には家の前の路地での買い物で[22]、朝夕には自宅の周辺の掃き掃除で、日中には家の前を通る隣人に声をかけることで、そして随時、日用品の購入のために立ち寄るワルン（雑貨店）で、隣人と顔を合わせ、時間の許す限りお喋りをし、情報収集と交流に耽っている。

しかし、こうした「偶然」の出会いに頼ることでは、必ずしも地域の全ての住民と定期的に顔を合わせることができない。特にY地区は約120世帯を擁するRTであり、現在も新規流入者は増えつづけている。N.Sullivanがいうように、カンポンのなかでは、親族ネットワークそして、隣人を中心に濃密な関係が広がることが多い［Sullivan 1994：86-96］。Y地区においても、一般的にはRWよりRT、RTより自宅が面する路地（*gang*）沿い、そして路地よりは前後左右といった自宅の四方、というように前者より後者においてより濃密な関係がみられる。RTアリサンは路地を共有しない、それほど親しくない「隣人」とも顔を合わせ、親睦を深める機能をもっているのである。

とはいえ、住民にとっては、アリサンという場での親睦や情報収集と同様に、その背後にある実際のメリットを得られるという生々しい現実がより重視されているようにみえる。つまり、RTアリサンなどを通じて親睦を深めておけば、万が一「隣人」の力が必要になった場合に、支援や協力を引き出しやすくなるのである。あるいは、日常は路地を共有する隣人ほど親密に交流しておらず通常は協力関係にない「隣人」とも、万が一の時は同じカンポンに居住し、一つのアリサンに参加する住民として助け合うことができるのである。予算が限られており十分なサービスを住民に提供することのできない政府をもつインドネシアにおいて、何らかの問題に出会った時に人びとは個人的・共同的に対処せざるをえなくなっている。比較的裕福な人びとが暮らす新興住宅地では、潤沢な資金を背景としてサービスを購入することで問題に対処している。これに対して比較的貧しい人び

とが暮らすY地区のようなカンポンでも、不足する行政サービスを埋め合わせざるをえなくなっている。そこで、RTレベルではたとえば「奉仕活動」（*kerja bakti*）によって労働力を地域内から自前で調達することでよりコストを抑えつつ迅速に対応をしている[23]。

個人的なレベルをみても、Y地区の住民にとって、近隣のネットワークや相互扶助を利用することが、日常生活を維持するうえで不可欠の要素になっている。たとえば、救急、治安（見守り）、冠婚葬祭といったことから、より些細なことにまで及ぶ事例をあげることができる。

［救急］

　大企業に勤める中間層、公務員、そしてこれらの家族を除いてカンポンの住民の多くは健康保険に加入していない（ただし、一部の住民は貧困者向けの医療費無料制度の対象となっている）。したがって、体調が急変した時に救急車を呼ぶ費用も惜しいと考えている（そもそも交通渋滞が日常的にみられるジャカルタでは、救急車を呼ぶ方が時間を費やすということもある）。緊急時に病人を輸送する手段のない人びと（オートバイや自動車をもたない者、あるいは所有していても家族が外出するなどして輸送手段が利用できない者）は、オートバイや自動車をもつ隣人の助けを借りて、急病人を近隣の医療機関に搬送している。

［治安・見守り］[24]

　1. 女性たちに多くみられるが、子どもが学校などに行っている時間帯に急用で自宅を留守にしなければならないが、鍵を開けて行く訳にもいかず、そうかといって鍵を閉めて出る訳にもいかない場合に、親しい隣人に鍵を預けたり、伝言を託したり、子どもの「見守り」をしてもらう。

　2. 田舎に帰省する等長期間家を空ける時には隣人にその旨を伝え、留守宅の安全を頼む。

［冠婚葬祭］

　通過儀礼（誕生、ムスリムの割礼、結婚、妊娠、死亡など）にさいして行われる儀礼、そして行事が無事に終わった後や、誕生日や病気の快気祝い等にさいして実施されるスラマタン（共食儀礼）をY地区の住民は隣人と共

有する。つまり、小規模なスラマタンの場合には料理を各世帯に届け、客人を招くような大規模な儀式（割礼式、結婚式、葬儀等）の場合には、必要な物資を隣人から借り受けたり、調理・警備などの援助を受けたりする。今日、ジャカルタのより裕福な世帯ではホールなどを借りて結婚式を実施するが、C地区の人びとの多くは隣人の手を借り、自宅で結婚式を開催している。また自宅で結婚式をする場合に提供される料理も、より裕福な世帯はケータリング業者に発注するが、より余裕のない世帯は隣人の手を借りて賄っている。

[その他]

より些末な例として筆者は次のような光景を目にしたことがある。

1. ある朝、子ども（幼稚園児）が自宅で寝ている間に両親が仕事に出かけた（両親はプラスチック製品を販売するキオスを市場にもっているため、ほぼ毎日早朝から夜まで家を空けている）。子どもは自宅に誰もいないことに驚き、大声で泣きながら家の鍵を開けて家の外に出ようとした。しかし家の門には外から鍵がかけられており、出ることができない。門は子どもにとっては乗り越えるには高すぎるため、子どもは門の手前で、1人で泣き叫んでいる。近所の主婦たちがそれを聞きつけ集まってきた。斜向かいに住む年配の女性が椅子を自宅からもってくる。この女性は門の外に置いた椅子に登り、子どもを抱きあげて門の外に出す。この女性は子どもを1時間ほど、家の様子をみるために父親が帰ってくるまで家で預かっていた。

2. 先ほどと同じ幼稚園児である。幼稚園が終わり、父兄が園児を迎えに来る時間をすぎても子どもの両親だけが迎えにこない。みかねた幼稚園教諭が家まで子どもを送ってきた。しかし幼稚園児の自宅には両親はおらず鍵もかかっている。それをみていた向かいの家の女性が、父親が帰ってくるまでこの子どもを預かっていた。

3. ある日の昼間、子ども（幼児）が誤って浴室の鍵を外からかけてしまった。あいにく合い鍵は浴室のなかにある。この家は子どもと20代の両親の3人暮らしである。職場にいる夫に助けを求められない子どもの母親は、隣人の男性2人を呼ぶ。男性が工具をもってきて1時間ほど格闘し、鍵を開けることができた。

4. 小学校中学年の子どもの宿題として、あるトピックに関する新聞記事

の要約が課された。Y地区で新聞を毎日購読する家庭は稀である。適切な記事を自宅でみつけることのできなかった子どもとその母親は、同じ課題を課された子どもをもつ隣人の家を尋ね歩き、記事を探し出していた。

　5．Y地区の主婦は、できる限り隣人から必要なサービスや品物を購入しようとする。ある女性は、屋根修理が必要になると同じ路地の隣人の男性に修理を依頼した。また、子どもの結婚式を自宅で開催するにあたり、カーテンを交換することになった。この女性は、義理の娘の友人でありY地区内のカーテン屋を営む住民（ただし店舗は町外にある）にカーテンの見積もりをし、実際に商品を購入した。カーテンを注文した女性は隣人から調達する理由を、より信用がおけることそしてより安い価格で購入できることと捉えている。

　インドネシアではミドル・クラスの台頭がめざましい。ミドル・クラスの人びとは、より快適な生活環境を求めて、コンドミニアムや郊外の高級住宅地に住宅を購入している。その多くが自家用車をもち、劣悪な公共交通を利用せずに通勤したり、ショッピング・モールや大型スーパーでショッピングを楽しんだりする暮らしを享受している。近年、インドネシア特にジャカルタでは富裕層を対象とする市場サービス部門が拡大している。資金の許す限りより質の良い、バリエーションに富むサービスを購入するという「選択肢」は、ミドル・クラス以上の人びとにはより拡がっている。しかし、こうした「選択肢」はカンポンの低所得者層には開かれていない。やむを得ずカンポンの人びとは、地域コミュニティにある個人的なネットワークにますます頼らざるをえない状況に追い込まれる。RTアリサンは、隣人ネットワークを拡大する手段である。それは単にネットワークを拡大するとか親睦を深めるという意味もあるが、それ以上に、生活の質を少しでも改善するという生々しいより切実な必要性からのことである。
　チブブール町やY地区のようなカンポンは決して村落（デサ）にみられるような伝統的なコミュニティではない。インドネシアにおける都市空間の変容のなかで、それまで住んでいたコミュニティを後にし、この意味で「脱埋め込み」された人びとがたどりつき、国家による統合化の動きを受けながら、創りあげたものである。カンポンは上記の意味で一旦「空間化」され、そして人びとの日々の

相互行為によってあらためて場所として構築された（「場所化」）。「脱埋め込み」された人びとが移り住んだ郊外「空間」は、人びとの日々の交流によって「場所」となる。しかし上記の理由によって、グローバリゼーションにともなう「脱埋め込み」が進展する現代社会において、カンポンの人びとはますますカンポンのなかに「埋め込」まれざるをえなくなっている。とはいえ、すべてのカンポンがY地区のような「埋め込み」が可能かといえばそうではない。むしろ人間関係の稀薄化、カンポン自体の侵蝕・衰退が進行しており、「もたざる人びと」はますます行き場を失っている。

《注》

1）前述のとおり布野によれば、カンポンとは田舎、農村、そして都市の居住地をさす。都市のカンポンの「フィジカルな環境条件」はスラムに近いものもあるが、実際にはスラムではない。それは「民族や収入階層を異にする多様な人びとからなる複合社会である」［布野 1991：3-4］地域コミュニティである。

2）前述のとおり、ダサウィスマはRTの下位単位として、スハルト政権期に設置された。しかし管見の限り、ダサウィスマは実態として全ての地域社会に存在しているとはいえ、十分機能しているとはいえない。ちなみに、Y地区は他の14箇所のRTとともに一つのRWを構成するのであるが、実態としてダサウィスマが組織され、ダサウィスマ・レベルでのアリサンが実施されているRTは、Y地区以外にみられなかった。ダサウィスマが実態として機能していないことは、筆者が2002年-2004年に調査を行ったクウィタン町やチキニ町についてもあてはまる。さらに、ダサウィスマが組織され、月に1回組織されるY地区のダサウィスマ・レベルのアリサンでも、行政によるフォーマルな指令は伝達されないため、国家と地域との関連をみるにはRTレベルのアリサンが適切であるように思われるからである。

3）地域レベルで組織される女性アリサンには、ダサウィスマ、RT、RW、町の各レベルにおけるものがある。管見の限り、Y地区のダサウィスマ・レベルのアリサンは茶菓子を会食することもなく短時間で終了する。RT、RW、町、RW以上の範域をカバーするアリサンでは、茶菓子が振る舞われ、各レベルの長（PKK（RW）長やPKK（クルラハン）長）からの連絡事項等が伝えられ、基本的には会の進行のパタンも同一のものである。しかし、より広域レベルのアリサンになればなるほど、地域の女性全員を対象とするというよりも、「特別」な人物が参加することが多いようである。たとえば、RWレベルでは、RTレベルのPKKの役職者

（長・副長・会計）やカデルと呼ばれる PKK 活動の中心メンバーである。経済的に余裕のない女性や幼い子どもがいる女性は RT レベルのアリサンには参加しても、RW 等それより広域レベルのアリサンには参加しないことが多い。

4）本章の資料は、2007 年 8 月 21 日-9 月 11 日までに筆者がチブブール、Y 地区で実施した聞き取りによって得られたものである。なお Y 地区の来歴等に関する知見は、筆者がこれまで実施したポスヤンドゥ調査のなかで得られたものも含まれている。ポスヤンドゥ調査については本書のこれまでの議論を参照のこと。

5）2007 年 8 月 22 日に RT 長に対して行った聞き取りより。

6）アリサンと類似する貯蓄・親睦のための活動として、Y 地区内ではパケタン（*paketan*, アリサンに類似する信用組合活動）が実施されている。

7）ちなみに表補-1 には記されていないが、この他に RW 内の数十箇所で組織されるイスラム学習会（プンガジアン）の一部においてもアリサンが組織されており、さらにはアリサンとは異なる庶民金融であるシンパン・ピンジャム（黒柳によれば、「メンバーの間で、金に余裕のある人が出した出資金や無償の共同奉仕で集められた資金を、必要な人が利子を払って借りる、いわば私的な組織的庶民金融を志向したクレディットシステムである」［黒柳 2004：272］という）やコプラシが存在する。

8）6 日が祝日・休日や他の行事と重なる場合、日程が前後する。

9）掛金 2 万ルピアのうち、1000 ルピアが、地域住民であり父親のいない子ども（幼稚園児から高校生まで）に対する寄付金として、2000 ルピアが軽食代として、1000 ルピアが死去・入院したメンバーに対する見舞金として差し引かれる。年間の金額は 1 回、15 万であり、10 回開催されるから、1 回あたりの掛金は 1 万 5000 ルピアになり、1000 ルピアが残る。この 1000 ルピアは、名目上は RT レベルの PKK の活動費として徴収されている。しかし、実際には、アリサンには死去等を理由として途中から参加しなくなる参加者がいたり、アリサンの掛金を後払いする参加者（就労などの理由で当日参加できないメンバー）もいるため、月単位では徴収額から掛金を支払うと赤字の月もあるのだと、RT アリサン会計はいう。このような徴収不足を PKK の活動費によって調整するため、活動費として残る金額は毎月一定ではない（帳簿にも PKK 活動費という記載ではなく、差額（*uang sisa*）として記載されている。父親のいない子どもに対する寄付金は年に一度、断食月の前の月に RT レベルで開催されるイスラム学習会で、住民の前で PKK（RT）長が配分する。

10）地域内には近年、プロテスタントであるバタック人が流入しており、ムスリム以外のキリスト教徒も居住している。しかしアリサン幹部によれば、バタック人

の既婚女性の多くが何らかの職業をもっており、RTアリサンにはほとんど参加していないという。
11）Y地区では1世帯1人の既婚女性がRTアリサンに参加することが慣例になっている。
12）ブタウィ人については第3章を参照のこと。
13）調査時にもY地区のうち農地が残っている地域では農地をつぶして新規住宅を建設している現場をみることができた。
14）筆者が観察した会はたまたま、第1回目のアリサンであり、登録作業に時間を要した。第2回目以降のアリサンではすでに参加者名簿が準備されているため、参加者の確認作業はより短縮化される。
15）会計によれば、毎月支払いをしない参加者もいるため、必ずしも2000ルピア（病気等見舞金1000ルピア＋RT・PKKの活動費）×参加者×10ヶ月の貯蓄ができるわけではないという。
16）ジャカルタ州内の別の地域においても［ドゥイアント：倉沢2001, 2005：吉原2000］、またジャカルタ以外の地域においても［加藤2005］、筆者がチブブールで見出したものとほぼ同様の形式によってRTアリサンが実施されている。なお連絡の内容については、筆者が示したほかにも、ドゥイアントによれば、地域の清掃プログラム、町役場で開催されるカラオケ大会のような、明らかに行政プログラムに関するもの、そして、より広域のコミュニティにあたるRW女性アリサンの開催に関する連絡、そして、RTレベル（独立記念日を祝うためのスラマタン（共食儀礼）の調理ボランティア募集）から、隣人としての連絡（住民の披露宴、メンバーの子どもの入院）にまで及ぶという［ドゥイアント　2005：126］。倉沢もアリサンを含めたRTのフォーマルな会合において、様々な情報伝達（お知らせ）が行われていることを指摘している。それは、1）近隣社会の動向に関するお知らせ、2）隣組（RT）や近隣のコミュニティでの活動に関するお知らせや提案に加え、3）行政からのお知らせ（保健・衛生、貧困による学校をドロップアウトした子供に関するデータ収集、健康優良児ベビーコンテスト、乳幼児に対する粉ミルク配給、破傷風の予防注射、町議会制度設置について、総選挙のための有権者登録、総選挙の投票所、身分証明書作成料金）、4）政府の意向を受けて行う警告・助言・指導などであるという［倉沢2001：58-63］。
17）インドネシアにおけるクルラハンの成立については島上［2003：172］に詳しい。RT／RW制度の法制化については小林［2001］を参照。
18）Geertz［1962］、吉原［2000：177］、ドゥイアント［2005：130］を参照されたい。ヨグヤカルタの農村のアリサンを観察した黒柳によれば、緊急にまとまった金額

が必要になった場合、アリサンよりもシンパン・ピンジャムと呼ばれる貸付の方が有効であるという［黒柳2001］。

19）2000年1月にジャカルタのメンテンアタスでアリサンに関する調査を実施したドゥイアントによれば、この地域のRTアリサンの月あたりの掛金は1万2000ルピアであり、それは「それほど高額ではない」［2005：127］という。

20）表補-1を参照されたい。Y地区には地域アリサンだけでは飽きたらず、友人アリサンを掛け持ちし、さらには貯蓄を兼ねるイスラム学習会に意図的に参加する女性もいた。

21）ただし、表現は様々で、親睦・親交（*silaturahmi, berbaur, bergaul, rukun tetangga, mempererat tali silaturahmi, kenal, menambah persaudaraan, paguyuban masyarakat*）、社交（*bersosial, sosialisasi*）等である。ただし、親睦に加えて「参加しなければ、皆に対して悪い（悪口をいわれるかもしれない）」、「皆参加するものだから」、「貯蓄」と回答した参加者もいた。参加者たちにアリサンの賞金の使途を尋ねると、大概の女性たちは苦笑を返す。15万ルピアという賞金をY地区の住民もそれほど大きな金額とは認識していない。つまり、日々の食料や消耗品の購入費として、特に意識しないうちに使い切ってしまう金額である。

22）インドネシアの住宅地では、毎日野菜や肉、魚などの食材売り（*tukang sayur*）の行商が家々を巡回する光景がみられる。また、家の前を巡回する食材売りの他に、毎日同じ時間に同じ場所で食材を売る行商、そして1日中生鮮食品を販売するワルンが家から徒歩で行かれる場所にある。Y地区の多くの女性にとって、日々の買い物をこれらの場所で調達することが習慣となっている。

23）ミニ・バスが通る大通りにつながるY地区の主要な道路（ただし車1台がようやく通れるだけの幅しかない）が、雨期に河川によって浸食された時には、Y地区のRT長が住民に声をかけ、各世帯から1人の男性労働力を調達することで、道路を迅速に補修することに成功した。

24）一般にインドネシアの治安は悪く、チブブール町のような住民の関係が濃密な地域でも軒先に置いた自転車が夜中になくなるとか、鍵のかかる家（建物）の内に止めておいたバイクが夜中に盗まれるとかいうことが頻繁に起きている。さらにジャカルタでは強盗や子どもの誘拐事件も少なくないため、人びとにとって治安は重要な関心事である。

【資料 1】

ポスヤンドゥ活性化に関する一般手引

インドネシア共和国内務・地方自治大臣[1]

2001 年 6 月 13 日 ジャカルタ

番号：411.3/1116/SJ　　　　　　　　1. インドネシア各州知事
タイプ：重要　　　　　　　　　　　　2. インドネシア各県知事／市長
添付資料：一式　　　　　　　　　　　　　　　　　　　　　　　　　　宛
件名：ポスヤンドゥ活性化に関する一般手引

　ポスヤンドゥの機能とパフォーマンスの向上に関するナショナル・ワークショップの成果である、合意と推薦に基づいて、内務大臣文書第411.2/1180/PMD（2000 年 8 月 25 日）号を通じて、ポスヤンドゥ活性化活動のより強力な実施の必要性を謹んで宣言いたしました。このことは、とりわけ、インドネシアで発生し、少なくとも基礎保健のニーズを充足する経済力に影響を及ぼした、長期にわたる多元的危機に起因します。そこで、人びとに均等に行き渡り、アクセス可能な基礎的保健サービスの実施を支援、指導するために、ポスヤンドゥの活性化実施の促進が今なお必要とされております。

　地方政府に関する1999年法律第22号の実施が意図しそれに合致するような活動の実施を支援し、社会生活を民主化し市民社会を建設するために、1999 年 3 月 3 日付内務大臣回覧文書第411.3/536/SJ号（ポスヤンドゥ活性化に関する回覧文書）に提示されたように、ポスヤンドゥの活性化の手引の改訂について考察することが必要です。

　上記の事項に関して、ここに謹んで、皆様に、以下で示すように幾つかの事項についてご配慮いただきますよう、お願い申し上げます。

1. ポスヤンドゥ活性化によって実際に実施されるのは、基礎的保健ニーズを充足し人びとの栄養状態を改善しようとする試みであって、概してそうした状態は、直接的であれ間接的であれ、インドネシアの多元的な危機の結果として衰退しています。したがって、それぞれの家族が、人的資源の質を発展させるポテンシャルを最大限に発揮する能力向上を目的として、乳幼児の人間的質を向上させるための基本的ニーズを充足するうえで直接利用できる、住民の基礎保健実施単位であるポスヤンドゥの活性化が必要です。

2. 社会生活の民主化を実行するために、よりアクセス可能な基礎保健の構築とサービスの実施が期待されます。住民ベースの基礎的保健サービスの調整者としての役割をポスヤンドゥが担いうる地域では、住民からの、住民による、住民のためという原則に則って行われるポスヤンドゥを通じて、明らかに、ポスヤンドゥは、乳幼児の人的資源の向上に関心をもち使命感のある、住民個々人もしくは住民組織によって実施されることを意味します。

3. ポスヤンドゥ活性化を実施するために、住民には、能力に応じ、結集して積極的に参加することが要求されます。たとえば、近隣の実施者、もしくは指導者として参加し、ポスヤンドゥのサービスを必要とする対象住民の、ポスヤンドゥ開催日および家庭訪問日のカバレッジ拡大に貢献します。

4. 数年前にインドネシアは経済危機に見舞われましたが、そのさい、ポスヤンドゥ活性化プログラムは、ソーシャル・セーフティ・ネット・プログラムの保健部門（JPS-BK）の一環として実施されました。そうしたプログラムを優先的に扱う手法が、人的資源の開発投資プログラムとして、引きつづき、インドネシア全土において等しく実施されるべきです。したがって、全国的に利用できるポスヤンドゥ活性化に関する一般的手引の刊行を考案することが必要です。

5. ポスヤンドゥ活性化の試みの重要性に関連して、ここで、州、県、市の地方政府系統が上述の手引の広報、実施者の調整、住民参加（NGO、住民組織、民間部門、企業、寄付機関／国）への働きかけを行い、ポスヤンドゥ活性化を、最適かつ直接に一層とりはかるよう、要請します。

6. ポスヤンドゥ活性化事業実施に関して、『ポスヤンドゥ活性化の一般手引』を配布し、技術的にそれぞれの地域の実情に準じ、手本あるいは、ポスヤン

ドゥ活性化の実施のさいの手引として活用されることを期待します。

以上の点を理解され、ご協力されますことについて、感謝いたします。

内務・地方自治大臣

Surjadi Soedirdja

（署名、押印）

回覧文書添付文書

内務・地方自治大臣

用件：ポスヤンドゥ活性化に関する一般手引

番号：411.3/1116/SJ

日付：2001年6月13日

I．緒言
A．背景
1．概して、2歳未満児の栄養不良は量的に決して減少していない。以上のことは、憂慮すべき1997年の通貨危機の結果として、今日までインドネシアで引きつづきみられ、その脆弱性は高まる傾向にあり、将来世代の人的資源の質を脅かしている。実際のところ、我々にはその問題を解決する技術がある。すなわち、それは、ポスヤンドゥが子どもの成長の観察ユニットとしての基礎的機能を果たし、変革のエージェントとしての母親および、乳幼児をもつ家族員に対して、潜在能力に応じて子どもを育成するよう、適切に育てる方法について指示を与えた場合である。

2．経済危機から引き出しえた教訓とは、政府が、資金提供者を含めた各方面によって適切であると評価された手段を実行してきたということ、すなわち、将来世代の喪失を予防する努力として、ポスヤンドゥが最も望ましい状態で

機能し、母子の栄養状態と健康状態を維持・向上することを目的とした、ポスヤンドゥ活性化の実施である。

3. 幼年期からの子どもと母親の福祉の維持と達成は、健康と栄養状態の改善から、健康的で安全な環境、心理社会的側面／情緒的側面の発達、言語能力、認知的能力の発達（思考力および想像力）、遺棄に対する子どもの保護にまで及ぶ。幾つかの地域での経験的な知識が示すのは、そのような母子に重点を置いた、住民のための基礎的保健サービスの戦略は、ポスヤンドゥによって可能であるということである。というのは、ポスヤンドゥは、基礎的保健サービスを提供し、獲得するための住民参加の調整機関であり、ゆえに、母子福祉の維持と達成に関する運用上の早急の戦略は、それぞれのポスヤンドゥで実施可能であるからだ。

4. インドネシアで勃発した経済危機への緊急の対応である、ポスヤンドゥ活性化実施に関する合意は、幼少期の人的資源の育成の基盤となる。近年の経験は、危機前の予防接種のカバレッジが高かったように、あるいは、平均寿命が延びたように、ポスヤンドゥが適切に実施された場合、子どもの発達の基本的ニーズの充足のための努力も成功するということを証明している。反対に、たとえば、子どもの成長観察のように、ポスヤンドゥのパフォーマンスが悪ければ、子どもの栄養阻害が生じる。

5. ポスヤンドゥが十分機能しないために、そのパフォーマンスが低下している。とりわけ、それは、カデルの能力と、村落政府と関係行政機関／機構／組織による指導力の低下、それゆえ、ポスヤンドゥを利用する住民の関心の低下、に起因する。さらに、これらの結果として、出産のさいに活用可能なより負担のない方法で安全性を高める方法を理解するうえで、母親が実際に利用できる多くの事柄が行われなくなっている。したがって、子どもの成長管理において、より専門性を身に付けるよう、カデルをエンパワーし、ポスヤンドゥをより最適に支援・活用するよう住民の協力を育成するよう努力することが必要である。上述の試みは、すでに幾つかの活動、たとえば、1999年-2000年のポスヤンドゥ活性化の広報、講習、ワークショップなどを通じて着手されている。

6. 改革によって示された社会的・国家的生活の変化は、ポスヤンドゥ活性化の

実施による調整を必要としている。その原因は、地方政府システム、町村レベルでの社会システム、政策策定における参加、実施責任および民主化における組織化のシステムの転換にある。これら全てのシステムは、全般に、住民ベースの幼少期の人間の質を向上する基礎的ニーズを充足するために、統合的サービス（ポスヤンドゥ）の実施システムの発展を支援することが必要である。

7．人的資源の質向上を目的とする基礎的保健サービスを提供するシステムであるポスヤンドゥの役割は、すでに認められている。ポスヤンドゥがその基本的機能を遂行するため、通貨危機発生以来実施されてきた、ポスヤンドゥの機能およびパフォーマンスの活性化の試みが必要である。しかしながら、1999年以降ポスヤンドゥ活性化の試みが計画されてきたにもかかわらず、概して、ポスヤンドゥの機能およびパフォーマンスは最適な結果に達していない。それゆえ、ポスヤンドゥ活性化の試みが、継続して一層行われ、敏感な対象群のニーズを充たすサービスを提供することが必要である。

8．数々のプログラムから構成されるサービス媒体であるポスヤンドゥの役割が、そのように重要であることを考慮すれば、ポスヤンドゥ活性化活動の実施には、一貫して住民のエンパワーメントの側面を含める必要がある。このことは次のこと、すなわち、住民のエンパワーメントの側面が、ポスヤンドゥ活性化——すなわち、その実施において、政府からの一貫した技術的支援のみならず、NGOや寄付組織、民間、企業、その他のような幾つかの側からの強い協力が必要である——の試みの焦点となることを含意する。したがって、ポスヤンドゥ活性化活動の焦点としての住民のエンパワーメントの側面は、住民ベースの保健プログラム（UKBM）のアプローチ戦略への方向づけ、すなわち、住民の独立・自立を指向する住民生活に根ざした、ゴトン・ロヨンという伝統的価値に基づき、社会的文化的な住民の資本へのアクセスを有する、それを意味する。

9．人びとの経済的・社会的・文化的条件が一様でなく、さらに、一様に進歩と福祉に到達しようとする願望があることを鑑みるならば、ポスヤンドゥ活性化を実施するうえで利用できる全国で活用可能な手引が必要である。というのは、子どもの成長の質の向上に成功するか否かは、ポスヤンドゥ活性化に

おいて実施される数々の試みの成否に左右されるからだ。

B. 目的
1. 全般
　ポスヤンドゥの機能とパフォーマンスを向上させ、胎児期からの子どもの成長の必要を充たし、母子の栄養状態と健康状態に注意を払い、向上させる。

2. 個別
　a. ポスヤンドゥ・カデルの能力・技能の質的向上
　b. ポスヤンドゥ実施における管理改善
　c. ポスヤンドゥにおける備品、道具、薬剤の準備を改善する
　d. ポスヤンドゥ活動が継続的に行われるよう、住民の協力・エンパワーメントを向上させる
　e. 支援機能およびポスヤンドゥ育成の質向上をはかる

C. 対象
　このポスヤンドゥ活性化活動の対象は、基本的には、プラタマ・レベルおよびマディヤ・レベルのポスヤンドゥを中心に、それぞれのニーズに応じた全ポスヤンドゥが含まれる。

＊Ⅱ.戦略、Ⅲ活動内容、Ⅳ.組織化、Ⅴ.ポスヤンドゥ活性化の程度に関する指標については省略。

Ⅵ. 資金
　活性化を含め、ポスヤンドゥ活動に必要な資金は、住民と、県／市、州および中央政府の予算、さらには、国内・国外を問わず、民間からの寄付その他の寄付者から、共同精神によって徴収され、統合的に活用される。
　ポスヤンドゥ活動が継続的に住民のニーズを充たすため、これまで利用されてこなかった潜在的な資金源、殊に、伝統的あるいは宗教ベースの資金収集を開拓

する必要がある。

　地方自治実施に関連して、地方政府には、今日、ソーシャル・セーフティ・ネット・プログラムによって資金供給されている、基礎的サービス活動として、ポスヤンドゥ活性化に対する資金提供を行うことが期待される。

Ⅶ. 文書

　（＊省略）

Ⅷ. 結語

　このポスヤンドゥ活性化に関する一般手引改訂は、1999年3月3日付の内務大臣回覧文書第411.3/536/SJ号が回覧されたさいと同様の方法、すなわち、1999年法律第22号の実施に示された方法を通じて回覧された。この改訂は、同時に、福祉向上と、政府―住民の協力の強化を目的として、住民生活の民主化を促進するものである。

　住民生活の改革促進における政府の役割の重要性に注意を払い、中央またとりわけこのポスヤンドゥ活性化に関する一般手引を系統機関および住民に周知徹底し、期待される方法で栄養状態および健康状態を改善させる一要素となっているポスヤンドゥの機能と活動を向上させることが、地方政府の全系統に期待される。

　本書に記載されていない、ポスヤンドゥ活性化実施における技術的事項については、基本的命令に一致する、既存の手引を利用されたい。

内務・地方自治大臣
Surjadi Soedirdja
（署名、押印）

《注》

1 ）Menteri Dalam Negeri dan Otonomi Daerah R.I., 2001. *Surat Edaran Menteri Dalam Negeri dan Ototnomi Daerah Nomor 411.3/1116/SJ Tanggal 13 Juni 2001 tentang Pedoman Umum Revitalisasii Pos Pelayanan Terpadu（Posyandu）*, Departemen Dalam Negeri dan Otonomi Daerah Direktorat Jenderal Bina Pemberdayaan Masyarakat から筆者訳出。

2 ）＊については筆者が省略した。

【資料2】

前繁栄プラス世帯のための特別操作米実施手引[1]

国家家族計画調整庁ジャカルタ首都特別区事務所長

1998年

Ⅰ．序言

今日の通貨危機と経済危機は、1997年の旱魃の結果、食糧充足、殊に、以下の諸指標によって特徴づけられ、食糧問題を抱えうる前繁栄世帯と繁栄第Ⅰ世帯の食糧充足に、多大な影響を及ぼし、刺激を与えている。すなわち、

1．1日2回の食事をすることができない世帯
2．最低1週間に1回たんぱく質を消費することのできない世帯
3．中途退学した子どもがいる〈世帯〉[2]
4．家長が一斉解雇を被った〈世帯〉
5．家族が病気になっても保健機関を受診する余裕がない〈世帯〉

これらの諸指標に一致する世帯を、以下では、前繁栄プラス世帯（KPS-Plus）と呼ぶ。

前繁栄プラス世帯にとって、食糧の確保は日ごとに、ますます困難になっている。というのは、彼らの大半が著しい衰退に直面し、実際、一部の人びとには食糧購買力が欠如していると考えられるからである。

この問題を解決するために、迅速に、食糧危機緩和の手段を実施する努力をしなければならない。ジャカルタの人びとが一般に消費する主食が米であることを鑑みれば、この特別操作は米に焦点をあてることになろう。

この特別操作が成果をあげるために、部門間調整および、実施メカニズムの構築が必要である。

Ⅱ．対象

1．前繁栄プラス世帯
　a．前繁栄プラス世帯認定証を有する

b．ジャカルタ首都特別区住民証（KTP）〈を有する〉
　　c．ジャカルタ首都特別区季節住民証（KIPEM）〈を有する〉
　　d．ジャカルタ首都特別区の住民であるが、ジャカルタ首都特別区住民証（KTP）をもたない
2．前繁栄世帯数は、2万3384世帯（1998年7月）、2万7917世帯（1998年8月）、4万8556世帯（1998年9月）である。

Ⅲ．目的
A．全般
　部門間調整を通じた分配メカニズムを介して、食糧となる廉価米を準備することによって、前繁栄世帯を支援する。

B．特別
1．十分な量の米の供給を、継続的に低価格で準備する
2．コントロールされ、適切な対象に照準を定めた米配分経路を準備する
3．特別操作米プログラム実施を支援するため、優れた部門間調整を実現する

Ⅳ．米の種類
　普通米（中質）

Ⅴ．特別操作米配分のメカニズム
A．準備
1．前繁栄世帯のデータ収集
　a．以下の基準に従って、前繁栄〈世帯〉を前繁栄プラス〈世帯〉として位置づけなおす。
　　1）毎日2回の食事が満足にできない世帯
　　2）1週間に少なくとも1回以上たんぱく質を消費できない世帯
　　3）中途退学した子どもがいる〈世帯〉
　　4）家長が一斉解雇を被った〈世帯〉
　　5）家族が病気になっても保健機関を受診する余裕がない〈世帯〉

b. 最近の状態に基づいて前繁栄プラス世帯のデータを再評価する。
  c. 前繁栄プラス世帯承認証を作成する。
  d. 前繁栄プラス世帯から構成されるグループ（Prokesra）を再評価する。

2．前繁栄プラス世帯承認証配布
  a. RW レベルの家族計画カデル長（PPKB-RW）は、家族計画指導員（PKB）／家族計画フィールドワーカー（PLKB）とともに、前繁栄プラス世帯の氏名を、『評価済み前繁栄プラス世帯登録台帳（1998 年 8 月実施)』に記入する。
  b. 記入済の登録台帳は、地区 RT 長の諮問・承認を得なければならない。
  c. 妥当性に関する評価済みの登録台帳に基づき、RW レベルの家族計画カデル長／家族計画カデルは、家族計画指導員（PKB）／家族計画フィールドワーカー（PLKB）とともに、『登録台帳（1998 年 8 月）』に記載されているデータを前繁栄プラス世帯証明書に記入する。
  d. この記入済みの前繁栄プラス世帯証明書には、該当者の居住する地区の RT 長の承認、RW 長の署名と RT／RW の証印が不可欠である。
  e. 町長（ルラ）の署名・証印前に、町レベルの責任者である、町役場の担当者と家族計画指導員（PKB）／家族計画フィールドワーカー（PLKB）は、世帯証明書の内容が正しいことを確認する。証印はカードに貼付した写真の上に押す。
  f. 対象となる前繁栄プラス世帯に配布する前に、証明書の記入および配布に関するマニュアルの指示に適合するよう、上述の世帯証明証に加えられているように、町レベルの責任者である、家族計画指導員（PKB）／家族計画フィールドワーカー（PLKB）が、前繁栄プラス世帯証明書に番号をふる。
  g. 家族計画指導員（PKB）／家族計画フィールドワーカー（PLKB）によって権利を与えられた前繁栄プラス世帯証明書の数は、郡レベルの家族計画庁責任者に、つづいて市レベルの家族計画庁事務所に、報告される。
3．分配センターの決定　（例：添付資料）
  a. 分配は地方政府系統を通じて行われる。
  b. 分配センターは郡および町の対象者数に応じて決定される。
    1）前繁栄世帯の人数が多い町では、分配センターは関連する町役場である。

2）前繁栄世帯の人数が少ない町では、分配センターは他の町や郡と統合される。

B．実施
1．地方政府への米の配達
　a．米の配達は、（州）食糧調達庁事務所から地方政府に対して直接に行われる。
　b．分配センターで受け取る米の総量は、すでに決定された対象者に支給されるそれに一致しなければならない。

2．サービス所への配達（青写真については添付資料を参照）
　a．直接モデル
　　町および／あるいは郡レベルの分配センターからの米の分配は、前繁栄プラス世帯に対して直接行われる。
　b．間接モデル
　　分配センターから前繁栄プラス世帯への米の配分は、家族計画フィールドワーカー（PLKB）、近隣の雑貨店、総合共同組合（KSU）、RT／RWのいずれかを介すか、もしくはそれらの調整によって行われる。

3．前繁栄世帯による米配分
　a．各前繁栄プラス世帯は、一度にあるいは経済力に応じて順次、最大一ヵ月あたり10kgの米を購入することができる。
　b．米の値段はキロ当たり1000ルピアとする。
　c．米の購入に当たっては、かならず前繁栄世帯承認証を持参すること。

VI．行政手続き
A．毎月、指名された特別操作米担当者は、町ごとに米販売の結果に関する要約を作成し、当該地の町長／郡長に報告する。

B．町／郡ごとの要約に基づき、ジャカルタ首都特別区食糧調達事務所は、市別の要約を作成し、分配表を添付する。

Ⅶ. 組織および作業メカニズム

A. 州レベル組織

1. 組織の機能と任務
   a. 貧困対策の対象者決定と統合的操作促進のための調整責任裁量は、ジャカルタ首都特別区知事が有する。
   b. 米を準備する調整裁量の権限は、ジャカルタ首都特別区食糧調達事務所長にある。
   c. 町／郡レベルにおけるデータの決定、対象者の決定、販売実施の調整責任は、社会福祉部門副知事にある。
   d. 情報提供と指導の調整責任は、市レベルの情報局事務所長にある。
   e. 食糧調達事務所倉庫から町／郡の対象者への分配、米代金受け取りの責任は、ジャカルタ首都特別区食糧調達事務所長にある。
   f. 前繁栄世帯のデータ準備の責任は、国家家族計画庁ジャカルタ首都特別区事務所長にある。
   g. 分配および販売の安全責任は、ジャカルタ首都特別区警察署長にある。

2. 処置／調整メカニズム
   毎月、社会福祉部門の副特別区長と関係部門による調整会議を開催する。

B. 市レベル組織

市、郡、町レベルの実施組織は州レベルの組織に準ずる。

Ⅷ. モニタリング、評価、報告

A. 毎月、食糧調達事務所長は、対象者数と対象者数に応じて販売した米の販売高に関する要約について評価する。

B. 交付金支払いを完済するため、行政手続き支援者として、米販売の結果に関する要約集には当該の郡／町当局代表者の署名が不可欠である。

C. 特別市場米操作の米分配の効率を必要な程度にまで向上させるため、フィールドで特に特別市場操作実施を統制する任務を負う、食糧調達事務所および地方政府のメンバーから構成される監督チームを結成する。

D. 毎月、郡／町レベルの、家族計画と繁栄世帯育成調整会議を、特別市場操作米の分配実施評価のために活用する。
E. 毎月、地方政府の調整によって、特別市場操作米プログラム実施の評価のため、市、州レベルにおいて調整会議が開催される。
F. 毎月、第4週目の月曜日までに、市レベルにおける特別市場操作米責任者は州へ報告書を送付する。
G. 特別市場操作米の効率を保証するため、NGO[3]、ボーイスカウト、その他の住民組織が監督する。

IX. 結び

　以上、現場の手がかりとして活用され、実施の段階から行政的手続き上の責任にいたるまでが滞りなく機能するよう、この特別市場操作米の手引を作成した。関係諸機関は、特別市場操作米プログラム実施に関する回覧文書を、下部組織に配布されたい。

*添付資料
　（省略）

《注》
1) *Pedoman Pelaksanaan Operasi Khusus Beras bagi Keluarga Pra-sejahtera Plus*（Kantor Wilayah BKKBN DKI Jakarta）から筆者訳出。
2) 〈　〉内は筆者による補足。
3) 原文ではLSOMであるが、文脈上 LSM（NGO）の誤植であると考えられるため、NGO とした。
4) *添付資料は筆者が省略した。

【資料3】

ジャカルタ首都特別区内各 RW における保健ポストの設置に関するジャカルタ首都特別区知事決定書第 Ib.3/1/12/1967 号[1]

ジャカルタ首都特別区知事／ハンシップ（Hansip）／ハンラ（Hanra）VII ジャヤ地区本部長[2]

Ⅰ．考察

1. ルクン・トゥタンガ、ルクン・カンポン（RT／RW）[3] に関する決定に対応し、RW ごとに保健センター（Balai Kesehatan）が必要となっている。
2. インドネシア全域におけるハンシップ／ハンラの設置に関する決定に対応して、保健ユニットの設置が必要である。
3. 国民一人ひとりができるだけ良い健康状態を獲得する権利を有し、政府の保健事業に参加する必要がある、という基礎保健に関する 1960 年法律第 9 号第 1 条の規定の実現のための取り組みもまた必要である。
4. 意図する取り組みにおける混乱を防止し[4]、住民の健康を目指す取り組みにおいてジャカルタ政府の支援を目的として保健職員協力機構（Badan Kerjasama Karyawan Kesehatan）がすでに提示しているもののように、保健部門において活動するあらゆるポテンシャルを真に利用するため、各 RW において保健ポストを設置し上述の諸ニーズを満たす機能を規定する必要がある。

Ⅱ．決定

決定 1. ジャカルタ首都特別区における市長および地域本部のハンシップ／ハンラ部門長に対して、各 RW に保健ポストを設置することを指示する。

決定 2. 以下を定める。

　a. 保健職員を、本決定に基づいて設置される保健ポストの担当者／技術的スタッフとする。

　b. 保健ポストは RW の保健センターとして、そして関連するハンシップ／ハ

ンラの保健ユニットとしても適切に機能することが意図されている。
c. ジャカルタ首都特別区保健育成機構（Badan Pembina Kesehatan）とジャカルタ首都特別区保健局[5]は、住民の健康状態を改善するという任務を実施する、上述の保健ポストの指導者、育成者、技術的管理者となる。
d. 保健ポストのより詳細な実施手引きと規則の交付はジャカルタ首都特別区の保健局が行う。

決定：1967年1月26日ジャカルタ

ジャカルタ首都特別区知事

（署名）

Ali Sadikin

（海軍少将）

《注》

1）Depkes RI bekerjasama dengan World Health Organization dan United Nations Children's Fund［1982］の巻末資料をもとに筆者が訳出。なお、参照法令については省略した。
2）Hansip とは *Pertahanan Sipil* の、Hanra とは *Pertahanan Rakyat* の略称である。
3）ルクン・カンポンが RW とされる理由については不明である。
4）原文では「*menceah*」であるが、ここでは「*mencegah*」として訳出した。
5）*Jawatan* である。

【資料4】

安定的かつ統合的に地域保健・家族計画・栄養活動の効率と成果を向上させることに関する保健大臣・国家家族計画調整庁長官命令

第 06/Men. Kes/Inst/I/1981 号

第 22/HK.010/1981 号[1]

インドネシア共和国保健大臣と国家家族計画調整庁長官

Ⅰ．考察

a．国家開発の目的とは、生活水準と家族・住民福祉の向上にある。

b．地域保健・家族計画・栄養活動によって上述の目的を実現することができる。

c．成果と効率を向上させるために、統合プログラムを通じて地域保健、家族計画、栄養活動の協力を実施する。

Ⅱ．本命令の対象者

1．保健省管轄の局秘書室、局長、第一級自治体レベル出先機関、地域保健センター

2．国家家族計画調整庁管轄の次官[2]、州・県・市レベルの国家家族計画調整庁事務所長、家族計画フィールド・ワーカー

Ⅲ．命令

1．地域保健・家族計画・栄養の活動間の統合がより明確に行われることを目的として、活動の一つひとつをより着実に実施する。

2．保健省職員、国家家族計画調整庁の中央レベルの職員は、一層の協力、そして地域に対する共同監督を行う。

3．保健省の州レベル出先機関職員、国家家族計画調整庁の州レベル事務所は、一層の協力、そして管轄地区に対する共同指導を行う。

4．保健省の県・市レベル出先機関職員、国家家族計画調整庁の県・市レベル事

務所は、一層の協力、そして管轄地区に対する共同指導を行う。
5．地域保健・家族計画・栄養活動の統合プログラム実施において、地域保健センターおよび国家家族計画庁職員間で可能な限り緊密かつ着実に協力を行う。
6．本命令は所定の期日に発効する。ただし期日に誤りがあった場合には本来の期日に訂正されることがありうる。
7．関連機関が注意を払いかつ十分な責任をもって実施するよう、本共同命令を関連機関に通達する。

1981年1月28日ジャカルタ
インドネシア共和国保健大臣
／国家家族計画調整庁長官
（署名）
dr. Suwardjono Surjaningrat

《注》
    1）参照法令については省略。
    2）*deputy* のことである。

【資料5】

統合サービス・ポストの実施に関する内務大臣・保健大臣・国家家族計画調整庁共同命令[1]

1985 年第 23 号

第 214/Menkes/Inst. B/IV/1985 号

第 112/HK-011/A/1985 号

Ⅰ. 考察

a. 国家開発の目的は、国家政策大綱に規定されるようにパンチャシラに基づき、物質的・精神的にひろく公正で繁栄した社会を実現することにある。

b. 人びとに「小さく、幸福な、繁栄した家族のノルム」(NKKBS) を身につけさせ、1990 年の出生率を 22‰ 低下させるうえでの家族計画その他の開発プログラムの任務が成功するためには、家族計画 (KB) の実施を支援する活動によってそれらをサポートする必要がある。

c. 出生率の低下は人びとの健康レベルの改善と相互に影響している。

d. 人びとの生活の質のレベル、そして改善される健康レベルに家族計画の受容は左右される。

e. 村落開発委員会 (LKMD) と家族福祉育成運動 (PKK) を開発における住民参加の場として効率的に利用することによって、乳児死亡率削減における保健プログラムと家族計画プログラムはそれぞれ、互いのプログラムの成功を支持する。

f. 上記の a から e に関連して、共同命令を定める必要がある。

Ⅱ. 命令

(1) 対象者

1. インドネシア全国の第一級地方自治体長および第二級地方自治体長（県知事／市長）

2. インドネシア全土の州レベルおよび県／市レベルの保健省地方出張所所長

3．インドネシア全土の州・県・市レベルの国家家族計画調整庁所長
(2) 命令
1．「小さく、幸福な、繁栄した家族のノルム」（NKKBNS）実現に関連した乳児死亡率および出生率低下の取り組みにおいて、LKMD の枠組みのなかに PKK を巻き込み、ポスヤンドゥを実施するために、部門間の協力を強化する。
2．5 歳未満児の体重測定所、予防接種ポスト、ORT ポスト、家族計画サービス・ポストの機能を強化し、PKMD（*Pembangunan Kesehatan Masyarakat Desa*, 村落社会保健開発）〈プログラム〉や P2GMPK（*Peningkatan Peranan Generasi Muda dalam Pembangunan Kesehatan*, 保健開発における青年の役割強化）〈プログラム〉、P2WKSS（*Peningkatan Peranan Waninta menuju Keluarga Sehat Sejahtera*, 健康で幸福な家族のための女性の役割強化）〈プログラム〉、BKB（*Bina Keluarga Balita*, 5 歳未満児家族育成）〈プログラム〉および DKIPKM（*Daerah Kerja Intensif Penyuluhan Kesehatan Masyarakat*, 地域保健教育強化地区）〈プログラム〉をポスヤンドゥに転換させる過程で住民参加を推進することによって、住民参加を成長させる。
3．開発カデルの役割強化を優先させることによって、LKMD と PKK の機能を強化する。
4．各管轄区域においてポスヤンドゥを設置し、保健省と国家家族計画調整庁による指示に適合的な、完全な保健サービスを実施する。
5．本共同命令を実施する。なお実施の指示は、関連する局長（*direktur jenderal*）と次官（*deputy*）が定める。
6．各管轄区域において実施される統合サービス・プログラム重点化活動について、四半期に一度報告をする。
7．関連機関が注意を払いかつ十分な責任をもって実施するよう、本共同命令を関連機関に通達する。
8．本命令は所定の期日に発効する。ただし期日に誤りがあった場合には本来の期日に訂正されることがありうる。

1985 年 4 月 22 日ジャカルタ

インドネシア共和国内務大臣　　　　　　　インドネシア共和国保健大臣
　　　（署名）　　　　　　　　　　　　　　　　（署名）
　　　Soedarjo　　　　　　　　　　　　　Dr.Suwardjono Surjaningrat

　　　　　　　　　　国家家族計画調整庁長官
　　　　　　　　　　　　（署名）
　　　　　　　　　　　Dr. Haryono Suyono

《注》

1）Mendagri Menkes dan KBKKBN［1985］より筆者訳出。ただし、〈 〉内は筆者による補足。また参照法令については省略した。

【資料6】

家族計画・保健統合における住民参加の場としての
ポスヤンドゥの設置・育成・発展に関する
ジャカルタ首都特別区知事決定1987年第553号[1]

I. 考察

a. 国家政策大綱（GBHN）に定められるように、国家開発の目的は、パンチャシラに基づき、物質的にも精神的にもあまねく公正で繁栄した社会を実現することにある。

b. 出産数の減少は住民の健康の度合いを高めることにつながるが、その逆もまた是である。

c. 乳児死亡率削減の取り組みの一環としての保健・家族計画プログラムの活動は、村落開発委員会（LKMD）と家族福祉育成運動（PKK）を開発における住民参加の場として効率的に利用することで、各プログラムの成功を相互に支えることができる。

d. 上述のa、b、cに関連して、ジャカルタ首都特別区における家族計画と保健の統合諸活動のために、何らかの住民参加の場について知事決定によって規定する必要がある。

II. 決定

決定1：各町（クルラハン）のRWにポスヤンドゥを設置することによって、LKMD／Kの範囲におけるPKKへの参加、NKKBS[2]の実現を目指す乳児死亡数と出産数を低下させる取り組みを可能にする。

決定2：すでに設置されているものであれ今後設置されるものであれ、ポスヤンドゥの育成と発展は住民のスワダヤ・マシャラカット（住民自助）によって行われるが、そのさい、家族計画・保健統合チームのなかで各活動部門に適した形で部門間の調整を行う。

決定3：本決定の添付文書に記載されるとおり、ジャカルタ特別地区における「ポスヤンドゥの育成・発展」のための基盤として、ジャカルタのポスヤンドゥ

の類型化を定める。

決定 4：話し合い (*musyawara*) によってポスヤンドゥ長として関わる RW 住民の指名を行うが、町レベルにおけるポスヤンドゥの調整者は LKMD／K の第 7 部門、すなわち保健・人口・家族計画部門の長とする。

決定 5：殊に家族計画・保健部門の家族福祉の向上における村落開発カデルの役割を実体的なものにすることによって、LKMD（K）と PKK の機能と役割を高める。

決定 6：これに関連して市長決定文書によって規定される 1987 年 4 月 1 日以降、ジャカルタ首都特別区の 5 市で同時にかつ同一の方式で、既存のものと今後設置されるものを含めたポスヤンドゥを公認する。

決定 7：本決定によって、家族計画・保健の統合における住民参加に関わる全ての活動の調整を行う。

ジャカルタ 1987 年 3 月 16 日
ジャカルタ首都特別区知事
（署名）
R.Soeprapto

ジャカルタ首都特別区書記
　　法務局長代理
　　　（署名）
　Untung Sutriasno 法学士

家族計画・保健統合における住民参加の場としてのポスヤンドゥの設置・育成・発展に関するジャカルタ首都特別区知事決定 1987 年第 553 号添付文書：

ジャカルタ首都特別区知事決定 1987 年第 737 号

1987 年 4 月 21 日

ジャカルタ首都特別区におけるポスヤンドゥ類型化の基準

ジャカルタ首都特別区におけるポスヤンドゥ育成と発展に関して、以下の活動に基づきポスヤンドゥの類型化を定める。

1．パリプルナ（完全な）・ポスヤンドゥとは以下の基準を満たすものである。

　1.1　5つあるいはそれ以上の統合サービス・プログラムをすでに実施している。5つのサービスとはすなわち、母子保健プログラム、家族計画、栄養改善、予防接種、下痢症対策である。

　1.2　上述の活動プログラムそれぞれがすでに実施されており、少なくともすでに実施されている活動に関連する主要活動が保健省地方事務所／ジャカルタ首都特別区保健局および／もしくは国家家族計画調整庁ジャカルタ首都特別区事務所による実施手引書に適合的な方法で実施されている。

2．スディルハナ（単純）・ポスヤンドゥは以下の基準を満たすものである。

　統合サービス・プログラムのうち2つ以上をすでに実施しているが、5プログラムを実施するまでにはいたっていない。

3．家族計画ポスト、予防接種ポストなどは以下の基準を満たすものである。

　家族計画／保健部門で住民参加の場となっているが、5つの統合サービスのうち、1つのサービスしか実施していないもの。

ジャカルタ首都特別区知事
（署名）
R. Soeprapto

《注》

　1）参照法令については省略。

　2）「小さく、幸福な、繁栄した家族のノルム」、インドネシア語では「*Norma Keluarga Kecil Bahagia dan Sajahtera*」の略称である。

【資料7】

インドネシアの家族福祉育成運動
―― ポスヤンドゥについての要約[1] ――

1. インドネシア政府は国民向けの保健サービス向上を目的として数々の地域保健センター（プスクスマス）を設置してきた。国民の利益となる最適水準の保健を達成するためには、コミュニティの参加が不可欠である。保健は開発の主要な目的であるのみならず保健サービスは開発に不可欠な手段でもある。
2. ポスヤンドゥ（統合保健ポスト）は住民参加が達成された直接の結果として実現した。全国の村落には約23万個のポスヤンドゥが存在する。コミュニティに根ざした活動であるポスヤンドゥによって基礎的サービスが提供され、1986年に前大統領はポスヤンドゥが1986年から1996年までの子どものための10箇年の、国家的な保健戦略であると宣言した。
3. 母子保健サービスは何よりも訓練を受けた助産師とパラメディカル職員が取り扱うものである。政府もまた伝統的な出産法のための研修コースを提供している。
4. コミュニティに対する公正で効率的で有効な母子保健（Maternal and Child Health, MCH）を促進することを目的として、ポスヤンドゥにおいて統合サービスが提供されている。現発展段階におけるポスヤンドゥの主要プログラムは、母子保健、予防接種、下痢症対策、栄養、家族計画である。そして、「開発のパートナー」であるPKKもしくは家族福祉育成運動はポスヤンドゥ活動の実施に広く参加している。PKKの使命の一つは乳児死亡率を減少させ、「母性保護」の実現を促進する取り組みに参加することにある。
5. 個々の家族とのよりよい意思疎通を確かなものにするために、PKKは「ダサウィスマ」概念を考案した。ダサウィスマとは、一つの近隣地域にまとまって存在する、10家族から構成される。ダサウィスマはこれらの家族集団の成員の意思疎通のフォーラムとして機能し、さらにまた相互扶助を生みだす。訓練を受けたポスヤンドゥのカデルはダサウィスマとポスヤンドゥのリンケージとして機能する。この家族集団において誕生や死亡のケースがあれば、

カデルによって容易に確認され関係者や関係機関に報告することができる。ダサウィスマがあることで、グラスルーツ・レベルにおける活動のデータをモニタリングする機会が高まり、社会工学的な目的の可能性が提供される。

6．ポスヤンドゥの活動者は PKK カデルで、看護師、予防接種要員、家族計画要員、その他の関係職員がそれを支援する。カデルは無報酬の活動者でありコミュニティの支援に献身し、またそう動機づけられている。

7．1997 年半ばのインドネシアにおける経済危機によって多くのカデルがボランティア活動から離脱した。政府は、カデルを対象とする収入獲得プログラムのようなポスヤンドゥ活性化プログラムを実施した。そのねらいは回転資金やその他の資金を手にするうえでの優先権を与えることによって、家族の収入を増加させることにある。通常、回転資金は似通ったスキルをもつ集団の成員、もしくは協同組合の成員に提供される。

《注》

1）PKK Jakarta［2001］によるポスヤンドゥの紹介文書より筆者訳出。

【資料8】

ジャカルタ首都特別区 PKK ルクン・ワルガ（RW）グループ、PKK ルクン・トゥタンガ（RT）グループ、ダサウィスマ・グループの運営に関する手引

I．はじめに

　すでに住民の信頼を獲得し、かつ国家政策大綱に関するTAP-MPR-RI No.II/MPR/88中に記載されているPKK運動は、家族福祉を向上／実現する取り組みにおける政府と住民の支援という目的をもつ。

　PKK運動の対象とは、家族福祉の向上の取り組みのなかで精神的物理的能力の向上をなお必要とする、住民のなかにある家族である。それゆえ、直接的継続的に家長（KK）一人ひとりに関心を寄せ、育成し、指導しなければならない。

　町（*kelurahan*）にあるPKKの促進組織とは、関連クルラハンのLKMD（K）における第10（PKK）部門としても機能するPKKクルラハン促進チームである。〈町レベルPKK促進組織の〉[1] 幹部メンバーの人数に限りがあるため、一つ一つの家族に手が届くわけでも、指導を行うわけでもない。ゆえに、RW、RT、ダサウィスマにおけるPKKグループを設置することで、組織の発展をはかる必要がある。

II．目的

　RW、RT、ダサウィスマにおけるPKKグループの設置の目的とは以下のとおりである。

A．個別

1. RW／RTレベル、そして10-20家族から構成されるグループにおいて、一層の直接的な住民育成をはかる。
2. PKK促進チーム／町役場のメンバーの任務に対する負担を軽減し、実施を容易にし、ペースを速めるために、段階的かつ公平に任務の分担を行う（モニタリング・コントロール・システム）。

3．地域のボランティアを調整し、また、社会と地域社会の開発に対する責任感とともに自覚、ゴトンロヨン（相互扶助）を高める。

B．全般

　PKK の目的達成のペースを速めるために、有効かつ効率的な方法で PKK の諸プログラムを一律に実施する。

Ⅲ．関連法令
　＊省略

Ⅳ．解説と設置
A．解説
　PKK ルクン・ワルガ（RW）・グループ、PKK ルクン・トゥタンガ（RT）・グループ、ダサウィスマとは、地域的近接性に基づき設置される PKK グループである。

B．設置
1）PKK ルクン・ワルガ（RW）・グループ
　a．解説
　　PKK ルクン・ワルガ（RW）とは、ルクン・ワルガ（RW）の範域に設置されるグループであり、その長には PKK（RW）グループ長が就任する。その目的は町レベル PKK 促進チームの任務をスムーズにするうえでの、当該 RW の範域の PKK プログラムを成功させるうえでの支援にある。
　b．設置
　　1）PKK（RW）は、当該の町レベル PKK 促進チームの手によって、ジャカルタ首都特別区の各ルクン・ワルガ（RW）に設置される。
　　2）幹部構成は次のとおりである。
　　　－会長（指導者、責任者）
　　　－書記（指導者の補佐、庶務管理者）
　　　－会計（金銭管理者）

－メンバー（幹部メンバー。最大4人）

　　会長はグループのメンバーのなかから選出され、町レベルのPKK指導者である当該地域の町長の承認を得る。

3）当該地域の町レベルのPKK指導者である町長と、町レベルのPKK促進チーム長の承認を受けた、当該地域の女性指導者／トコ・マシャラカットが、PKK（RW）グループ幹部の職に就く。

4）PKK（RW）グループの設置と幹部の任命は、当該地域の町レベルのPKK指導者であるルラの賛成とPKK促進チーム長の決定書によって確定する。

c．PKK（RW）グループ長の機能、任務および責任

　1）機能

　　－当該RW地域での、家族福祉育成（PKK）プログラム実施における町レベルのPKK促進チームの支援者。

　　－地域におけるPKKルクン・トゥタンガ（RT）・グループの調整者／指導者。

　2）任務

　　－町レベルのPKK促進チームのガイドラインと方針を地域のPKK（RT）グループに連絡／伝達する。

　　－家族福祉向上の努力のために地域で実施される主要10プログラム実施活動を遂行するさいに調整を行う。

　　－地域のPKK（RT）グループの活動実施を育成する（モニタリング、ガイドライン／指導を与える）

　　－地域のPKKの任務実施に関する報告書を作成し、地域の住民／PKK（RT）グループの提案／アドバイスを町レベルのPKK促進チーム長に伝える。

　　－地域の住民／PKK（RT）グループが求める内部の活動を、地域の町レベルのPKK促進チーム長の賛成／了解を得た後で実施しまとめる。

　3）責任

　　地域の町レベルのPKK促進チーム長に対して実施責任を負う。

資料 8　ジャカルタ首都特別区 PKK ルクン・ワルガ（RW）グループ、PKK ルクン・
　　　　トゥタンガ（RT）グループ、ダサウィスマ・グループの運営に関する手引　341

２）PKK ルクン・トゥタンガ（RT）・グループ
　a. 解説
　　　PKK ルクン・トゥタンガ（RT）・グループとはルクン・トゥタンガ（RT）に設置され、PKK（RT）グループ長が会長に就任するものである。その目的は、当該 RT の地域における PKK プログラムの実施のための取り組みにおいて、当該 PKK（RT）グループが存在する PKK（RW）グループのよりスムーズな任務を支援することで、町レベルの PKK 促進チーム長を段階的に支援することにある。
　b. 設置
　　１）PKK（RT）グループは、町レベルの PKK 促進チームの手によって、ジャカルタ首都特別区の各ルクン・トゥタンガ（RT）に設置される。
　　２）幹部構成は次のとおりである。
　　　　－会長（指導者、責任者）
　　　　－書記（指導者の補佐、（必要な場合）庶務管理者）
　　　　－会計（（必要な場合）金銭管理者）
　　　　－メンバー（幹部メンバー。最大 4 人）
　　　会長は当該 RT のメンバーのなかから選出され、町レベルの PKK 指導者である当該地域の町長の承認を得る。
　　３）当該地域の町レベルの PKK 指導者である町長と、町レベルの PKK 促進チーム長の承認を受けた、当該地域の女性指導者／トコ・マシャラカットが、PKK（RT）グループ幹部の職に就く。
　　４）当該 PKK（RW）グループ長によって提案された後に、当該町の PKK 指導者であるルラの賛成を得て、PKK（RT）グループの設置と幹部の任命は、当該地域の当該町レベルの PKK 促進チーム長の決定書によって確定する。
　c. PKK（RT）グループ長の機能、任務および責任
　　１）機能
　　　　－当該 RT 地域での、PKK プログラム実施における PKK（RW）グループの支援者。
　　　　－地域におけるダサウィスマ・グループの調整者／指導者。

2）任務
　-地域のダサウィスマ・グループ長からのガイドラインを連絡／伝達する[2]。
　-地域のダサウィスマ・グループからのPKK主要10プログラム実施活動の参加者を調整、記録し、とりまとめる。
　-地域のダサウィスマ・カデルの任務実施に指導を与え、モニタリングする。
　-報告書を作成し、地域住民／ダサウィスマ・グループからの提案／アドバイスを伝える。
　-地域のダサウィスマ・グループの住民が求めるグループ内部の活動を、地域のPKK（RW）グループ長の賛成／了解を得た後で実施しまとめる。
3）責任
　地域のPKK（RW）グループ長を介し、地域の町レベルのPKK促進チーム長に対して実施責任を負う。

3）ダサウィスマ・グループ
　a. 解説
　　ダサウィスマ・グループとは一つのRTの範域で10から20世帯で構成されるグループで、前述の10から20世帯のなかの1人がグループ長に就任するものである。その目的は、リンクンガン（ダサウィスマ）におけるPKKプログラムの実施に関わる当該地域のPKK（RW／RT）グループを通じて、町レベルのPKK促進チームのよりスムーズな任務を支援することにある。長に就任した者が完全なカデルでない場合には、カデルのための講習会／練習が実施される時にこの長を優先的に参加させる。
　b. 設置
　　1）ダサウィスマ・グループは1つのルクン・トゥタンガ（RT）の範域の住民居住地に設置される。
　　2）ダサウィスマ・グループはできればPKKカデル（特別カデルであれ一般カデルであれ）が長として就任することが望ましい。必要な場合、ダサウィスマ・グループの幹部として書記と会計を加えることができる。

3）当該 PKK（RT）グループ長によって提案された後に、PKK（RW）グループ長を介し、町の PKK 指導者であるルラの賛成を得て、ダサウィスマ・グループの設置と幹部の任命は、当該地域の当該町レベルの PKK 促進チーム長の決定書によって確定する。

c．ダサウィスマ・グループ長の機能、任務および責任

1）機能

－リンクンガン（ダサウィスマ）での、PKK プログラム実施における PKK（RT）グループの支援者。

－PKK 主要 10 プログラムの実施活動に参加するための地域における住民の促進者であり育成者。

2）任務

－リンクンガンの住民それぞれに関するデータを、有効な基準に準じた記録簿に網羅的に記録する（例：氏名、夫／妻、年齢、子ども、生年月日／死去した日、学歴、その他）。

－PKK 主要 10 プログラム（例：基礎教育学習グループ（KBPD）[3]、KBU[4]、家族計画、5歳未満児の体重測定、様々な講習会、イスラム学習会、P4のシミュレーション[5]、その他）。

－PKK（RW／RT）グループ長を介してなされる、町レベルの PKK 促進チームからの通知／呼びかけをリンクンガンの住民に伝達し、住民が参加し従うよう促す（例：会議、スラパナン[6]、講演会、クルジャ・バクティ、その他）。

－リンクンガンの家族が実施する PKK 主要 10 プログラム（たとえば庭の土地利用、家／リンクンガンの清掃、ジンピタン[7]、その他）を育成する。それはたとえば、家庭訪問、個々人に対する教育などである。

－リンクンガンでの統一性、単一性、ゴトン・ロヨンの精神を育成する。

－家族福祉向上の取り組みに合致するようリンクンガンの住民の提案／アドバイスを、グループ長、そして LKMD（K）の第 10 部門長を通じて段階的に LKMD（L）長に伝える。

3）責任

地域の町レベルの PKK 促進チーム長に対して段階的に（PKK（RT／

RW）グループを介し）実施責任を負う。

V. 財政
A. 資金源
　PKK（RW）グループ、PKK（RT）グループ、ダサウィスマ・グループの資金は以下から調達する。
　a. 住民の自助[8]
　b. 制約のない寄付金
　c. 合議に基づいて公認されたその他の事業

B. 資金の扱い
1. PKK（RW）グループ、PKK（RT）グループ、ダサウィスマ・グループの資金の処理は各グループの会計が、任期中に責任を負うかたちで、きちんと秩序正しく行う。
2. 住民の自助、そして各グループの活動資金とするためのその他の事業よる資金は、町レベルのPKK促進チームが管理する。

VI. 設置の段取り
1. まず、市、郡、町レベルへ技術的手引書を作成するために、州レベルのPKK促進チームがPKK（RW、RT、ダサウィスマ）グループ設置に関する手引書を理解する。
2. 中央、州レベルから町レベルまで段階的に、PKK（RW、RT、ダサウィスマ）グループ設置に関する手引を普及させる。
3. PKK（RW、RT、ダサウィスマ）グループ設置に関する手引の周知を、すべてのレベルのLKMD（K）育成チームに関係する機関に対してはかる。
4. 町レベルのPKK促進チームは、PKK（RW、RT）グループとダサウィスマ・グループ設置の意図と目的について町に周知させる。
5. PKK（RW、RT）グループとダサウィスマ・グループ設置に対する後援を得るために、町レベルのPKK促進チームは、町で行われるLKMD（K）とトコ・マシャラカットの合議／会議／会合を利用する。

6. ダサウィスマ・グループは、PKK（RW／RT）グループが存在する町にもそしてそうでない町にも設置することが必要である。
7. 住民のグループづくりのために、町レベルのPKK促進チームはリンクンガン長、RW・RT長の支援を得る。
8. ダサウィスマ・グループのメンバーの人数は最小10人から最大20人で、地域の状況に見合ったものとする。
9. つづいて、次の条件を満たす者をダサウィスマ・グループのメンバーの合議に基づき、ダサウィスマ・グループ長として選出する。
   9.1 関係する任務を実施する意欲がある者。カデルである必要はなく、可能であれば講習会に参加することができる。
   9.2 パンチャシラを尊重するインドネシア国民である。
   9.3 男性を長として選出することもできる。
10. ダサウィスマ・グループ長の任期はグループ・メンバーの合意に基づく。
11. ダサウィスマ・グループが実施する活動は家族福祉活動に焦点をあてたものが望まれる。

Ⅶ. LKMD（K）との関係

1. PKK（RW、RT）グループとダサウィスマ・グループは、LKMD（K）の第10部門（町レベルのPKK促進チーム）を通じてLKMD（K）が育成する。
2. 報告書／情報経路は、ダサウィスマ・グループにはじまり、PKK（RW、RT）グループ、そしてLKMD（K）の第10部門を介したLKMD（K）（町レベルのPKK促進チーム）とする。
3. 組織関係の概要については添付資料に示すとおりである。

Ⅷ. その他

1. 必要な場合、ダサウィスマ・グループはPKK主要10プログラム実施における活動を実施することができる。ただし、その際も、町レベルのPKK促進チームから、関連のある主要活動の指導を受ける。
2. ダサウィスマで実施される活動とは、ダサウィスマ・グループのある町レベルのPKK促進チームの主要活動である。

3．町レベルの PKK 促進チームはダサウィスマ・グループが実施する活動に対して責任を負う。

IX．結び

本手引は、公布の日より、全ジャカルタ特別区の PKK（RW、RT、ダサウィスマ）グループの設置と任務実施の手がかりとなるべく効力を発する。

添付資料
＊省略

《注》
1）〈 〉内は齊藤による補足。
2）文脈上、「から」よりも「に対して」の方が適切であるように思われるが、原文では「から」(*dari*) である。
3）KBPD とは「*Kelompok Belajar Pendidikan Dasar*」の略称である。
4）詳細につては不明である。
5）P4 とは「*Pedoman Penghayatan dan Pengamalan Pancasila*」（パンチャシラ理解と実施に関する手引）の略称である。
6）子どもが誕生した後に行われる一種のスラマタンのことである。
7）米の供出のことである。
8）自助とは *swadaya masyarakat* の訳である。
　＊関連法令と添付資料については筆者が省略した。

【資料9】

クウィタン町ポスヤンドゥの地域保健センターに対する推薦状

クウィタン町ポスヤンドゥ

紹介状

日付、ジャカルタ

拝啓
　　ポスヤンドゥのカデルで、第＿＿RWの（氏名）は本状によって次の者を推薦する。

氏名：＿＿＿＿＿＿＿＿＿＿＿＿＿＿＿＿
年齢：＿＿＿＿＿＿＿＿＿＿＿＿＿＿＿＿
体重：＿＿＿＿＿＿＿＿＿＿＿＿＿＿＿＿
住所：＿＿＿＿＿＿＿＿＿＿＿　第＿＿RW　第＿＿RT
不調：＿＿＿＿＿＿＿＿＿＿＿＿＿＿＿＿＿＿＿＿＿＿＿＿＿＿＿＿＿＿

＿＿＿＿＿＿＿＿＿＿＿＿＿＿＿＿＿＿＿＿＿＿＿＿＿＿＿＿＿＿＿＿＿＿＿＿

敬具
署名＿＿＿＿＿＿＿＿
（氏名）
第＿＿RW ポスヤンドゥ・カデル

【資料10】

チキニ町プサカ X の活動[1]

　プサカ X とは、チキニ町に本部を置き、1981 年 9 月 21 日にある民間団体によって設置され、1987 年に政府に公認された高齢者を対象とする福祉団体である。2003 年 2 月時点の対象者は男性高齢者 3 人、女性高齢者 32 人となっている。また対象者のうち 10 名がクボンシリ町住民、残りがチキニ町住民であった。

　主な活動内容は次の 6 つである。1. 衣料（少なくとも年に 2 回）、2. 食糧（毎日弁当箱で白米、肉・魚・卵などの副菜、テンペ・豆腐などの大豆製品、野菜（汁物や炒め物）、果物を提供）、3. 住居（壊れたり雨漏りのする部屋の修理）、4. 保健（栄養状態の改善と少なくとも月 1 回の検診）、5. 埋葬（福祉団体のメンバーとして登録し、埋葬時に必需な費用と白布の援助を得る）、6. その他（①毛布、魔法瓶、アイロンのスプレー等、②小規模な商売ができる者については増資、③レクリエーションやイスラム学習会の実施と参加）、7. 現金提供（住民組織・社会組織や住民による寄付より。3 箇月に 1 度程度）。

　なお、Sekretariat Paguyuban Pusaka DKI Jakarta [n.d.] によれば、中部ジャカルタ市には 15 箇所、南ジャカルタ市には 17 箇所、東ジャカルタ市には 7 箇所、北ジャカルタ市には 5 箇所、西ジャカルタ市には 4 箇所のプサカが設置されている。そもそもプサカとは「Pusat Santunan dalam Keluarga」（家族における支援センター）であり、「当該 RT、RW、町に居住する、貧困もしくは見放された貧困 (fakir) な階層の高齢の人びとを支援する社会組織である」。提供される支援には、最低限週 3 回の食糧提供、衣料、身体的健康と住環境のケア、精神的指導、レクリエーション、埋葬サービス、寡婦と貧困世帯に対する生産性の高い経済事業に関する指導などが含まれる。サービスの対象者は、60 歳以上の寡婦や貧しい者で、RT・RW・町長の推薦を得た身分証明書をもつ住民である。

《注》
　1) プサカ X の内部資料より筆者作成。

【資料11】

チキニ町プサカ X の 2002 年 10・11・12 月報告書[1]

1．高齢者メンバーを対象とした活動
　①毎週のイスラム学習会（プンガジアン）
　② NGO でのイスラム学習会
　③断食月中の居住地のモスクにおける礼拝
2．プサカ X の活動[2]
　①高齢者のための調理活動
　② WIC から毎月提供される以下の寄付の支給。すなわちミルク、石けん、洗濯洗剤、緑豆、ざらめ糖、やし砂糖（ただし緑豆については調理後に提供）
　③今年の断食月、イドゥルフィトゥリ[3] に関連して、私たちは社会局（Dinas Sosial）と寄付提供者から、米、砂糖、シロップ、緑豆、小麦粉、ビスケット、食用油、落花生といったかたちでの寄付を受け取っており、すでに分配している。
　④それに加えて、すでに布地を提供しており、その仕立代と断食開けのザカートを支払うための現金も提供した。
3．社会局（Sudin／Dinas Sosial）からの支援、そして寄付提供者から獲得した資金のうち、我々は以下を支出した。
　①通常の調理費用：35 人 × 3000 ルピア × 12 日 = 126 万ルピア（月あたり）
　　10 月・11 月 = 2 × 126 万 = 252 万ルピア
　②布地購入：35 人 × 6 万 = 210 万ルピア
　③仕立代および断食明けのザカートのための費用：35 人 × 7 万 5000 ルピア = 262 万 5000 ルピア
　④電話等の活動費用：10 万ルピア
　総計：734 万 5000 ルピア

以上の我々の報告書をご理解下さい。

2003 年 1 月 31 日ジャカルタ

チキニ町プサカ X 書記

（署名）

××××[4]

《注》
1）チキニ町 A 地区 RW 町兼プサカ担当者より入手した資料を筆者が訳出。
2）①②は通年実施される活動、③④は年 1 度の活動である。
3）イスラム教の断食明けの大祭である。
4）書記氏名。

【資料12】

家族データ登録台帳の項目[1]

Ⅰ．世帯
1.世帯番号、2.世帯の長の氏名、3-4.性別世帯構成員数

Ⅱ．家族
(1) 全般

　5.家（家族）長番号、6.家長の氏名、7-8.性別、9-10.民事上の身分（既婚／寡婦・寡夫）、11-13.妻／母の活動（会社員・自営業者・左のいずれでもない）、14.家族員数（家長を含む）、15-17.5歳未満児数（1歳未満・1歳以上5歳未満・ポスヤンドゥに参加している者）、18.5歳以上7歳未満の子ども数、19-20.7歳以上13歳未満の子ども数（学校に行っている者、学校に行っていない者）、21-22.13歳以上16歳未満の子ども数（学校に行っている者、学校に行っていない者）、23-24.16歳以上19歳未満の子ども数（学校に行っている者、学校に行っていない者）、25.19歳以上60歳未満の人数、26.60歳以上の人数、27.妊娠可能な年代の女性数（15歳以上50歳未満）、28.昨年中の出産数、29-31.死亡者数（昨年時点の年齢で全ての年代の者・昨年時点の年齢で1歳未満の者・妊産婦）

(2) 妊娠可能な年齢のカップル
　32.妊娠可能な夫婦の番号
①妻
　33.妻の氏名、34-36.妻の年齢（20歳未満・20歳以上30歳未満・30歳以上）
②家族計画参加者
　37-44.現在の避妊具・方法（IUD・精管切除・卵管結紮・インプラント（皮下への埋め込み）・注射・経口避妊薬・コンドーム・殺精子剤）、45-47.最近の避妊具／方法の入手（負担せず／負担1／負担2)、48.家族計画参加者になった時期／最終年（月／年）、49.今年インプラントを摘出する予定の家族計画参加者

③家族計画参加者でない者

50-51.現在妊娠中の者（妊娠検査、妊娠検査を受けていない）、52-54.現在妊娠中でない者（すぐに子どもを望む者／子どもを望むが遅れている者／すでに子どもを望まない者）

Ⅲ．繁栄家族第Ⅲプラス・レベル[2)]
（1）繁栄家族第Ⅲレベル
①繁栄家族第Ⅱレベル

55-59.繁栄家族第Ⅰレベル（各自が信仰する宗教に応じて家族員が宗教的勤めを実施している／概して家族員全員が日に2回もしくはそれ以上食事をする／家族員全員が家・職場・学校等活動に応じて着用する衣服をもっている／自宅の床の大半が土間ではない／子どもが病気であったり、妊娠可能な年齢のカップルが家族計画を望む時に施設や医療関係者のいる所へ連れて行き、薬や近代的な家族計画法を与えている）、60.各自が信仰する宗教に応じて、家族員が定期的に宗教的勤めを実施している、61.少なくとも週1回家族が肉・魚・卵のいずれかを総菜として消費する、62.家族員全員が最近1年間に服（上半身用と下半身用1組）を新調した、63.家の床面積が住人1人あたり最小 $8m^2$ ある、64.最近3ヶ月、家族員全員が健康で各自の仕事を行うことができた、65.少なくとも15歳以上の家族員の1人が定収入を得ている、66.10歳以上60歳未満の全ての家族員がアルファベットを書くことができる、67.7歳以上15歳未満の子ども全員が現在学校に通っている、68.2人以上の子どもをもつ場合、妊娠可能な年齢の家族が避妊具を利用している

②繁栄家族第Ⅰ・第Ⅱレベル以外の者

69.宗教的知識を高める活動を家族が行っている、70.家族の収入の一部を貯蓄している、71.通常少なくとも1日1回家族が共に食事をし、その時間を家族員のコミュニケーションの場として利用している、72.通常、居住地周辺の住民活動に家族が参加している。73.少なくとも6ヶ月に1回家族が家の外でレクリエーション・気分転換を行う、74.新聞・ラジオ・テレビ・雑誌から家族がニュースを得ている、75.家族員が地域の状況に応じた交通手段を利用することができる

(2) 繁栄家族第Ⅲレベル以外の者

76.家族あるいは家族員が、定期的に（特定の時に）、社会的活動を目的とする物質的な寄付を自発的に行う、77.家長もしくは家族員が財団・機関・アソシエーションの役員として活動している。

Ⅳ. その他

78-84.繁栄家族の判定結果（M（前繁栄レベル）、K（第Ⅰレベル）、C（第Ⅱレベル）、H（第Ⅲレベル）、B（第Ⅲプラス・レベル））、85.家族の支出（1人あたり／月あたり。ただし経済的理由による前繁栄レベル家族と第Ⅰレベル家族に限定）、86.IDT支援金／IDTの順番制の資金の獲得（ただしIDT村落の前繁栄レベル家族と第Ⅰレベル家族に限定）、87.身分証明書（ジャカルタ／ジャカルタ以外）

《注》
1）2001年12月にチキニ町を含むメンテン郡の家族計画庁職員が使用していたものを入手し筆者が訳出。
2）ここでは繁栄「家族」とした。

【資料13】

2000年度のチキニ町のPKK会計報告[1]

2000年度のチキニ町のPKK会計は次のとおりである（単位：ルピア）。

Ⅰ．収入

1. 2000／2001年の残高（1万3000）
   若者育成予算　（15万）
2. 支援金
   2-1.（1）ジャカルタ首都特別区PKK活動チームからの支援金（200万）
   　　　（2）バザーでの販売利益（60万）
   2-2. チキニ町
   　　（1）アリサンの残金（30万）
   　　（2）レクチャーと軽食の支援金（130万）
   　　（3）活動支援金（100万）
   2-3. RW拠出の支援金（100万）

*収入計：871万3000ルピア[2]

Ⅱ．支出

1. PKK活動（20万5000）
2. イスラム学習会（15万）
3. コンテスト活動（80万）
4. 断食明け（100万）
5. 若者の活動（150万）
6. UP2K資金（300万）
7. PKKの事務帳簿（60万）

*支出計：840万ルピア[3]

Ⅲ．現金の状態

2001年12月31日までのチキニ町PKK活動チームの活動資金は次のとおりである。

収入総額　871万3000ルピア
支出総額　840万ルピア
2001年12月31日の残高　31万3000ルピア

《注》

1）Tim Penggerak PKK Kelurahan Cikini Kecamatan Menteng Jakarta Pusat [n.d.] より筆者訳出。
2）上述の合計は実際には636万3000ルピアであるが、差異がある理由については不明である。
3）上述の合計は実際には725万5000ルピアであるが、差異がある理由については不明である。

図資-1 統合保健サービス・ポスト——5つの机システム

机1	情報	登録			
机2	｜	乳幼児と授乳中の母親	妊婦	サービスを受ける資格のある*カップル	カデル
	教育	体重測定			
机3	｜	保健カードの記入			カデル
机4	コミュニケーション	体重による健康状態の判定	リスクの高い妊婦	サービスを受ける資格のある*カップルで、家族計画を利用していない者	カデル
		情報	教育	コミュニケーション	
		補助食、ORT、高用量ビタミンA剤	ビタミンF剤	ピル、コンドーム、避妊具	
机5		母子保健		家族計画	医師、助産師、助産師補、予防接種要員、家族計画フィールドワーカー、衛生職員補助
		予防接種			
		簡易な医学的処置			

出所：PKKのポスヤンドゥを紹介するリーフレット［PKK Jakarta 2001］より筆者作成
＊原文ではilligableであるが、eligibleとみなして訳出した。

表資-1 チキニ町のあるポスヤンドゥの活動状況と参加カデル数および来客数（1991-2002年）

活動記録のある年月		カデル	家族計画庁職員	他	来客 他の詳細	活動記録のある年月		カデル	家族計画庁職員	他	来客 他の詳細
1991	3	7	0	5	民間医療機関職員 (5。うち医師1, 助産師1)		6	3	0	2	民間医療機関職員 (うち看護師1)
	5	5	1	3	民間医療機関職員 (2)		7	4	0	2	民間医療機関職員 (うち看護師1)
	6	3	1	6	民間医療機関職員 (5。うち医師1, 助産師1)		8	3	—	—	—
	7	5	0	5	民間医療機関職員 (4。うち助産師1)		9	3	0	2	民間医療機関職員 (看護師2)
	8	不明	1	2	民間医療機関職員 (5。うち医師1, 助産師1)	1997	10	5	0	2	民間医療機関職員 (看護師1, 助産師1)
	10	不明	0	2	民間医療機関職員 (2。うち医師1, 助産師1)		3	4	0	1	民間医療機関職員 (看護師1)
	11	2	0	3	民間医療機関職員 (2)		5	3	0	1	民間医療機関職員 (看護師1)
	12	3	0	4	民間医療機関職員 (2。うち看護師1)		6	3	0	1	民間医療機関職員 (看護師1)
1992	1	5	1	3	民間医療機関職員 (3。うち助産師1)		8	3	0	1	民間医療機関職員 (助産師1)
	2	3	1	3	民間医療機関職員 (2。うち助産師1)		8	3	0	1	民間医療機関職員 (看護師1)
	4	3	1	2	民間医療機関職員 (看護師1)		9	7	0	1	—
	5	4	1	2	民間医療機関職員 (2。うち助産師1)		10	不明	0	2	民間医療機関職員 (2。うち医師1, 看護師1, 助産師1)
	6	5	0	1	民間医療機関職員 (看護師1)	1998	11	不明	0	6	民間医療機関職員 (6。うち医師1, 看護師1, 助産師1)
	7	不明	2	2	民間医療機関職員 (2。うち医師1)		2	3	0	0	—
	8	2	0	0	—		3	3	0	1	民間医療機関職員 (看護師1)
	8	4	0	1	民間医療機関職員 (看護師1)		4	4	0	6	民間医療機関職員 (6。うち医師1, 看護師1, 看護師学校学生 (5))
	9	4	0	0	民間医療機関職員 (看護師1)		5	5	0	1	民間医療機関職員 (看護師1)
	10	3	0	2	民間医療機関職員 (2。うち医師1, 看護師1)		6	不明	0	2	民間医療機関職員 (2。うち看護師1)
	11	不明	0	1	民間医療機関職員 (看護師1)		7	4	0	3	民間医療機関職員 (3。うち看護師1, 町長夫人)
	12	3	0	1	民間医療機関職員 (看護師1)		8	4	0	2	民間医療機関職員 (2。うち看護師1)
1993	1	不明	—	—	—	1999	9	3	0	1	民間医療機関職員 (看護師1)
	2	5	—	—	—		2	4	0	1	民間医療機関職員 (看護師1)
	3	4	0	2	民間医療機関職員 (看護師1), 来客 (オランダ人)		3	3	—	—	—
	4	5	0	1	民間医療機関職員 (看護師1)		4	4	2	2	民間医療機関職員 (2。うち看護師1)
	6	4	1	1	民間医療機関職員 (看護師1)		5	4	0	2	民間医療機関職員 (2。うち看護師1)
	7	9	0	0	町の家族計画部担当者 (1)		6	3	0	1	民間医療機関職員 (うち看護師1)
	8	9	—	—	—		8	5	0	2	民間医療機関職員 (2。うち看護師1)
	9	3	0	1	民間医療機関職員 (看護師1)		9	4	0	2	民間医療機関職員 (2。うち看護師1)
	10	3	0	—	—		10	5	0	—	—

年	月					備考
	11	5	0	1	—	民間医療機関職員（看護師1）
	12	3	0	1	—	民間医療機関職員（看護師1）
1994	1	4	0	1	—	民間医療機関職員（助産師1）
	4	4	—	—	—	—
	5	3	0	1	—	民間医療機関職員（看護師1）
	6	3	0	3	—	民間医療機関職員（3。うち看護師1，助産師1）
	7	3	1	3	—	民間医療機関職員（3。うち看護師1，助産師1）
	8	3	2	2	—	民間医療機関職員（2。うち看護師2）
	9	3	1	3	—	民間医療機関職員（3。うち医師1，助産師2）
	10	3	1	2	—	民間医療機関職員（2。うち看護師1，助産師1）
	11	3	1	2	—	民間医療機関職員（2。うち看護師1，助産師1）
	12	6	0	2	—	民間医療機関職員（2。うち看護師2）
1995	1	3	1	2	—	民間医療機関職員（うち看護師2）
	3	3	—	—	—	—
	4	4	0	2	—	民間医療機関職員（看護師1）
	5	3	1	2	—	民間医療機関職員（2。うち看護師1）
	9	4	0	2	—	民間医療機関職員（うち看護師1）
	10	3	0	2	—	民間医療機関職員（2。うち看護師1）
	11	3	0	2	—	民間医療機関職員（看護師2）
	12	3	—	—	—	—
1996	3	4	0	2	—	民間医療機関職員（うち看護師1）
	4	3	1	1	—	民間医療機関職員（看護師1）
	5	3	0	2	—	民間医療機関職員（看護師2）
2000	12	1	—	1	1	民間医療機関職員（看護師1）
	1	2	1	1	1	民間医療機関職員（看護師1）
	2	4	0	2	2	民間医療機関職員（助産師1）
	3	5	0	—	—	—
	4	3	3	0	7	民間医療機関職員（助産師1），不明（6。うち医師1）
2001	1	4	0	1	2	不明
	2	3	0	3	2	看護師養成学校（1），郡地域保健センター（看護師1）
	3	3	0	2	2	郡地域保健センター（2。うち看護師1）
	4	4	0	5	3	不明（2）
	5	4	1	6	3	郡地域保健センター（3）
	7	3	—	7	2	郡地域保健センター（2）
	8	4	—	8	0	—
	9	4	—	9	—	—
2002	1	3	0	10	6	郡地域保健センター（1），看護師養成学校生（5），記者（1）
	2	3	0	2	4	郡地域保健センター職員（3。うち看護師2），記者
	3	3	—	3	2	郡地域保健センター（2。うち看護師2）
	12	4	不明	4	—	—
	4	3	1	5	1	記者（1）
	5	6	5	6	4	郡地域保健センター職員（3。うち医師1，町長）

出所：ボスヤンドの活動ノートより筆者作成

ノートに記録のある活動月のみ示した。記録がない月のすべてで活動が実施されなかったとは限らない（カデルによれば，活動に集中するあまりノートへの記録を行わなかった月が少なからずあるという）。

場合によっては同じ月に複数回活動の記録があるが，これは通常のボスヤンド活動に加えて，別の保健活動があった月である。

表資-2　2005年C地区ポスヤンドゥの会計報告

月日	費目	収入（Rp.）	支出（Rp.）	残金（Rp.）
	2004年末の残金			328,000
1月10日	RT分担金	60,000		388,000
1月10日	T氏（カデル）の子どもに対する見舞金		20,000	368,000
1月24日	RT9、10の当番[1]		60,000	308,000
2月14日	RT分担金	50,000		358,000
2月22日	RT11の当番（ビタミンA投与時のビスケット）		60,000	298,000
2月22日	ビタミンA投与時の住民からの集金（寄付）	142,000		440,000
2月22日	5歳未満児データのコピー代、ビタミンA投与に関する報告書の製本代（3冊）、砂糖		28,000	412,000
3月10日	RT分担金	40,000		452,000
3月22日	RT12、13の当番		60,000	392,000
4月10日	RT分担金	50,000		442,000
4月21日	RT14、15の当番		60,000	382,000
5月20日	RT分担金	45,000		427,000
5月20日	RT1、2の当番		60,000	367,000
5月20日	補助食（割り増し）、コピー代、交通費		27,000	340,000
5月28日	R氏（カデル）の子どもの見舞金		25,000	315,000
6月10日	RT分担金	65,000		380,000
6月10日	E氏（カデル）の乳児の見舞金		25,000	355,000
6月20日	RT3、4の当番		60,000	295,000
6月26日	町での本RWポスヤンドゥの当番		50,000	245,000
7月13日	RT分担金	65,000		310,000
7月21日	RT5、6の当番		60,000	250,000
7月21日	コピー代、容器、砂糖、バケツ		20,000	230,000
8月10日	RT分担金	65,000		295,000
8月22日	RT7の当番、補助食、ビタミンA剤		60,000	235,000
8月22日	ビタミンA投与時の住民からの集金（寄付）	125,000		360,000
8月28日	コピー代、ビタミンA投与に関する報告書の製本代（3冊）		31,000	329,000
9月10日	RT分担金	40,000		369,000
10月10日	PKK（RT）a長（カデル）の見舞金		20,000	349,000
11月14日	RT分担金	60,000		409,000
11月14日	断食明（皆で）		50,000	359,000
11月21日	RT10、11当番		60,000	299,000
12月10日	RT分担金	50,000		349,000
12月10日	保健カード購入		23,000	372,000
12月27日	RT12当番、Gebyar Posyandu[2]枠での5歳未満児用ビスケット（補助食）		60,000	312,000
12月30日	コピー代		10,000	302,000

ポスヤンドゥ長　　　　　　C地区PKK（RW）長への報告済　　　　　　2005年1月10日[3]
（署名）　　　　　　　　　（署名）　　　　　　　　　　　　　　　ポスヤンドゥ会計
M.G.　　　　　　　　　　　S.N.　　　　　　　　　　　　　　　　　（署名）
　　　　　　　　　　　　　　　　　　　　　　　　　　　　　　　　　S.P.

1) ポスヤンドゥ活動で5歳未満児に提供する補充食およびカデルのための食事の調理に要する費用。ここではRT9およびRT10が調理当番であり、RT9のカデルに該当金額を支出したことを意味する。
2) Gebyarの意味については不明である。
3) 2006年の誤りであると推察される。

表資-3 チブブール町の「貧困世帯」の家長の年齢（2002年）

年齢	（人）	（％）
20代	5	7.1
30代	17	24.3
40代	19	127.1
50代	12	17.1
60代	10	14.3
70代以上	7	10.0
計	70	100

出所：町役場内部資料より筆者作成

表資-4 チブブール町の「貧困世帯」の家長の学歴（2002年）

学歴	（人）	（％）
無	9	12.9
小学校	42	60.0
中学校	12	17.1
高校以上	7	10.0
計	70	100.0

出所：町役場内部資料より筆者作成

表資-5 チブブール町の「貧困世帯」の家長の職業（2002年）

職業	（人）	（％）
無職	19	27.1
建設労働者	16	22.9
ワルンで食品販売	6	8.6
オジェック運転手	5	7.1
農業労働者、漁業労働者、床屋、養鶏労働者、玉葱等皮むき	3	4.3
カキリマ商人	2	2.9
自動車修理工、バイク修理サービス工、技術者、パンク修理	2	2.9
個人運転手	2	2.9
食品の巡回販売	2	2.9
バス運転手	2	2.9
工場労働者	2	2.9
物品等のブローカー	1	1.4
電気サービス工	1	1.4
洋裁師	1	1.4
店舗・レストラン経営	1	1.4
洗濯労働者	1	1.4
他者からの支援	1	1.4
ゴミ収集	1	1.4
駐車係員	1	1.4
警備員	1	1.4
計	70	100.0

出所：町役場内部資料より筆者作成

表資-6 チキニ町ポスヤンドゥに参加する5歳未満児の父親の職業

職業	（人）	（％）
職員／会社員	17	24.6
民間部門	7	10.1
商人	4	5.8
労働者	4	5.8
自営業	5	7.2
洋裁師	1	1.4
自動車修理業	2	2.9
自動車運転手	1	1.4
清掃員	1	1.4
不明	27	39.1
計	69	100.0

出所：2002年8-9月のチキニ町のあるRWのポスヤンドゥ参加者名簿より筆者作成
厳密な職業区分ではないが（カテゴリー重複可能）、名簿に準じて集計した

表資-7 クウィタン町の貧困世帯の家長の職業（2001年）

職業	（人）	（％）
労働者	523	71.8
NA	95	13.0
商人	64	8.8
洗濯労働者	20	2.7
職員／会社員	13	1.8
警備員	2	0.3
清掃員	2	0.3
マッサージ師	2	0.3
洋裁師	2	0.3
自動車修理	1	0.1
オジェック運転手	1	0.1
解雇	1	0.1
調理係	1	0.1
バジャイ（三輪バイク）運転手	1	0.1
計	728	100.0

出所：国家家族計画庁職員所有の内部資料より筆者作成
NAには無職が含まれると推測されるが、その旨に関する記載がないのでNAとした

あとがき

　筆者がインドネシアをはじめて訪れたのは2001年3月のことである。東北大学時代の恩師である吉原直樹先生と大学時代の先輩であるラファエラ・D・ドゥイアントさんのジャカルタでの調査に同行させていただいた。右も左も分からないまま車でジャカルタのチキニ町に到着し、元ポスヤンドゥ長に話をうかがったのが、インドネシアでの最初のインタビュー経験である。その後、幸運にも筆者は、何度かインドネシアで短期・長期の調査を行う機会に恵まれ、その調査地もチキニ町からジャカルタのその他の町へ、そして西ジャワ州へと拡がってきた。このようにインドネシアの調査回数を重ねてはきたものの、「部外者」である筆者にとってインドネシア社会はいまだに理解しきれない社会である。むしろ、一部を知るほどにますます「理解しがたい」社会となり、筆者のインドネシア社会に対する興味は尽きることがない。

　本書は「開発の時代」（＝スハルト政権期）にインドネシアに広く定着した、地域保健活動であるポスヤンドゥを取り上げている。ジャカルタの3箇所の地域におけるポスヤンドゥ活動に可能な限り接近し、その実態を明らかにすることが当初の調査のねらいであった。調査を進めるなかで、ポスヤンドゥ活動についての理解を深めるためには、活動の中心的な担い手であるカデルを、さらにはカデルのみならずその他の女性たち、そしてそうした女性たちが暮らすカンポンの社会全体を知ることの必要性を認識し、調査の対象も自ずと拡がっていった。こうしてみると、本書は、ポスヤンドゥを入り口とした、ジャカルタのカンポンの「ガイドブック」とでも言えよう。

　本書を刊行するにあたって、あらためて「開発の時代」に設置されたポスヤンドゥの位置づけについて考えてみると、地域によって差があるものの、ポスヤンドゥは住民のイニシアチブのみで設置・維持されてきたわけでもないが、そうかといって政府の「動員」のみによって設置・維持されてきたのでもなく、いわば住民と政府の相互の働きかけによって成り立っている。その意味で、住民のイニ

シアチブを強調した本書には偏りがあると言えなくもない。しかし、冒頭でも触れたように、その偏りは、多くの先行研究で、ポスヤンドゥやPKKの「動員」の側面が強調され過ぎてきたことに対する、異議申し立てという本書の意図に由来するものである。スハルト政権期の地域住民活動は、これまでどちらかと言えば「動員」の側面が強調されてきた。というよりも、体制の分析に重きを置くあまり、地域社会に対してあまり関心が寄せられてこなかったように見える。そこで本書では、多様な地域社会の実態を、可能な限り徹底的に描き出すよう努めた。一次資料を収集し、本文に図表を多用したのはそのためである。

　本書の中心的研究対象であるポスヤンドゥは、どちらかといえばこれまであまり関心が寄せられてこなかった「目立たない」研究対象である。またそのポスヤンドゥ活動を実施する、本書の調査対象地として取りあげたチキニ町、クウィタン町、チブブール町も取り立てて特徴があるわけでもない、ジャカルタの「普通の」カンポンである。しかし、そうした「普通の」カンポンで日常的に行われる「目立たない」ポスヤンドゥ活動を通じて、カンポンの人びと、特にポスヤンドゥのボランティアやサービスの「受け手」である女性の生活世界とスハルト体制―ポスト・スハルト体制の実態に迫ることで、インドネシア社会の一端を解明することが筆者のねらいでもある。というのは国策レベルでの研究のみならず生活世界レベルでの研究も、インドネシア社会を理解するうえで不可欠であると考えるからである。実際に本書でそのねらいがどの程度達成できたのかの判断は読者に委ねることとするが、本書がささやかなりともインドネシア社会理解に貢献できれば幸いである。

　なお、本書は2005年度東北大学大学院文学研究科に提出された博士課程論文『インドネシアの地域保健活動の成立と展開――地域社会からみた「開発の時代」』を下敷きとしている（序章、第1章～第6章、および終章）。そのうち第4章、第5章、第7章、第8章、第9章、終章、補論の初出は次のとおりである。ただし第4章、第7章、第8章、第9章、終章については大幅に手を加えた。

　第4章：「地域社会からみた『開発の時代』――ポスヤンドゥの遡及的分析」
　　2005年『地域社会学会年報』第17集。

第 5 章：「ポスト・スハルト期のポスヤンドゥ活動――ソーシャル・セーフティ・ネット・プログラムの実施をめぐって」吉原直樹編著 2005 年『アジア・メガシティと地域コミュニティの動態――ジャカルタの RT／RW を中心にして』御茶の水書房。

第 7 章：「『実践コミュニティ』としての地域保健活動―メガシティ・ジャカルタ郊外地区の事例」2006 年『日本都市学会年報』Vol.39。

第 8 章：「地域保健活動とカンポンの女性の生活」2006 年『アジア遊学』90 号。

第 9 章："Women's Community Activities in the *Kampung* of Jakarta and Social Stratification," Shima, Mutsuhiko ed., *Status and Stratification: Cultural Forms in East and Southeast Asia,* Melborne: Trans Pacific Press.

終章：「ジャカルタのカンポンにおける女性と地域住民活動――ボランティアと資源獲得――」2008 年『日本都市学会年報』Vol.41。

補論：「地域コミュニティの『現在』」吉原直樹・堀田泉・大澤善信編著、近刊予定『創られた都市空間――空間から場所へ――』法政大学出版局。

拙いながらも何とか本書を世に送り出すことができたのは、筆者をインドネシアに導いて下さった吉原先生とドゥィアントさん、筆者の研究に刺激を与えて下さった国内外の研究者、そして、調査に協力して下さったインドネシアの方々のお陰である。何よりも、本書が公刊にまでこぎ着けたのは、刊行を引き受けて下さった御茶の水書房さん、とりわけ、同社の社長の橋本盛作氏、編集担当の小堺章夫氏のご尽力に負うところが大きい。心より感謝したい。

なお本書の刊行にさいして、独立行政法人日本学術振興会、平成 21 年度科学研究費補助金「研究成果公開促進費」（学術図書）の交付を得た。

2009 年 7 月 21 日

齊藤　綾美

参考文献

1. 日本語文献

足立　明 1995「経済2――開発現象と人類学」米山俊直編『現代人類学を学ぶ人のために』世界思想社：119-138.

C地区のRW内部資料.

ドゥィアント D. ラファエラ 2005「RT／RWと日常活動の一齣――アリサンをめぐって」『アジア・メガシティと地域コミュニティの動態――ジャカルタのRT／RWを中心にして』御茶の水書房：115-134.

ドゥィアント D. ラファエラ・イルマ S. ヤンティ・吉原直樹 2004「アジア・メガシティにおける地方制度の改革と地域住民生活の動向――DKIジャカルタのクルラハン委員会を事例として――」『日本都市学会年報』37：119-126.

絵所秀紀 1991『開発経済学――形成と展開』法政大学出版局.

―――― 1997『開発の政治経済学』日本評論社.

フィース, ハーバート 1982「経済開発と強権政治」坂本義和編『暴力と平和』朝日新聞社：28-56.

藤原帰一 1992「『民主化』の政治経済学――東アジアにおける体制変動」東京大学社会科学研究所編『現代日本社会［3］――国際比較［2］』東京大学出版会：325-356.

―――― 1998「ナショナリズム・冷戦・開発――戦後東南アジアにおける国民国家の理念と制度」東京大学社会科学研究所編『20世紀システム［4］――開発主義』東京大学出版会：76-111.

布野修司 1987「都市カンポンの特質とその構成原理」太田勇・大坪省三・前田尚美編『東南アジアの地域社会――その政治・文化と居住環境』東洋大学：423-458.

―――― 1991『カンポンの世界』パルコ出版.

椙沢英雄 2004「ゴトン・ロヨン概念の誕生と変容――植民期末期からスカルノ期まで」『アジア経済』45（6）：2-49.

ハディ, ハリリ 1990「地域開発――政策とその達成の再検討」ハリリ, ハディ・三平則夫編『インドネシアの経済開発政策の展開――第1次5ヵ年計画～第4次5ヵ年計画を中心に』アジア経済研究所：59-92.

原洋之介 1994『東南アジア諸国の経済発展――開発主義的政策体系と社会の反応』リブロポート.

―――― 1996『開発経済論』岩波書店.

─── 1997「現代の開発思想」川田順造・岩井克人他編『いま、なぜ「開発と文化」なのか』岩波書店：61-82.

─── 1999『エリア・エコノミックス──アジア経済のトポロジー』NTT 出版.

─── 2003「アジア学の方法とその可能性──ひとつの覚え書き」東京大学東洋文化研究所編『アジア学の将来像』東京大学出版会：1-33.

速水佑次郎 1995『開発経済学──諸国民の貧困と富』創文社.

生田 滋 1989「ジャカルタ──歴史的に見た現代都市」大阪市立大学経済研究所『世界の大都市［6］──バンコク・クアラルンプル・シンガポール・ジャカルタ』東京大学出版会：135-159.

インドネシア婦人の役割省 1996『インドネシアの女性──アジア女性シリーズ［3］』アジア女性交流・研究フォーラム.

石澤博子 1988「ジャカルタのカンポンと居住政策についての一考察」『東経大論叢』9：53-92.

岩崎育夫 1997「アジア民主主義論──政治権力者の民主主義観をめぐって」岩崎育夫編『アジアと民主主義──政治権力者の思想と行動』アジア経済研究所：3-38.

─── 1998「開発体制の起源・展開・変容──東・東南アジアを中心に」東京大学社会科学研究所編『20世紀システム［4］──開発主義』東京大学出版会：115-146.

─── 1994a「はしがき」岩崎育夫編『開発と政治── ASEAN 諸国の開発体制』アジア経済研究所：i-vi.

─── 1994a「ASEAN 諸国の開発体制論」『開発と政治── ASEAN 諸国の開発体制』アジア経済研究所：3-48.

岩崎信彦他編 1989『町内会の研究』御茶の水書房.

鏡味治也 2000『政策文化の人類学──せめぎあうインドネシア国家とバリ地域住民』世界思想社.

加納啓良 2001「ジャカルタと東京──近郊住宅地の比較社会学」東京大学東洋文化研究所編『アジアを見れば世界が見える』小学館：342-353.

─── 2003「『開発』の時代とその終焉──インドネシアの経験」東京大学東洋文化研究所編『アジア学の将来像』東京大学出版会：333-353.

加藤里香 2005「都市貧困女性にとってのセーフティネット──インドネシア・ジョグジャカルタ市のカンポンコミュニティを事例に」『国際協力研究』21（2）（42号）：35-43.

木村宏恒 1989『インドネシア現代政治の構造』三一書房.

─── 1993「第三世界の権威主義体制にみる伝統と権威──インドネシアを中心として」重松伸司他編『開発における文化──国際開発の教育・研究システムに関する共同研究：「開発」の概念と実態における「文化」の意義』名古屋大学大学院国際開

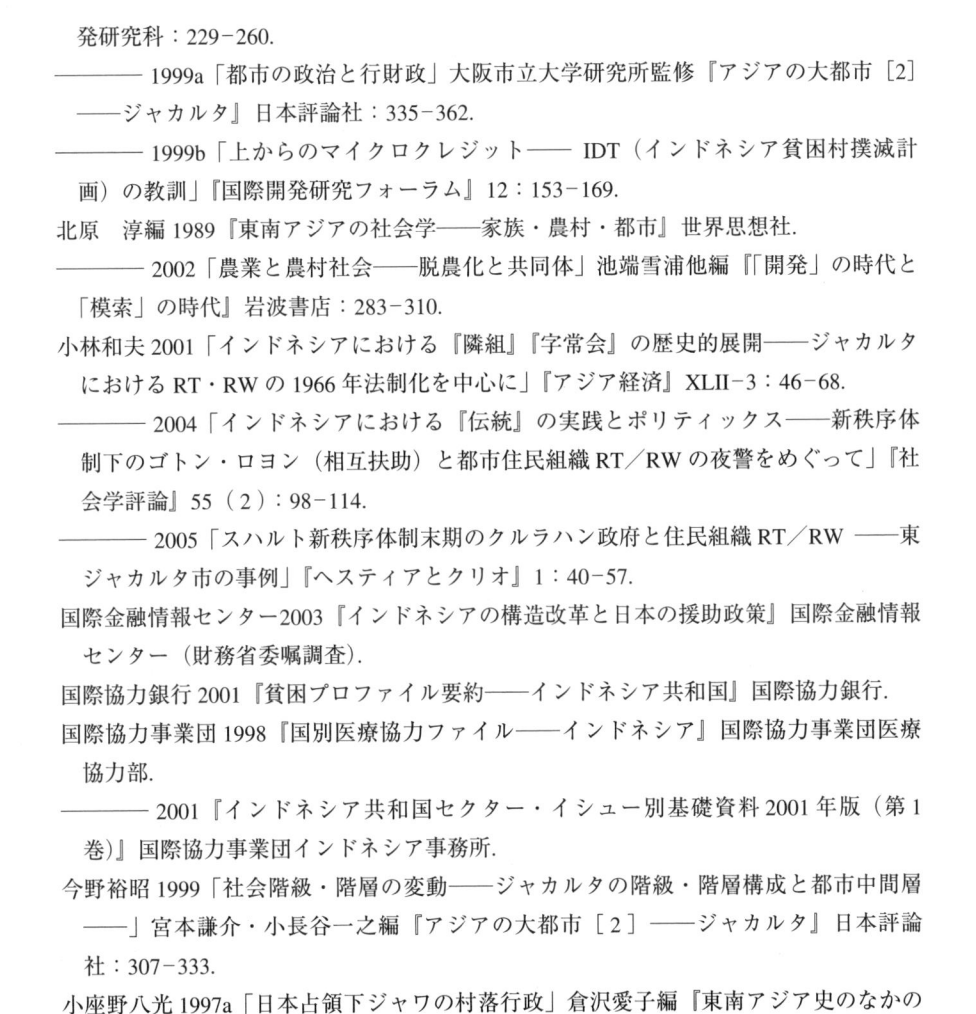

発研究科：229-260.
——— 1999a「都市の政治と行財政」大阪市立大学研究所監修『アジアの大都市［2］——ジャカルタ』日本評論社：335-362.
——— 1999b「上からのマイクロクレジット—— IDT（インドネシア貧困村撲滅計画）の教訓」『国際開発研究フォーラム』12：153-169.
北原　淳編 1989『東南アジアの社会学——家族・農村・都市』世界思想社.
——— 2002「農業と農村社会——脱農化と共同体」池端雪浦他編『「開発」の時代と「模索」の時代』岩波書店：283-310.
小林和夫 2001「インドネシアにおける『隣組』『字常会』の歴史的展開——ジャカルタにおける RT・RW の 1966 年法制化を中心に」『アジア経済』XLII-3：46-68.
——— 2004「インドネシアにおける『伝統』の実践とポリティックス——新秩序体制下のゴトン・ロヨン（相互扶助）と都市住民組織 RT／RW の夜警をめぐって」『社会学評論』55（2）：98-114.
——— 2005「スハルト新秩序体制末期のクルラハン政府と住民組織 RT／RW ——東ジャカルタ市の事例」『ヘスティアとクリオ』1：40-57.
国際金融情報センター 2003『インドネシアの構造改革と日本の援助政策』国際金融情報センター（財務省委嘱調査）.
国際協力銀行 2001『貧困プロファイル要約——インドネシア共和国』国際協力銀行.
国際協力事業団 1998『国別医療協力ファイル——インドネシア』国際協力事業団医療協力部.
——— 2001『インドネシア共和国セクター・イシュー別基礎資料 2001 年版（第 1 巻）』国際協力事業団インドネシア事務所.
今野裕昭 1999「社会階級・階層の変動——ジャカルタの階級・階層構成と都市中間層——」宮本謙介・小長谷一之編『アジアの大都市［2］——ジャカルタ』日本評論社：307-333.
小座野八光 1997a「日本占領下ジャワの村落行政」倉沢愛子編『東南アジア史のなかの日本占領』早稲田大学出版部：3-30.
——— 1997b「日本占領下のジャワ村落首長」『東南アジア——歴史と文化』26：37-58.
倉沢愛子 1992『日本占領下のジャワ農村の変容』草思社.
——— 1998「女性にとっての開発——インドネシアの家族福祉運動の場合」川田順造・岩井克人・鴨武彦他編『開発と政治』岩波書店：103-123.
——— 2000「インドネシアの近隣自治——『開発』から『安定』へ」『地方自治』第 627 号：2-11.
——— 2001『ジャカルタ路地裏フィールドノート』中央公論新社.

─────── 2002「日本占領下のインドネシア──総動員体制にゆれた伝統社会」池端雪浦他編『岩波講座東南アジア史［8］国民国家形成の時代』岩波書店：33-55.

倉沢進・秋元律郎編著 1990『町内会と地域集団』ミネルヴァ書房.

黒柳晴夫 2001「ジャワ農村社会におけるインフォーマルな預金・貸付信用組織とその活動──相互扶助慣行としてのアリサンとシンパン・ピンジャムを中心に」『椙山女学園大学研究論集』（社会科学篇）32：85-104.

─────── 2004「ジャワ農村社会における家族と相互扶助慣行──アリサンとシンパン・ピンジャムを中心に」『家族と地域社会（新装版）』早稲田大学出版部.

前川啓治 1994「文化と文明の連続性──翻訳的適応論序説」『比較文明』10：100-113.

─────── 2000『開発の人類学──文化接合から翻訳的適応へ』新曜社.

松田素二 1995「人類学における個人、自己、人生」米山俊直編『現代人類学を学ぶ人のために』世界思想社：186-204.

松井和久 1997「インドネシア」川田順造・岩井克人他編『いま、なぜ「開発と文化」なのか』岩波書店：250-252.

松村明・三省堂編修所編 1999『大辞林（第二版）』三省堂.

松村安子 1996「社会・経済発展の担い手としての女性──インドネシアにみられる最近の動向を中心として」原ひろ子・前田瑞枝・大沢真理編『アジア太平洋地域の女性政策と女性学』新曜社：197-252.

宮崎恒二 1993「助け、助けられ、助けさせられ」宮崎恒二・山下晋司・伊藤眞編『アジア読本──インドネシア』河出書房新社：112-116.

諸橋轍次・渡辺末吾・鎌田正・米山寅太郎 2002『新漢和辞典（新装大型版）』大修館書店.

村井吉敬 1990「破局に至る開発主義と過剰消費」『経済セミナー』422：12-16.

村上泰亮 1992a『反古典の政治経済学（上）──進歩史観の黄昏』中央公論社.

─────── 1992b『反古典の政治経済学（下）──21世紀への序説』中央公論社.

中村八朗 1979『戦前の東京における町内会（技術の移転・変容・開発──日本の経験プロジェクト）』国際連合大学.

中村緋沙子 1985「インドネシア：〈開発〉と女性の社会参加」森健・水野順子『開発と女子労働』アジア経済研究所：339-351.

中村安秀 1991a「インドネシアのプライマリー・ヘルス・ケア（1）──プライマリー・ヘルス・ケアとは何か」『小児保健研究』50（1）：89-94.

─────── 1991b「インドネシアのプライマリー・ヘルス・ケア（2）──ポシアンドゥの現状と問題点」『小児保健研究』50（3）：343-348.

中谷文美 2003『「女の仕事」のエスノグラフィ──バリ島の布・儀礼・ジェンダー』世界思想社.

直井優・盛山和夫 1990『現代日本の階層構造［１］：社会階層の構造と過程』東京大学出版会.
野田直人 2000『開発フィールドワーカー』築地書館.
越智 昇 1973「日本近代化と地域支配」神島二郎『日本近代化の特質』アジア経済研究所：139-162.
小國和子 2003『村落開発支援は誰のためか——インドネシアの参加型開発協力に見る論理と実践』明石書店.
岡本正明 2001「インドネシアにおける地方分権について——国家統合のための分権プロジェクトの行方」村松岐夫編『「地方行政と地方分権」報告書』国際協力事業団国際協力総合研修所：3-46.
恩田守雄 2001『開発社会学——理論と実践』ミネルヴァ書房.
小野一一郎 1981『南北問題の経済学』同文館.
大形利之 1994「インドネシアにおける開発体制の形成過程—— 1971 年総選挙と 85 年選挙法の意義」岩崎育夫編『開発と政治—— ASEAN 諸国の開発体制』アジア経済研究所：141-198.
大阪市立大学経済研究所監修 1999『アジアの大都市［２］——ジャカルタ』日本評論社.
近江哲男 1984『都市と地域社会』早稲田大学出版部.
齊藤綾美 2005a「地域社会からみた『開発の時代』——ポスヤンドゥの遡及的分析——」『地域社会学年報』17：164-182.
———— 2005b「ポスヤンドゥ活動の歴史的展開——チキニの場合——」(吉原直樹編『アジア・メガシティと地域コミュニティの動態——ジャカルタの RT／RW を中心にして』御茶の水書房：261-296.
———— 2005c「ポスト・スハルト期のポスヤンドゥ活動——ソーシャル・セーフティ・ネット・プログラムの実施をめぐって——」吉原直樹編『アジア・メガシティと地域コミュニティの動態——ジャカルタの RT／RW を中心にして——』御茶の水書房：297-326.
———— 2006a『インドネシアの地域保健活動の成立と展開——地域社会からみた「開発の時代」』東北大学大学院文学研究科（2005 年度に東北大学大学院文学研究科人間科学専攻社会専攻分野に提出された博士論文）.
———— 2006b「『実践コミュニティ』としての地域保健活動——メガシティ・ジャカルタ郊外地区の事例——」『日本都市学会年報』39：81-90.
———— 2006c「地域保健活動とカンポンの女性の生活」『アジア遊学』90 号：88-105.
佐々木徹郎・今野裕昭・中山信樹 1987「巨大都市ジャカルタの産業構造と人口動態」古屋野正伍編『東南アジア都市化の研究』アカデミア出版会：472-534.

佐藤　寛編 1995『援助と社会の固有要因』アジア経済研究所.
——— 編 2001『援助と社会関係資本——ソーシャルキャピタル論の可能性』アジア経済研究所.
佐藤元彦 2002『脱貧困のための国際開発論』築地書館.
佐藤百合 1999「産業と企業」大阪市立大学経済研究所監修『アジアの大都市［2］ジャカルタ』日本評論社：117-146.
——— 2001「インドネシアの経済危機と体制変革——崩壊した秩序を再生できるのか」末廣昭・山影進編『アジア政治経済論——アジアの中の日本をめざして』NTT出版：53-88.
——— 2002「インドネシア——『開発の時代』から『改革の時代』へ」池端雪浦他編『「開発」の時代と「模索」の時代』岩波書店：65-94.
澤　滋久 1999「カンポンの変化」大阪市立大学経済研究所監修『アジアの大都市［2］——ジャカルタ』日本評論社：231-252.
——— 2001「都市の貧困集落カンポン・ジャカルタの下町」藤巻正己編『生活世界としての「スラム」——外部者の言説・住民の肉声』古今書院：94-116.
瀬地山角 1996『東アジアの家父長制——ジェンダーの比較社会学』勁草書房.
瀬川真平 1999「独立後における景観の変容」大阪市立大学経済研究所監修『アジアの大都市［2］——ジャカルタ』日本評論社：57-83.
関本照夫 1986「村と国家行事」原洋之介編『東南アジアからの知的冒険——シンボル・経済・歴史』リブロポート：31-68.
嶋田ミカ 2001「女性労働力の再編と経済のグローバリゼーション——インドネシアの事例から」伊豫谷登士翁編『現代の経済・社会とジェンダー［5］経済のグローバリゼーションとジェンダー』明石書店.
島上宗子 2001「ジャワ農村における住民組織のインボリューション——スハルト政権下の『村落開発』の一側面」『東南アジア研究』38（4）：512-551.
——— 2003「地方分権化と村落自治——タナ・トラジャ県における慣習復興の動きを中心として」松井和久編『インドネシアの地方分権化——分権化をめぐる中央・地方のダイナミクスとリアリティー』アジア経済研究所：159-225.
新谷直之 2001『現代インドネシア地方分権・自治の研究』国際協力事業団国際協力総合研所.
白石　隆 1986「学校唱歌、制服、ドラキュラ——インドネシアの国民統合」原洋之介編『東南アジアからの知的冒険——シンボル・経済・歴史』リブロポート：69-108.
——— 1987「上からの国家建設——タイ、インドネシア、フィリピン」『国際政治』84：27-43.
——— 1992『インドネシア——国家と政治』リブロポート.

―――― 1994「『開発』国家の政治文化――インドネシア新秩序を考える」土屋健治編『講座現代アジア［１］――ナショナリズムと国民国家』東京大学出版会：229-248.
―――― 1997『スカルノとスハルト――偉大なるインドネシアをめざして』岩波書店.
総合研究開発機構 2002『保健医療分野における東南アジア諸国間の地域パートナーシップの構築』総合研究開発機構.
末永　晃 1991『インドネシア語辞典』大学書林.
末廣　昭 1992「東南アジア経済論――思想の輸出から工業製品の輸出へ」東京大学社会科学研究所編『現代日本社会3：国際比較2』東京大学出版会：273-324.
―――― 1993『タイ――開発と民主主義』岩波書店.
―――― 1994「アジア開発独裁論」中兼和津次編『講座現代アジア［２］近代化と構造変動』東京大学出版会：209-237.
―――― 1998a「開発主義とは何か」東京大学社会科学研究所編『20世紀システム［４］：開発主義』東京大学出版会：1-10.
―――― 1998b「発展途上国の開発主義」東京大学社会科学研究所編『20世紀システム［４］――開発主義』東京大学出版会：13-46.
―――― 1998c「開発主義・国民主義・成長イデオロギー」川田順造・岩井克人・鴨武彦他編『開発と政治』岩波書店：31-51.
―――― 1998d「アジアの『開発主義』――その成立と揺らぎ」『UP』27（5）：23-28.
―――― 2000『キャッチアップ型工業化論――アジア経済の軌跡と展望』名古屋大学出版会.
―――― 2002「総説」池端雪浦・石井米雄・石澤良昭他編『「開発」の時代と「模索」の時代』岩波書店：1-30.
鈴木祐司 1981「東南アジアにおける危機の構造――開発政治と権威主義体制」『世界』422：124-139.
―――― 1988『東南アジアの危機の構造（新版）』勁草書房.
田口理恵 1996「ワニタとプルンプアン――インドネシア女性運動の展開」原ひろ子・前田瑞枝・大沢真理編『アジア・太平洋地域の女性政策と女性学』新曜社：253-275.
高城　玲 2002「権力を生み出すコミュニティ――中部タイの地方選挙」田辺繁治・松田素二編『日常的実践のエスノグラフィ――語り・コミュニティ・アイデンティティ』世界思想社：191-212.
玉野和志 1993『近代日本の都市化と町内会の成立』行人社.
田辺繁治 2002「日常的実践のエスノグラフィ――語り・コミュニティ・アイデンティティ」田辺繁治・松田素二編『日常的実践のエスノグラフィ――語り・コミュニティ・アイデンティティ』世界思想社：1-38.
―――― 2003『生き方の人類学――実践とは何か』講談社.

田中雅一 2002「主体からエージェントのコミュニティへ――日常的実践への視角」田辺繁治・松田素二編『日常的実践のエスノグラフィ――語り・コミュニティ・アイデンティティ』世界思想社：337-360.

高橋明善 1975「農村社会学における生活研究と社会構造研究――方法的反省と展望」山手茂他編『社会・生活構造と地域社会』時潮社：49-92.

土屋健治 1982『インドネシア民族主義研究――タマン・シスワの成立と展開』創文社.

─── 1993「創られる国民国家――インドネシア独立記念日考」矢野暢編『講座現代の地域研究［3］地域研究のフロンティア』弘文堂：225-246.

恒川惠市 1983「権威主義体制と開発独裁――ラテンアメリカからの視点」『世界』452：66-81.

渡辺利夫 1989『西太平洋の時代――アジア新産業国家の政治経済学』文藝春秋.

─── 1995『新世紀アジアの構想』筑摩書房.

山本郁郎 1999「人口動態と就業構造の変動」大阪市立大学経済研究所『アジアの大都市［2］――ジャカルタ』日本評論社：167-202.

山本信人 1999「国家の政治と国民の政治」山本信人・高橙健・金子芳樹・中野亜里・板谷大世『東南アジア政治学――地域・国家・社会・ヒトの重層的ダイナミズム（補訂版）』成文堂：103-146.

─── 2001「インドネシアの政治不安と社会統合――噴出した暴力は国家を分裂に導くのか」末廣昭・山影進編『アジア政治経済論――アジアの中の日本をめざして』NTT出版：89-125.

山下晋司 2000「歴史とエスニシティ――ジャカルタの生成」坪内良博編著『地域形成の論理――地域研究叢書』京都大学出版会：301-334.

吉原直樹 2000『アジアの地域住民組織――町内会・街坊会・RT／RW』御茶の水書房.

─── 編 2005『アジア・メガシティと地域コミュニティの動態――ジャカルタのRT／RWを中心にして』御茶の水書房.

吉原直樹・Dwianto, D. Raphaella 1999「ジャカルタ特別区におけるグラスルーツの一存在形態（3）――ポスヤンドゥについての素描」『東北大学文学部研究年報』48：51-72.

2. 外国語文献

（1）一般

A地区RTアリサン内部資料.

Abeyasekere, Susan ed., 1985. *From Batavia to Jakarta: Indonesia's Capital 1930s to 1980s*, Clayton: Monash University.

Achmad, Januar, 1999. *Hollow Development: the Politics of Health in Soeharto's Indonesia*, Canberra: Australian National University.

Akademi Keperawatan RSPAD Gatot Subroto, 2002. "Data Kesehatan Masyarakat RW B: Kelurahan Kwitang Kecamatan Senen Jakarta Pusat" (an unpublished report of Akademi Keperawatan RSPAD Gatot Subroto. ただし「B」には本来のRWの番号が示されているがここでは匿名にした).

Aldrich, Brian C., 1980. "Formal Neighborhood Social Organization in Five Southeast Asian Cities," *International Journal of Comparative Sociology,* Vol. 21, No. 3-4: 268-280.

Amal, Siti Hidayati and Shanty Novriaty, Karen Hardee, Elizabeth Eggleston and Terence H. Hull, 1997. "Family Planning and Women's Empowerment: Challenges for the Indonesian Family," (final report prepared for the Women's Studies Project, Family Health International, the Australian National University).

Aman, Popan Tjadi, 1986. *Pelaksanaan Program Pembinaan Kesejahteraan Keluarga (PKK) dalam Rangka Program Terpadu Peningkatan Peranan Wanita menuju Keluarga Sehat Sejahtera (P2WKSS) di Kecamatan Bontotene Kabupaten Selayar* (an unpublished research report under the sectional/regional study project with the contract number of No.30/PSSR/DPPM/621/1985, 27th September 1985).

Anderson, Benedict, R.O'G., 1982, "Perspective and Method in American Research on Indonesia," Benedict Anderson and Audrey Kahin eds., *Interpreting Indonesian Politics: Thirteen Contributions to the Debate,* Ithaca: Cornell University Press: 69-83.

―――, 1983. *Imagined Communities: Reflections on the Origin and Spread of Nationalism*, London: Vesro (=白石さや・白石隆訳 1997『想像の共同体―ナショナリズムの起源と流行』(増補版) NTT出版).

―――, 1990, *Language and Power: Exploring Political Culture in Indonesia*, Ithaca: Cornell University Press (=中島成久訳 1995『言葉と権力――インドネシアの政治文化探求』日本エディタースクール出版部).

Asih Skp. Yasmin, 1987. *The Community Health Worker*, World Health Organization (= Adi Heru S., 1993. *Kader Kesehatan Masyarakat*, Buku Kedokteran EGC: Jakarta).

Berger, Peter L. and Thomas Luckmann, 1967. *The Social Construction of Reality: a Treatise in the Sociology of Knowledge*, New York: Anchor Books (=山口節郎訳 1977『日常世界の構成――アイデンティティと社会の弁証法』新曜社).

Bianpoen, Carla, 2000. "The Family Welfare Movement: a Blessing or a Burden?", Mayling Oey-Gardiner and Carla Bianpoen (eds), *Indonesian Women: The Journey Continues*, Canberra: The Australian National University: 156-171.

Bijlmer, Joep and Marten Reurink, 1987. "Local Leadership in Urban Neighborhoods in Java:

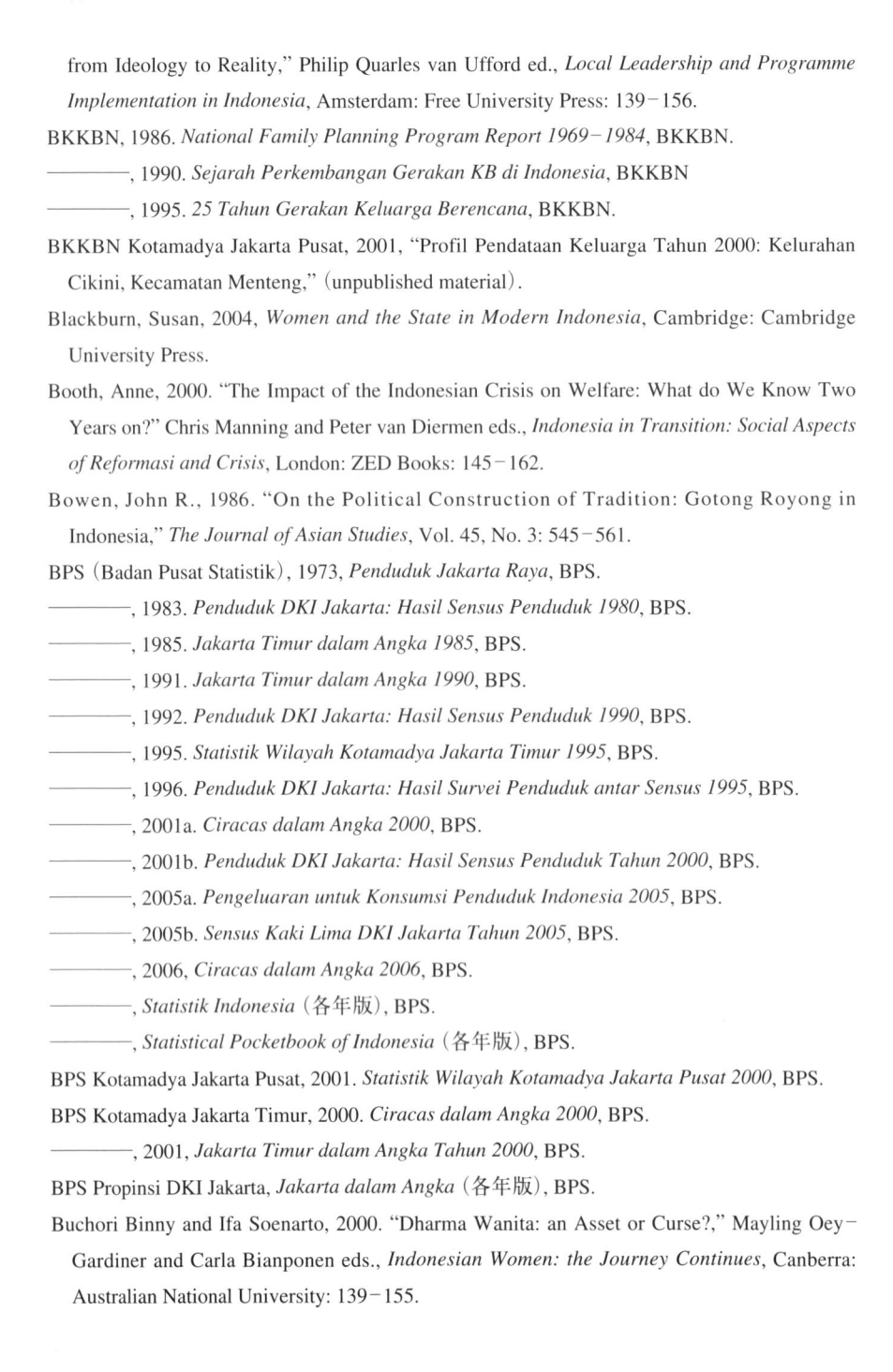

from Ideology to Reality," Philip Quarles van Ufford ed., *Local Leadership and Programme Implementation in Indonesia*, Amsterdam: Free University Press: 139-156.

BKKBN, 1986. *National Family Planning Program Report 1969-1984*, BKKBN.

―――, 1990. *Sejarah Perkembangan Gerakan KB di Indonesia*, BKKBN

―――, 1995. *25 Tahun Gerakan Keluarga Berencana*, BKKBN.

BKKBN Kotamadya Jakarta Pusat, 2001, "Profil Pendataan Keluarga Tahun 2000: Kelurahan Cikini, Kecamatan Menteng,"(unpublished material).

Blackburn, Susan, 2004, *Women and the State in Modern Indonesia*, Cambridge: Cambridge University Press.

Booth, Anne, 2000. "The Impact of the Indonesian Crisis on Welfare: What do We Know Two Years on?" Chris Manning and Peter van Diermen eds., *Indonesia in Transition: Social Aspects of Reformasi and Crisis*, London: ZED Books: 145-162.

Bowen, John R., 1986. "On the Political Construction of Tradition: Gotong Royong in Indonesia," *The Journal of Asian Studies*, Vol. 45, No. 3: 545-561.

BPS(Badan Pusat Statistik), 1973, *Penduduk Jakarta Raya*, BPS.

―――, 1983. *Penduduk DKI Jakarta: Hasil Sensus Penduduk 1980*, BPS.

―――, 1985. *Jakarta Timur dalam Angka 1985*, BPS.

―――, 1991. *Jakarta Timur dalam Angka 1990*, BPS.

―――, 1992. *Penduduk DKI Jakarta: Hasil Sensus Penduduk 1990*, BPS.

―――, 1995. *Statistik Wilayah Kotamadya Jakarta Timur 1995*, BPS.

―――, 1996. *Penduduk DKI Jakarta: Hasil Survei Penduduk antar Sensus 1995*, BPS.

―――, 2001a. *Ciracas dalam Angka 2000*, BPS.

―――, 2001b. *Penduduk DKI Jakarta: Hasil Sensus Penduduk Tahun 2000*, BPS.

―――, 2005a. *Pengeluaran untuk Konsumsi Penduduk Indonesia 2005*, BPS.

―――, 2005b. *Sensus Kaki Lima DKI Jakarta Tahun 2005*, BPS.

―――, 2006, *Ciracas dalam Angka 2006*, BPS.

―――, *Statistik Indonesia*(各年版), BPS.

―――, *Statistical Pocketbook of Indonesia*(各年版), BPS.

BPS Kotamadya Jakarta Pusat, 2001. *Statistik Wilayah Kotamadya Jakarta Pusat 2000*, BPS.

BPS Kotamadya Jakarta Timur, 2000. *Ciracas dalam Angka 2000*, BPS.

―――, 2001, *Jakarta Timur dalam Angka Tahun 2000*, BPS.

BPS Propinsi DKI Jakarta, *Jakarta dalam Angka*(各年版), BPS.

Buchori Binny and Ifa Soenarto, 2000. "Dharma Wanita: an Asset or Curse?," Mayling Oey-Gardiner and Carla Bianponen eds., *Indonesian Women: the Journey Continues*, Canberra: Australian National University: 139-155.

Budihartono, 1993. "Pola Pemukiman di Jakarta: dengan Tekanan pada Kehidupan Kampung," *Masyarakat*, 2: 24-32.

Business News (English edition), "Social Security as an Effort to Improve People's Welfare," No.6564, December 2001: 1-4.

Castells, Manuel, 1992. "Four Asian Tigers with a Dragon Head: a Comparative Analysis of the State, Economy and Society in the Asian Pacific Rim," Richard P. Appelbaum and Jeffrey Henderson eds., *States and Development in the Asian Pacific Rim*, Newbury Park: Sage: 33-70.

Cederroth, Sven, 1995. *Survival and Profit in Rural Java: the Case of an East Javanese Village*, Richmond, Surrey: Curzon Press.

Chapman, Rebecca Jane, 1996. *The Significance of Family Planning for Women in Indonesia*, Clayton: Monash University.

Cikini 町 PusakaX の内部資料.

Clifford, James and George E. Marcus eds., 1986. *Writing Culture: the Poetics and Politics of Ethnography: a School of American Research Advanced Seminar*, Berkeley: University of California Press (=春日直樹他訳 1996『文化を書く』紀伊國屋書店).

Crouch, Harold, 1978. *The Army and Politics in Indonesia*, Ithaca: Cornell University Press.

―――, 1984. *Domestic Political Structures and Regional Economic Co-operation*, Singapore: Institute of Southeast Asian Studies.

de Certeau, Michel, 1980. *Art de Faire*, Paris: Union Générale d'Editions (=山田登世子訳 1987『日常的実践のポイエティーク』国文社).

Depkes (Departemen Kesehatan R.I.), 1980. *Sejarah Kesehatan Nasional Indonesia*, jilid 3, Depkes.

―――, 1982a. *Sistem Kesehatan Nasional*. Depkes.

―――, 1982b. *Rapat Kerja PKMD Wilayah Perkotaan*, (paper prepared for meeting of PKMD for urban area held from June 14 until June 19, by the Ministry of Health, with the cooperation of WHO and UNICEF).

―――, 1995. *Pembangunan Kesehatan*, Departemen Kesehatan RI. Pusat Data Kesehatan.

―――, 2002a. *Profil Kesehatan Indonesia 2001*, Depkes R.I.

―――, 2002b. *Profil Kesehatan 2001: Lampiran*, Depkes R.I.

Dinas Kesehatan Propinsi DKI Jakarta, "Daftar Rincian Kegiatan Penunjang Program Ingub 230 dari Unit Kerja Tahun Anggaran 1997-1998," (unpublished material).

―――, 1998. *Pekan Imunisasi Nasional DKI Jakarta 1995-1997*, Dinas Kesehatan Propinsi DKI Jakarta.

―――, 2000. "Laporan Upaya Perbaikan Gizi Program JPS-BK Propinsi DKI Jakarta," (unpublished material).

―――, 2002. "Daftar Nama Posyandu Penerima Bantuan Kegiatan UPGK di Propinsi DKI Jakarta Tahun 2002," (unpublished material).

Direktorat Pembangunan Desa Propinsi DKI Jakarta, 1994. *Bunga Rampai: PKK DKI Jakarta.*

Dorléans, Bernard R.G., 2000. "From Kampung to Residential Development: Some Trends in the Development of the Greater Jakarta Area," Kees Grijins and Peter J. M. Nas eds., *Jakarta‒Batavia: Socio‒Cultural Essays*, Leiden: KITLV: 245‒262.

Dwianto, Raphaella. D., 2001. *Present Forms and Potential of Neighborhood Association: Case Studies on Indonesia and Japan* (a doctoral thesis of Department of Sociology, Faculty of Arts and Letters, Tohoku University).

Echols, John M. dan Hassan Shadily, 1989. *Kamus Indonesia‒Inggris: an Indonesian‒English Dictionary*, Jakarta: Gramedia.

Elderidge, Philip J., 1995. *Non‒Government Organizations and Democratic Participation in Indonesia*, Kuala Lumpur; New York: Oxford University Press.

Emmerson, Donald K., 1978. "The Bureaucracy in Political Context: Weakness in Strength," Karl D. Jackson and Lucian W. Pye eds., *Political Power and Communications in Indonesia*, Berkeley: University of California Press: 82‒136.

Evers, Hans‒Dieter and Rüdiger Korff, 2000. *Southeast Asian Urbanism: the Meaning and Power of Social Space*, Singapore: Institute of Sotuheast Asian Studies.

Geertz, Clifford, 1962. "The Rotating Credit Association: a 'Middle Rung' in Development," *Economic Development and Cultural Change*, 10: 241‒263.

―――, 1963. *Agricultural Involution: the Processes of Ecological Change in Indonesia*, Berkeley: University of California Press (＝池本幸生訳 2001『インボリューション――内に向かう発展』NTT 出版).

―――, 1973. *The Interpretation of Cultures*, New York: Basic Books (＝ 1987 吉田禎吾・柳川啓一・中牧弘允・板橋作美訳『文化の解釈学Ⅰ』および『文化の解釈学Ⅱ』岩波書店).

―――, 1983. *Local Knowledge*, New York: Basic Books (＝ 1991 梶原景昭・小泉潤二・山下晋司訳『ローカル・ノレッジ――解釈人類学論集』岩波書店).

Ginsberg, Norton, B. Koppel, and T.G. McGee eds., 1991. *The Extended Metropolis: Settlement Transition in Asia*, Honolulu: University of Hawaii Press.

Grijns, Mies, 1992. "Tea‒Pickers in West Java as Mothers and Workers: Female Work and Women's Jobs," Elisbeth Locher‒Scholten and Anke Niehof eds., *Indonesian Women in Focus*, Leiden: KITLV Press: 104‒119.

Haliman, Arif and Glen Williams, 1983. "Can People Move Bureaucratic Mountains?

Developing Primary Health Care in Rural Indonesia," *Social Science and Medicine*, 17(19): 1449-1455.

Hamidjoyo, Santoso and Donald Chauls, 1994. *Why Community Participation Succeeds in the Indonesian Family Planning Program*, Ministry for Population, Jakarta: Family Planning Coordination Board.

Harpham, Trudy, Paul Garner, and Charles Surjadi, 1990. "Planning for Child Health in a Poor Urban Environment: the Case of Jakarta, Indonesia," *Environment and Urbanization*, 2(2): 77-82.

Helenkeller International, 2000. *Indonesia Crisis Bulletin*, 5.

Hirschman, Albert O., 1981. "The Rise and Decline of Development Economics," Albert O. Hirschman, *Essays in Trespassing: Economics to Politics and Beyond*, Cambridge: Cambridge University Press: 215-243.

Hull, Terence H. and Sri Moeritingsih Adioetomo, 2002. "Women, Family Planning and Decentralisation: New Variations on Old Themes," Kathryn Robinson and Sharon Bessell eds., *Women in Indonesia: Gender, Equity and Development*, Singapore: Institute of Southeast Asian Studies: 235-249.

Jay, Robert R., 1969, *Javanese Villagers: Social Relations in Rural Modjokuto*, Cambridge: MIT Press.

Jellinek, Lea, 1991. *The Wheel of Fortune: The History of a Poor Community in Jakarta*, Sydney: Allen and Unwin.

Jellinek, Lea, Chris Manning and Gavin Jones, 1978. *The Life of Poor in Indonesian Cities*, Clayton: Monash University.

Jennaway, Megan, 2004, "Indonesian Women: Sex and the State", paper presented for the National Undergraduate On-lone Seminar (NOUS) in Flinders University, Adelaide Sunshine Coast University, QLD, October 8th, 2004.

Judd, Mary, 1987. *Kaders in Indonesia: Literature Review* (an unpublished paper submitted to USAID Indonesia).

Juliantoro, Dadang ed., 2000. *30 Tahun Cukup: Keluarga Berencana dan Hak Konsumen*, Jakarta: Pustaka Sinar Harapan bekerja sama dengan PKBI-Yogyakarta dan the Ford Foundation.

Kano, Hiroyoshi ed., 2004. *Growing Metropolitan Suburbia: A Comparative Sociological Study on Tokyo and Jakarta (the joint studies between the Center for Japanese Studies, University of Indonesia and Institute of Social Science, Institute of Oriental Culture, University of Tokyo (April 1997-March 2000))*, Jakarta: Yayasan Obor Indonesia.

Kantor Statistik Jakarta Pusat, 1991. *Statistik Wilayah Jakarta Pusat 1990*, Jakarta.

Kantor Statistik Kotamadya Jakarta Pusat, 1996. *Jakarta Pusat dalam Angka Tahun 1995*, Jakarta.

Kantor Statistik Wilayah Jakarta Timur, 1991. *Jakarta Timur dalam Angka Tahun 1990*, Jakarta.

—————, 1996. *Jakarta Timur dalam Angka Tahun 1995*, Jakarta.

Kanwil Depkes Provinsi DKI Jakarta, 1999. "Laporan Upaya Perbaikan Gizi Program JPS-BK Provinsi DKI Jakarta," (an unpublished report).

Kanwil Dep Kes/ Dinas Kesehatan DKI Jakarta, 1984. *Rencana Pembangunan Lima Tahun (Repelita) ke IV : Bidang Kesehatan DKI Jakarta*, Jakarta.

Kaye, Katherine and Michael K. Novell, 1994a. "Health Practices and Indices of a Poor Urban Population in Indonesia, Part1: Patterns of Health Service Utilization." *Asia-Pacific Journal of Public Health*, 7 (3) : 178-182.

—————, 1994b. "Health Practices and Indices of a Poor Urban Population in Indonesia, Part2: Immunization, Nutrition, and Incidence of Diarrhea." *Asia-Pacific Journal of Public Health*, 7 (4) : 224-227.

Kelurahan Cibubur, 2001. "Pemerinatah DKI Jakarta: Laporan Hasil Kegiatan Pembinaan Pemerintah Kelurahan di DKI Jakarta, Bulan December 2001," (an unpublished report).

—————, 2002. "Pemerintah DKI Jakarta: Laporan Hasil Kegiatan Pemerintah Kelurahan di DKI Jakarta, Bulan April 2002," (an unpublished report).

—————, 2002. "Pemerintah DKI Jakarta: Laporan Hasil Pembinaan Pemerintah Kelurahan di DKI Jakarta, Bulan Desember 2002," (an unpublished report).

—————, 2003. "Pemerintah Propinsi Daerah Khusus Ibukota Jakarta, Laporan Hasil Pembinaan Pemerintah Kelurahan di DKI Jakarta, Bulan Maret 2003," (an unpublished report).

—————, 2006. "Pemerintah Propinsi DKI Jakarta: Laporan Hasil Pembinaan Pemerintah Kelurahan di DKI Jakarta, Bulan Januari 2006," (an unpublished report).

Kelurahan Cikini, 2002. "Pemerintah DKI Jakarta Laporan Tahun 2002," (an unpublished report).

—————, 2003. "Pemerintah DKI Jakarta Laporan Bulan April 2003," (an unpublished report).

Kelurahan Kwitang, 2002."Pemerintah DKI Jakarta: Laporan Tahun 2002," (an unpublished report).

Kelurahan Kwitang, 2003. "Pemerintah DKI Jakarta: Laporan Bulan April 2003," (an unpublished report).

King, Dwight Y., 1982. "Indonesia's New Order as a Bureaucratic Polity, a Neopatrimonial Regime or a Bureaucratic-Authoritarian Regime: What Difference Does it Make?" Benedict Anderson and Audrey Kahin eds., *Interpreting Indonesian Politics: Thirteen Contributions to the Debate*, Ithaca: Cornell University Press: 104-116.

Koentjaraningrat ed., 1967. *Villages in Indonesia*, Ithaca: Cornell University Press.

―――, 1971. *Manusia dan Kebudayaan di Indonesia*, Jakarta: Djambatan (＝加藤剛・土屋健治・白石隆訳 1980『インドネシアの諸民族と文化』めこん).

―――, 1984. "Ciracas dan Cilangkap: Dua Desa di Pasar Rebo, Selatan Jakarta," Koentjaraningrat ed., *Masyarakat Desa di Indonesia*, Jakarta: Lembaga Penerbit Fakultas Ekonomi Universitas Indonesia: 377-456.

Köllmann, Nathalie and Corrie van Veggel, 1996. "Posyandu: Theory and Practice." Boomgaard, Peter, Rosalia Sciortino and Ines A. Smyth eds., *Health Care in Java: Past and Present*, Leiden: KITLV Press: 95-110.

Koning, Juliette ed., 2002. *Women and Households in Indonesia: Cultural Notions and Social Practices*, Richmond: Curzon Press.

Krausse, Gerald Hans, 1975. *The Kampungs of Jakarta, Indonesia: A Study of Spatial Patterns in Urban Poverty*, (Ph.D. thesis of University of Pittsburgh).

Kuroyanagi, Haruo, 1999. "Locally Important Mutual Funds in Rural Java: a Case of Accumulating Saving and Credit Association (Simpan Pinjam) in Yogyakarta Special Region," *Asian Rural Sociology*, 1: 257-273.

Lave, Jean and Etienne Wenger, 1991. *Situated Learning: Legitimate Peripheral Participation*, Cambridge; New York: Cambridge University Press (＝1993 佐伯胖訳『状況に埋め込まれた学習――正統的周辺参加』産業図書).

Liddle, R. William, 1973. "Evolution from Above: National Leadership and Local Development in Indonesia," *The Journal of Asian Studies*, 32 (2) : 287-309.

―――, 1978. "Participation and the Political Parties," Karl D. Jackson and Lucian W. Pye eds., *Political Power and Communications in Indonesia*, Berkeley: University of California Press: 171-195.

Locher-Scholten, Elsbeth, 1992. "Female Labour in Twentieth Century Java: European Nations -Indonesian Practice," Elsbeth Locher-Scholten and Anke Niehof eds., *Indonesian Women in Focus: Past and Present Notions*, Leiden: KITLV Press: 77-103.

―――, 2000. *Women and the Colonial State: Essays on Gender and Modernity in the Netherlands Indies 1900-1942*, Amsterdam: Amsterdam University Press.

Logsdon, Martha Gay, 1974. "Neighborhood Organization in Jakarta", *Indonesia*, 18: 53-70.

Long, Norman, 1977. *An Introduction to the Sociology of Rural Development*, London: Tavistock.

―――, 2001. *Development Sociology: Actor Perspectives*, London: Routledge.

―――and Ann Long eds., 1992. *Battle Fields of Knowledge: the Interlocking of Theory and Practice in Social Research and Development*, London: Routledge.

LPMPS FISIP UI, 1994. *Partisipasi Masyarakat dalam Program Wajib Belajar dan Posyandu, Desa Paremono, Magelang, Jawa Tengah* (an unpublished paper).

Macintyre, Andrew, 1991. *Business and Politics in Indonesia*, Sydney: Asian Studies Association of Australia in association with Allen and Unwin.

Marcoes, Lies, 2002. "Women's Grassroots Movements in Indonesia: a Case Study of the PKK and Islamic Women's Organisations," Kathryn Robinson and Sharon Bessell eds., *Women in Indonesia: Gender, Equity and Development*, Singapore: Institute of Southeast Asian Studies: 187−197.

McGee, T.G. and Ira M. Robinson eds., 1995. *The Mega−Urban Regions of Southeast Asia*, Vancouver: UBC Press.

Merrillees, Scott, 2000. *Batavia in Nineteenth Century Photographs (2nd ed.)*, Singapore: Archipelago Press.

Mies, Maria, 1986. *Patriarchy and Accumulation on a World Scale: Women in the International Division of Labour*, London; Atlantic Highlands（＝奥田暁子訳 1997『国際分業と女性─進行する主婦化』日本経済評論社）.

Ministry of Health, Republic of Indonesia, 1988. "Posyandu, a Community Based Vehicle to Improve Child Survival and Development," (an unpublished paper presented at third International Symposium on Public Health in Asia and the Pacific Region, on 4th− 8th December, 1988. Jakarta Indonesia).

Mouzelis, Nicos P., 1988. "Sociology of Development: Reflections on the Present Crisis," *Sociology*, 22（1）: 23−44.

Muis, Fatimah, Yekti Wirawanni, and Wahyu Rochadi, 1990. "Jenis Pelayanan yang dibutuhkan Masyarakat di Berbagai Strata di Jawa Tengah: Studi Kasus di Dua Kabupaten," UNDIP, KB Kes dan USAID (an unpublished paper).

Murray, Alison J., 1991. *No Money, No Honey: A Study of Street Traders and Prostitutes in Jakarta*, Singapore; Oxford University Press（＝熊谷圭知他訳 1994『ノーマネー・ノーハネー──ジャカルタの女露天商と売春婦たち』木犀社）.

Nishihara, Masashi, 1972. *Golkar and the Indonesian Elections of 1971*, Ithaca: Cornell University.

Nugroho, Heru, 1997. "Institusi−institusi Mediasi sebagai Sarana Pemberdayaan Masyarakat Lapis Bawah: Studi Kasus Arisan di Bantul dan Credit Union di Timor Timur," *Analisis CSIS* 1: 99−112.

Papanek, Gustav F., 1975. "The Poor of Jakarta," *Economic Development and Cultural Change*, 24（1）:1−27.

Papanek, Hanna, 1980. "Arisan: Perkumpulan Wanita tidak Resmi untuk Tabungan dan

Pergaulan," Julfita Rahardjo ed., *Wanita Kota Jakarta: Kehidupan Keluarga dan Keluarga Berencana*, Yogyakarta: Gadjah Mada University Press.

Pemerintah Kotamadya Jakarta Selatan, 1997. *Panduan Pelaksanaan Pekan Imunisasi Nasional PIN 2 September 1997*, Jakarta: Pemerintah Kotamadya Jakarta Selatan.

Perkasa, Vidhyyandika and Medelina K. Hendytio, 2003. "Inventing Participation: The Dynamics of PKK, Arisan and Kerja Bakti in the Context of Urban Jakarta," Yoshihara Naoki and Raphaella D. Dwianto eds., 2003, *Grass Roots and the Neighborhood Associations: on Japan's Chonaikai and Indonesia's RT/RW*, Jakarta: Grasindo: 122−183.

Philpott, Simon, 2000. *Rethinking Indonesia: Postcolonial Theory, Authoritarianism and Identity*, Basingstoke: Macmillan Press.

Phoon, Wai−On, and Chen Paul C. Y. eds., 1987. *A Textbook of Community Medicine in South−East Asia*, Chichester; New York: Wiley.

PKBI DKI Jakarta, n.d. "Laporan Kegiatan RW B dan RW P Kwitang,"(an unpublished report).

PKK DKI Jakarta, 1987. *The PKK of Jakarta: Family Welfare Improvement Programme*.

PKK Jakarta, 2001, "The Integrated Health Post."

PKK Tim Penggerak DKI Jakarta, 1994. *Bunga Rampai Pembinaan Kesejahteraan Keluarga DKI Jakarta*.

Puskesmas Kecamatan Ciracas, Jakarta Timur, n.d. "Laporan Hasil Kegiatan Tahun 1997−1998,"(an unpublished report).

―――, n.d. "Laporan Hasil Kegiatan Tahun 1999−2000,"(an unpublished report).

Putnam, Robert D., 1993. *Making Democracy Work: Civic Traditions in Modern Italy*, Princeton: Princeton University Press(＝河田潤一訳 2001『哲学する民主主義――伝統と改革の市民的構造』NTT 出版).

Rahadjo, P., 2002. "Productive Health Challenges in Indonesia," *ICOMP（International Coucil on Management of Population Programmes）Newsletter on Management of Population Programmes, Feedback*, 27(1).

Rahayu, Rutu Indiah, 1996. "Politik Gender Orde Baru: Tinjauan Organisasi Perempuan sejak 1980an," *Prisma*, 25(55), Lembaga Penelitian, Pendidikan dan Penerangan Ekonomi dan Sosial: 29−42.

Repelita, 1968a. *Rencana Pembangunan Lima Tahun, 1969/70−1973/74*（Repelita Ia）, IIC.

―――, 1968b. *Rencana Pembangunan Lima Tahun, 1969/70−1973/74*（Repelita Ib）, III.

―――, 1974a. *Rencana Pembangunan Lima Tahun Kedua, 1974/75−1978/79*（Repelita IIa）, II.

―――, 1974b. *Rencana Pembangunan Lima Tahun Kedua, 1974/75−1978/79*（Repelita II b）, III.

―――, 1979a. *Rencana Pembangunan Lima Tahun Ketiga, 1979/80-1983/84* (Repelita IIIa), I.

―――, 1979b. *Rencana Pembangunan Lima Tahun Ketiga 1979/80-1983/84* (Repelita IIIb), III.

―――, 1984a. *Rencana Pembangunan Lima Tahun Keempat 1984/85-1988/89* (Repelita IVa), I.

――― 1984b. *Rencana Pembangunan Lima Tahun Keempat 1984/85-1988/89* (Repelita IVb), III.

Repulbik Indonesia, *Nota Keuangan dan Anggaran Pendapatan dan Belanja Negara* (各年版).

Ries, Thomas, John Elder, Satoto, Benny A. Kodyat, and Anne Palmer, 1990. "An Examination of the Performance and Motivation of Indonesian Village Health Volunteers," *Quarterly of Community Health Education*, 11(1): 19-27.

Rijadi, Suprijanto, 1988. *Community-Level Effects of Village Contraceptive Distribution Centers on the Institutionalization of the Small Family Norm in Indonesia*, Ann Arbor: U.M.I. (a dissertation submitted in partial fulfillment of the requirements for the degree of Doctor of Philosophy in the University of Michigan).

Robinson, Kathryn, 2000. "Indonesian Women: from Orde Baru to Reformasi", Louise Edwards and Mina Roces eds., *Women in Asia: Tradition, Modernity and Globalization*, St. Leonards: Allen and Unwin: 139-169.

Robinson, Richard, 1982. "Culture, Politics, and Economy in the Political History of the New Order," Benedict Anderson and Audrey Kahin eds., *Interpreting Indonesian Politics: Thirteen Contributions to the Debate*, Ithaca Cornell University Press: 131-148.

Rose, Nikolas, 1996. "Authority and the Genealogy of Subjectivity," Paul Hellas, Scott Lash, and Paul Morris eds., *Detraditionalization: Critical Reflections on Authority and Identity*, Oxford: Blackwell: 294-327.

RW A, Kelurahan Cikini, Kecamatan Menteng, 2001. "Laporan Pembentukan Dewan Kelurahan RW A Tahun 2001," (an unpublished report).

―――,2002. "Rukun Warga A, Kelurahan Cikini, Kecamatan Menteng, Jakarta Pusat: Laporan Pertanggung Jawaban Kerja Masa Bhakti Tahun 1999 s/d 2002," (an unpublished report).

Saifuddin, Achmad Fedyani, 1992. *Stability and Change: a Study of the Social Networks and Household Flexibility among the Poor of Jakarta, Indonesia*, Ann Arbor: University Microfilms International (thesis submitted to the Faculty of Arts and Sciences, University of Pittsburgh in partial fulfillment of the requirements of the degree of Doctor of Philosophy).

Sajogyo, 1975. *Usaha Perbaikan Gizi Keluarga*, Lembaga Penelitian Sociologi Pedesaan, Bogor:

Lembaga Penelitian Sosiologi Pedesaan, Institut Pertanian Bogor.

Schulte, Nordholt N. G., 1987. "From LSD to LKMD: Participation at the Village Level," Philip Quarles van Ufford ed., *Local Leadership and Programme Implementation in Indonesia*, Amsterdam: Free University Press: 47−63.

Sciortino, Rosalia, 1999. *Menuju Kesehatan Madani*, Yogyakarta: Pustaka Pelajar.

Sekretariat Paguyuban Pusaka DKI Jakarta, n.d. "Masih Banyak diantara Mereka yang Menantikan Uluran Tangan Kita Bersama,"（unpublished document）.

Sen, Amartya, 1999. *Development as Freedom*, New York: Alfred A. Knopf（＝石塚雅彦訳 2000『自由と経済開発』日本経済新聞社）.

Sen, Krishna, 1998. "Indonesian Women at Work: Reframing the Subject," Krishna Sen and Maila Stivens eds., 1998. *Gender and Power in Affluent Asia*, London; New York: Routledge: 35−62.

Shahab, Yasmine, 2000. "Aristocratic Betawi: A Challenge to Outsider's Perceptions," Kees Grijns and Peter J. M. Nas eds., *Jakarta−Batavia: Socio−Cultural Essays*, Leiden: KITLV Press: 188−209.

Sitohang, Sahat dan Rianto Adi, 1989. "Pengelolaan dan Pengunaan Posyandu di DKI Jakarta," Jakarta: Kelompok Studi Masalah Kesehatan Masyarakat Kota, Pusat Penelitian Atma Jaya（an unpublsihed report）.

Sitohang, Sahat dan Toni Murwanto, 1988. "Posyandu di DKI Jakarta: Hasil Sensus 1987," Jakarta: Kelompok Studi Masalah Kesehatan Masyarakat Kota, Pusat Penelitian Unika Atma Jaya（an unpublsihed report）.

Skogfias, Emmanuel, 1999. "Parental Education and Child Nutrition in Indonesia," *Bulletin of Indonesian Economic Studies*, 35（1）: 99−119.

―――, 2001. "Changes in Regional Inequality and Social Welfare in Indonesia from 1996 to 1999," *Journal of International Development*, 13: 73−91.

Soemardjan, Selo and Kennon Breazeale, 1993. *Cultural Change in Rural Indonesia: Impact of Village Development*, Kentingan: Sebelas Maret University Press（＝中村光男監訳 2000『インドネシア農村社会の変容――スハルト村落開発政策の光と影』明石書店）.

Soeparmanto, Paiman, 1995. *Pengaruh Peningkatan Pengetahuan Kader Kesehatan Desa terhadap Perilaku Komunikasi antar Pribadi Kader Kesehatan Desa dengan Ibu Hamil*, Surabaya: Pusat Penelitian dan Pengembangan Pelayanan Kesehatan, Departemen Kesehatan R.I.

Soeparmanto, Paiman, Ajik P. Suwondo, Wahyu Hidayat, Suharti Sukirno, Titien Setyobudi, dan Mahdjid Sutamto, 1991. *Pelaksanaan Penyuluhan Kesehatan di Posyandu: Penelitian di Kodya Mojokerto dan Kabupaten Tuban*, Surabaya: Pusat Penelitian dan Pengembangan

Pelayanan Kesehatan, Departemen Kesehatan R.I.

Steinmetz, Sol ed., 1997. *Random House Webster's Unabridged Dictionary* (2nd ed.), New York: Random House.

Stivens, Maila, 1990. "Thinking about Gender and the State in Indonesia," Arief Budiman ed., *State and Civil Society in Indonesia*, Clayton: Centre of Southeast Asian Studies, Monash University: 99-114.

Sullivan, John, 1992. *Local Government and Community in Java: An Urban Case-Study*, Singapore; New York, Oxford University Press.

Sullivan, Norma, 1991. "Gender and Politics in Indonesia," Maila Stivens ed., *Why Gender Matters in Southeast Asian Politics*, Clayton: Centre of Southeast Asian Studies, Monash University Press: 61-86.

――――, 1994. *Masters and Managers: A Study of Gender Relations in Urban Java*, St. Leonards: Allen and Unwin.

Sumarto, Sudarno, Asep Suryahadi and Wenefrida Widyanti, 2001. *Designs and Implementation of the Indonesian Social Safety Net Programs: Evidence from the JPS Module in the 1999 SUSENAS*, Jakarta: SUMERU (SUMERU working paper).

Suparman, Siti Muslimatun, and Nugroho Abikusno, 2001. "Relationship between Health-Center Performance and the Nutritional Status of Children in Bandung District, West Java Province in Indonesia," *Food and Nutrition Bulletin*, 22(1): 39-44.

Surhyahadi, Asep, Yusuf Suharso, and Sudarno Sumarto, 1999. *Coverage and Targeting in the Indonesian Safety Net Programs: Evidence from 100 Village Survey*, Jakarta: SUMERU (SUMERU working paper).

Surjadi, Charles, 1988. "Health of the Urban Poor in Indonesia," Urban Health Problems Study Group, Atoma Jaya Research Center (a research paper).

Surjaningrat, Suwardjono, 1983. "*Strategies of Health Development in Indonesia,*" (a paper presented at the "13th Eastern Regional Tuberculosis Conference of IUAT 1983").

――――, 1983. "The Development of Integrated Health, Nutrition and Family Planning Programme in Indonesia," (a paper presented at School of Hygiene and Public Health, University of Johns Hopkins in October 1983).

Suryochondro, Sukanti, 2000. "The Development of Women's Movements in Indonesia," Mayling Oey-Gardiner and Carla Bianponen eds., *Indonesian Women: the Journey Continues*, Canberra: Research School of Pacific and Asian Studies, Australian National University: 224-243.

Suyono, Haryono, 1990. "The Community Movement for Development through the Family Planning Action Programs in Indonesia" (a paper presented at the 6th Asian Parliamentarians and Others Meeting on Population and Development), The National Family Planning Coordination Board.

Talogo, Widodo, Fahmi D. Saifuddin, Azrul Azwar, Joedo Prihartono, dan Umar F. Achmadi, 1980. *Kesehatan Masyarakat Desa dan Kota*, Jakarta: Ikatan Ahli Kesehatan Masyarakat Indonesia.

Tim Pengelola UPGK Tingkat Pusat, 1997. "Buku Petunjuk Pelatih untuk Latihan Kader: Dalam Rangka Pelaksanaan Kegiatan di Pos Pelayanan Terpadu," (unpublished material).

Tim Penggerak PKK DKI Jakarta. n.d., *PKK*.

Tim Penggerak PKK Kelurahan Cibubur, 2002. *Laporan Kegiatan Tim Penggerak PKK Kelurahan Cibubur Januari s/d Desember 2002*, PKK Kelurahan Cibubur (an unpublished report).

Tim Penggerak PKK Kelurahan Cikini Kecamatan Menteng Jakarta Pusat, n.d., *Laporan Kegiatan Pembinaan Kesejahteraan Keluarga Tahun 2001*, PKK Kelurahan Cikini (an unpublished report).

Tim Penggerak PKK Kelurahan Kwitang, 2000. "Laporan Kerja PKK Kelurahan Kwitang Periode 2000," (an unpublished report).

―――, 2002. "Laporan Kerja PKK Kelurahan Kwitang Periode 2000, PKK Kelurahan Kwitang," (an unpublished report).

UNICEF, n.d. *Child Survival and Development in Indonesia*, Jakarta: UNICEF.

van Ufford, Philip Quarles ed., 1987, *Local Leadership and Programme Implementation in Indonesia*, Amsterdam: Free University Press.

van Velsen, J., 1979. "The Extended-Case Method and Situational Analysis," Epstein, A.L. ed., *The Craft of Social Anthropology*, Oxford; New York: Pergamon Press: 129-149.

Wagemann, Mildred L.E., 2000. "Indonesian Women between Yesterday and Tomorrow," Mayling Oey-Gardiner and Carla Bianponen eds., *Indonesian Women: the Journey Continues*, Canberra: Australian National University: 303-322.

Wehmhoerner, Arnold ed., 1978. *People's Participation at the Local Level,* Bangkok: Friedrich-Ebert-Stiftung.

Wenger, Etienne., Richard A. McDermott and William M. Snyder, 2002. *Cultivating Communities of Practice: A Guide to Managing Knowledge*, Boston: Harvard Business School Press (=野村恭彦監修 2002『コミュニティ・オブ・プラクティス――ナレッジ社会の新たな知識形態の実践』翔泳社).

Werbner, Richard P, 1984. "The Manchester School in South-Central Africa," *Annual Reviews of Anthoropology*, 13: 157-185.

White, Benjamin and Endang Lestari Hastuti, 1980. *Different and Unequal: Male and Female*

Influence in Household and Community Affairs in Two West Javanese Village, Bogor: Center for Rural Sociological Research, Bogor Agricultural University (working paper of Project on "Rural Household Economics and the Role of Women").

Wieringa, Saskia E., 1993. "Two Indonesian Women's Organizations: Gerwani and the PKK," *Bulletin of Concerned Asian Scholars*, 25 (2) : 17-30.

Williams, Glen, 1986. "A Child Survival Revolution: Prospects for Indonesia," *Prisma*, 40: 12-23.

Williams, Glen and May Johnston, 1983. "The Arisan: a Tool for Economic and Social Development?," *Prisma*, 29: 66-74.

Wirosardjono, Soetjipto, 1977. "Pengelolaan Pemerintahan DKI: Era Ali Sadikin," *Prisma*, 5: 12-22.

World Bank, 1990. *Indonesia: Family Planning Perspectives in the 1990s*, Washington D.C. : World Bank.

u.k., 1979. "Pertemuan Usaha Perbaikan Gizi Keluarga Terpadu," (unpublished material with the kerja sama antar Pemerintah Republik Indonesia – UNICEF" on 6th -8th September 1979).

―――, 1986. "Langkah-Langkah Kegiatan PKMD Perkotaan: Pedoman Kader Pembangunan Kesehatan Masyarakat Perkotaan," Jakarta: UNICEF (an unpublished material with the kerja sama antar Departemen Kesehatan R.I. –UNICEF –Bina Swadaya).

―――, 1987. *The PKK of Jakarta: Family Welfare Improvement Programme.*

(2) 法令文書、手引書等

BKKBN (Badan Koordinasi Keluarga Berencana Nasional), 1979a. Keputusan Kepala BKKBN Nomor 26/SK-1/1979 tentang Perwakilan BKKBN Propinsi dan Kabupaten /Kotamadya.

―――, 1979b. Surat Edaran Kepala BKKBN Nomor 1211/A/79 perihal Pelaksana Keputusan Kepala BKKBN Nomor 26/SK-1/1979.

BKKBN DKI Jakarta, 1977. Keputusan Ketua BKKBN DKI Jakarta Nomor 231/SK-2/09/X/1977 tentang Pedoman Tehnis Pembantu Pembina Keluarga Berencana DKI Jakarta.

―――, 1998. *Pedoman Pelaksanaan Operasi Khusus Beras bagi Keluarga Pra-sejahtera Plus*, BKKBN DKI Jakarta.

Depkes (Departemen Kesehatan R.I.), 1979. Surat Keputusan Direktur Jenderal Pembinaan Kesehatan Masyarakat Departemen Kesehatan R.I. Nomor 759A/Nin Kes.Mas/DJ/VII/79.

―――, 1999. *Petunjuk Teknis Program Jaring Pengaman Sosial: Bidang Kesehatan, bagi Puskesmas*, Departemen Kesehatan R.I.

Direktorat Jenderal Pembinaan Kesehatan Masyarakat Departemen Kesehatan R.I., 1990. *Pedoman KIE UPGK.*

GDKI（Gubernur Kepala DKI Jakarta）, 1966a. Surat Keputusan Gubernur Kepala Daerah Chusus Ibu－Kota Djakarta, Nomor Ib.3/I/I/66（= LD.（Lembaran Daerah）Chusus Ibu－Kota Djakarta Nomor 5 Tahun 1966）tentang Pembentukan Kota Administratip, Ketjamatan dan Kelurahan dalam Wilajah Daerah Chusus Ibu－Kota Djakarta.

―――, 1966b. Surat Keputusan Gubernur Kepala Daerah Chusus Ibu－Kota Djakarta Nomor Ib.3/2/14/66（= LD. Chusus Ibu－Kota Djakarta Nomor 23 Tahun 1966）tentang Peraturan Dasar Rukun Tetangga dan Rukun Warga Daerah Chusus Ibu－Kota Djakarta.

―――, 1967a. Instruksi Gubernur Kepala Daerah Chusus Ibu－Kota Jakarta, Nomor Ib.2/1/48/1967（= LD. Nomor 20 Tahun 1967）.

―――, 1967b. Surat Keputusan Gubernur Kepala Daerah Chusus Ibu－Kota Djakarta Nomor Ib.3/1/12/1967 tentang Pembentukan Pos Kesehatan di Tiap－Tiap Rukun Warga dalam Wilayah DCK Jakarta.

―――, 1967c. Surat Keputusan Gubernur Kepala Daerah Chusus Ibu－Kota Djakarta Nomor Ib.3/2/14/67 Tahun 1967（= LD. Chusus Ibu－Kota Djakarta Nomor 8 Tahun 1967）tentang Pemetjahan Ketjamatan－Ketjamatan dan Kelurahan－Kelurahan di Kota Djakarta Pusat, Djakarta Barat dan Djakarta Selatan.

―――, 1968. Surat Keputusan Gubernur Kepala Daerah Chusus Ibu－Kota Djakarta Nomor Ka.8/1/4/1968（= LD. Nomor 50 Tahun 1968）tentang Organisasi Dinas Kesehatan DCI Djakarta.

―――, 1972. Keputusan Gubernur Kepala DKI Jakarta Nomor Bd.15/9/6/1972（= LD. Nomor 93 Tahun 1972）tentang Pilot Proyek Pembinaan Massa Rakyat Tingkat Kelurahan di DKI Jakarta.

―――, 1973. Keputusan Gubernur Kepala DKI Jakarta Nomor Cc.4/1/1/1973（= LD. Nomor 1 Tahun 1973）tentang Susunan Organisasi BKKBN DKI Jakarta.

―――, 1974. Instruksi Gubernur Kepala DKI Jakarta Nomor D.III－66/a/18/74.

―――, 1976a. Keputusan Gubernur Kepala DKI Jakarta Nomor D.III－7820/1/8/76 tentang Pemberian Perangsang/Honorarium kepada Para Camat dan Para Lurah Selaku Penangung－Jawab dan Pengawas Program Keluarga Berencana di Kecamatan dan Kelurahan Masing－Masing.

―――, 1976b. Instruksi Gubernur Kepala DKI Jakarta Nomor 5 Tahun 1976 perihal Pembentukan Pembantu Pembina Keluarga Berencana（PPKB）.

―――, 1977. Keputusan Gubernur Kepala DKI Jakarta Nomor 485 Tahun 1977（= LD. Nomor 55 Tahun 1977）tentang Penyempurnaan Susunan Organisai Dinas Kesehatan DKI Jakarta.

―――, 1978. Keputusan Gubernur Kepala DKI Jakarta Nomor 264 Tahun 1978 tentang

Pemberian Perangsang/Honorarium kepada Para Camat dan Para Lurah Selaku Penanggung Jawab dan Pengawas Program Keluarga Berencana di Kecamatan dan Kelurahan Masing-Masing untik Tahun Anggaran 1978-1979.

————, 1979a. Instruksi Gubernur Kepala DKI Jakarta Nomor 626 Tahun 1979 perihal Pengsuksesan Program Keluarga Berencana dan Kependudukan.

————, 1979b. Keputusan Gubernur Kepala DKI Jakarta Nomor 1014 Tahun 1979 tentang Pemberian Honorarium keapada Pembantu Pembina Keluarga Berencana (PPKB) di Kelurahan -Kelurahan Tahun Anggaran 1979/1980.

————, 1980. Instruksi Gubernur Kepala DKI Jakarta Nomor 431 Tahun 1980.

————, 1982. Keputusan Gubernur Kepala DKI Jakarta Nomor 546 Tahun 1982 tentang Pedoman Perencanaan dan Pengendalian Program/Proyek Masuk Desa/Kelurahan di DKI Jakarta.

————, 1984a. Keputusan Gubernur Kepala DKI Jakarta Nomor 2166 Tahun 1984 tentang Susanan Organisasi dan Tata Kerja Lembaga Ketahanan Masyarakat Desa atau LKMD (K) Daerah Ibukota Jakarta.

————, 1984b. Keputusan Gubernur Kepala DKI Jakarta Nomor 3195 Tahun 1984 tentang Susunan Organisasi, Tata Kerja, Mekanisme dan Pelaksanaan 10 Program Pokok Pembinaan Kesejahteraan Keluarga (PKK) di DKI Jakarta.

————, 1984c. Keputusan Gubernur Kepala DKI Jakarta Nomor 3349 Tahun 1984 tentang Susunan Keanggotaan Pengurus Proyek Bina Keluarga Balita PKK DKI Jakarta.

————, 1984d. Keputusan Gubernur Kepala DKI Jakarta Nomor 3709 Tahun 1984 tentang Penyelenggaraan Latihan Pengurus/Tim Penggerak PKK di Wilayah DKI Jakarta Tahun Anggaran 1984/1985.

————, 1984e. Keputusan Gubernur Kepala DKI Jakarta Nomor 4017 Tahun 1984 (= LD. Nomor 199 Tahun 1984) tentang Peraturan Rukun Tetangga dan Rukun Warga (RT-RW) DKI Jakarta.

————, 1987. Keputusan Gubernur Kepala DKI Jakarta Nomor 553 Tahun 1987 (= LD. Nomor 23 Tahun 1987) tentang Pembentukan, Pembinaan dan Pengembangan Pos Yandu sebagai Wadah Peran serta Masyarkat dalam Keterpaduan KB Kesehatan.

————, 1993. Instruksi Gubernur Kepala DKI Jakarta Nomor 230 Tahun 1993 perihal Koordinasi Pembangunan Sosial Kemasyarakatan di Wilayah DKI Jakarta.

————, 1994. Keputusan Gubernur Kepala DKI Jakarta Nomor 608 Tahun 1994 tentang Petunjuk Pelaksanaan Penanggulangan Kemiskinan dan Pembagian Kelurahan Tertinggal di DKI Jakarta.

————, 2001a. Keputusan Gubernur Kepala DKI Jakarta Nomor 37 Tahun 2001 tentang

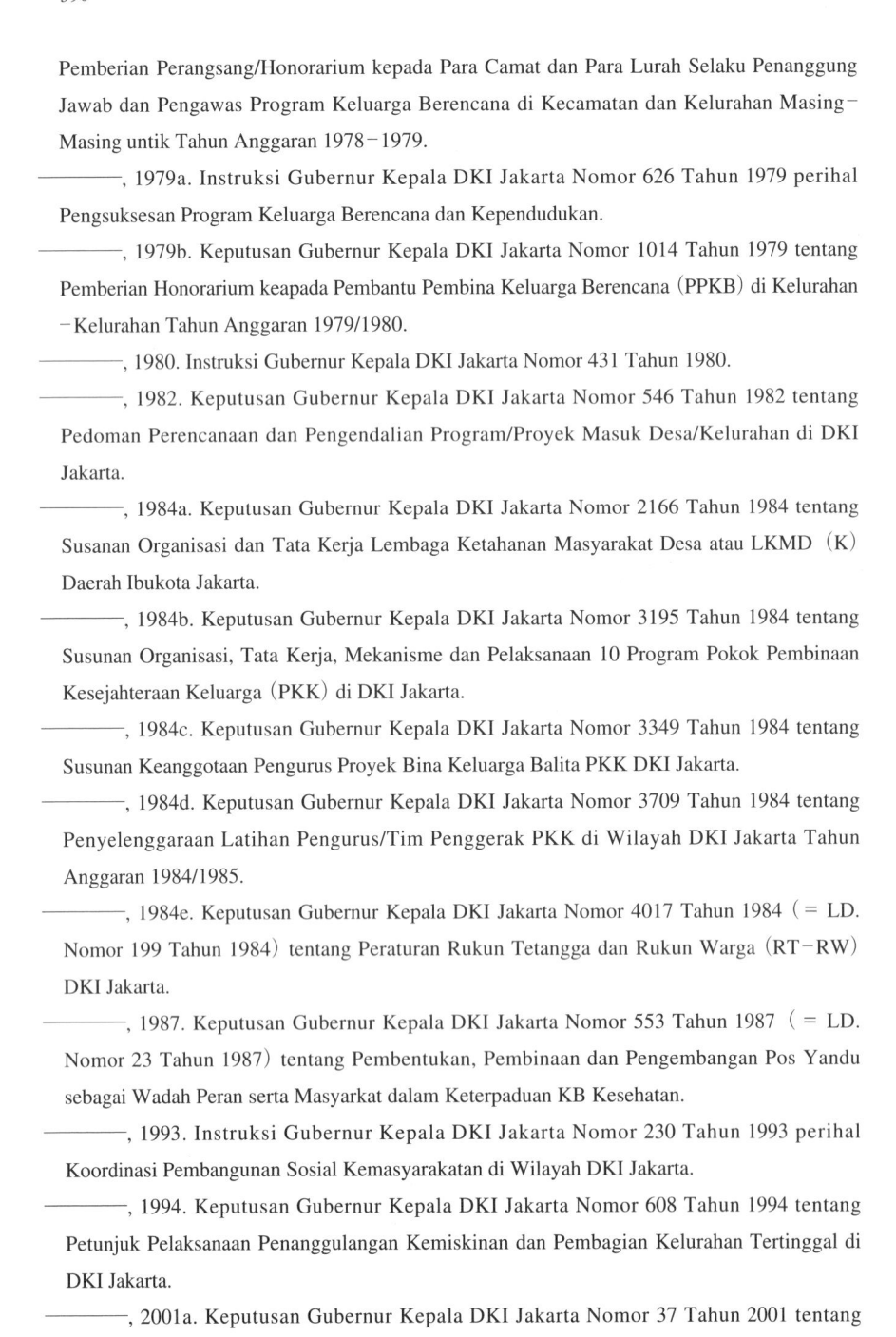

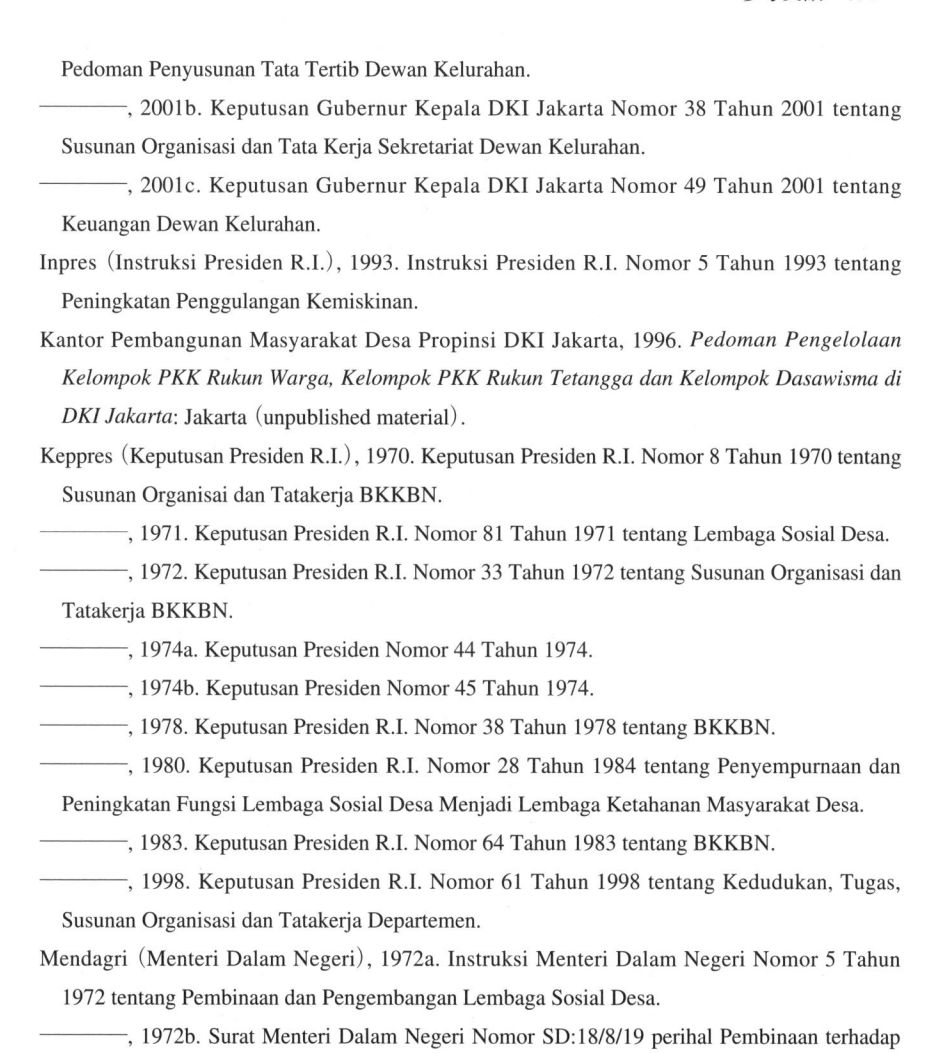

Pedoman Penyusunan Tata Tertib Dewan Kelurahan.

─────, 2001b. Keputusan Gubernur Kepala DKI Jakarta Nomor 38 Tahun 2001 tentang Susunan Organisasi dan Tata Kerja Sekretariat Dewan Kelurahan.

─────, 2001c. Keputusan Gubernur Kepala DKI Jakarta Nomor 49 Tahun 2001 tentang Keuangan Dewan Kelurahan.

Inpres (Instruksi Presiden R.I.), 1993. Instruksi Presiden R.I. Nomor 5 Tahun 1993 tentang Peningkatan Penggulangan Kemiskinan.

Kantor Pembangunan Masyarakat Desa Propinsi DKI Jakarta, 1996. *Pedoman Pengelolaan Kelompok PKK Rukun Warga, Kelompok PKK Rukun Tetangga dan Kelompok Dasawisma di DKI Jakarta*: Jakarta (unpublished material).

Keppres (Keputusan Presiden R.I.), 1970. Keputusan Presiden R.I. Nomor 8 Tahun 1970 tentang Susunan Organisai dan Tatakerja BKKBN.

─────, 1971. Keputusan Presiden R.I. Nomor 81 Tahun 1971 tentang Lembaga Sosial Desa.

─────, 1972. Keputusan Presiden R.I. Nomor 33 Tahun 1972 tentang Susunan Organisasi dan Tatakerja BKKBN.

─────, 1974a. Keputusan Presiden Nomor 44 Tahun 1974.

─────, 1974b. Keputusan Presiden Nomor 45 Tahun 1974.

─────, 1978. Keputusan Presiden R.I. Nomor 38 Tahun 1978 tentang BKKBN.

─────, 1980. Keputusan Presiden R.I. Nomor 28 Tahun 1984 tentang Penyempurnaan dan Peningkatan Fungsi Lembaga Sosial Desa Menjadi Lembaga Ketahanan Masyarakat Desa.

─────, 1983. Keputusan Presiden R.I. Nomor 64 Tahun 1983 tentang BKKBN.

─────, 1998. Keputusan Presiden R.I. Nomor 61 Tahun 1998 tentang Kedudukan, Tugas, Susunan Organisasi dan Tatakerja Departemen.

Mendagri (Menteri Dalam Negeri), 1972a. Instruksi Menteri Dalam Negeri Nomor 5 Tahun 1972 tentang Pembinaan dan Pengembangan Lembaga Sosial Desa.

─────, 1972b. Surat Menteri Dalam Negeri Nomor SD:18/8/19 perihal Pembinaan terhadap Lembaga Sosial Desa.

─────, 1973. Surat Menteri Dalam Negeri Nomor DD-121/PMD/III-2/73 tentang Petunjuk PKK dalam Rangkaitan Pembinaan Lembaga Sosial Desa (LSD).

─────, 1979a. Surat Menteri Dalam Negeri Nomor 411-2/9319/Bangdes perihal Penggunaan Jalur LSD dan PKK.

─────, 1979b. Surat Menteri Dalam Negeri Nomor DJ. 325/PD/ Ⅶ /79 perihal Program Pokok PKK.

─────, 1980a. Instruksi Menteri Dalam Negeri Nomor 2 Tahun 1980 tentang Petunjuk Pelaksanaan mengenai Pembentukan, Susunan Organisasi dan Tatakerja Dinas Kesehatan.

―――, 1980b. Instrukesi Menteri Dalam Negeri Nomor 10 Tahun 1980 tentang Pembinaan Kesejahteraan Keluarga.

―――, 1980c. Surat Menteri Dalam Negeri DJ.225/PD/V/80 perihal Petunjuk Pelaksanaan Instruksi Menteri Dalam Negeri Nomor 10 Tahun 1980.

―――, 1981. Instruksi Menteri Dalam Negeri Nomor 4 Tahun 1981 tentang Mekanisme Pengendalian Pelaksanaan Program Masuk Desa.

―――, 1984a. Keputusan Menteri Dalam Negeri Nomor 27 Tahun 1984 tentang Susunan Organisasi dan Tatakerja Lembaga Ketahanan Masyarakat Desa atau LKMD (K) Daerah Ibukota Jakarta.

―――, 1984b. Keputusan Menteri Dalam Negeri Nomor 28 Tahun 1984 tentang Pembinaan Kesejahteraan Keluarga.

―――, 1987. Instruksi Menteri Dalam Negeri Nomor 16 Tahun 1987.

――― (Menteri Dalam Negeri dan Otonomi Daerah, Direktorat Jenderal Bina Pemberdayaan Masyarakat), 2001. Surat Edaran Menteri Dalam Negeri dan Otonomi Daerah Nomor 411.3/1116/SJ Tanggal 13 Juni 2001 tentang Pedoman Umum Revitalisasi Pos Pelayanan Terpadu (Posyandu).

―――, n.d. *Petunjuk Pembinaan Lembaga Sosial Desa, Departemen Dalam Negeri,* Direktorat Jenderal Pembangunan Masyarakat Desa Jakarta.

Mendagri, Menkes dan KBKKBN (Menteri Dalam Negeri, Menteri Kesehatan, dan Kepala BKKBN), 1985. Instruksi bersama Menteri Dalam Negeri R.I., Menteri Kesehatan R.I., dan Kepala BKKBN Nomor 23 Tahun 1985 (= Nomor 214/Menkes/Inst.B/IV/1985, or Nomor 112/HK−011/A/1985) tentang Penyelenggaraan Pos Pelayanan Terpadu.

Menkes (Menteri Kesehatan), 1979. Keputusan Menteri Kesehatan R.I. Nomor 275/Men.Kes./SK/VII/79 Tahun 1979 tentang Susunan Organisasi dan Tata Kerja Kantor Wilayah Departemen Kesehatan di Propinsi dan Kantor Departemen Kesehatan Kabupaten/Kotamadya.

―――, 1980. Instruksi Menteri Kesehatan R.I. Nomor 502/Men.Kes/Inst/XII/80 tentang Petunjuk Pelaksanaan Keputusan Menteri Kesehatan R.I. tentang Susunan Organisasi dan Tata Kerja Kantor Wilayah Departemen Kesehatan di Propinsi dan Kantor Departemen Kesehatan Kabupaten/Kotamadya.

―――, 1984. Keputusan Menteri Kesehatan R.I. Nomor 558/Menkes/SK./1984 tentang Organisasi dan Tata Kerja Departemen Kesehatan.

―――, 1994. Keputusan Menteri Kesehatan R.I. Nomor 1122/Menkes/SK/XI/1994 tentang Kartu Sehat.

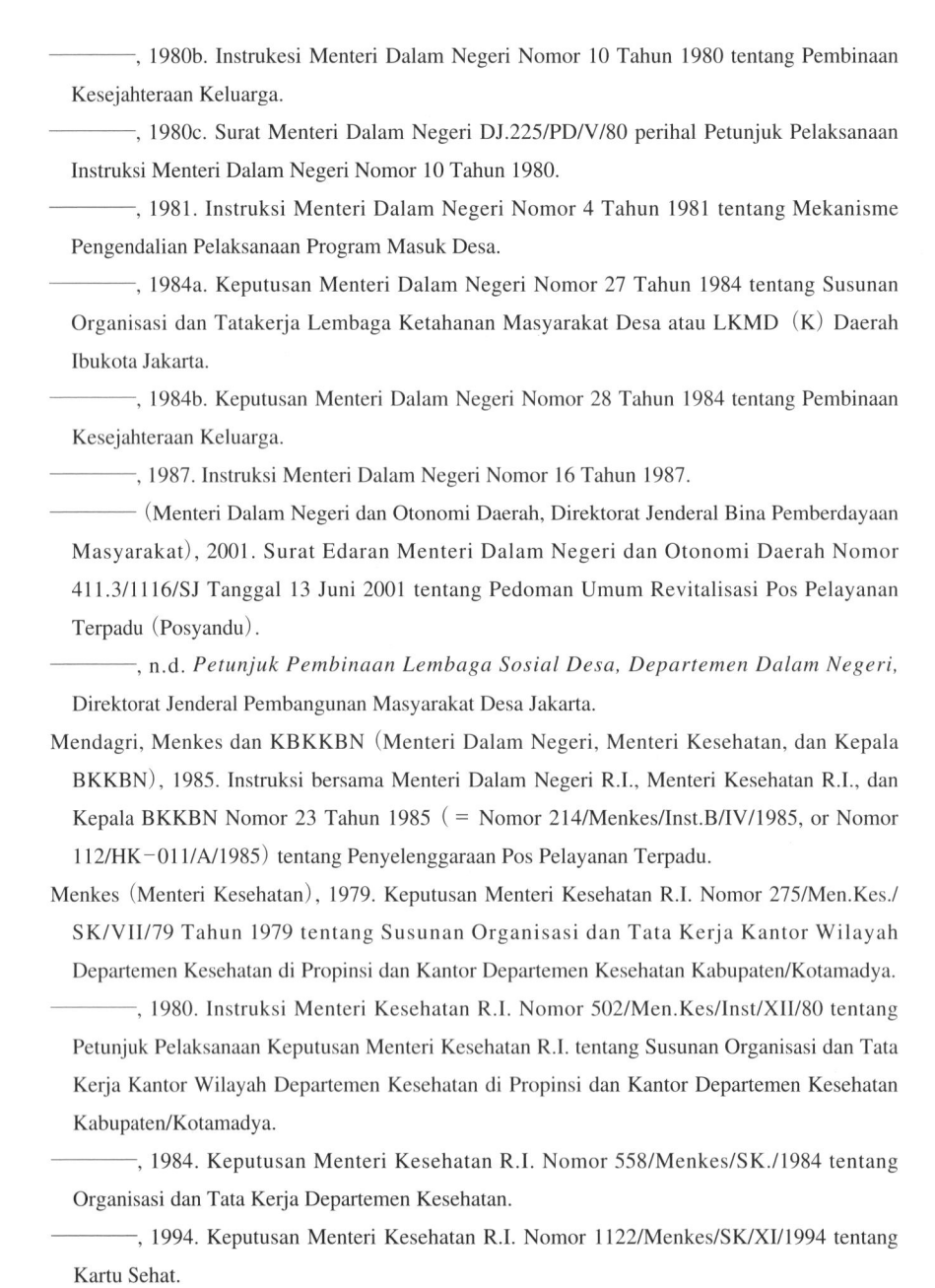

Menkes dan KBKKBN (Menteri Kesehatan dan Kepala BKKBN), 1981. Instruksi Menteri Kesehatan R.I. dan Kepala BKKBN Nomor 06/Men/Kes.Inst/II/1981 (or Nomor 22/

HK.010/1981) tentang Peningkatan Daya Guna dan Hasil Guna Kegiatan Kesehatan Masyarakat, Keluarga Berencana dan Gizi Secara Mantap dan Terpadu.

―――, 1983. Instruksi Menteri Kesehatan R.I. dan Kepala BKKBN Nomor 264/Menkes/Inst/ Ⅵ /1983 (or Nomor 296/HK-011/E3/1983) tentang Intensifikasi Pelaksanaan Program Kependudukan dan Keluarga Berencana di Daerah-Daerah.

―――, 1984. Instruksi Menteri Kesehatan R.I. Nomor 84/Men.Kes/Inst/II/84 tentang Pelayanan Keluarga Berencana di Puskesmas.

Perda (Peraturan Daerah DKI Jakarta), 1984. Peraturan Daerah DKI Jakarta Nomor 1 Tahun 1984 tentang Pembentukan, Susunan Organisasi dan Tatakerja Dinas Kesehatan DKI Jakarta.

―――, 1997. Peraturan Daerah Propinsi DKI Jakarta Nomor 8 Tahun 1998 (= LD. Nomor 1 Tahun 1998) tentang Organisasi dan Tatakerja Dinas Kesehatan DKI Jakarta.

―――, 2001. Peraturan Daerah Propinsi DKI Jakarta Nomor 3 Tahun 2001 (= LD. Nomor 66 Tahun 2001) tentang Bentuk Susunan Organisasi dan Tatakerja Perangkat Daerah dan Sekretaroat Dewan Perwakilan Rakyat Daerah Propinsi DKI Jakarta.

Perpres (Peraturan Presiden Republik Indonesia) Nomor 1 Tahun 2006 tentang Penyesuaian Gaji Pokok Pegawai Negeri Sipil menurut Peraturan Pemerintah Nomor 11 Tahun 2003 tentang Perubahan atas Peraturan Pemerintah Nomor 7 Tahun 1977 tentang Peraturan Gaji Pegawai Negeri Sipil sebagaimana Telah Beberapa Kali Diubah Terakhir dengan Peraturan Pemerintahan Nomor 26 Tahun 2001 ke dalam Gaji Pokok Pegawai Negeri Sipil menurut Peraturan Pemerintah Nomor 6 Tahun 2005 tentang Perubahan Ketujuh atas Peraturan Pemetintah Nomor 7 Tahun 1977 tentang Peraturan Gaji Pegawai Negeri Sipil.

PKK Tim Penggerak, 2001. *Pedoman PKK 2001*.

Tim Penggerak PKK Propinsi DKI Jakarta, 2001. *Pedoman Gerakan PKK*, (an unpublished report).

UU (Undang-Undang), 1974. Undang-Undang Nomor 5 Tahun 1974 tentang Pokok-Pokok Pemerintahan di Daerah.

―――, 1979. Undang-Undang Nomor 5 Tahun 1979 tentang Pemerintahan Desa.

人名索引

[ア行]

足立　明　　22

有賀喜左衛門　　6

岩崎育夫　　13, 15, 27−28

[カ行]

鏡味治也　　24

加納啓良　　177

倉沢愛子　　17, 20−21, 290, 53−54, 290

黒柳晴夫　　293

小林和夫　　21, 28, 53−54

今野裕昭　　266

[サ行]

澤　滋久　　176, 233

白石　隆　　13, 15, 20−21

末廣　昭　　13, 15−16, 27−28

[タ行]

高橋明善　　6−7

田中雅一　　283−284

田辺繁治　　232, 283−284

恒川惠市　　27

[ハ行]

藤原帰一　　27

[マ行]

前川啓治　23

[ヤ行]

吉原直樹　28, 53, 233

Dwianto, R. D.　28, 176−177, 233
Faucault, M.　284
Geertz, C.　177
Jellinek, L.　7, 29, 176, 233
Krausse, G. H.　175−176, 233
Lave, J.　231
Long, N.　23
Marcoes, L.　234
Murray, A. J.　29, 176
Perkasa, V.　22
Sadikin, A.　34
Sullivan, J.　6−7, 234
Sullivan, N.　6−7, 233, 304
Wenger, E.　231
Wibisana　120

事項索引

[ア行]

アイデンティティ　26, 284

アリサン　5, 21, 78, 101, 168-169, 244, 290, 293-311

イスラム学習会（プンガジアン）　5, 168,170, 290, 308

インナーシティ　61, 63, 84,89, 115, 175, 200-201, 209, 220, 281-282

インフォーマル・セクター　240, 251, 257-258

エリアスタディス　14

[カ行]

開発主義　3, 14-15, 26-27

開発人類学　22-23

「開発体制」　13-19, 26-28, 35, 145, 281

「開発の時代」　3, 7-8, 13-16, 22, 26, 61, 115, 145, 209

家族計画　31, 38, 44-52, 79, 110,　157-158, 162, 173, 192-193, 328, 330, 333, 336, 351, 357

家族計画カデル　150, 157, 192-193, 322

家族計画フィールド・ワーカー（PLKB）　32, 45, 53, 58, 148-149, 172, 322-323

家族計画ポスト　45, 69,158, 335

「官製組織」　4, 16, 19, 31, 35,140-141, 183, 209-212, 214, 281, 292

カンポン　3, 6-8, 10, 26, 65, 175-177, 201-202, 239-240, 242-245, 250-251, 256-257, 282, 304, 307-8

クルラハン委員会　81, 111

郊外　61, 175-177, 200, 209

ゴトン・ロヨン（相互扶助）　4, 21-22

ゴルカル　18

［サ行］

実践コミュニティ　　10, 25, 209, 231-212, 283
「社会的指導」　　35
ジャカルタ首都圏（ジャボデタベック）　　63, 107, 209
「自立的な家族計画」　　76, 78
「新秩序」　　3-4, 8, 15, 18, 141
前繁栄世帯　　71-72
ソーシャル・セーフティネット・（SSN）プログラム　　71, 145-153, 167-168, 171-172
村落行政法　　34

［タ行］

ダサウィスマ　　170, 174, 199, 299, 302, 308, 336, 342-343
動員　　4-5, 13, 17-19, 21, 24-26, 37, 47, 141, 172, 284-285, 289-290
特別市場操作　　72

［ナ行］

ナショナリズム　　19

［ハ行］

繁栄世帯　　71-72, 107, 108, 147-149, 172
ブタウィ人　　109
報奨　　286-288
保険証プログラム　　71-72, 146-152, 165, 199
ポスト・スハルト期　　3
ポスヤンドゥ・コンテスト　　224-226, 236-237

［マ行］

マンプ　　265-266, 276-278
ミニ・ポスヤンドゥ　　62, 75, 106, 178

[ラ行]

廉価米販売プログラム　　71-72, 146-152, 165, 199

[アルファベット]

LKMD（/LSD）　　35-37, 47, 49, 80, 330-331, 333, 345

MCK　　69, 71

RT/RW　　5, 11, 19-21, 24, 28, 34, 101, 211, 215

PKK　　4-5, 7, 10, 11, 17, 19-21, 31, 36-37, 47, 53-55, 59, 89-90, 98-100, 169, 201, 212-213, 217-224, 226-236, 303, 330-331, 333, 336-337, 338-346, 354

UPGK（家族栄養改善）　　38, 44, 57, 116, 142, 158, 191

図表索引

1. 図

図 2-1. ジャカルタ首都特別区の行政機構とポスヤンドゥの位置づけ……………… 032
図 2-2. 1966 年までのジャカルタの組織構造 ……………………………………… 033
図 2-3. 1966 年機構改革後のジャカルタの行政機構 ……………………………… 033
図 2-4. 1980 年代初頭の保健行政機構 …………………………………………… 039
図 2-5. 1968 年機構改革後のジャカルタ保健局の組織構造 ……………………… 040
図 2-6. 1977 年のジャカルタにおける保健行政機構 ……………………………… 041
図 2-7. 1973 年のジャカルタにおける家族計画庁機構図 ………………………… 048
図 3-1. 調査地の地図………………………………………………………………… 062
図 3-2. チキニ町のポスヤンドゥのスケジュール………………………………… 076
図 3-3. クウィタン町のポスヤンドゥのスケジュール…………………………… 076
図 3-4. チキニ町の PKK 組織図 …………………………………………………… 098
図 3-5. クウィタン町の PKK 組織図 ……………………………………………… 099
図 3-6. チブブール町の PKK 組織図 ……………………………………………… 100
図 4-1. A 地区のカデルの変遷……………………………………………………… 117
図 4-2. ポスヤンドゥの設置………………………………………………………… 118
図 4-3. A 地区におけるカデルの主たるリクルート経路………………………… 119
図 4-4. A 地区のカデル夫妻の生活史……………………………………………… 124
図 4-5. A 地区のカデル夫妻の役職歴……………………………………………… 128
図 4-6. A 地区のカデルのアリサン、イスラム学習会への参加状況…………… 130
図 4-7. A 地区のカデルの親族関係………………………………………………… 137
図 5-1. B 地区のカデルの変遷……………………………………………………… 157
図 5-2. B 地区のカデル夫妻の生活史……………………………………………… 160
図 5-3. B 地区のカデルの主たるリクルート経路………………………………… 161
図 5-4. B 地区のカデルのアリサン、イスラム学習会への参加状況…………… 169
図 6-1. C 地区のカデル夫妻の生活史……………………………………………… 188
図 6-2. C 地区のカデルのリクルート……………………………………………… 196
図 6-3. C 地区のカデルのアリサン、イスラム学習会への参加状況…………… 199
図 7-1. A 地区のカデルの親しい友人……………………………………………… 221

図7-2. C地区のポスヤンドゥ内の親しい友人 …………………………………… 230
図資-1. 統合保健サービス・ポスト——5つの机システム ………………… 357

2. 表

表2-1. インドネシアにおける保健インフラの増加 ……………………………… 042
表2-2. ジャカルタの保健インフラの増加 ………………………………………… 043
表2-3. ジャカルタ首都特別区における保健ポストの数 ……………………… 049
表2-4. 国家予算に占める保健および家族計画関連予算の割合 …………… 050
表3-1. ポスヤンドゥおよびミニ・ポスヤンドゥ数 ……………………………… 062
表3-2. ジャカルタ首都特別区における市別人口構成比の推移 …………… 063
表3-3. 3町の年齢別人口構成 ……………………………………………………… 064
表3-4. 3町の概況 …………………………………………………………………… 066
表3-5. 3町の就業者の職業別人口比 ……………………………………………… 067
表3-6. RW内の医療機関数 ………………………………………………………… 068
表3-7. 3地区の保健問題 …………………………………………………………… 070
表3-8. 調査地域における前繁栄プラス世帯の割合 …………………………… 071
表3-9. 3町のポスヤンドゥおよびミニ・ポスヤンドゥの基礎資料 ………… 074
表3-10. ポスヤンドゥの活動 ……………………………………………………… 077
表3-11. ポスヤンドゥの参加者 …………………………………………………… 080
表3-12. カデルの役職 ……………………………………………………………… 082
表3-13. カデル・ポスヤンドゥ長の選出法と仕事の分担 …………………… 083
表3-14. カデルの年齢 ……………………………………………………………… 084
表3-15. カデルの出生地 …………………………………………………………… 084
表3-16. カデルの婚姻上の地位 …………………………………………………… 085
表3-17. カデルの最終学歴 ………………………………………………………… 085
表3-18. カデルの現住RW居住歴 ………………………………………………… 086
表3-19. カデル夫妻の出身地 ……………………………………………………… 086
表3-20. カデルのカデル歴 ………………………………………………………… 087
表3-21. カデルの職業 ……………………………………………………………… 087
表3-22. ポスヤンドゥ長の年齢 …………………………………………………… 088
表3-23. ポスヤンドゥ長の出生地 ………………………………………………… 088
表3-24. ポスヤンドゥ長の婚姻上の地位 ………………………………………… 089
表3-25. ポスヤンドゥ長の最終学歴 ……………………………………………… 089

表3-26.	ポスヤンドゥ長の現住RW居住歴	090
表3-27.	ポスヤンドゥ長夫妻の出身地	090
表3-28.	ポスヤンドゥ長のカデル歴	091
表3-29.	ポスヤンドゥ長の職業	091
表3-30.	チキニ町のポスヤンドゥ長の基本的属性	092
表3-31.	クウィタン町のポスヤンドゥ長の基本的属性	094
表3-32.	チブブール町のポスヤンドゥ長の基本的属性	096
表3-33.	ポスヤンドゥの資金源	102
表3-34.	ポスヤンドゥの備品	104
表4-1.	A地区のカデル夫妻の属性	122
表4-2.	A地区のカデル夫妻の兄弟の居住地	123
表4-3.	A地区のカデル夫妻の移動歴	125
表4-4.	A地区のカデルのモチベーション	127
表5-1.	カデルの機能	151
表5-2.	3町におけるSSNプログラムの実施状況	153
表5-3.	B地区のカデル夫妻の属性	159
表5-4.	B地区のカデル夫妻の兄弟の居住地	162
表5-5.	B地区のカデルのモチベーション	163
表6-1.	C地区のカデルの役職歴	180
表6-2.	C地区のカデルの属性	181
表6-3.	C地区の主要なカデル夫妻の属性	184
表6-4.	C地区のカデル夫妻の移動歴	186
表6-5.	C地区のカデル夫妻の兄弟の居住地	190
表6-6.	C地区のカデルのモチベーション	194
表7-1.	カデル就任と夫の役職	216
表7-2.	インナーシティ・ポスヤンドゥのリーダーシップ	222
表7-3.	C地区のポスヤンドゥのリーダーシップ	227
表8-1.	MG夫妻の地域活動への参加状況	246
表8-2.	女性の職業に対する意識（カデル）	252
表8-3.	女性の職業に対する意識（カデルの夫）	254
表9-1.	「受け手」夫妻と「カデル」夫妻の出身地	261
表9-2.	「受け手」夫妻と「カデル」夫妻の民族	262
表9-3.	「受け手」夫妻と「カデル」夫妻の最終学歴	262
表9-4.	「カデル」の職業	268

表9-5.	「カデル」の夫の職業	269
表9-6.	「受け手」の職業	270
表9-7.	「受け手」の夫の職業	271
表9-8.	「カデル」夫妻の月収（2006年現在）	272
表9-9.	「受け手」夫妻の月収（2006年現在）	274
表9-10.	自宅・耐久消費財の所有状況	275
表終-1.	ボランティアに関連する報奨	288
表補-1.	Y地区の住民が参加する主要なアリサン	298
表資-1.	チキニ町のあるポスヤンドゥの活動状況と参加カデル数および来客数（1991-2002年）	358
表資-2.	2005年C地区ポスヤンドゥの会計報告	360
表資-3.	チブブール町の「貧困世帯」の家長の年齢(2002年)	361
表資-4.	チブブール町の「貧困世帯」の家長の学歴(2002年)	361
表資-5.	チブブール町の「貧困世帯」の家長の職業(2002年)	361
表資-6.	チキニ町ポスヤンドゥに参加する5歳未満児の父親の職業	362
表資-7.	クウィタン町の貧困世帯の家長の職業(2001年)	362

著者紹介

齊藤綾美（さいとう あやみ）

1974年長野県生まれ。東北大学文学部卒業。2001-2003年インドネシア大学日本研究センター客員研究員（アジア諸国等派遣留学プログラムによる）等を経て、2006年東北大学大学院文学研究科博士後期課程修了。現在、日本学術振興会特別研究員（PD）。

《主要論文》

「地域社会からみた『開発の時代』――ポスヤンドゥの遡及的分析」2005年『地域社会学会年報』第17集。「ポスト・スハルト期のポスヤンドゥ活動――ソーシャル・セーフティ・ネット・プログラムの実施をめぐって」吉原直樹編著2005年『アジア・メガシティと地域コミュニティの動態――ジャカルタのRT／RWを中心にして』御茶の水書房。

インドネシアの地域保健活動と「開発の時代」
――カンポンの女性に関するフィールドワーク――

2009年9月15日　第1版第1刷発行

著　者　齊藤綾美
発行者　橋本盛作

〒113-0033 東京都文京区本郷5-30-20
発行所　株式会社　御茶の水書房
電　話　03-5684-0751
印刷／製本：㈱シナノ

Printed in Japan
ⒸSAITO Ayami 2009

ISBN978-4-275-00843-5 C3036

書名	著者	判型・価格
アジアの地域住民組織——町内会・街坊会・RT/RW	吉原直樹 著	A5判・三三〇頁 価格 五三〇〇円
アジア・メガシティと地域コミュニティの動態——ジャカルタのRT/RWを中心にして	吉原直樹 編著	菊判・四一〇頁 価格 六〇〇〇円
グローバル・ツーリズムの進展と地域コミュニティの変容——バリ島のバンジャールを中心として	吉原直樹 編著	菊判・五〇六頁 価格 七八〇〇円
町内会の研究	岩崎信彦・上田惟一・広原盛明・鯵坂学・高木正朗・吉原直樹 編	A5判・五〇〇頁 価格 六五〇〇円
再訪 沸騰する中国農村	金一鐵・矢野敬生 編	B5判・三六〇頁 価格 八四〇〇円
東アジア村落の基礎構造——日本・中国・韓国村落の実証的研究	柿崎京一・陸学藝 編著	A5判・二二五頁 価格 三八〇〇円
都市社会計画と都市空間	橋本和孝 編著	A5判・二四六頁 価格 四四〇〇円
沸騰する中国農村	細谷昂 他著	A5判・四四一頁 価格 七四〇〇円
中国農村の共同組織	細谷昂 他著	A5判・三一四頁 価格 五四〇〇円
モダニティにおける都市と市民	小林一穂 他著	A5判・二四〇頁 価格 四六〇〇円
タイの医療福祉制度改革	堀田泉 著	A5判・二三八頁 価格 四八〇〇円
開発フロンティアの民族誌——東アフリカ・灌漑計画のなかに生きる人びと	河森正人 著 石井洋子 著	A5判・三二〇頁 価格 四八〇〇円

御茶の水書房
（価格は消費税抜き）